W0089261

Mary Marshall
Kate Allan

«Ich muss nach Hause»

Ruhelos umhergehende Menschen mit einer Demenz verstehen

Aus dem Englischen von Elisabeth Brock

Deutschsprachige Ausgabe herausgegeben von Jürgen Georg und Silke Scholze

Verlag Hans Huber

Mary Marshall. Prof. em. an der Universität von Stirling. Ehemalige Direktorin des Dementia Services Development Centres an der Universität Stirling, Stirling UK

Kate Allan. MPhil, Klinische Psychologin, Beraterin und Trainerin für die Versorgung von Menschen mit Demenz.

Lektorat: Jürgen Georg, Dr. Diana Staudacher
Bearbeitung: Silke Scholze
Herstellung: Michelle Mössner
Titelillustration: pinx. Design-Büro, Wiesbaden
Druckvorstufe: punktgenau GmbH, Bühl
Druck und buchbinderische Verarbeitung: Hubert & Co., Göttingen
Printed in Germany

Bibliographische Information der Deutschen Bibliothek
Die Deutsche Bibliothek verzeichnet diese Publikation in der Deutschen Nationalbibliografie; detaillierte bibliografische Angaben sind im Internet unter **http://dnb.d-nb.de** abrufbar

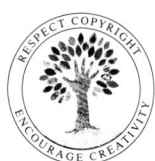

Dieses Werk, einschließlich aller seiner Teile, ist urheberrechtlich geschützt. Jede Verwertung außerhalb der engen Grenzen des Urheberrechtes ist ohne schriftliche Zustimmung des Verlages unzulässig und strafbar. Das gilt insbesondere für Kopien und Vervielfältigungen zu Lehr- und Unterrichtszwecken, Übersetzungen, Mikroverfilmungen sowie die Einspeicherung und Verarbeitung in elektronischen Systemen.
Die Verfasser haben größte Mühe darauf verwandt, dass die therapeutischen Angaben insbesondere von Medikamenten, ihre Dosierungen und Applikationen dem jeweiligen Wissensstand bei der Fertigstellung des Werkes entsprechen. Da jedoch die Pflege und Medizin als Wissenschaft ständig im Fluss sind, da menschliche Irrtümer und Druckfehler nie völlig auszuschließen sind, übernimmt der Verlag für derartige Angaben keine Gewähr. Jeder Anwender ist daher dringend aufgefordert, alle Angaben in eigener Verantwortung auf ihre Richtigkeit zu überprüfen.
Die Wiedergabe von Gebrauchsnamen, Handelsnamen oder Warenbezeichnungen in diesem Werk berechtigt auch ohne besondere Kennzeichnung nicht zu der Annahme, dass solche Namen im Sinne der Warenzeichen-Markenschutz-Gesetzgebung als frei zu betrachten wären und daher von jedermann benutzt werden dürfen.

Anregungen und Zuschriften bitte an:
Verlag Hans Huber
Lektorat: Pflege
Länggass-Strasse 76
CH-3000 Bern 9
Tel: 0041 (0)31 300 4500
Fax: 0041 (0)31 300 4593
verlag@hanshuber.com
www.verlag-hanshuber.com

Das vorliegende Buch ist eine Übersetzung aus dem Englischen. Der Originaltitel lautet «Dementia: walking not wandering» von Mary Marshall und Kate Allan. © 2006. Hawker Publications, LTD

1. Auflage 2011
© 2011 der deutschsprachigen Ausgabe by Verlag Hans Huber, Hogrefe AG, Bern
ISBN 978-3-456-84731-3

Inhaltsverzeichnis

Geleitwort der deutschen Herausgeber

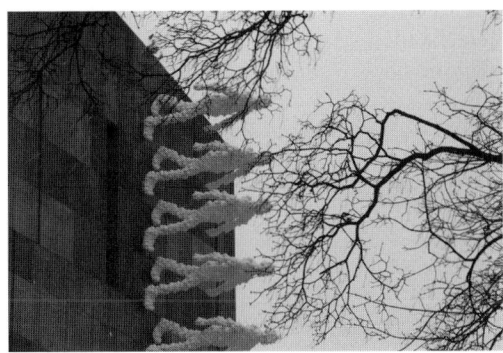

Mit dem von Mary Marshall und Kate Allan herausgegebenen und aus dem Englischen übersetzten Fachbuch «Ich muss nach Hause – Ruhelos umhergehende Menschen mit einer Demenz verstehen» wird im deutschsprachigen Raum Neuland beschritten. Warum nur ein ganzes Fachbuch über ruhelos umhergehende Menschen mit erhöhtem Bewegungsdrang bei Demenz, mag sich manch einer fragen.

Wie das einleitende Foto zeigt, gehen die dort Schreitenden die Wände entlang … ähnlich ist es in der Realität professionell Pflegender oder pflegender Angehöriger. Die ruhelos umhergehenden Menschen lassen diese im übertragenden Sinne mitunter «die Wände hoch gehen», weswegen das Phänomen des gesteigerten Bewegungsdrangs bei Menschen mit Demenz auch dem «herausfordernden Verhalten» zugeordnet wird. Den Aufwand, unruhig umhergehende Bewohner am Verlassen einer Station zu hindern, illustriert eine Untersuchung von Gaffney (1986), die während 15 Stunden eine Gruppe von 28 unruhigen Bewohnern beobachtete. Sie zählte 457 Versuche, die Station zu verlassen und 274 Versuche den Ausgang zu benutzen. –

Ruheloses Umhergehen fordert professionell wie Laien-Pflegende heraus, Antworten zu finden über die Beweg-Gründe, warum Menschen so bewegt sein können und was Menschen so bewegt. Das Buch von Marshall und Allan gibt einige Antworten, welche möglichen Motive, die ruhelos umhergehenden Menschen antreiben.

Sich eingehender mit dem Thema Bewegung, auch in der übersteigerten Form des ruhelosen Umhergehens, zu beschäftigen ist sinnvoll. Trägt doch Bewegung zum Wesen des Menschen bei. Sei es in der anthropologischen Form des aufgerichteten Homo sapiens oder in der philosophischen Form des zum aufrechten Gang begabten Menschen, der sich durch Aufrichtigkeit würdig gegenüber sich selbst, seinen Mitmenschen und der Natur verhalten kann. So fordern uns auch die Menschen mit einer Demenz, die sich vermeintlich im ruhelosen Umhergehen gehen lassen, ethisch heraus. Sie fordern uns auf, mit ihnen aufrichtig die Wanderung auf dem schmalen Grat von Würde, Freiheit und Sicherheit zu beschreiten. Eine Wanderung, die Pflegende oft zwischen den Polen und Zielen größtmöglicher Bewegungsfreiheit und zugleich auch Sicherheit schlingernd mäandrieren lässt. So spiegelt das ruhelose Hin-und-Her-Gehen der Menschen mit einer Demenz auch das ethische Schaukeln zwischen Autonomie und Sicherheit. – Für diese Gratwanderung haben Marshall und Allan einen prall gefüllten Rucksack mit Wissen und Erfahrungen geschnürt und gesammelt, um es als lesefreundliches Picknick vor ihren Leserinnen und Lesern auszubreiten.

Sich mit Hilfe von Mary Marshall und Kate Allan dem Thema ruhelosem Umhergehen zu

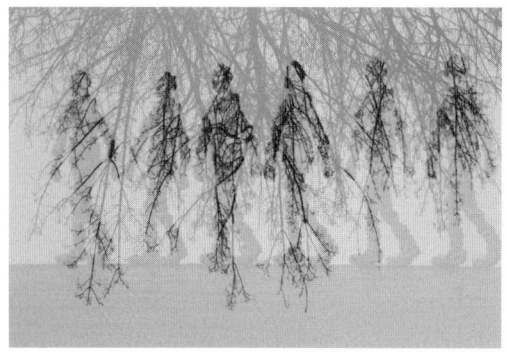

sich aus der Beobachtung und biografischen Erkundung von feinsten Zweigen und Verästelungen einzelner Verhaltensweise allmählich zum Stamm eines Verhaltensmusters vorzutasten. Glückt dieser Prozess, dann können Pflegende ab und an, zu den Wurzeln des gesteigerten Bewegungsverhaltens eines Menschen mit einer Demenz vordringen, dieses verstehen und auf den Umhergehenden eingehen.

Parallel zur direkten Arbeit mit ruhelos umhergehenden Menschen, sollten Pflegende die «Bäume der Erkenntnis» weiter bearbeiten, die Pflegewissen und -klassifikationen darstellen. Den Verästelungen eines Baumes gleich gilt es, für bessere pflegerische Entscheidungen, die notwendigen pflegerischen Assessments, Diagnosen, Interventionen und Ergebnisse weiter zu entwickeln, zu validieren und zu systematisieren. Auf Basis dieses empirischen Wissens können Pflegende im Pflegeprozess systematisch und bewusst den Pflegebedarf von ruhelos umhergehenden Menschen mit einer Demenz erkennen, benennen und befriedigen.

Der Schweizer Bildhauer Alberto Giacometti hat zu den von ihm geschaffenen Plastiken schreitender Menschen einmal gesagt, der Schreitende sei ‹immer suchend, weiter schreitend›. Möge dieses Buch allen Pflegenden helfen, weiter neugierig suchend mit ruhelos umhergehenden Menschen durch das Leben zu schreiten – zu beiderseitigem Wohl-Ergehen.

Jürgen Georg, Silke Scholze
Bern, im Frühjahr 2011

nähern ist auch sinnvoll, weil sie erfrischend vielseitige Ansätze und Zugänge zu dem vielschichtigen Phänomen wählen. Dabei greifen sie nicht nur auf empirisch evidenzbasiertes Wissen zurück, sondern nutzen auch ästhetisch-intuitives, ethisches, personbezogenes und emanzipatorisches Wissen, wie es von (Chinn/Kramer, 2008) in ihrem Modell pflegerischer Wissensformen und -entwicklung beschrieben wurde (Georg, 2010). Damit demonstrieren sie eine Haltung, die im Englischen als «open mindedness – without empty heads» charakterisiert und qualifiziert wird. Denn wer Menschen begegnet, die so gar nicht mehr wissen wo es lang geht, muss lernen in alle Richtungen zu denken und zwischen den Zeilen in den Lebensbüchern der Klienten zu lesen. Die dazu notwendige Offenheit im Umgang mit ruhelos umhergehenden Menschen beschreiben die Autoren in diesem Werk wie in einem offenen Buch.

Die Arbeit von Marshall und Allan liefert ein Musterbeispiel, wie das Verhalten von Menschen mit einer Demenz aus deren Perspektive, im Sinne einer «verstehenden Diagnostik», gedeutet und erklärt werden kann. Diese «verstehende Diagnostik» wird auch von den jüngsten deutschsprachigen Forschungsarbeiten über herausforderndes Verhalten und über gesteigerten Bewegungsdrang von Sabine Bartholomeyczik und Margarete Halek (2009: 94) gefordert, begründet und in Rahmenempfehlungen gefasst (Bartholomeyczik, 2006).

Wie das obige Foto illustrieren mag, geht es in der «verstehenden Diagnostik» auch darum,

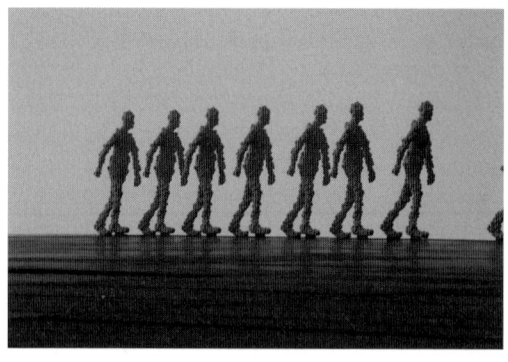

Nachsatz. All jenen, die zweifelnd sich fragen wohin sie wohl kämen, wenn sie mit diesen vermeintlich ziellosen, ruhelos Umhergehen los gingen und gar verloren gingen sei zum Trost ein Spruch von Kurt Marti mit auf den Weg gegeben: «Wo kämen wir hin, wenn jeder sagte, wo kämen wir hin und keiner ginge, um zu sehen, wohin wir kämen, wenn wir gingen».

Literatur

Bartholomeyczik, S. (2006): Rahmenempfehlungen zum Umgang mit herausforderndem Verhalten bei Menschen mit Demenz. *Pflegen: Demenz 1:* 1–4.

Chinn, P. L.; Kramer, M. K. (2011): *Integrated Theory and Knowledge Development in Nursing.* 8.A., St. Louis: Mosby/Elsevier.

Gaffney, J. (1986): Towards a less restrictive environment. *Geriatric Nursing, 7,* 94–96.

Georg, J. (2007): Zum Weglaufen? Ruheloses Umhergehen bei alten Menschen. *NOVA 38, 11:* 12–14.

Halek, M.; Bartholomeyczik, S. (2009a): Assessmentinstrumente für die verstehende Diagnostik bei Demenz: Innovatives demenzorientiertes Assessmentsystem (IdA). In: Halek, M.; Bartholomeyczik, S.; Halek, M. (Hrsg.): *Assessmentinstrumente in der Pflege.* Hannover: Schlütersche.

Halek, M.; Bartholomeyczik, S. (2009b): «Herausforderndes Verhalten verstehen!» Ein strukturierter Leitfaden (IdA) für verstehende Diagnostik Diagnostik bei Menschen mit Demenz. *Pflegen: Demenz Heft 10,* 45–49.

Halek, M. (2010): Der Drang, sich zu bewegen. *Pflegen: Demenz Heft 16,* 3: 8–14.

Bildquellen: Die Fotografien sind im Rahmen der Ausstellung «China Facing Reality» am Museum Moderner Kunst (MuMoK) in Wien (2007) entstanden. Fotograf: Jürgen Georg

Widmung

Dieses Buch ist all denen von uns gewidmet,
die einmal an einer Demenz leiden werden,
in der Hoffnung,
dass wir dann im Freien gehen
und den Regen auf unseren Gesichtern spüren können.

Danksagung

Ausgangspunkt dieses Buchs war ein Stipendium der Regierung von Schottland an das Dementia Services Development Centre der Universität von Sterling, dank dessen Kate Allan die erste Gruppe von Autorinnen und Autoren zusammenstellen konnte. Wir sind für diese finanzielle Unterstützung, ohne die das Buch nie hätte realisiert werden können, sehr dankbar. Der Entstehungsprozess dieses Buchs war aus verschiedenen und vielschichtigen Gründen langwierig. Wir danken allen Autorinnen und Autoren für ihre Beiträge und ihre Geduld. Sie engagieren sich genau wie wir für einen überlegteren Gebrauch des Begriffs «Wandering», und wir hoffen, dass sie stolz sind auf das Buch, das wir schließlich publiziert haben.

Wir danken ferner drei Personen, die besonders intensiv an den Texten gearbeitet haben: Sue Benson und Catherine Ross von Hawker Publications und Marion Munro, die für die Publikationen des Dementia Services Development Centre der Universität von Sterling zuständig war.

Die Fotos (und eine Zeichnung) stammen von Keith Ingham, Rosas Mitchell, James McKillop, Tony Price, Kristy Bennet, Eileen Richardson, Sue Benson und Laura Benson. Ihnen ist zu verdanken, dass das Buch so eine Augenweide geworden ist.

Mary Marshall und Kate Allen

Dank an Verlage

Der Verlag und die Herausgeber danken folgenden Autorinnen und Autoren und Verlagen sehr herzlich, dass sie die Abdruckgenehmigungen erteilt haben:

Bryson B (1995) *Notes from a small island.* London: Transworld

Chatwin, B (1987) *The Songlines.* London: Picador

Craig D (1987) *Native Stones.* London: Secker & Warburg

Davis R (1993) *My journey into Alzheimer's disease.* Amersham-on-the-Hill: Scripture Press Foundation

Hillman J (1999) *Paradise in walking.* Resurgence magazine. Issue 197, www.resurgence.org

Holoway R (1996) *Limping towards the sunrise.* Edinburgh: Saint Andrews Press

MacCaig N (1966) *Surroundings.* Chatto and Windus (The Hogarth Press Ltd). London.

Stephenson L (2000) *Walking with Beth.* Alzheimer's Society newsletter. August.

1 Eine normale, erfreuliche Aktivität

1.1
Einführung

Mary Marshall

Dieses Buch verdankt seine Entstehung der zunehmenden klareren Erkenntnis, dass es paradox ist, das Gehen als normale und gesunde Aktivität zu betrachten, es jedoch für pathologisch zu halten und von «ruhelosem Umhergehen» und «Wandering» zu sprechen, sobald es Menschen mit Demenz sind, die gerne gehen.

Selbstverständlich hat das Gehen Demenzbetroffener auch Aspekte der Sicherheit und Lebensqualität, doch müssen wir uns fragen, ob Pflegende stets angemessen darauf reagieren, d.h. diese Menschen wie jeden anderen Mitbürger, wie jede andere Mitbürgerin behandeln. Würden wir das Gehen einer anderen Gruppe von Menschen als «ruheloses Umhergehen» und «Wandering» bezeichnen? Ist dieser Begriff tatsächlich hilfreich? Fördert er eine ganzheitliche, wohldurchdachte Reaktion?

Unser Ziel bei der Zusammenstellung dieses Buchs war es, einen reflektierteren Gebrauch des Begriffs «Wandering» zu fördern. Wir hoffen, dass die Leserschaft durch die Beiträge ermuntert wird, sorgfältig zu überlegen, bevor sie dieses Wort verwendet, und sich stärker auf die Frage zu konzentrieren, warum Menschen mit Demenz umhergehen. Wenn wir wissen, warum sie es tun, fallen uns vielleicht eher konstruktive und hilfreiche Antworten ein – Reaktionen, die schließlich die Lebensqualität der betreffenden Person, ihres Freundeskreises, ihrer Angehörigen und ihrer professionellen Betreuungskräfte verbessern.

Die Beiträge sind in mehrere Themengruppen zusammengefasst, wobei die Unterteilung fast ein wenig willkürlich ist, weil es zahlreiche kapitelübergreifende Anliegen gibt (so ist etwa die Notwendigkeit, nach Gründen zu forschen, in fast allen Beiträgen implizit oder explizit enthalten); trotzdem hoffen wir, dass diese Gliederung nützlich ist.

1.1.1
Warum, wo und wie wir gehen

Natürlich sollte ein Buch wie dieses mit dem *Gehen zum Vergnügen* beginnen, weshalb Sie in diesem ersten Teil ein Zitat aus einem Werk von David Craig und zwei persönliche Erfahrungsberichte finden. Einer stammt von Chris Smith (Lord Smith of Finsbury), dem Präsidenten des Wandervereins, der andere von Marion Munro, die als Sekretärin alle Zuarbeiten für unser Buch geleistet hat.

Herauszufinden, *warum wir gehen*, das ist eindeutig das Hauptthema dieses Buchs. John Killick lässt einige Menschen mit Demenz zu Wort kommen und reflektiert über Gehen und

Kommunikation. Ian James, seine Kolleginnen und sein Kollege plädieren für einen detektivischen Ansatz, wobei eher Colombo, weniger Sherlock Holmes das Vorbild sein sollte.

Graham Stokes hat eine umfangreiche Sammlung möglicher Gründe und Ursachen zusammengestellt. Melanie Reid formuliert eine provokante These auf die Frage, warum ihre Mutter aus dem Pflegeheim weggelaufen ist. Die Selbsthilfegruppe demenzkranker Menschen (People Relying on People, PROP) bringt aus eigener Erfahrung mehrere Vorschläge ein, und ein kurzer Text über Bill bietet eine überraschende Erklärung.

Auf diesen Teil folgen die *medizinischen Aspekte*. Winnie Manning befasst sich mit verschiedenen medizinischen Gründen, die Demenzbetroffene möglicherweise veranlassen, ruhelos umherzugehen, und behandelt auch Depression und Schlafentzug. Ein Auszug aus einem Artikel von Lee Stephenson erzählt die Geschichte von Beth und den Folgen ihrer Medikation.

Drei Autorinnen schreiben über *spezifische Settings*: Rhonda Knight über Akutkrankenhäuser, Pam Wilson über eine Tagesklinik und Brenda Dunn über ein Pflegeheim, in dem die Leitung den Sitzgelegenheiten der Bewohnerinnen und Bewohner besondere Aufmerksamkeit widmet. In allen drei Settings ergeben sich jeweils besondere Herausforderungen, wenn Menschen mit Demenz viel umhergehen.

Einsperren kann eine Folge des «ruhelosen Umhergehens» sein; eine Maßnahme die sehr sorgfältig überlegt werden muss, wofür Donald Lyons und Alison Thompson hilfreiche Beiträge liefern. Trisha Kotai-Ewers beschreibt das Gehen mit einer alten Dame, die sich eingesperrt fühlte, und in ihrem Text über Missbrauch schlägt Anne Ferguson vor, einige Reaktionen auf scheinbar sinnloses Gehen aus diesem Blickwinkel zu betrachten. Dieser Teil schließt mit einem Zitat aus Bruce Chatwins Buch *Traumpfade* über die Aborigines in Australien, die bei ihren Rundgängen, den «walkabouts», die Lieder ihrer Vorfahren singen.

Ein weiteres, immer wiederkehrendes Thema ist der *Blick zurück*. Dieser Teil beginnt mit Ro-

semary Taylors Geschichte über ihren Vater, gefolgt von einem anspruchsvollen Aufsatz von Faith Gibson, die sich mit der historischen Literatur über das Gehen befasst, sowie mit der Frage, welche Bedeutung die Vergangenheit für Menschen mit Demenz hat, die im Alter gerne umhergehen. Janet Price schreibt in ihrem persönlichen Erfahrungsbericht auch über Schriftstellerinnen und Schriftsteller, die viel zu Fuß gegangen sind.

James McKillop erzählt die aufrüttelnde Geschichte seiner Mutter Mary, die immer viel zu Fuß gegangen ist, und beweist damit, wie wichtig die Vergangenheit sein kann. Fiona Fowler schildert den Fall einer Frau, die stets mit einer Aktentasche unterwegs sein musste, weil das Teil ihrer früheren beruflichen Tätigkeit war. James Hillman denkt über das Gehen in der Vergangenheit nach und führt uns dabei bis zu Adam und Eva zurück.

Mit *Bewegung* ist der Teil überschrieben, in dem betont wird, wie wichtig körperliche Bewegung ist, um gesund und gesellschaftlich integriert zu bleiben. Rosemary Oddy stellt die hilfreiche Verbindung zwischen körperlicher Aktivität und Kognition her und zeigt, wie man Menschen mit Demenz helfen kann, beweglich zu bleiben. Heather Hills berichtet uns über die positiven Auswirkungen des Tanzens.

1.1.2
Unterstützung und Therapie

Der Teil *Stets gesund und wohlbehalten* beginnt mit der aufregenden Geschichte von Mary Dixon über eine Frau, die ohne ersichtlichen Grund unaufhörlich herumging. Das Pflegepersonal kümmerte sich darum, dass sie genug aß und pflegte ihre Füße, konnte ihr aber keinen sicheren Platz im Freien zur Verfügung stellen. Darauf folgen zwei wegweisende Texte: einer von Helen Crawley über Ernährung und einer von Kristy Bennet über Architektur und Raumgestaltung. Christine Calder und Fiona Taylor steuern einige Berichte über den Einsatz technischer Hilfsmittel bei.

Das Buch endet mit zwei sehr positiven Teilen. Im ersten Teil – *Therapie* – erzählt Stephen Wey von George und wie dessen problematisches «Wandering» zum Bestandteil seiner Therapie wurde. Dann berichtet uns James McKillop, dass sein Gehirn weniger gut funktioniert, wenn er nicht für eine Weile umhergehen kann.

Das letzte Kapitel heißt *Gemeinsam Gehen*. Erst erzählt Clare Craig die Geschichte von Edith, mit der sie viel zu Fuß unterwegs war, und von der sie eine Menge gelernt hat. Gillian McColgan erinnert uns daran, wie wichtig Tiere sind, wenn es um Bewegung geht. Rosalie Hudson reflektiert über die spirituellen Aspekte des Gehens und erinnert an die Tatsache, dass Gehen in allen Religionen eine Rolle spielt.

Pilgerfahrten beispielsweise waren immer Teil der christlichen Tradition. Paul Batson beschreibt seine stummen Spaziergänge mit Gordon, bei welchen Gordon jedes Mal zu einer freundlichen Geste fähig war. Schließlich und endlich folgt noch Richard Holloways Vorschlag, das Gehen als kontemplatives Gebet aufzufassen.

Dieses Buch hätte noch viel umfangreicher werden können. Selten ist ein Tag vergangen, an dem mir nicht irgend jemand Geschichten über Menschen mit Demenz und über das Gehen erzählt oder von einschlägigen Problemen damit berichtet hätte. Das vorliegende Werk versammelt viele und vielfältige Texte, die zum Nachdenken und Gespräch anregen, dennoch ist eine noch intensivere Behandlung des Themas dringend erforderlich.

1.2
«Wandering» – unterschiedliche Blickwinkel

Mary Marshall

Dieses Kapitel will das Phänomen «Wandering» bei demenzkranken Menschen beleuchten und erreichen, dass dieser weit verbreitete, jedoch unspezifische Begriff sorgfältiger und überlegter verwendet wird.

Es geht auf einige Sichtweisen ein, die in Ratgebern für pflegende Angehörige und Lehrbüchern für verschiedene Berufsgruppen im Bereich der Demenzpflege zum Ausdruck kommen. Die meisten dieser Werke behandeln zwar mehrere Perspektiven, heben jedoch bestimmte Thesen besonders hervor.

Dass sich die Sichtweisen auch überschneiden, ist selbstverständlich. Es geht in diesem Kapitel nicht darum, irgendeine Pseudo-Klassifikation aufzudrängen, vielmehr das ganze Werk im Mainstream des aktuellen Denkens zu verankern.

Vermutlich ist es hilfreich, die verschiedenen Blickwinkel folgendermaßen zu charakterisieren:

- Umhergehen ist unvermeidlich,
- Umhergehen führt zu Restriktionen,
- Umhergehen ist herausfordernd,
- Umhergehen wird klassifiziert,
- Umhergehen ist kommunikativ,
- Umhergehen ist gesund.

1.2.1
Umhergehen ist unvermeidlich

Thomas und O'Brian (2002) führen in einem Lehrbuch der Gerontopsychiatrie eine Reihe von Demenzsymptomen auf: kognitive, non-kognitive und verhaltensbezogene Symptome. Sie ordnen ruheloses Umhergehen, «Wandering», zusammen mit Agitation in eine Gruppe mit der Überschrift «Hyperaktivität» ein und behaupten, dass alle hyperaktiven Verhaltensweisen tendenziell vermehrt auftreten, je weiter die Demenz fortschreitet. Szwabo (2002) schreibt in einem gerontopsychiatrischen Lehrbuch im Kapitel über die Rolle der Pflege, dass «sich die Symptome mit fortschreitender Demenz verstärken können» und bezeichnet das Umherwandern als ein Kennzeichen von Demenz. Sano und Weber (2003) erklären, Menschen mit Demenz würden zwangsläufig zu irgendeinem Zeitpunkt ihrer Erkrankung herumwandern.

Die Auffassung, ruheloses Umhergehen sei unvermeidlich und zwangsläufig, ist allgemein akzeptiert. Davies (2004), die auf der geronto-psychiatrischen Abteilung eines Krankenhauses des Powys Health Care NHS Trust als Pflege-kraft tätig ist, hat die Managementansätze ihrer Station untersucht. In der Einleitung stellt sie fest: «Eine der wichtigsten Veränderungen des Verhaltens bei Demenz ist das ruhelose Umher-gehen» (S. 4). Obwohl es aufgrund des kleinen Samples aktueller Lehrbücher nicht korrekt wäre, ist man versucht, anzunehmen, dass fast alle Verfasserinnen und Verfasser medizinischer Lehrbücher einem rein medizinischen Modell von Demenz anhängen. Damit meine ich, dass sie das Verhalten Demenzbetroffener einzig und allein der Gehirnschädigung zuschreiben und damit implizieren, dass lediglich für die Sicher-heit der Person gesorgt, sonst aber nichts unter-nommen werden kann. In den medizinischen Gerontologie- und Altenpflegelehrbüchern die-ses kleinen Samples wurden auch die gesell-schaftlichen und umweltbezogenen Determi-nanten behandelt.

Gewisse amerikanische Lehrbücher illustrie-ren höchst eindrucksvoll, welche schlimmen Folgen es hat, wenn die Unvermeidlichkeit de-menzbedingten Umhergehens betont wird. Sie vertreten eine Sichtweise, die in Großbritannien nicht geteilt und als «Angst- und Schreckens-vision» bezeichnet werden könnte. Selbst der Titel eines Buchs von Silverstein et al. (2002) hat eine tragische Note: *Dementia and wandering behaviour: Concern for the lost elder* (Demenz, ruheloses Umhergehen und Weglaufen: Das Problem verirrter alter Menschen).

In dem genannten Buch werden die trauma-tischen und gefährlichen Aspekte des ruhelosen Umhergehens von Anfang an betont. Bereits im ersten Absatz der Einführung tauchen die Worte «beängstigend» und «emotional belastend» auf. Die Zahl der zu Hause lebenden Demenzkran-ken wird als gesellschaftliche Zeitbombe be-zeichnet und «Wandering» als Verhalten, das professionelle Kräfte aufgeschreckt und ihnen das Ticken dieser Zeitbombe bewusst gemacht hat. Anhand von Zahlen wird beispielsweise be-legt, dass sieben von zehn Menschen mit De-menz ruhelos umhergehen und sich verirren werden.

Zum einen wird die Zwangsläufigkeit von Umherwandern stark betont, zum anderen wer-den die entsetzlichen Folgen beschworen, etwa mit Sätzen wie «ruheloses Umhergehen ist ein wichtiges Merkmal einer demenziellen Erkran-kung, weshalb es nicht ignoriert werden kann» (S. 4). «Wandering» wird als Teil eines Prozesses betrachtet, der «aus multiplen verknüpften Fak-toren besteht, bei dem auch biomedizinische Veränderungen des Gehirns und lebenslang ein-geschliffene Muster des Umgangs mit Stress und Umgebungsstimuli eine Rolle spielen.» (S. 4).

Es gibt eine Tendenz, hochdramatische Sta-tistiken anzuführen, wie etwa die in Turkington und Galvins (2003) *Encyclopaedia of Alzheimer's disease* enthaltene Statistik, mit der belegt wird, dass 60 % aller Patientinnen und Patienten mit der Alzheimer-Krankheit im weiteren Verlauf ihres Leidens ruhelos herumwandern und sich verirren werden.

In einem Lehrbuch für Sozialpädagogik be-schreibt Tipps (2001) ein Szenarium, in dem der Sozialpädagoge «Gefahr läuft», dass besorgte Hausärzte, Verwandte, pflegende Angehörige und andere Personen ein gerichtliches Verfahren gegen ihn anstrengen, um die Todesursache zu untersuchen. Die Angst vor dem, was vor Ge-richt ausgesagt oder in den Medien verbreitet wird, führt zu einem sehr verständlichen Risi-kobewusstsein, was allerdings nicht die beste Voraussetzung ist, wenn es gilt, rationale, per-son-zentrierte Lösungen zu finden.

Ich will in diesem Kapitel keinesfalls so tun als sei «Wandering» kein Problem und wäre für Angehörige, Freundinnen und Freunde, die sich für die demenzkranke Person verantwortlich fühlen, kein großer Stressfaktor und überhaupt keine Belastung. Wenn ein demenzkrankes Familienmitglied wegläuft und vermisst wird, ist das nicht weniger traumatisch, als wenn ein Kind vermisst wird. Viele pflegende Angehörige sind körperlich nicht fit genug, können die Person mit Demenz nicht begleiten und quälen sich stundenlang mit der Angst, sie könne nicht mehr nach Hause finden. Andere Angehörige hindern ihren Schützling am Weggehen indem sie die Tür abschließen, worauf sie mit der daraus resultierenden Wut und Frustration konfrontiert werden. Angehörige empfinden es oft als unentschuldbar, wenn in Pflegeheimen oder Krankenhäusern eine demenzkranke Person wegläuft. Es wird fast als Vertrauensbruch gewertet: «Ich habe Ihnen meinen hilflosen Mann anvertraut und Sie haben zugelassen, dass er sich verirrt.» Es geht aber vor allem um Folgendes: Wenn wir uns primär auf die Unvermeidlichkeit und Zwangsläufigkeit des ruhelosen Umhergehens und die damit verbundenen Gefahren konzentrieren, fühlen wir uns zunehmend hilflos, was wiederum die Wahrscheinlichkeit erhöht, dass wir den individuellen, von einer Demenz betroffenen Menschen aus dem Blick verlieren.

1.2.2
Umhergehen führt zu Restriktionen

Silverstein et al. (2002) verweisen darauf, dass die Themen Autonomie und Selbstbestimmung in Zukunft eine immer wichtigere Rolle spielen werden. Deshalb halten sie nach individuellen technischen Neuerungen Ausschau, «wie dem Safe Return Programm der Alzheimer Gesellschaft, das geeignet ist, die Sicherheit von Menschen mit einer demenziellen Erkrankung zu fördern.»

Neben anderen Dingen empfehlen Molloy und Caldwell (2002) ein Erkennungsarmband mit dem Vermerk «Gedächtnisverlust» oder «Alzheimer». Wenn die Sicherheit im Mittelpunkt steht, kommen vielerlei Verfahren und technische Fixiersysteme in Frage, um die Person im Bett, auf dem Stuhl oder an einem bestimmten Ort zu halten.

Es gibt zahlreiche Artikel, die über den juristisch und ethisch korrekten Einsatz von Fixierungen und anderen freiheitsbeschränkenden Maßnahmen informieren. In einem Lehrbuch für Sozialpädagogik verweist Marshall (1996) auf die Probleme des Missbrauchs freiheitsbeschränkender Maßnahmen.

Sie bestätigt, dass es Umstände gibt, die eine Fixierung erfordern, bezieht sich auf die Richtlinien des RCN (Royal College of Nursing) (1994) und betont für solche Fälle die Wichtigkeit eines klaren schriftlichen Protokolls, in dem festgehalten ist, worin das Problem besteht, was zu seiner Lösung unternommen wurde, weshalb und wer die Entscheidung zur Fixierung getroffen hat, und wann und von wem sie wieder aufgehoben wird.

In der Demenzpflege sind Entscheidungen über die Grenzen der Autonomie immer schwierig. Auch die Frage, was eine freiheitsbeschränkende Maßnahme ausmacht, ist schwer zu beantworten. Davies und ihre Kolleginnen und Kollegen (2004) haben auf ihrer Station beispielsweise einige ungewöhnliche Techniken eingesetzt, u.a. an der Tür einen Spiegel angebracht und die Klinke mit einem Geschirrtuch oder Kopfkissenbezug verhängt.

Die Mental Welfare Commission von Schottland hat im Jahr 2002 sehr hilfreiche Grundsätze und Richtlinien veröffentlicht, die zu Rate gezogen werden können, wenn «Überlegungen bestehen, körperliche Fixierung einzusetzen und andere freiheitsbeschränkende Maßnahmen zu ergreifen».

Das Buch beginnt mit einigen grundsätzlichen Ausführungen, die betonen, wie schwerwiegend es ist, die Bewegungsfreiheit einzuschränken und wie wichtig das Assessment und die Suche nach alternativen Ansätzen sind. Es beschäftigt sich dann mit der unmittelbaren körperlichen Fixierung, mit direkten mechanischen Fixierungen, mit abgeschlossenen Türen, dem Tragen elektronischer Sicherungsarmbänder, mit Videoüberwachung, passiven Alarmsystemen und Medikation.

Auf die Probleme ruhelos umhergehender Menschen wird ausführlich eingegangen. In der Folge hat die Kommission ein eigenes Handbuch über den Einsatz technischer Mittel veröffentlicht, z.B. über Sicherungsarmbänder und elektronische Überwachungssysteme für ruhelos umhergehende Menschen (2005).

Weil freiheitsbeschränkende Maßnahmen oft mit Sturzgefahren verbunden sind, ist es angemessen, die Zahl der Stürze alter Menschen zu erwähnen. Es handelt sich hier um ein sehr ernstes Thema. Der Beirat für Senioren und Seniorinnen in England (English National Service Framework for Older People; DOH 2001) schätzt, dass jährlich etwa 400 000 ältere Personen in einer Notfallambulanz behandelt werden, weil sie gestürzt sind und viele davon an den Komplikationen sterben.

Fixierung ist also meist nicht die richtige Antwort. Stumpf und Evans (1998) haben nachgewiesen, dass bei Menschen, deren Bewegungsfreiheit eingeschränkt wird, die Inzidenz von Stürzen steigt.

1.2.3
Umhergehen ist herausfordernd

Die meisten Lehrbücher ordnen «Wandering» dem Abschnitt über herausfordernde Verhaltensweisen zu. Wenige widmen dem Thema ein eigenes Kapitel. Das Pflegelehrbuch von Hudson (2003) mit einem Kapitel von Lai und Arthur bildet eine Ausnahme.

Lai und Arthur (2003) stehen auf dem Standpunkt, dass «Wandering»/ruheloses Umhergehen nicht lediglich ein einziges Verhalten darstellt, sondern aus einer Reihe mehrerer Verhaltensweisen besteht. Damit erinnern sie uns berechtigterweise daran, dass sich das als «Wandering» bezeichnete Verhalten in mindestens zweierlei Formen äußert. Demenzbetroffene, um es einfach zu sagen, gehen oft viel herum und können ihren Betreuungspersonen und dem professionellen Pflegepersonal damit große Sorgen machen. Meist ist das der Fall, wenn sie nach draußen gehen und dann

nicht mehr weiter können oder sicher zurück finden.

Bei Leuten, die in einer Langzeitpflegeeinrichtung leben, ist eine andere Form des anhaltenden Gehens zu beobachten. Andere Demenzkranke, Personal und Angehörige können von solchen Menschen gestört, ja sogar verstört werden. Insbesondere dann, wenn sie eindeutig versuchen wegzulaufen und – meist durch verschlossene Türen – daran gehindert werden. Martino-Salzmann et al. (1991) haben vorgeschlagen, dieses Verhalten zu klassifizieren und von *direktem Wandern* (geradewegs auf ein Ziel zu), *randomisiertem Wandern* (zwischen zwei Punkten hin und her gehen) und *Rundwandern* (kreisförmige Bewegung, bei dem bestimmte Stellen am Weg oder auf der Route regelmäßig aufgesucht werden) zu sprechen.

In einem Psychologielehrbuch (1996) geht Stokes auf das Definitionsproblem ein. Er schlägt vor, «Wandering» als entschlossenes Gehen zu betrachten, das

- ohne oder nur oberflächlich auf die persönliche Sicherheit zu achten stattfindet (z.B. die Unfähigkeit, wieder zurück zu kommen, eingeschränkte Gefahrenwahrnehmung), oder
- ohne Rücksicht auf andere (z.B. hinsichtlich der Tageszeit, Dauer, Häufigkeit oder Privatsphäre) stattfindet, oder
- in exzessiver Form ausgeübt wird, wobei wichtige adaptative Verhaltensweisen unterbrochen werden (z.B. das Essen, Schlafen, Ruhen).

Er stellt fest, dass «das Wandern durch Unbeirrbarkeit gekennzeichnet ist und sich die Person durch nichts davon abbringen lässt.» (S.607).

Jacques und Jackson (2000) unterscheiden in einem Lehrbuch der Allgemeinmedizin zwischen positivem und negativem Verhalten, wobei sie meinen, dass Verhalten, das intrusiv ist und aktives Handeln erfordert positiv, ruhiges und zurückgezogenes dagegen negativ ist. Sie ordnen «Wandering» der positiven Gruppe zu, machen jedoch darauf aufmerksam, dass Menschen mit «negativem» Verhalten leicht vernachlässigt werden.

Zu den angemessenen Reaktionen werden in der Fachliteratur unterschiedliche Angaben gemacht. Thomas und O'Brian (2002) beschränken ihre Interventionen auf Medikamente und demonstrieren damit vermutlich, welchen Stellenwert sie der Gerontopsychiatrie beimessen: «Es gibt mehrere Medikamente, die solchen Verhaltensweisen vielleicht abhelfen. Niedrig dosierte Antipsychotika werden zwar am häufigsten verschrieben, aber auch Carbamazepine können geeignet sein» (S. 517).

Fast alle anderen Lehrbücher weisen darauf hin, dass Ursachenforschung betrieben werden muss, weil es nur dann möglich ist, das Verhalten zu beeinflussen. Alle nennen mehrere, verschiedene Ursachen. Lai und Arthur (2003) bieten drei Gründe an: biomedizinische, psychosoziale und die Interaktionen zwischen Person und Umgebung.

Die biomedizinische Ursache bezieht sich auf Lokalisierung und Ausmaß der Gehirnschädigung. Die psychosoziale Sichtweise umfasst meist mehrere Faktoren, wie z. B. die von Allan (1994) aufgelisteten:

- Fortsetzung der Lebensgewohnheiten,
- Beschäftigung,
- Freizeitaktivität,
- Reaktion auf Stress,
- Angst/Traurigkeit/Wut,
- Langeweile,
- Stuhl- oder Harndrang,
- Schmerzen,
- Verlust der Steuerungsfähigkeit,
- falsch zielgerichtetes Verhalten,
- Bewegungsdrang,
- Form der Kommunikation,
- Weglauftendenz.

Ist die Person-Umgebungs-Interaktion der Grund, wird ruheloses Umhergehen meist durch Schwierigkeiten mit dem Umfeld ausgelöst, etwa sich verirren, Probleme mit unzureichender Beleuchtung, zu große Wärme oder als Reaktion auf Lärm. Bücher, die sich auf die Gehirnschä-

digung konzentrieren, neigen dazu, andere medizinische Faktoren – etwa körperliche oder psychische Erkrankungen und medikamentöse Nebenwirkungen – zu vernachlässigen.

Fulmer et al. verwenden in einem Lehrbuch für Geriatrie (2000) die Klassifikation der Ursachen für bedrohliches Verhalten von Chou et al. (1996), erweitern diese und nehmen auch andere störende Verhaltensweisen auf, etwa das ruhelose Umhergehen. Bei dieser Klassifikation werden die Ursachen in drei Kategorien eingeteilt: Patientenfaktoren, Umgebungsfaktoren und Betreuungskräftefaktoren. Im Abschnitt über die Faktoren der Betreuungskräfte betonten sie den hohen Stellenwert eines umfassenden Wissens über Demenz und von Techniken für den Umgang mit herausforderndem Verhalten. Lai und Arthur (2003) schreiben:

> Man sollte nie davon ausgehen, dass ruheloses Umhergehen «ziellos» ist. Weil es vermutlich doch irgendwie sinnvoll ist, sollen erfahrene Pflegekräfte jede Person sorgfältig aus körperlicher, psychosozialer und umgebungsbezogener Perspektive einschätzen und stets versuchen, mögliche Ursachen und angemessene Interventionen aufzuspüren (S. 73).

1.2.4
Umhergehen wird klassifiziert

Cantley (2001) hat ein Lehrbuch für diverse pflegerische und medizinische Fachgebiete herausgegeben. Eine der Autorinnen, Maria Parson, sagt, anhaltendes Gehen oder «Wandering» sei für Angehörige oder professionelle Pflegekräfte oft ein Grund zur Sorge. Sie zitiert Allan (1994), die behauptet, ein gründliches und systematisches Assessment könne Erklärungen liefern und verschiedene Interventionsmöglichkeiten eröffnen. Bond (2001) nimmt im gleichen Buch einen anderen soziologischen Standpunkt ein. Er verweist darauf, dass alle Menschen Ereignisse und Erfahrungen klassifizieren müssen, um mit ihnen umgehen und sie verarbeiten zu können. Als Beispiel zieht er unsere Gewohnheit heran, umherwandernde Personen als problematisch zu klassifizieren. Dies ist eine interessante Sichtweise, weshalb das Buch zu einem sorgfältigeren Gebrauch des Wortes rät.

Wenn Menschen, die umherwandern, mit dem Etikett «problematisch» versehen werden, sind zwei Aspekte zu bedenken. Erstens ist unklar, was mit «Wandering» gemeint ist und es besteht die Tendenz, viele verschiedene mit Gehen verbundene Verhaltensweisen diesem Begriff zuzuordnen. Zweitens werden solche Verhaltensweisen pauschal als problematisch bezeichnet, ohne zu fragen: problematisch für wen? Chapman, Jackson und MacDonald (1999) betonen in ihrem Lehrbuch, das sich an sämtliche Betreuungskräfte, aber auch an professionell Pflegende richtet, dass der erste Schritt zum Verständnis herausfordernden Verhaltens darin besteht, festzustellen, für wen es ein Problem darstellt.

Die Alzheimer Gesellschaft (2000) findet in ihrem Merkblatt zum Thema *Ruheloses Umhergehen oder «Wandering»* schlichte Worte für diese komplexen Unsicherheiten der Fachleute:

> Manche Menschen mit Demenz fühlen sich gezwungen, umherzugehen oder ihr Zuhause zu verlassen. Die Gründe dafür sind vielfältig. Wichtig ist vor allem, sich zu fragen, warum die Person sich so verhält, weil Sie nur dann Wege finden, um mit der Situation zurechtzukommen. Wofür auch immer Sie sich entscheiden, sorgen Sie dafür, dass die Unabhängigkeit und Würde der Person so weit wie möglich gewahrt bleiben.

Das Merkblatt nennt viele Ursachen und Gründe für das Gehen: sich verloren fühlen, Gedächtnisverlust, Fortsetzung einer Gewohnheit, Langeweile, Energiereserven, Schmerz und Unbehagen, Angstreaktion, Suche nach der Vergangenheit oder nach einer Aufgabe und zeitliche Verwirrtheit.

1.2.5
Umhergehen ist kommunikativ

Man kann herausforderndes Verhalten auch als Kommunikationsversuch deuten. Das betrifft vor allen Dingen Menschen mit einer Demenz, denen es oft schwer fällt, sich verbal verständlich zu machen. Molloy und Caldwell (2002) schreiben

in einem Buch für Pflegende, dass «Menschen oft ruhelos umhergehen, weil sie ihre Bedürfnisse nicht mehr kommunizieren können» (S. 134).

Das überschneidet sich in gewisser Hinsicht mit dem Ansatz, der hervorhebt, dass es darauf ankommt, den Auslöser und die Bedeutung dieses Verhaltens zu verstehen. Menschen mit Demenz wollen uns möglicherweise durch Gehen mitteilen, was nicht in Ordnung ist. Das unterscheidet sich sehr von der Auffassung, «Wandering» sei grundsätzlich ziellos.

Im Collins Dictionary wird «Wandering» folgendermaßen definiert: «Sich von einem Ort zum anderen bewegen, umherschweifen ohne bestimmten Zweck oder bestimmtes Ziel.»

Fast immer ist klar, dass das Verhalten demenzkranker, ruhelos umhergehender Menschen keineswegs ziellos ist; es kann gefährlich und auch schwer verständlich sein, aber ziellos ist es nicht. Es gibt kaum Fachliteratur, die sich mit «Wandering» im Hinblick auf Kommunikation auseinandersetzt, was sich jedoch ändern mag, weil das Interesse an Kommunikation mit Demenzbetroffenen wächst.

Die Erkenntnis, dass auch Menschen, die an einer Demenz erkrankt sind, Vorlieben und Ansichten haben und diese mitzuteilen wünschen, ist verhältnismäßig neu. Goldsmith (1996) hat sich dieses Themas angenommen, das vorhandene Material zusammengetragen und mit seinem Werk einen Meilenstein gesetzt. Allan und Killick haben seither sehr einflussreiche Texte verfasst (Killick/Allan 2001; Allan 2001; Allan 2002).

Wir sollten auch darüber nachdenken, was wir als professionell Pflegende kommunizieren, wenn wir Menschen mit Demenz, die umhergehen, mit dem Etikett «Wanderer» versehen. Schließlich ist Gehen eine völlig normale Sache. Wir alle gehen, um irgendwo hin zu gelangen, um den Kopf frei zu bekommen, um unsere Umwelt zu erforschen, zu entfliehen, uns zu entspannen, die steifen Gelenke zu lockern, die Verdauung zu fördern, die unterschiedliche Bodenbeschaffenheit unter den Füßen zu spüren, den Appetit anzuregen usw. Lai und Arthur führen für das Wandern von Menschen mit Demenz die gleichen, oben genannten Gründe an (biomedizinische, psychosoziale und durch Person-Umgebung-Interaktion bedingt), nur dass sie mit biomedizinischen Ursachen eine Gehirnschädigung meinen, nicht lediglich das Funktionieren des Gehirns.

Wir müssen uns fragen, was uns veranlasst, ein normales Verhalten zu pathologisieren. Ich möchte mehrere Antworten vorschlagen:

Weil wir die Gefahren sehen

Das ist völlig verständlich, insbesondere in unserer Pflegekultur der Schuldzuweisungen, und weil wir gebrechliche, verletzliche Menschen betreuen, die nur allzu leicht zu Schaden kommen können. Dennoch müssen wir uns ehrlich fragen, ob die Bezeichnung «Wandering» eher unsere Bedürfnisse befriedigt als die Bedürfnisse der demenzkranken Person.

Weil wir Betroffenen unnormale Orte zumuten

Vielleicht müssen Demenzbetroffene viel herumgehen, um mit den Orten zurechtzukommen, die wir Langzeitpflegebedürftigen anbieten, und vielleicht müssen wir dieses Gehen als pathologisch bezeichnen, um mit unserem eigenen emotionalen Schmerz darüber fertig zu werden, dass wir sie einsperren und ihnen keineswegs optimale Umgebungsbedingungen bieten.

Weil es uns entlastet, wenn wir das Verhalten der Erkrankung zuschreiben

Das medizinische Modell mit seiner Betonung der Gehirnschädigung kann uns das Schuldgefühl nehmen, weil es impliziert, dass wir für das Verhalten von Menschen mit Demenz nicht verantwortlich sind. Das gesellschaftliche Modell und Behinderungsmodell dagegen verweisen auf unsere Interaktionen mit der demenzkranken Person sowie auf die Betreuung, die wir ihr angedeihen lassen.

Kitwood und Brendin (1992) vertreten den person-zentrierten Ansatz und sind daher der Meinung, dass wir uns schuldig fühlen sollten, weil wir unsere Pflege an defizit-orientierten Betreuungsmodellen orientieren. Wir schützen uns vor emotionaler Pein, wenn wir glauben,

dass herausforderndes Verhalten von einer Gehirnschädigung ausgelöst wird, und keineswegs eine Reaktion auf unsere Art der Betreuung oder ein Kommunikationsversuch ist.

Weil wir ein Kürzel verwenden

Das Wort «Wandering» ist eigentlich ein Kürzel zur Beschreibung mehrerer mit Gehen verbundenen Verhaltensweisen von Menschen mit Demenz. Es wird für keine andere Gruppe verwendet. Es ist meist negativ besetzt und unspezifisch. «Wanderer» genannt zu werden ist eine negative Bezeichnung, die eigentlich recht wenig besagt. Würden wir den Begriff «Geher» oder «Geherin» benutzen, müssten wir näher erklären, was wir damit meinen. Frau A versucht zu entfliehen, indem sie fortwährend raus geht; Frau B ist eine energiegeladene Geherin, die stets auf den Beinen ist; Herr C geht auf und ab, weil er nichts anderes zu tun hat – usw.

Die Verwendung des Begriffs «Wandering» unterstreicht, dass wir glauben, Menschen mit Demenz unterscheiden sich von allen anderen. Brauchen wir diesen Glauben, weil wir uns vor Demenz fürchten, weil uns Menschen mit Demenz peinlich sind, oder weil wir rechtfertigen müssen, was wir solchen Menschen antun? Dieses Wort beschreibt nicht nur ein Verhalten, nein, es vermittelt wesentlich mehr.

1.2.6
Umhergehen ist gesund

In der Fachliteratur über «Wandering» wird manchmal bemerkt, Gehen sei gesund (z. B. von Lai und Arthur), was in der stark problemzentrierten Literatur jedoch selten wahrgenommen wird. Ruheloses Umhergehen gilt fast immer als negatives Verhalten, das verhindert oder reduziert werden muss. Andererseits wird in sämtlichen Ratgebern über das Altern die Wichtigkeit körperlicher Bewegung betont. Muss unser Denken womöglich die Richtung wechseln? Dieses Buch möchte den Mentalitätswandel fördern. Lamb beispielsweise stellt in Grimley Evans (2000) Werk fest: «Körperliche Aktivität und sportliche Betätigung im höheren Lebensalter schützen vor Krankheiten, fördern die Gesundheit und verhindern Einschränkungen.»

In diesem Kapitel wurden Lehrbücher untersucht, die sich an verschiedene Berufsgruppen in der Demenzpflege richten, um aufzuzeigen, wie der Begriff «Wandering» interpretiert wird, und sechs verschiedene Ansätze vorgestellt. Schließlich wurde die Vermutung geäußert, dass einige von der Notwendigkeit ablenken, jede Person mit Demenz als komplexes und einmaliges menschliches Wesen zu betrachten.

Literatur

Allan K (1994) *Wandering.* Sterling: Dementia Services Development Centre.

Allan K (2001) *Communication and consultation: Exploring ways for staff to involve people with dementia in developing services.* Bristol: The Policy Press.

Allan K (2002) *Finding your way: Explorations in communication.* Sterling: Dementia Services Development Centre.

Alzheimer's Society (2000) *Walking about or wandering.* London: Alzheimer's Society.

Bond J (2001) Sociological perspective. In Cantley, C (ed): *A handbook of dementia care.* Buckingham: Open University Press.

Cantley C (2001) *A handbook of dementia care.* Buckingham: Open University Press.

Chapman A, Jackson G, MacDonald C (1999) *What behaviour? Whose problem?* Stirling: Dementia Services Development Centre.

Chou KR, Kaas MJ, Ritchie MF (1996) Assaultive behaviour in geriatric patients. *Journal of Gerontological Nursing* 22: 30–38.

Davies C (2004) *The management of wandering in old people with dementia.* Powys: Powys Health Care NHS Trust.

Department of Health (2001) *National service framework for older people.* London: Department of Health.

Fulmer T, McDougall G, Abraham I, Wilson R (2000) Providing care for elderly people who exhibit disturbing behaviour. In Grimley Evans *et al. Oxford textbook of geriatric medicine* (2nd edition). Oxford University Press.

Goldsmith M (1996) *Hearing the voice of people with dementia.* London: Jessica Kingsley Publishers.

Grimley Evans J, Williams TF, Beattie BL, Michel J-P, Wilcock GK (2000) *Oxford textbook of geriatric medicine* (2nd edition). Oxford: Oxford University Press.

Hudson R (ed) (2003) *Dementia nursing: A guide to practice.* Melbourne: Ausmed Publications.

Jacques A, Jackson G (2002) *Understanding dementia* (3rd edition). Edinburgh: Churchill Livingstone.

Killick J, Allan K (2001) *Communication and the care of people with dementia.* Buckingham: Open University Press.

Kitwood T, Bredin K (1992) *Person to person: A guide to the care of those with failing mental powers.* Essex: Gale Centre Publications.

Lai C, Arthur D (2003) Wandering. In Hudson R (ed) *Dementia nursing: A guide to practice.* Melbourne: Ausmed Publications.

Lamb SE (2000) 'Exercise and lifestyle'. In Grimley Evans *et al Oxford textbook of geriatric medicine* (2nd edition). Oxford University Press.

Marshall M (1996) *I can't place this place at all: Working with people with dementia and their carers.* Birmingham: Venture Press.

Martino-Saltzmann D, Blasch BB, Morris RD, McNeal LW (1991) Travel behaviour of nursing home residents perceived as wanderers and non-wanderers. *The Gerontologist* 31(5): 666–672.

Mental Welfare Commission for Scotland (2002) *Rights, risks and limits to freedom.* Edinburgh: Mental Welfare Commission for Scotland.

Mental Welfare Commission for Scotland (2005) *Safe to wander? Principles and guidance on good practice in caring for residents with dementia and related disorders where consideration is being given to the use of wandering technologies in care homes and hospitals.* Edinburgh: Mental Welfare Commission for Scotland.

Molloy W, Caldwell P (2002) *Alzheimer's disease.* London: Constable and Robinson.

Parsons M (2001) Living at home. In Cantley C (ed) *Handbook of dementia care.* Buckingham: Open University Press.

Royal College of Nursing (1994) *The privacy of clients: electronic tagging and closes circuit television.* Issues in Nursing 25. London: Royal College of Nursing.

Royal College of Nursing (1999) *Restraint revisited – rights, risk and responsibility.* London: Royal College of Nursing.

Sano M, Weber C (2003) Psychological evaluation and non-pharmacological treatment and management of Alzheimer's disease. In Lichtenberg PA, Murman DL, Mellow AM (eds) *Handbook of dementia.* New Jersey: John Wiley & Sons Inc.

Silverstein NM, Flaherty G, Tobin TS (2002) *Dementia and wandering behaviour: Concern for the lost elder.* New York: Springer Publishing Company.

Stokes G (1996) Challenging behaviour in dementia: a psychological approach. In Woods RT (ed) *Handbook of the clinical psychology of ageing.* Chichester: John Wiley & Sons Ltd.

Strumpf NE, Evans LK (1998) Physical restraint of the hospitalized elderly: Perceptions of patients and nurses. *Nursing Research* 37(3): 132–137.

Szwabo P (2002) The role of nursing. In Jacoby R and Oppenheimer C (eds) *Psychiatry in the elderly* (3rd edition) Oxford: Oxford University Press.

Thomas AJ, O'Brian JT (2002) Alzheimer's disease. In

Jacoby R and Oppenheimer C (eds) *Psychiatry in the elderly* (3rd edition) Oxford: Oxford University Press.

Tibbs MA (2001) *Social work and dementia.* London: Jessica Kingsley Publishers.

Turkington C, Galvin J (2003) *Alzheimer's disease.* New York: Facts on File, Inc.

1.3
Freude am Gehen

Chris Smith, David Craig, Marion Munro

Ich bin in Schottland aufgewachsen und habe meinen Schulweg stets zu Fuß zurückgelegt. So hat es angefangen. Ich entdeckte bereits als junger Mensch die wilde, windgepeitschte Landschaft der Highlands und stellte – durchaus überrascht – fest, dass mir das Gehen über Berg und Tal wirklich Freude machte. Der Weg war anstrengend, die Bedingungen manchmal miserabel, und oft kam ich nach einem Tag im Freien völlig durchnässt nach Hause, doch irgendwie erlebte ich den Sieg über diese Widrigkeiten als etwas zutiefst Erfreuliches und Befriedigendes. Natürlich gab es oft auch herrliche Tage mit klarer Sicht und goldenem Licht, mit Hirschrudeln an den Hängen und vielleicht sogar einem Adler hoch in den Wolken.

Seither bin ich mein ganzes Leben lang gerne gewandert, auf Berge und durch Moorlandschaften, habe jeden der 3000 Fuß hohen schottischen Gipfel bestiegen, bin den Pennine Way gegangen und war sogar im Ausland, in Spanien und Kalifornien, auf Entdeckungsreise. Dabei habe ich die jugendliche Begeisterung meiner Anfänge nie verloren. Wenn ich am Morgen in meine Stiefel schlüpfe und eine ausgedehnte Wanderung vor mir habe, spüre ich noch immer einen gewissen Nervenkitzel. Ich schätze dieses Gefühl insbesondere deshalb so sehr, weil ich derzeit viel zu selten zum Wandern komme. Das politische Leben in Westminster hält einen viel zu sehr in Atem.

Doch das beste Gegenmittel für all dies besteht darin, auf einem Berggrat zu stehen, vom Wind umtost, und auf das ringsum ausgebreitete, weite Land hinabzublicken. Das hilft und bringt die Dinge tatsächlich wieder ins Lot.

Die Freude am Wandern kann uns ein Leben lang erhalten bleiben. Vor ein paar Jahren kam ich vom Gipfel eines Berges in der Torridon-Gegend im Nordwesten Schottlands herunter und begegnete einem trotz seines hohen Alters bemerkenswert rüstigen Mann beim Aufstieg. Er erzählte mir, dass er mit dieser Tour seinen heutigen achtzigsten Geburtstag feiere. Ich kann nur hoffen, dass ich ebenso vital und beweglich bin – und Freude daran habe – wenn ich dieses Alter erreicht habe!

Es ist auch gar nicht nötig, die richtig hohen Berge zu besteigen. Gehen tut einfach gut und ist – wichtiger noch – in wirklich jeder Umgebung eine erfreuliche Sache. Wenn ich zum Parlament und wieder nach Hause gehe, versuche ich meistens, den Weg durch die Embankment Gardens im Herzen von London zu nehmen: Nur eine kurze Strecke, aber sie führt durch eine wahre Blumenoase und viel Grün, mitten im hektischen Zentrum der Hauptstadt. Mit Gehen in der rauen Landschaft der Highlands hat das ziemlich wenig zu tun, aber auch das Gehen hier ist eine wahre Freude.

Chris Smith

Die Natur hat mich bereits als Kleinkind gefesselt, als ich in den Hügeln von Aberdeenshire durchs Heidekraut stolperte, das mir bis zur Brust reichte. Ich wollte schon immer in die Wildnis eintauchen, die Zivilisation hinter mir lassen, mich in den steilen Hängen und blauen oder grauen Silhouetten verlieren, die hinter den Vorstädten, den Äckern und Wiesen aufragten. Die Natur war unser köstliches Element, dort hielten wir uns auf, wann immer wir konnten. Als dann unsere Kinder zur Welt kamen, wurde die Liebe zum Landleben neu entfacht, weil sie Seelennahrung brauchten und unbedingt kennen lernen sollten, was jenseits des städtischen Horizonts liegt.

Wir durchwanderten die grünen Hügel von Yorkshire, stiegen auf Berge und streiften die Strände in Wester Ross und auf den Hebriden entlang. Dann blühte die Sache noch mal auf, erneuerte und veränderte sich, als wir uns für die steilsten und am wenigsten begangenen Gegenden des Landes begeisterten – die Klippen. Es war, als wäre mir ein zweites Augenpaar oder ein spezielles Bein und ein spezieller Arm geschenkt worden – ich griff wie automatisch zu, zog mich hinauf, schmiegte mich an glatte Felsvorsprünge und verschmolz mit den rauen, ausgesetzten, himmelhoch aufragenden Flanken.

Auch wenn du zu Fuß in die Wildnis gehst, liegt zwischen dir und der Natur eine künstliche Schicht – die Sohlen deiner Stiefel. Dennoch kommt man beim Bergsteigen in engen Kontakt mit dem Stoff, aus dem unser Lebensraum besteht; du riechst seine Mineralien (den Geruch nach abgebranntem Holz, wenn der Blitz einen Felsen gespalten hat oder die Sonne, die auf den Stein brennt), du schmiegst deine Muskeln den Rundungen und Windungen an, dank der Nervenenden in den Fingerspitzen spürst du die langlebigsten Bestandteile dieser Welt, und du genießt es.

Wenn ich mir ein einziges Motto auswählen dürfte, würde ich mich jederzeit für einen klugen Gedanken entscheiden, den Friedrich Engels einst über die Arbeiterschaft in Lancashire äußerte, die mit der Religion nichts mehr am Hut hatte. «Praktisch lebt er [der Arbeiter] nur für diese Welt und versucht, sich in ihr einzubürgern.» Nun, auf den Klippen können wir uns nicht wirklich einbürgern (obwohl sich einer meiner Freunde drei Wochen lang in Nordamerika an der Wand von El Capitan aufhielt, morgens an seinem Roman gearbeitet hat und nachmittags geklettert ist). Doch wenn ich auf einem schmalen Felssims sitze und meine Beine über dem Abgrund baumeln, Hirschhornfarn und Krüppelweißdorn im Blick, wenn die Luft nach Moos duftet, Ringeltauben aus den Baumwipfeln unter mir aufflattern, fühle ich mich zumindest eine Zeitlang innig mit der Natur verbunden und spüre klar und deutlich, dass alles wieder seine Richtigkeit hat oder endlich im Lot ist.

David Craig (1987) Native Stones,
London: Secker & Warburg

Die meisten Menschen halten sich gerne im Freien auf, und zwar mit besonderer Freude, wenn sie sich dabei von ihrem Alltag erholen können. Ich habe oft festgestellt, dass sich das Gehen – neben dem sportlichen Aspekt – auch auf meine Stimmung positiv auswirkt. Stress lässt sich ganz einfach durch einen flotten Spaziergang reduzieren, bei einem Spaziergang können sich nämlich die Gedanken ordnen und der Geist kann sich entspannen. Für mich ist Gehen therapeutisch, besonders in den Wintermonaten, wenn das knappe Tageslicht ein wenig auf die Stimmung drückt.

Den Weg um einen künstlich angelegten See auf dem Universitätsgelände von Sterling liebe ich ganz besonders. Es ist ein schöner Weg, auf dem sich die jahreszeitlichen Veränderungen deutlich erkennen lassen. Er ist abwechslungsreich und regt den Geist und alle Sinne an. Selbst an den dunkelsten Tagen brauche ich mir nur Zeit dafür zu nehmen, mich umschauen und die Umgebung betrachten, dann finde ich immer einen Grund zum Lächeln.

Die Frühlingszeit ist schön, weil sich am Wegrand neues Leben regt. Die Rhododendren und Azaleenbüsche strahlen in einer Fülle hellster Farben. Neben anderen Tieren begegne ich auf diesem Spaziergang regelmäßig Entenküken und jungen Schwänen. Im Sommer habe ich eine Lieblingsbank unter einer Eiche nahe am Wasser, in der Nähe eines Holzgatters, hinter dem sich eine weite, mit Butterblumen und Gänseblümchen übersäte Wiese erstreckt. Dort ruhe ich mich ein paar Minuten aus und unterbreche meinen vollen Arbeitstag.

Der Herbst verändert den Spaziergang in vielerlei Hinsicht. Der schmale Weg federt jetzt stärker unter den Füßen, und kupferfarbene Blätter rascheln angenehm bei jedem Schritt. Vogelgezwitscher ist zu jeder Jahreszeit die Begleitmusik. Der Winter bringt dramatische Veränderungen. Ein einziger Frosttag verwandelt die vertraute Landschaft in ein Winterwunderland; Schwäne stoßen mit großer Geschwindigkeit auf den zugefrorenen See herunter und gleiten elegant über das Eis. Vögelchen picken nach Nahrung, und manche finden tatsächlich eine kleine offene Stelle am Wasser zum Baden.

Die Natur bietet uns so viele Freuden, den Wechsel der Jahreszeiten und das Gefühl, ganz lebendig und mit der Welt in Frieden zu sein, wenn auch nur für ein paar Augenblicke. Ich werde es hoffentlich nie als Selbstverständlichkeit betrachten, dass ich die Freiheit habe herumzuwandern, zu schlendern oder – an energiegeladenen Tagen – kräftig auszuschreiten.

Ich erinnere mich oft an ein demütigendes Ereignis vor einigen Jahren. Meine betagte Schwiegermutter, eine sehr gebrechliche Dame, hatte ihr ganzes Leben in den westlichen Highlands von Schottland verbracht. Sie ist in einer abgelegenen ländlichen Gegend aufgewachsen; in einem Dorf, das sich in der Nähe eines Schiefersteinbruchs unter mächtige Klippen duckt. An einem Sommertag beobachtete ich mit Tränen in den Augen, wie sie mühsam barfuß über einen Kiesstrand ging, nur um noch einmal ihre Füße ins Wasser zu strecken.

Marion G. Munro

2 Warum wir gehen

2.1
Über eine Meile: Begegnungen mit gehenden Menschen

John Killick

Es gibt im Leben vielerlei Gründe für das Gehen: Wir wollen irgendwo hin kommen, uns gesund erhalten, den Hund ausführen, die Umgebung erforschen, dabei ein Gespräch führen (im Englischen reimen sich die Worte «walking» und «talking» nicht von ungefähr) – und das ist nur der Anfang einer längeren Liste. Wenn *wir* so etwas tun, ist das selbstverständlich und keinen Kommentar wert. Will jedoch eine demenzkranke Person gehen, fangen wir sofort an, nach Motiven zu forschen. Ist Demenz im Spiel, neigen wir dazu, selbst die banalsten menschlichen Aktivitäten zu pathologisieren.

Das ist so, weil wir das Ganze nicht verstehen und den Zustand der Unwissenheit nicht ertragen. Vielleicht ist es auch teilweise eine Reaktion auf unsere Pflegerolle: Schließlich müssen wir herausfinden was los ist, um unserem Klientel angemessen helfen und die richtige Unterstützung anbieten zu können. Wohl ebenso wahrscheinlich ist aber, dass wir in unser deprimierend geläufiges Denkschema verfallen, und jedes Wort und jede Handlung unseres Schützlings seiner Verwirrtheit zuschreiben.

Frage

Sie begegnen einer demenzkranken Person, die in einer Abteilung, auf einer Station oder in einem Haus herumläuft und zu Ihnen sagt: «Bald geh' ich um die Ecke». Würden Sie denken:

a) Sie gibt zu erkennen, dass sie demnächst völlig verrückt wird? oder

b) Sie äußert die Absicht, um die Ecke zu biegen?

Eine Frau, mit der ich den Flur eines Pflegeheims entlang ging, hat zu mir gesagt:

> «Wenn du hier rumgehst und rumgehst (aber nicht rauf!) und wieder herum und herum und zurück, dann bist du über eine Meile gegangen!»

Als Tatsachenkommentar war die Bemerkung übertrieben, dennoch völlig vernünftig: Die Flure waren endlos, die Abteilung war groß, das dauernde Gehen langweilig und ermüdend.

2.1.1
Unterschiede

Es besteht ein erheblicher Unterschied zwischen einem Spaziergang durch städtische Straßen, einen Park oder die freie Landschaft und der Notwendigkeit, sich mit den zwangsläufig begrenzten Möglichkeiten eines Spaziergangs durchs Haus abzufinden. Die Frau im zitierten Beispiel hatte das Gefühl, meilenweit zu laufen, was eine mehr emotionale als intellektuelle Feststellung war. Trotz einiger Widrigkeiten ließ sie sich nicht davon abhalten, auf der Station herumzugehen, und man kann nur darüber spekulieren, welche Bedürfnisse sie sich damit erfüllte.

Einer der Gründe war vielleicht, dass sie angesichts eines Alltags, den sie überwiegend im Sitzen verbrachte, aktiv bleiben wollte. Weil ihr Kurzzeitgedächtnis nicht mehr funktionierte, war sie sich vermutlich nicht bewusst, dass sie monoton umherwanderte, immer in der Hoffnung, etwas Neues zu sehen (wobei zu beachten ist, dass sie zwischen den beiden Wahlmöglichkeiten durchaus unterscheiden konnte, denn ein Weg war eine Sackgasse, der andere ermöglichte einen richtigen Rundgang).

Mir scheint diese Bemerkung von einer Person zu kommen, die das Beste aus ihren begrenzten Möglichkeiten macht. Als ich mich von ihr verabschiedete, wirkte sie ziemlich heiter und setzte ihren Weg fort.

Frage

Sie begegnen einer demenzkranken Person, die herumläuft und dabei sagt: «Ich mache was ich mache, weil ich mache, was sie mir sagen.»

Würden Sie denken:

a) Sie redet unsinniges Zeug? oder

b) Sie drückt aus, dass sie sich anpassen will?

Ich saß einmal mit einer Frau im Aufenthaltsraum eines Pflegeheims und beobachtete, wie ein paar andere Bewohner und Bewohnerinnen im Flur herumgingen. Als wir aufstanden, um uns diesen Leuten anzuschließen, äußerte sie ein paar bemerkenswert richtige Sätze, die ich deshalb in Versform wiedergebe:

In Bewegung

Erinnere dich an das erste Mal
als du sie dabei gesehen hast. Hin und zurück
und hin und zurück.
Es wirkt überhaupt nicht geistesabwesend.
Es wirkt, als hätten die Leute etwas vor.
Sie gehen von A nach B nach C nach D nach E …
Sie wirken so unruhig.
Ich denke,
sie müssen schrecklich müde werden.
Ich habe den Eindruck
von schrecklich viel Bewegung.
Am Anfang merkt man es nicht.
Doch dann tun es alle.
Es ist wirklich ziemlich erschütternd,
weil du erst überrascht warst,
dass Andere es tun und dann merkst:
du selbst tust es auch!

Der Vorgang des Gehens wird hier ganz vom Konzept der Entwicklung und Veränderung aus beschrieben. Für die Sprecherin ist das Vergehen der Zeit sehr real; ihr Text durchläuft mehrere Stadien: Zuerst nimmt sie den Vorgang wahr, denkt dann über mögliche Erklärungen für das Verhalten nach, bis sie allmählich erkennt, dass auch sie daran teilnimmt.

Sie macht mehrere interessante Bemerkungen. Gleich zu Beginn weist sie den Gedanken, die Bewegung sei sinnlos, zurück (was den Schluss nahe legt, dass sie mit der üblichen Verwendung des Begriffs «Wandering» nicht einverstanden wäre).

Sie benutzt das Wort «unruhig», das andeutet, dass die Leute – aus welchen Gründen auch immer – nur schwer zur Ruhe kommen. Sie stellt fest, dass sie ohne bewusste Entscheidung in die Bewegung hineingezogen wird, was auf eine gewisse Hilflosigkeit verweist.

Die Vorstellung, dass Menschen langsam, wie durch eine Art Osmose in ein Ritual hineingezogen werden, ist ebenso geheimnisvoll wie anziehend. Der Drang zu gesellschaftlicher Konformität mag dabei eine wichtige Rolle spielen. Wenn sich ein paar Menschen mit Demenz zusammenfinden und anfangen herumzugehen, wird nicht jeder für sich gehen. Oft ist zu beobachten, dass sich Paare bilden, die Hand in Hand gehen, ja sogar Grüppchen zusammenfinden. Dies spiegelt das generell in der Gesellschaft vorhandene unterschiedliche Kontaktverhalten.

Frage

Sie stellen fest, dass eine demenzkranke Person methodisch in einer Zimmerecke herumsucht.

Würden Sie denken:

a) Sie hat den Verstand verloren? oder

b) Sie hat etwas verloren?

Den nun folgenden Text habe ich rhythmisch arrangiert, weil die Wiederholungen eine gewisse Struktur ergeben, wobei die Bemerkungen tatsächlich so stockend geäußert wurden.

Auf der anderen Seite

Ich geh' nur mal sehen, was
um die Ecke los ist …
Ich lebe jetzt fünfundzwanzig Wochen in der Stadt,
die Sprache rauf und runter, zweimal rauf und
    runter …
Ich geh' lieber noch mal nachsehen …
Ich werde dir sagen, ob du die Sprache verstehen
    kannst.
Ich rede, rede immerzu …
Ich geh' los und seh' nach, ob sich irgend etwas
    verändert hat …
Ich wusste nicht, ob du das verstehst,
wo du doch auf der anderen Seite wohnst …
Ich seh' nur nach, ob drüben alles in Ordnung ist …
Auf der anderen Seite tragen die jungen Mädchen
    weiße Sachen
ihr Kleid, wenn sie heiraten …
Ich seh' nur nach, ob ich weit genug komme …

Das Gedicht enthält an fünf Stellen Hinweise darauf, dass etwas gesucht wird. Während die Person diese Hinweise äußerte, ging sie durchs Zimmer oder den Flur entlang, wobei sie bestimmte Dinge in der Umgebung intensiv betrachtete und mit den Händen betastete.

Die anderen Bemerkungen fielen in den Suchpausen, wenn sie ruhig dastand und über das Erlebte nachdachte. Die fünf Bemerkungen

zeigen, dass sie unsicher war und nicht recht wusste, was sie zu finden gedachte. Auch kommt die Angst zum Ausdruck, dass die Dinge anders ausgehen als erwartet. Die vier anderen Aussagen sind vermutlich einer gewissen Ratlosigkeit zuzuschreiben. Die Person kann nur schwer glauben, dass sie Hilfe bekommt, weil sie meint, sich nicht verständlich machen zu können. Zweimal kommt das Wort «Sprache» vor, was den Eindruck vermittelt, dass sie sich fragt, ob sie sich der Worte noch richtig bedienen kann. In diesem Text ist das Gehen sehr stark mit der Vorstellung von Kommunikation verknüpft.

Ich schlage tatsächlich vor, den Akt des Gehens als eine Form der Kommunikation zu betrachten. Manchmal lässt es sich wohl am besten mit Selbst-Kommunikation beschreiben. Wenn wir die Straße entlang spazieren oder durch einen Park gehen, interagieren wir mit unserer Umgebung. Auch mit den Menschen und Tieren, denen wir dabei vielleicht begegnen.

2.1.2
Ein stärkeres Bedürfnis

Unter dem oben genannten Gesichtspunkt lässt sich das Gehen Demenzbetroffener weitgehend erklären. Bei manchen Menschen mit Demenz jedoch mag das Bedürfnis, mit einigen Aspekten ihrer Umgebung körperlichen Kontakt aufzunehmen, stärker ausgeprägt sein, weil sie ihre Verbalisierungsfähigkeit eingebüßt haben. Um sich selbst und anderen zu beweisen, dass man noch am Leben ist, kann Bewegung an die Stelle von Sprache treten.

Vermutlich müssen wir Leuten, die in einer Einrichtung zu leben gezwungen sind, Möglichkeiten zum Erforschen verschiedener Settings anbieten, damit sie sich weiter als menschliche Wesen fühlen können.

Frage

Sie stellen fest, dass Sie in einem fremden Haus mit langen Fluren eingesperrt sind.

Würden Sie:

a) energisch versuchen, rauszukommen? oder

b) aufgeben und sich schlafen legen?

Ich habe festgestellt, dass auf Demenzstationen manche Leute auf ihr Eingesperrtsein reagieren, indem sie nach dem Ausgang suchen. Sie gehen zum Haupteingang und dann zu jeder anderen Tür, die in die Welt hinaus führen könnte (z.B. eine Brandschutztüre) und probieren sie aus.

Von Angst getrieben und verständlicherweise ärgerlich über die Tatsache, dass sie zum ersten Mal in ihrem Leben eingesperrt sind, rütteln sie an allen Türen und flehen jede Person, die ein und aus geht, an, sie mitzunehmen. Einmal habe ich über eine Stunde lang versucht, einen Mann mit seiner Situation auszusöhnen, bis er mich wütend anfuhr: «Herr Killick, Sie nützen mir nichts, Sie haben keinen Schlüssel!» Worauf er fortfuhr, das Personal anzuflehen, es möge sich seiner erbarmen.

In einem anderen Pflegeheim wurde ich mit einer jüngeren demenzkranken Frau bekannt gemacht, die sich – wie es hieß – «problematisch» verhielt. Von früh am Morgen bis spät in die Nacht ging sie den Flur auf und ab und untersuchte dabei sämtliche Türen. Sie war kaum dazu zu bringen, sich an den gedeckten Tisch zu setzen und ein, zwei Bissen zu essen.

Sie hörte erst auf, wenn sie am Ende des Tages erschöpft ins Bett sank. Ich versuchte mich mit ihr anzufreunden, indem ich mit ihr ging. Sie war aber so rasend schnell, dass ich kaum mithalten konnte und alle 15 oder 20 Minuten eine Pause einlegen musste. Im Laufe der Zeit erfuhr ich, dass sie von jeher sehr isoliert gelebt hatte; sie hatte in einem großen Haus gewohnt und wenig engere Beziehungen geknüpft.

Das Leben auf engem Raum mit so vielen fremden Menschen, in einer Umgebung, die bis zum letzten Winkel genutzt wurde, war ihr so ungewohnt, dass sie all ihre Gedanken und Energien darauf konzentrierte, hier wegzukommen. Gehen als Flucht: Nie gab es ein dramatischeres Beispiel. Erst nach vielen Wochen gelang es, diese Frau an ein langsameres Tempo zu gewöhnen, was nur klappte, weil das Personal geduldig Kontakte zu anderen Bewohnerinnen und Bewohnern anbahnte. Als sie dann nach und nach andere Menschen nicht mehr als Bedrohung empfand und sich tatsächlich mit ein oder zwei Leuten anfreundete, ging sie ihr Leben etwas ruhiger an. Erst vor Kurzem habe ich das Heim wieder einmal besucht; sie begrüßte mich herzlich und stellte mich einigen ihrer Bekannten vor, dann gingen wir raus wie zwei gute Freunde, die sich Zeit für einen Spaziergang und ein Schwätzchen nehmen.

Frage

Sie unternehmen eine anstrengende Wanderung und stellen plötzlich fest, dass Sie lauthals singen.

Würden Sie:

a) peinlich berührt sofort verstummen? oder

b) sich freuen und andere zum Mitsingen auffordern?

Hier eine Begebenheit aus einem Pflegeheim: Ein Mann, den ich recht gut kannte, hatte es sich zur Gewohnheit gemacht, im Garten herumzugehen, der den Mittelpunkt der Einrichtung bildete. Dabei fing er lauthals an zu singen, was viele Mitbewohner erschreckte. Ich ging zusammen mit einem anderen Besucher des Hauses hinaus, um ihn zu beobachten und ihm zu lauschen. Er sang Opernarien, versuchte sich allerdings in sämtlichen Stimmlagen. Er stellte sich vor uns in Positur, schmetterte sein Lied und unterstrich es mit den entsprechenden Gesten.

Dann brach er plötzlich ab und sagte: «Wir sollten jetzt was arbeiten. Wir sind zum Arbeiten hier, nicht zum Singen.» Er ging weiter, fing aber alsbald wieder an zu singen. Als er an uns vorbei kam, blieb er stehen und brachte im Stil eines Rezitativs folgenden selbstausgedachten Text zu Gehör:

Er hat die Liebe bekommen.
Er ist einer von den Besten.
Ein wunderbarer Mann.
Einer der besten.
Er kennt sich wirklich aus.

Ja, John, schrecklich, diese Krawatte.
Mach sie ab, das dumme Ding!
Aber du bist ein wunderbarer Mann.

Aber nur keine Eile! Bleib nicht stehen.
Bleib immer bei uns.
Denn das ist's, was wir brauchen.

Fast eine halbe Stunde lang spazierte er umher und sang. Dann ging er wieder rein auf seine Station. Als er den Flur an einem Ende betrat, richtete ich es so ein, dass ich ihm vom anderen Ende entgegen kam. Ich fing nun auch an zu singen.

Wir gingen beide lauthals singend aufeinander zu. Als wir uns begegneten, hakten wir uns unter, tanzten und trällerten ein Weilchen. Plötzlich hielt er inne. «Warum tun wir das?», fragte er. «Weil es uns Spaß macht», antwortete ich. Wir schüttelten uns vor Lachen, hakten uns noch mal unter und nahmen den Tanz wieder auf.

Diese Geschichte illustriert, dass Gehen andere Aktivitäten, etwa das Reden – in diesem Fall das Singen – zu ergänzen vermag. Ich bezweifle sehr, dass dieser Mann angefangen hätte zu singen, wäre er durch flottes Gehen nicht von diesem Hochgefühl erfasst worden. Ich habe ihn noch bei vielen Gelegenheiten singen hören, doch stets begleitet von kräftiger körperlicher Bewegung. Die Rezitative waren ein notwendiges

Ventil für seine starken Emotionen, und oft sah ich, dass ihm beim Singen Tränen über die Wangen rollten. Dieser alte Herr war sich seiner Einschränkungen sehr bewusst und wirkte oft recht deprimiert. Eines Tages sagte er zu mir:

«Ich bin nicht wie Sie. Sie können alles sehen und machen. Ich weiß nicht, was ich demnächst tun werde. Ich bin nur ein ganz gewöhnlicher Typ, nicht wie Sie.»
«Sie sind ein richtig netter Mann», erwiderte ich.
Darauf er: «Ein netter Mann, das heißt eigentlich nicht viel. Besser ein netter Mann sein und haben, was Sie haben.»

Wenn er jedoch weit ausschritt und seinem Herzen mit Singen Luft machte, war er ein anderer Mensch – frei, lebhaft und ausdrucksstark. Gehen war für ihn eine Zeit der Integration, der Ganzheit.

Es wäre sicher vermessen, am Ende dieses Abschnitts allgemein gültige Aussagen zu treffen. Wie bei vielen anderen Aspekten von Demenz, befinden wir uns auch hier erst am Anfang der Suche nach Antworten und beginnen erst jetzt, die verschiedenen Erklärungsmöglichkeiten zu erforschen.

Einer Sache bin ich mir jedoch sicher: Bei unseren Bemühungen, Demenzbetroffenen das Leben zu erleichtern, müssen sinnvolle Beschäftigungen (und Gehen zählt dazu) eine Rolle spielen. Vielleicht liegt hier einer der Schlüssel zum Verständnis dessen, was uns diese Menschen über ihre Wahrnehmungen und Bedürfnisse mitteilen wollen.

Gehen und trauern

Viele Menschen unternehmen ausgedehnte Spaziergänge oder Wanderungen, wenn sie einen schmerzlichen Verlust erlitten haben und trauern. Auch C. S. Lewis hat das getan, wie er in seinem Buch *Über die Trauer* schreibt. Er beschreibt in bewegenden Worten den Schmerz nach dem Tod seiner Frau und schildert, wie ihm die körperliche Aktivität an sich schon geholfen hat: «Ich gehe so viel ich kann, wäre ich doch ein Narr, würde ich zu Bett gehen, ohne müde zu sein.» Das Gehen als solches kann den Schmerz lindern helfen. Bei C. S. Lewis war es auch das Gehen in der vertrauten Landschaft, was langsam seine Stimmung hob. Das hat ihm bestimmt auch vor seiner Ehe viel Freude gemacht, denn er schreibt: «Heute habe ich wieder eine alte Gewohnheit aufgenommen und eine der langen Wanderungen unternommen, die das Glück meiner Junggesellentage waren. Und diesmal zeigte mir die Natur kein leeres Gesicht bar jeder Schönheit, und die Welt sah nicht aus wie eine gewöhnliche Straße (wie ich vor einigen Tagen geklagt habe). Im Gegenteil, jeder Ausblick, jeder Zauntritt, jede Baumgruppe führte mich zurück in vergangene, glückliche Zeiten, in mein Jugendglück.» Menschen mit Demenz können uns vielleicht nicht sagen, dass sie trauern und deshalb das Bedürfnis haben, zu gehen. Das Buch von C. S. Lewis ist Pflichtlektüre für alle, die verstehen möchten, was Trauer und Schmerz ist.

Mary Marshall

Lewis, C. S. (2001) Über die Trauer, Patmos Verlag.

2.2
Herausfordernden Verhaltensweisen mit einer Bedürfnisanalyse begegnen: der Columbo-Ansatz

Ian James, Lorna Mackenzie, Malcolm Stephenson, Tricia Roe

In diesem Kapitel wird ein therapeutisches Modell vorgestellt, das derzeit vom Newcastle Challenging Behaviour Service eingesetzt wird (James et al., 2003a, b). Das Team dieses Beratungsdienstes arbeitet in Pflege- und Altenheimen, in Langzeitpflegeeinrichtungen sowie gerontopsychiatrischen Settings und hilft professionellen Pflegekräften und pflegenden Angehörigen, effektiv mit Demenzbetroffenen umzugehen, die herausfordernde Verhaltensweisen (challenging behaviours, CBs) zeigen.

Wie eine Reihe anderer Organisationen auch (Cohen-Mansfield, 2000), untersucht das Newcastle-Team CBs im Hinblick auf die Bedürfnisse der Leute. Diesem Modell zufolge lösen die Bedürfnisse das Verhalten aus. Wer sich dieses therapeutischen Ansatzes bedient, erspart sich die Mühe, herausfordernde Verhaltensweisen von Menschen mit Demenz zu definieren und korrekt zu benennen, weil nicht das Verhalten im Zentrum der Analyse steht.

Therapeutinnen und Therapeuten, die sich das «bedürfnisorientierte Verhaltensmodell» zu eigen machen, müssen nach Hinweisen suchen, die es erlauben, die Bedürfnisse der Person zu identifizieren und dabei Detektivarbeit leisten. Dieses Kapitel liefert einen Bezugsrahmen zur Verbesserung ihrer detektivischen Fähigkeiten. In den meisten Fällen werden Therapeutinnen und Therapeuten Seite an Seite mit anderen Pflegekräften und pflegenden Angehörigen arbeiten, also mit Leuten, die sich ebenfalls darum bemühen, das Verhalten der demenzkranken Person zu verstehen.

Deshalb ist es wichtig, dass alle möglichst gut zusammenarbeiten. Das Pflegepersonal kann eine wertvolle Informationsquelle sein, aber auch durch die gemeinsame Arbeit selbst lässt sich ein besseres Verständnis für das Verhalten der betreffenden Person gewinnen. Besseres Verständnis kann verhindern, dass sich möglicherweise vorhandene Vorurteile oder Fehleinschätzungen des Personals verfestigen. So hat beispielsweise eine Pflegekraft gesagt: «Bevor wir uns die Situation gemeinsam angeschaut haben, dachte ich immer, er würde mir auf Schritt und Tritt folgen, weil er genau weiß, dass mich das stört.»

2.2.1
Teamarbeit

Gute Zusammenarbeit sollte in allen Phasen der Therapie (angefangen beim Assessment bis zur Intervention) selbstverständlich sein. Der Prozess des gemeinsamen Bemühens vermittelt dem Betreuungspersonal das Gefühl, die Therapie stärker bestimmen und zur eigenen Sache machen zu können, was die Erfolgschancen jeder therapeutischen Strategie erhöht. Um die Zusammenarbeit zu fördern, zieht das Newcastle-Team den detektivischen Arbeitsstil à la «Columbo» dem eines Sherlock Holmes vor. Wir halten den informellen und entwaffnenden Stil Columbos für besser geeignet als die herablassende Art von Holmes, wenn es darum geht, die Hilfe des Pflegepersonals einzuholen.

Der unten dargestellte Bezugsrahmen konzentriert sich größtenteils, jedoch keineswegs ausschließlich, auf die Person mit Demenz. Dabei darf nicht vergessen werden, dass vor allem der jeweilige Kontext (Mitteilungen des Personals, Umgebungsaspekte) bestimmt, in welcher Form eine Person ihre Bedürfnisse in einem bestimmten Setting ausdrückt (Innes, 2000). Dieses Kapitel beschäftigt sich mit den CBs demenzkranker Heimbewohner und Heimbewohnerinnen, aber auch mit der Situation des Pflegepersonals. Im letzten Abschnitt wird der Bezugsrahmen anhand eines Fallbeispiels illustriert.

2.2.2
Die bedürfnisorientierte Sichtweise

Das Newcastle-Team hat sich für dieses Modell entschieden, weil eine «bedürfnisorientierte Sichtweise» dazu führt, dass die Situation eines Menschen positiver und pro-aktiver gesehen wird, und weil es dem pflegerischen und therapeutischen Personal eher ermöglicht, sich zu identifizieren und in ihre Schützlinge einzufühlen. Pflegende bekommen immer wieder Gelegenheit, sich in die Lage der Person mit Demenz hineinzuversetzen und darüber nachzudenken, welche Bedürfnisse sie in einer solchen Situation selbst vermutlich hätten.

In der Vergangenheit lag der Fokus des Pflegepersonals, wenn es mit «störendem, schwierigem Verhalten» konfrontiert war, oft auf der Handlungskomponente des herausfordernden Verhaltens. Bei näherem Hinsehen ist jedoch offenkundig, dass das Verhalten dieser Personen oft ein schlechter Indikator dessen ist, was sie mitzuteilen versuchen. So kann beispielsweise ruheloses Umhergehen der Versuch sein, einer Missempfindung Ausdruck zu verleihen, oder aber der Entdeckerlust entspringen, es mag auf Langeweile und/oder Frustration zurückzuführen sein oder viele andere mögliche Gründe haben. Cohen-Mansfield (2000) schlägt vor, das Verhalten als eine Strategie zu betrachten, die ein Mensch zur Kommunikation seiner Bedürfnisse einsetzt.

Um herauszufinden, was die Person antreibt, empfiehlt sie, Hinweise aus deren persönlichem Hintergrund zusammenzutragen und gleichzeitig das Verhalten genau zu beobachten.

Der Vorgang des Datensammelns, der dazu dient, die Befindlichkeit der Person besser zu verstehen, wird Konzeptualisierung genannt; ein in der therapeutischen Literatur recht geläufiger Begriff (vgl. James, 1999). Der Konzeptualisierungsprozess entspricht, um im Bild der Detektivarbeit zu bleiben, der Spurensuche. Konzeptualisierungsphase und Detektivarbeit haben tatsächlich sehr viele Gemeinsamkeiten. So wird ein Detektiv bei seinen Ermittlungen meist zuerst nach dem «Motiv» der Person suchen – was der Suche nach einem unbefriedigten «Bedürfnis» entspricht.

Columbo würde den Hintergrund recherchieren, aber auch die kurz vor dem Mord stattgefundenen Ereignisse unter die Lupe nehmen. Er würde sich die Persönlichkeitsstruktur jeder verdächtigen Person ansehen sowie deren Lebensumstände, Fähigkeiten, Mittelausstattung, mögliche Auslöser, Aufenthaltsorte und Aktivitäten zum Tatzeitpunkt untersuchen und berücksichtigen. Er würde die vorhandenen Hinweise nach und nach zu einer stimmigen Geschichte zusammenfügen und schließlich seine Hypothese präsentieren.

2.2.3
Das Modell zur Konzeptualisierung herausfordernder Verhaltensweisen

Es gibt derzeit mehrere Erklärungsmodelle (Kitwood, 1997; Cohen-Mansfield, 2000; James, 1999, 2002). Der in der Abbildung 2-1 dargestellte

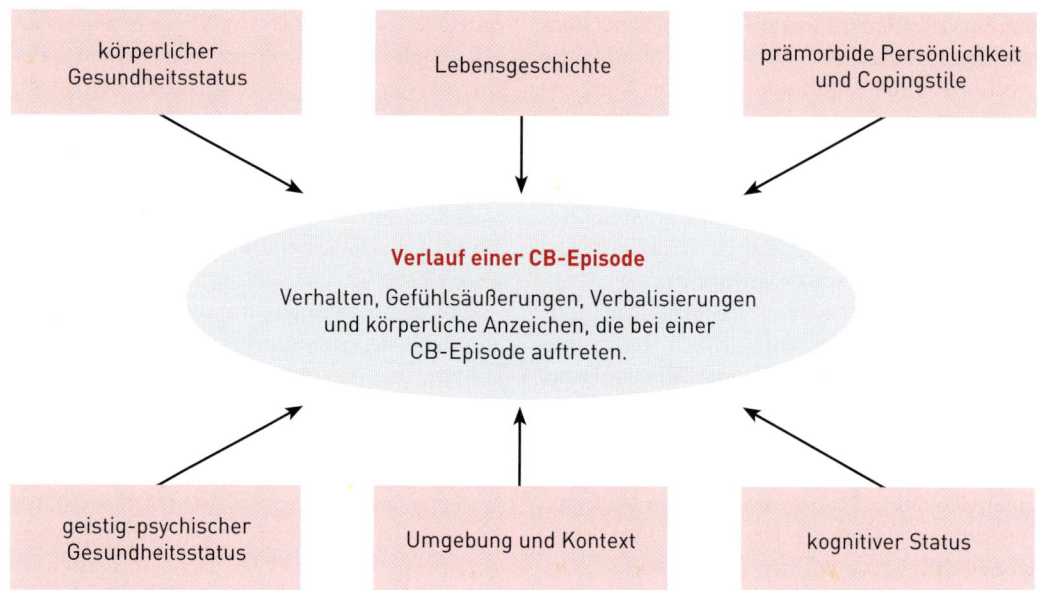

Abbildung 2-1: Faktoren, die zur Konzeptualisierung des herausfordernden Verhaltens einer Person mit Demenz herangezogen werden

Bezugsrahmen ist stark an Kitwood und die kognitive Verhaltenstherapie angelehnt. Es geht darum, zwei Arten von Informationen einzuholen:

1. Hintergrundvariablen
2. Faktoren, die während der CB-Episode vorhanden sind – das sind alle verbalen und nonverbalen Äußerungen der demenzbetroffenen Person im Verlauf der CB-Episode.

Betrachtet man diese beiden Faktorengruppen zusammen, fällt es erheblich leichter, das unerfüllte Bedürfnis der Person zu identifizieren.

2.2.4
Beschreibung der Hintergrundvariablen

Kitwood vertritt die Meinung, dass die individuelle Befindlichkeit eines Menschen am besten zu verstehen ist und Empathie am besten gelingt, wenn fünf Schlüsselfaktoren betrachtet werden:

die Lebensgeschichte der Person, ihre prämorbide Persönlichkeit, ihr körperlicher Gesundheitsstatus, der kognitive Status und ihre Umgebung. Wir haben einen sechsten Faktor, den «geistigpsychischen Gesundheitsstatus» hinzugefügt. Es folgt eine Erläuterung dieser Variablen:

Lebensgeschichte
Um eine gute therapeutische Beziehung herstellen zu können, sind Informationen über die Vergangenheit des Menschen mit Demenz unerlässlich. Oft lassen sich die Bedürfnisse und Verhaltensweisen einer Person in einen Entwicklungskontext stellen, sofern man ihre Lebensgeschichte und ihre Fähigkeiten kennt und z. B. auch weiß, welche schweren Verluste sie erlitten hat. Bemerkenswert ist, dass bei vielen Formen der Demenz das Langzeit- und Aktionsgedächtnis (episodisches Gedächtnis, Merkfähigkeit für Musik, Tanz etc.) relativ gut erhalten bleibt. Das Wissen um frühere Fähigkeiten der Person kann deshalb bei der Aufstellung eines Rehabilitationsprogramms helfen.

Prämorbide Persönlichkeit und Copingstile

Obschon Demenz oft als Prozess beschrieben wird, der mit «Persönlichkeitsverlust» verbunden ist, muss beachtet werden, dass die individuelle Persönlichkeit in vielen Aspekten und Phasen des Krankheitsbildes erkennbar bleibt. Alle Menschen, auch solche mit fortgeschrittener Demenz, werden ihren Lebensgewohnheiten treu bleiben wollen (Wohnsituation, Religionsausübung, Ernährung, sexuelle Orientierung).

Während manche «Persönlichkeitsveränderungen» den hirnpathologischen Veränderungen zuzuschreiben sind, werden andere mit psychologischen Faktoren erklärt. So kann beispielsweise eine Person mit Demenz aufgrund des zunehmenden Gefühls der Verletzbarkeit emotionaler werden und mehr körperliche Zuwendung suchen.

Das Assessment der Copingstrategien ist wichtig, weil es sich hier um Methoden handelt, welche die Person ihr Leben lang eingesetzt hat, um mit verschiedenen Situationen fertig zu werden. Wer untersucht, wie die Person früher Schwierigkeiten bewältigt hat, bekommt wichtige Hinweise auf ihre Fähigkeit, sich mit der aktuellen Lage zu arrangieren. Interessanterweise kann die derzeit vorhandene Schwierigkeit der Tatsache geschuldet sein, dass die Person aufgrund ihrer Demenz nicht mehr in der Lage ist, bewährte Copingmethoden einzusetzen (beispielsweise Stress durch einen Spaziergang abzubauen).

Körperlicher Gesundheitsstatus

Demenz ist tendenziell eine Alterserkrankung, weshalb sie oft mit abnehmender körperlicher Gesundheit einhergeht. Es gilt immer zu bedenken, dass viele CBs auf Schmerzen und körperliche Missempfindungen zurückzuführen sind. Dazu passt, dass Cohen-Mansfield berichtet, viele herausfordernde Verhaltensweisen träten bei Interaktionen mit Pflegenden auf (z.B. beim Toilettengang, bei Transfers und beim Waschen), wobei in solchen Situationen Schmerz ein Hauptauslöser ist.

Geistig-psychischer Gesundheitsstatus

Psychische Probleme treten so häufig auf, dass deren potenzieller Einfluss keinesfalls übersehen werden darf. Schwierigkeiten auf diesem Gebiet, die vorhanden waren, bevor die Person eine Demenz entwickelt hat, können mit den gegenwärtigen Problemen interagieren und affektive Störungen (Stimmungsschwankungen) auslösen. Auch Veränderungen der Gehirnpathologie können psychiatrische Störungen hervorrufen.

Kognitiver Status einschließlich Demenztyp

Kognitive Einschränkungen sind Begleiterscheinungen einer Demenz. Wenn man verstehen möchte, wie die betroffene Person ihre Lebenswelt wahrnimmt, muss selbstverständlich die Art der Defizite und Einschränkungen berücksichtigt werden. Dennoch gilt, dass affektive Probleme, die bei Menschen mit Demenz häufig zu beobachten sind, kognitive Schwierigkeiten verschlimmern können (z.B. beeinträchtigen Depression und Angst die Konzentrationsfähigkeit, das Gedächtnis und die Problemlösungsfertigkeiten).

Auch die zur Behandlung verschiedener Krankheitszustände eingesetzten Medikamente können die Verarbeitung kognitiver Eindrücke behindern.

Weil jede Form von Demenz mit Veränderungen unterschiedlicher Cortex- und Subcortexareale einhergeht, tendiert jede zu einem charakteristischen Profil. Auch die progressiven Demenzen haben variierende temporale Entwicklungsprofile (Pieroni/Mackenzie, 2001).

Umgebung einschließlich interpersonalem Kontext

Bei Demenzbetroffenen hängt der Grad ihres Wohlbefindens sehr stark von der Qualität ihrer Umgebung ab. Das ist mit der Tatsache zu erklären, dass sie wegen ihrer Gedächtnisdefizite, Problemlösungsschwierigkeiten, Orientierungsprobleme und dergleichen verstärkt auf eine unterstützende Umgebung und die Hilfe ihrer Mitmenschen angewiesen sind (Knocker, 2002).

2.2.5
Beschreibung des Verlaufs einer CB-Episode

Unter normalen Umständen lässt sich feststellen, ob sich jemand wohlfühlt, indem man die Person einfach fragt. Wo immer möglich, ist durch eine Frage zu ermitteln, wie es um die aktuelle Befindlichkeit einer Person bestellt ist. Bei Demenzbetroffenen jedoch kann diese direkte Strategie manchmal nicht eingesetzt werden.

In solchen Fällen sind wertvolle Informationen durch Beobachtung und Analyse zu gewinnen. Die folgenden Variablen sind Schlüsselaspekte, die zu analysieren sind, wenn eine bestimmte CB-Episode auftritt: das Verhalten der Person, ihr Denken, ihre verbalen Äußerungen, ihr physiologischer und emotionaler Zustand.

Verhalten

Wenn wir davon ausgehen, dass das Verhalten eine Strategie ist, die die Person mit Demenz einsetzt, um etwas zu bekommen, das sie braucht, ist eine genaue Analyse des Verhaltens unabdingbar. Eine gründliche Verhaltensanalyse, die festhält, was geschieht, was das Verhalten auslöst, welche Folgen es hat, wo und mit wem es auftritt oder nicht auftritt und dergleichen, erhöht die Chance, dass wir erkennen, was die Person mit ihrem Verhalten erreichen will.

Verbalisierungen

Die sprachlichen Äußerungen einer Person mit Demenz sind vermutlich nicht immer kohärent, dennoch müssen sie wahrgenommen und berücksichtigt werden. Es ist wichtig, eine Analyse durchzuführen, die sich mit der Art der Äußerungen (rufen, schreien), mit den Inhalten (gesprochenen Worten), den Auslösern, ihrem Umfang und ihrer Dauer befasst.

Denken

Was im Kopf einer schwer demenzkranken Person vorgeht, ist kaum zu ermitteln. Gelingt es jedoch, ein paar Informationen über ihre Gedanken zu erhalten, ist das sehr hilfreich. Die meisten Hinweise auf Denkvorgänge bekommt, wer sehr genau darauf achtet, was die Person sagt.

Physiologischer Zustand

Auch der physiologische Zustand muss überwacht werden. Wir können beobachten, ob die Person ängstlich, lethargisch, hoch erregt oder aggressiv wirkt. Alle diese Informationen sind Schlüssel zum Verständnis der gegenwärtigen emotionalen Verfassung des demenzkranken Menschen, die wiederum auf sein körperliches Wohlbefinden schließen lässt.

Emotionaler Zustand

Emotionen sind dynamische Variablen, weil sie sich innerhalb von Minuten verändern können: von eben noch glücklich zu traurig oder ängstlich. Leider ist es keine Seltenheit, dass Demenzbetroffene über längere Zeiträume hinweg niedergeschlagen sind.

Um ihnen aus diesem Zustand heraushelfen zu können, ist ein exaktes Assessment der Belastungsart erforderlich. Die drei häufigsten emotionalen Belastungen sind: Furcht/Angst, Wut und Depression. Jede dieser Formen geht mit charakteristischen Themen einher. Wenn vermutet wird, dass sich eine Person in einem solchen Zustand befindet, muss stets überlegt werden, welche Themen relevant sind. Fühlt sich beispielsweise jemand ängstlich, wird sich diese Person typischerweise als verletzlich empfinden und außer Stande sehen, den Anforderungen der Situation gerecht zu werden. Eine depressive Person dagegen wird sich als unzulänglich und wertlos, die Situation als hoffnungslos empfinden (Beck, 1976). Hinter einer überwiegend aggressiven Stimmung steht die Wahrnehmung, in irgend einer Form absichtlich missbraucht oder beleidigt worden zu sein.

Wenn es gelungen ist, die Stimmung und belastenden Themen Ihres Schützlings besser zu verstehen, werden Sie das Verhalten vermutlich besser erklären können (Tab. 1-1). Dann kommen auch die entsprechenden Fragen auf. Sie können sich beispielsweise bei einer Person, die einen ängstlichen Eindruck macht, fragen: Wa-

Tabelle 1-1: Emotionen, Probleme und ihre Beziehungen zu herausfordernden Verhaltensweisen demenzkranker Personen

Emotion/ Gefühlslage	Problem	Copingstrategie oder Reaktion der Person	mögliche herausfordernde Verhaltensweisen
Angst	Person fühlt sich verletzbar; glaubt, der Situation nicht gewachsen zu sein; alles scheint so chaotisch	Vermeidung; Suche nach Bestärkung; Person ist besorgt, grübelt; Ablenkung durch exzessive Aktivität	Über-Aktivität; anderen nachlaufen; repetitives Schreien oder exzessive Aktivität
Wut	Person glaubt, absichtlich missbraucht oder beleidigt zu werden; muss reagieren, um sich zu schützen und Selbstwertgefühl zu erhalten	körperliche Aggression; lautes Rufen; will der Situation mit Gewalt entfliehen; will sich unbedingt durchsetzen	Wutanfall; Person schlägt zu, beißt, kneift; verbale Aggression
Depression	Person fühlt sich unfähig, wertlos; unterlässt jeden Versuch, weil sie sich hilflos fühlt und die Situation als hoffnungslos empfindet	Rückzug; Lethargie: Apathie; Resignation	Inaktivität; fehlende Mitwirkungsbereitschaft

In dieser Tabelle werden unter Berücksichtigung der Probleme und Copingstrategien /Reaktionen die Gefühlslagen mit herausfordernden Verhaltensweisen verknüpft.
Daraus wird ersichtlich, dass es oft Copingstrategien sind, die schließlich als herausfordernde Verhaltensweisen bezeichnet werden. Emotionen sind dynamisch. So kann beispielsweise exzessive Angst zu Aggressionen führen. Chronische Wut und chronische Angst können eine Depression auslösen, insbesondere dann, wenn sich die Copingstrategien als unwirksam erweisen (was eine Person mit Demenz so ausgedrückt hat: «Schreien hat keinen Sinn, man kann der Situation auch nicht aus dem Weg gehen; hier drin beachten sie mich einfach nicht.»)

rum fühlt sie sich so verwundbar? Wie können wir die Umgebung so verändern, dass sie weniger chaotisch und dafür überschaubarer wirkt? (vgl. James/Sabin, 2002).

2.2.6
Mit sämtlichen Pflegenden zusammenarbeiten

Um sicherzugehen, dass die Bedürfnisse der Person mit Demenz tatsächlich richtig erfasst wurden, muss sich die Therapeutin oder der Therapeut verschiedener Informationsquellen bedienen. Pflegenden Angehörigen und professionell Pflegenden kommt dabei meist eine Schlüsselrolle zu, weil sie über Hintergrundthemen und Einzelheiten der CB-Episoden Auskunft geben können. Diese Informationen auf einfühlsame und unterstützende Art einzuholen, bedarf einiger Geschicklichkeit (Ballard et al., 2001; Knocker, 2002).

Der Newcastle-Bezugsrahmen legt auf eine gute Zusammenarbeit mit sämtlichen Pflegepersonen ganz besonderen Wert. Wie bereits erwähnt, wird der «Columbo»-Ansatz einem belehrenderen Stil vorgezogen.

Die Konzeptualisierung der CBs einer Person ist normalerweise ein Gemeinschaftswerk und erfordert deshalb die Anwesenheit des Therapeuten oder der Therapeutin bei den Besprechungen des Pflegeteams. Für die Arbeit in Pflegeheimen haben wir beim Newcastle Challenging Behaviour Service folgende nützliche Richtlinien gefunden:

1. Bitten Sie das Pflegepersonal, bei der Informationssammlung mitzuwirken. Unterstützen Sie es dabei, weil das Entwickeln einer Konzeptualisierung für die meisten neu sein dürfte. Klare Anleitungen stellen sicher, dass das Personal verwertbare Informationen erkennt und den richtigen Quellen entnimmt.
2. Sind ausreichend Daten gesammelt, empfiehlt sich ein gemeinsames Brainstorming, um bei diesem Treffen die CBs der Person mit Demenz zu beschreiben und zu konzeptualisieren. Dabei sollen auch die Ziele des Treffens geklärt werden. Meist geht es darum,
   - Hypothesen über die Bedürfnisse der Person mit Demenz zu generieren,
   - zu erklären, wie ihr Verhalten mit ihren Bedürfnissen zusammenhängen könnte (wenn z. B. angenommen wird, dass Einsamkeit der Auslöser ist, wird man klären müssen, warum die einsame Person versucht, sich durch Aggression mitzuteilen),
   - zu erkennen, welche weiteren Informationen benötigt werden, um die Situation besser verstehen zu können (z. B. Vermerke des Hausarztes, Krankenakten).
3. Das Treffen soll in einer freundlichen, offenen und interaktiven Atmosphäre stattfinden. Der Therapeut oder die Therapeutin soll das Pflegepersonal ausdrücklich bitten, sich aktiv zu beteiligen. Erkundigen Sie sich insbesondere nach den Eindrücken der Pflegehilfskräfte, die ja die meiste praktische Arbeit verrichten.

Dieser – zweifellos zeitaufwändige – Ansatz verschafft den Pflegekräften ein Gesamtbild ihres Schützlings und verknüpft dessen gegenwärtige Situation mit der Vergangenheit. Er vermittelt den Betreuungskräften das Gefühl, in eigener Sache Einfluss nehmen zu können und erlaubt

es ihnen, die Konzeptualisierung als Gemeinschaftswerk zu begreifen (d.h. als eine Angelegenheit des pflegerischen und therapeutischen Personals sowie der Angehörigen). Damit wird erreicht, dass die aus der Konzeptualisierung entwickelten Interventionen ebenfalls Gemeinschaftsgut sind. Ein Teamansatz erhöht meist die Wahrscheinlichkeit, dass die Interventionen auch richtig umgesetzt werden und damit ihre Erfolgschancen.

Bevor das bedürfnisorientierte Verhaltensmodell nun anhand eines Fallbeispiels illustriert wird, möchten wir darauf aufmerksam machen, dass Leute, die zum Newcastle Challenging Behaviour Service verwiesen werden, einen Interventionsplan erhalten, der meist auch ein Personaltraining umfasst (James et al., 2003 a, b). Wird jemand überwiesen, weil «Wandering» ein Problem darstellt, werden laut Plan die positiven und negativen Aspekte dieser Aktivität beleuchtet (Tab. 2-2).

2.2.7
Fallbeispiel: Frau Winnie L.

Dieser Fall zeigt exemplarisch, wie der Einsatz der Newcastle-Methode hilft, die Bedürfnisse und Verhaltensweisen Demenzbetroffener besser zu verstehen. Der erste Schritt bestand darin, gemeinsam mit Pflegepersonal und Angehörigen ein konzeptuelles Modell zu entwickeln. Anhand dieses Modells wurden dann einige konkrete und durchführbare Interventionen entwickelt.

Winnie L. war eine 73-jährige Witwe, die überwiesen wurde, weil es Klagen über ihr «aggressives Herumwandern» auf der Station gab, und weil sie gegen Mitbewohner/Mitbewohnerinnen und Pflegekräfte aggressiv war. Winnie L. litt an der Alzheimer-Krankheit, mit besonderen Defiziten hinsichtlich Erinnerungsvermögen und der räumlichen Orientierung. Sie wurde vor zwei Wochen stationär aufgenommen, nachdem sie in der Nähe ihrer Wohnung mehrmals gestürzt war. Beim letzten Mal hatte man sie sehr verwirrt und mit schweren Verletzungen an Hüfte und Auge in einem nahe gelegenen

Tabelle 2-2: Positive und negative Auswirkungen von Gehen/Wandern

Positive Effekte	Negative Effekte
• eine gesunde, Freude bereitende Aktivität	• Erschöpfung
• fördert Kommunikation	• Überlastung der Füße
• hilft, Druckgeschwüre zu vermeiden	• Gewichtsabnahme
• fördert die Darmmobilität, beugt Verstopfung vor	• Gefahr der Dehydratation
• verbessert den Appetit	• Sturzgefahr
• ermöglicht, eine Wahl zu treffen, Kontrolle auszuüben	• zwischenmenschliche Konflikte zwischen Klient und Pflegenden/Angehörigen
• vertreibt Langeweile	• Gefahr des Verlaufens, Verirrens, Erfrierens, falls die Person das Gebäude verlässt

Wohngebiet herumlaufen sehen. Sie habe sich verirrt und den Heimweg gesucht, erklärte sie. Das Pflegepersonal beschrieb sie als sehr nervöse Frau, die lieber alleine als mit anderen zusammen war. Menschenansammlungen waren ihr zuwider; sie ließ sich nur schwer dazu bewegen, für Mahlzeiten und Aktivitäten den Gemeinschaftsraum aufzusuchen.

Nähere Informationen über ihren Hintergrund wurden unter folgenden Stichpunkten zusammengetragen:

Lebensgeschichte: Winnie L. stammt aus einer Arbeiterfamilie, hat aber die höhere Schule besucht. Sie fühlte sich dort als Außenseiterin, als Schülerin zweiter Klasse. Sie hat mit 20 Jahren geheiratet und war dann bis zum Tod ihres Mannes Hausfrau. Ihr Mann war wesentlich kontaktfreudiger als sie; vermutlich haben seine sozialen Fertigkeiten die Schwierigkeiten seiner Frau kompensiert. Dies wurde sehr deutlich, als nach seinem Tod ihr soziales Netz zusammenbrach. Winnie L. hat eine Tochter, mit der sie guten Kontakt pflegt. Sie hat in den letzten fünf Jahren für ihre Mutter das Einkaufen übernommen.

Geistig-psychischer Gesundheitsstatus: Winnie L.s Neigung, sich gesellschaftlichen Anlässen zu entziehen, ist bereits in ihrer Jugend angelegt. Das erklärt, warum solche Situationen für sie

sehr schwierig sind. Seit dem Tod ihres Mannes vor sechs Jahren haben sich ihre Ängste verschlimmert. Vor fünf Jahren wurde bei ihr die Alzheimer-Krankheit diagnostiziert.

Körperlicher Gesundheitsstatus: Die vielen Stürze in jüngerer Vergangenheit haben auf Gesicht und Körper großflächige Schürfwunden hinterlassen. Winnie L. hat auch Arthritis in den Hüften und Knien, was ihre Mobilität etwas einschränkt.

Umgebung: Vor ihrem Einzug ins Pflegeheim hat Winnie L. allein in einem Bungalow gelebt, unterstützt von Sozialdiensten und ihrer Tochter. Hier im Pflegeheim blieb sie bislang lieber in ihrem Zimmer und hielt sich von Mitbewohnern und Pflegekräften fern. Weil sie jedoch weiter sturzgefährdet war, wurde sie ermuntert, sich in den Gemeinschaftsräumen aufzuhalten. Oft traf man sie auf den Fluren herumgehend an, auf der Suche nach ihrem Zimmer.

Kognitive Fähigkeiten: Winnie L. hat Probleme mit dem verbalen Kurzzeitgedächtnis und der räumlichen Orientierung. Deshalb fiel es ihr schwer, sich auf der Station zurecht zu finden. Sie war so voller Angst, dass sich ihre Problemlösungsfertigkeiten weiter reduzierten und sie noch verwirrter wirkte.

Prämorbide Persönlichkeit: Winnie L. war eine intelligente Person, die immer sehr großen Wert darauf gelegt hat, ihr Leben unter Kontrolle zu haben. Sie ging gesellschaftlichen Anlässen aus dem Weg, war eher misstrauisch und hatte einen ziemlich kleinen Freundeskreis.

2.2.8
Wie erlebt die Person die CB-Episode?

Mit dieser Frage wird die gegenwärtige Situation untersucht und genau betrachtet, was Winnie L. während der CB-Episoden empfindet. Folglich waren ihr Verhalten, ihre Verbalisierungen, ihre körperliche Verfassung und ihre Emotionen zu analysieren.

Das spezifische Assessment ergab, dass ihr «herausforderndes Verhalten» zwei Formen hat:

- Sie geht die Flure auf und ab und versucht, verschiedene Zimmer zu betreten. Beim Gehen schreit sie oft. Anfangs drückt sie mit Worten aus, dass sie nach Hause gehen will (z. B. «Lasst mich heim», «Mein Mann wartet auf sein Abendessen»). Nach einer Weile fängt sie an zu schimpfen («Ich hasse euch», «Lasst mich raus oder ich hau' euch eine rein»).
- Sie lässt sich auf den Boden fallen – was regelmäßig während der Besuchszeiten passiert und von den Pflegekräften als Methode interpretiert wird, Aufmerksamkeit zu erregen.

Die Assessments ließen erkennen, dass beide Formen des störenden Verhaltens meist dann auftreten, wenn das Pflegepersonal versucht, sie in einen Gemeinschaftsraum zu führen (z. B. in den Fernsehraum oder den Speisesaal). Während der Besuchszeiten steigerten sich ihre herausfordernden Verhaltensweisen. War sie jedoch in den Gemeinschaftsräumen allein, gab es kaum Probleme: eine interessante Erkenntnis.

Wenn sie tatsächlich schrie und sich zu Boden warf, reagierte das Personal mit einer Auszeit, d. h. sie wurde meist in ihr Zimmer geführt, wo sie sich dann oft schnell beruhigte.

Die beiden zu beobachtenden Gefühlszustände waren Angst und Wut; wobei Wut auf die Angst folgte. Eine Pflegefachkraft sagte beispiels-

weise: «Sie wirkt wie ein verschrecktes Kaninchen, das plötzlich bissig wird.» Der oben angeführten Beschreibung emotionaler Zustände zufolge fühlte sie sich zuerst unsicher und verletzbar, dann, wenn sie mit dem Personal konfrontiert war, missbraucht und beleidigt.

2.2.9
Das konzeptuelle Modell

Die **Abbildung 2-2** versucht, die wichtigsten Merkmale der Konzeptualisierung zusammenfassend darzustellen. Sie entstand bei einem Brainstorming-Treffen von Pflegepersonal und Winnie L.s Tochter. Wenn Pflegekräfte versuchen, Winnie L. in einen Gemeinschaftsraum zu bringen, reagiert sie meist hochgradig verängstigt (vermutlich aufgrund ihrer krankhaften Angst vor Menschenansammlungen – sie hat also das Bedürfnis nach größerer Sicherheit). Sie bemüht sich, mit der Angst fertig zu werden, indem sie sich entzieht und irgendwohin flüchtet. Ihr Umhergehen und Türenrütteln ist ein Zeichen dieser Strategie. Nach einer Weile wird sie unruhig. Besteht das Personal hartnäckig darauf, sie in den Gemeinschaftsraum zu führen, wird aus Agitation Aggression.

Zuerst befassten wir uns mit ihren Ängsten, mussten also Ursachenforschung betreiben. Es galt die Frage zu beantworten: Was vermittelt ihr das Gefühl von Verletzbarkeit?

Derselbe Vorgang wiederholte sich im Hinblick auf die Wut. Wir fragten uns beispielsweise: Was vermittelt ihr das Gefühl, fremdbestimmt und beleidigt zu werden? Was empfindet sie als die Quelle dieser übermäßigen Kontrolle?

Ein weiteres Thema waren die Auszeiten (z. B. wenn sie in ihr Zimmer gebracht wurde). Wie wirken sie sich aus? Die erste wichtige Erkenntnis des Assessmentvorgangs war, dass es ihr störendes Verhalten wohl eher verstärkt, wenn sie in ihr Zimmer geführt wird.

Sie war dann so erleichtert, den Raum mit den vielen Menschen verlassen zu können, dass sie das störende Verhalten beibehielt. Die Auszeit-Strategie musste also verändert werden. Die

Lebensgeschichte – schwierige Schulzeit; Familienhausfrau; gutes Verhältnis zur einzigen Tochter; Ehemann vor sechs Jahren gestorben; hat nach seinem Tod allein gelebt.

Persönlichkeit – intelligent; ist nicht gern mit anderen Menschen zusammen; Einzelgängerin; Vertrauen schenken fällt ihr schwer; «introvertiert» (nach Aussage der Tochter).

kognitive Fähigkeiten – Alzheimer-Krankheit; schlechtes Kurzzeitgedächtnis; räumliche Orientierung gestört; kann Neues lernen, muss das Neue aber immer wieder üben.

körperliche Gesundheit – Arthritis; Mobilität geringfügig eingeschränkt; Sturzgefahr; sonst gesund.

Frau Winnie L.s Äußerungen während einer CB-Episode

Verhalten: hochgradig agitiert, deutlich verängstigt, sobald sie den Raum betritt. Coping: flüchtet sich deshalb in ein anderes Zimmer. Wenn das Pflegepersonal versuchte, ihre Copingstrategie zu vereiteln und sie in den Gemeinschaftsraum zu bringen, wurde sie aggressiv.

Gefühlslage: ängstlich, dann aggressiv

Verbalisierung: «Lasst mich nach Hause gehen», «Ich will da nicht hin», «Hau' bloß ab» etc.

Physiologie: in höchster Erregung wenn ängstlich und aggressiv (was wiederum dem kognitiven Status schadet).

geistig-psychische Gesundheit – seit langer Zeit bestehende soziale Phobie; Alzheimer-Krankheit

Umgebung – kann kaum Kontakt zu Personal und Mitbewohnern/Mitbewohnerinnen herstellen; bleibt lieber im Zimmer; wenn sie nicht im Zimmer ist, geht sie im Flur auf und ab und rüttelt an den Türen.

Auf der Basis oben genannter Daten fand ein Treffen statt, bei dem die Tochter, sowie die pflegerischen und therapeutischen Fachkräfte ihre Gedanken zusammentrugen. Folgende Bedürfnisse wurden vermutet:

hypothetische Bedürfnisse – erste Vermutung: Winnie L. möchte dem Panikgefühl entkommen, das sie in Gesellschaft anderer Menschen befällt und sich wieder weniger ängstlich und sicherer fühlen. Zweite Vermutung: Sie möchte ihre Situation mehr selbst kontrollieren und nicht von anderen gezwungen werden, etwas gegen ihren Willen zu tun. Winnie L. drückt mit ihrem aggressiven Verhalten demnach das Bedürfnis aus, das Personal zu alarmieren und mit dessen Hilfe den Gemeinschaftsraum schnell zu verlassen. Ihre Angst – der sozialen Phobie geschuldet – tritt auf, weil sie sich überfordert und unsicher fühlt.

Interventionen – die folgenden Interventionen wurden aus der obigen Bedürfnisanalyse abgeleitet:
- Weil wir ihre seit langer Zeit bestehende soziale Phobie nicht behandeln können, wird sie nicht mehr gezwungen, in den Gemeinschaftraum zu gehen, weil sie darauf unweigerlich aggressiv reagiert; wir versuchen stattdessen, die Angst zu lindern.
- Zwei Pflegekräfte bemühen sich um einen engeren Kontakt mit Winnie L. Sie kann nämlich lernen und Bindungen eingehen. Es wird erkannt, dass diese Strategie mehrere Monate beansprucht.
- Sie bezieht ein anderes Zimmer, das vom Stationszimmer aus leichter zu beobachten und überwachen ist.
- Ihr Zimmer wird gemütlich eingerichtet und sturzsicher gemacht.
- Zur besseren Orientierung werden überall auf der Station deutlichere Beschriftungen angebracht.
- Sie wird ermuntert, den Gemeinschaftsraum aufzusuchen, wenn sich dort wenig Leute aufhalten.

Abbildung 2-2: Das konzeptuelle Modell

Interventionen wurden dann dieser Konzeptualisierung entsprechend geplant, wobei professionelle Pflegekräfte und die Tochter ihre Ideen zusammentrugen.

2.2.10
Interventionen für Frau Winnie L.

Wegen ihrer seit langer Zeit bestehenden sozialen Phobie entschlossen wir uns, Winnie L. nicht zum Aufenthalt in Räumen mit vielen anderen Menschen zu zwingen. Sie wurde ermuntert, in ihr Zimmer zu gehen, sobald sie sich ängstigte. Damit wurden Konfrontationen mit dem Personal vermieden und ihre Ängste gelindert.

Weil sie nun mehr Zeit in ihrem Zimmer verbrachte und sich hier wohlfühlen sollte, brauchte sie Unterstützung. Wir baten also ihre Tochter, ein paar kleinere Möbelstücke aus ihrer früheren Wohnung mitzubringen und Familienfotos aufzuhängen. Die Tochter hatte uns auch erzählt, dass sie den lokalen Radiosender über alles schätzte, und deshalb wurde ihr Apparat von zu Hause geholt und im Zimmer angeschlossen. Um ihr Wahlmöglichkeiten zu geben und ihre Bewegungsfreiheit auf der Station zu erhöhen, wurden die Markierungen optimiert und Schilder angebracht.

Um der besseren Orientierung willen bekam Winnie L. ein anderes Zimmer (näher am Stationszimmer, um sie unauffällig beobachten zu können), das leichter zu finden war. An der Zimmertür wurde ein Schild in ihrer Lieblingsfarbe (orange) angebracht, auf dem in großen Buchstaben ihr Name stand. Um zu verhindern, dass sie sich völlig isolierte, wurde sie regelmäßig eingeladen, in den Gemeinschaftsraum zu kommen, besonders wenn dort nicht viel los war. Obwohl sie sich anfangs deutlich dagegen sträubte, wurde sie im Laufe der Zeit mutiger und kam hin und wieder aus dem Zimmer, um eine Fernsehsendung anzuschauen, die sie besonders gern hatte.

Dem Personal war auch an einer besseren Beziehung zu Winnie L. gelegen. Ziel war es, ein gutes Vertrauensverhältnis zwischen ihr und zwei Pflegekräften herzustellen. Dabei waren sich alle bewusst, dass dies wegen ihrer Gedächtnisprobleme und ihrem großen Misstrauen anderen Menschen gegenüber nur schrittweise gelingen konnte.

Unser Ansatz erwies sich in zwei Bereichen als erfolgreich: erstens im Hinblick auf Winnie L.s Verhalten, zweitens im Hinblick auf die Haltung und die Fertigkeiten des Pflegepersonals. Winnie L. war nun nicht mehr aggressiv, und ungeachtet ihres kognitiven Status', der sich weiter verschlechterte, verbesserte sich ihre Lebensqualität enorm. Gruppensituationen war sie zwar nach wie vor nicht gewachsen, Interaktionen mit einer einzelnen Pflegekraft dagegen meisterte sie zunehmend sicherer. Den Pflegekräften wiederum wurde immer klarer, wie überaus wichtig es ist, die Bedürfnisse und Gefühlslagen ihrer Schützlinge zu identifizieren.

Dabei ist anzumerken, dass die Arbeit mit Winnie L. generalisiert und auch auf andere Bewohnerinnen und Bewohner der Station ausgedehnt wurde. Bei Neuaufnahmen zeigte sich das Personal wesentlich selbstkritischer und beteiligte sich mit echter Begeisterung an der gemeinsamen Aufgabe.

2.2.11
Zusammenfassung

In diesem Kapitel wurde ein Bezugsrahmen vorgestellt, der derzeit mit offensichtlichem Erfolg in klinischen Settings angewandt wird. Er wurde erarbeitet mit dem Ziel, besser zu verstehen, was in einem Menschen mit Demenz vorgeht, der sich herausfordernd verhält. Im Grunde geht es um den Versuch, die Bedürfnisse Demenzbetroffener zu konzeptualisieren. Dies gelingt, wenn pflegerische und therapeutische Kräfte zusammenarbeiten, gemeinsam Informationen sammeln, eine Konzeptualisierung erstellen und Interventionen entwickeln. Teamarbeit entscheidet über den Erfolg der Betreuungsprogramme einer Einrichtung.

Literatur

Ballard C. Lowery K, Powell I, O'Brien J, James I (2000) Impact of behavioural and psychological symptoms of dementia on caregivers. *International Psychogeriatrics* 12 (1) 93–106.

Ballard C, O'Brien J, James I, Swann A (2001) Training carers in behavioural management skills. In Ballard C, O'Brien J, James I, Swann A (eds) *Managing behavioural and psychological symptoms in people with dementia.* Oxford: Oxford University Press.

Beck AT (1976) *Cognitive therapy and the emotional disorders.* New York: International University Press.

Cohen-Mansfield J (2000) Use of patient characteristics to determine non-pharmacologic interventions for behavioural and psychological symptoms of dementia. *International Psychogeriatrics* 12(1) 373–386.

Hope R, Fairbairn CG (1990) The nature of wandering in dementia: a community based study. *International Journal of Geriatric Psychiatry* 5 239–245.

Innes A (2000) *Training and development for dementia care workers.* London: Jessica Kingsley.

James IA (2002) The treatment of distress in people with severe dementia using cognitive-behavioural concepts. In Benson S (ed) *Dementia topics for the millennium and beyond.* London: Hawker Publications.

James IA (1999) Using a cognitive rationale to conceptualise anxiety in people with dementia. *Behavioural and Cognitive Psychotherapy,* 27(4) 345–351.

James IA, Powell I, Kendell K (2003a) The castle and the know-it-all – access to the inner circle. *Journal of Dementia Care* 11(3) 22–24.

James IA, Sabin N (2002) Safety seeking behaviours: conceptualising a person's reaction to the experience of cognitive confusion. *Dementia: The International Journal of Social Research and Practice* 1(1) 37–46.

Kitwood T (1997) *Dementia reconsidered.* Open University press. Buckingham.

Knocker S (2002) The right mix of ingredients: working alongside staff. In Benson S (ed) *Dementia topics for the millennium and beyond.* London: Hawker Publications.

Pieroni K, Mackenzie L (2001) How can we know what it's like? *Journal of Dementia Care* 9(3) 12.

Die Autorinnen und Autoren danken Ian Powell und Dr. Kathryn Featherstone, dass sie ihre Überlegungen und klinischen Erfahrungen in dieses Kapitel eingebracht haben.

Fallbeispiel

Bill bezog ein Zimmer auf einer Reha-Station, wo nur wenige Patientinnen und Patienten demenzkrank waren. Während der ersten Wochen ging er nachts ins Zimmer einer Patientin, was diese erheblich aufregte und beunruhigte.

Auch das Pflegepersonal machte sich deshalb Sorgen. Eine der erfahrenen Pflegekräfte beschloss, die Ursache für dieses nächtliche Umherwandern zu ergründen, und stellte fest, dass es für Bill tatsächlich eine Bedeutung hatte. Er suchte nämlich nach einer Uhr.

Bill wollte, wenn er nachts aufwachte, die Uhrzeit wissen, weshalb er in den nächstgelegenen Raum ging, wo eine Uhr stand. Als ihm das Betreuungspersonal eine eigene Uhr zur Verfügung stellte, hörte das störende «Wandering» auf.

2.3
Wir gehen, sie wandern

Graham Stokes

Ruheloses Umhergehen «ist oft eines der ersten Symptome, das einen Menschen, der zu Hause lebt, in Schwierigkeiten bringt oder gefährdet» (Burnside, 1980). Rabins et al. (1982) haben berichtet, dass für 40 % aller pflegenden Angehörigen «Wandering» ein störendes Problem darstellt. Manche Pflegekräfte fühlen sich dadurch so stark belastet, dass sie zu verschiedenen, ja sogar extremen Copingstrategien greifen, etwa zu körperlichen Fixierungen und Ruhigstellung durch Medikamente oder Alkohol, oder aggressiv werden (Dodds, 1994). Doch was bedeutet denn Umherwandern? Ja, ist es überhaupt ein Demenzsymptom?

Den meisten Berichten über die Prävalenz von «Wandering» bei Demenz fehlt sowohl eine klare Definition des Verhaltens als auch eine verlässliche Assessmentmethode. Das hat dazu geführt, dass es sich hierbei um den vermutlich am häufigsten missbräuchlich verwendeten Begriff in der Demenzpflege handelt. Wir können jedoch Klarheit in das Konzept bringen, wenn wir uns folgende Definition zu eigen machen (Stokes, 2000):

> **Definition**
>
> Ruheloses Umhergehen (Wandering) ist ein unbeirrbares, zielloses Hin- und Hergehen und Fortbewegen, das nicht zu beeinflussen ist, wobei die Person:
>
> a) sich der persönlichen Gefahren nicht oder nur oberflächlich bewusst ist (z. B. dass sie nicht wieder zurück findet, Gefahren nicht rechtzeitig erkennt) oder
>
> b) sich über die Bedürfnisse anderer hinwegsetzt (z. B. im Hinblick auf Tageszeit, Dauer, Häufigkeit oder Privatsphäre) oder
>
> c) das eigene Wohlbefinden außer Acht lässt (und lebensnotwendige Bedürfnisse wie Essen, Schlafen, Ruhen vernachlässigt).

Diese Definition des Verhaltens unterscheidet zwischen ruhelosem Umhergehen, das mit Gefahr verbunden ist (a), und störendem Umhergehen (b), definiert aber Umhergehen auch als «Wandering», wenn es exzessiv betrieben wird (c), selbst wenn keine Gefährdung vorliegt und andere davon nicht gestört werden. Der letzte Punkt ist dahingehend zu korrigieren, dass es einer Person, die mit anderen zusammen in einer sicheren Pflegeumgebung lebt und mit Menschen, die selten oder nie reagieren, gestattet sein soll, stundenlang im Gebäude herumzuspazieren oder zügig herumzugehen, weil sie weder sich noch andere damit gefährdet.

Die Tatsache, dass dieses Verhalten keine Gefahr oder Belästigung darstellt, sollte Betreuende jedoch keineswegs völlig gleichgültig oder träge machen und sie in dem Glauben wiegen, es sei unnötig, sich um Verständnis und Abhilfe zu bemühen.

Ohne diese Definition können die unten angeführten Verhaltensmerkmale (von denen einige auch in der von Hope/Fairburn 1990 durchgeführten Studie enthalten sind) das Etikett «Wandering» nahe legen, sobald eine Person mit Demenz umherläuft. Die darauf folgenden Aktivitätsrestriktionen können ihrerseits zu einem Bewegungsmangel führen sowie Maßnahmen auslösen, die Menschenrechtsverletzungen sind (Mayer/Darby, 1991). Es gilt also unbedingt zu vermeiden, Gehen stets mit «Wandering» gleichzusetzen. Wer diesem Denkfehler unterliegt, wird sofort von «Wandering» sprechen, sobald sich eine Person von ihrem Sitzplatz zu erheben wagt, wird Gegenmaßnahmen ergreifen oder die Bewegungsfreiheit einschränken.

Alle Menschen müssen die Möglichkeit haben, zu gehen. Gehen ist schließlich ein urmenschliches Bedürfnis. Sobald Kinder ein paar Monate alt sind, setzen sie sich in Bewegung. Anfangs rutschen sie auf dem Bauch, dann krabbeln sie. Wir freuen uns mit ihnen, wenn sie schließlich stehen können und beobachten besorgt, wie sie schwankend daherwackeln und sich an den Möbeln festhalten, um nicht zu stürzen. Wenn sie endlich sicher gehen können, haben sie das Bedürfnis zu rennen.

Wir alle wollen gehen. Es ist ein zutiefst menschlicher Wunsch, nicht nur zu gehen, nein, wir wollen auch bummeln, wandern, herumstreifen. Schrieb nicht Wordsworth «Ich ging allein, den Wolken gleich», singt Lee Marvin nicht «I was born under a wand'rin' star»? Das Bedürfnis zu gehen, das gelegentlich vom Wunsch motiviert zu sein scheint, auch eine Vielzahl weiterer Bedürfnisse zu befriedigen, endet nicht mit der Diagnose einer Demenz.

Könnte es sein, dass wir den Wunsch, zu gehen vorschnell als «Wandering» abtun, obwohl dieses Verhalten offensichtlich keine unannehmbaren Gefahren birgt, niemanden stört und der Person vermutlich keinen gesundheitlichen Schaden zufügt? «Wandering» ist ein Konstrukt, das unweigerlich ebenso viel über die Toleranz anderer Menschen und über die äußere und innere Anlage eines Hauses aussagt, wie über das Verhalten selbst.

Demenzbetroffene haben das Bedürfnis zu gehen; kognitive Einschränkungen (z.B. Erinnerungsdefizite, Verwirrtheit, beeinträchtigtes Urteilsvermögen) mögen ihre Motivation bremsen und das Ergebnis beeinflussen, dennoch darf eine Analyse die Wahrnehmungen anderer Menschen nicht übergehen (Albert, 1992; Sayer, 1994).

2.3.1
Verhaltensmerkmale

Ist das Verhalten einmal definiert, beschreiben die Verhaltensmerkmale «wie das Verhalten aussieht» – anders gesagt, was die Person tatsächlich tut. Es gilt also, das Verhalten und die jeweiligen Umstände begrifflich individuell zu formulieren und genau auf den Punkt zu bringen (ein «pinpointing» genannter Prozess).

Im Laufe der Jahre hat die Pflegeforschung jedoch für zahlreiche Verhaltensweisen, die für uns eine Herausforderung darstellen, umfassende beschreibende Kategorien erarbeitet, u.a. auch für «Wandering», also ruheloses Umhergehen. Dieses Verhalten kann drinnen oder draußen vorkommen oder in einen Versuch münden, das Haus zu verlassen. Es lässt sich nicht leugnen, dass Art und Ort des Verhaltens mit darüber bestimmen, ob Pflegende das Verhalten als «Wandering» betrachten oder nicht. Es gibt folgende Formen oder Kategorien:

- entschlossenes Herumwerkeln (sich beschäftigen),
- Hinterhergehen (anderen Personen nachfolgen oder sich in ihrer Nähe aufhalten),
- scheinbar zielloses Umhergehen,
- schreiten oder ruheloses Fortbewegen,
- alte Gewohnheiten fortsetzen (früher erforderliche Aufgaben erledigen),
- eine Bezugsperson verfolgen oder aufsuchen (sich an eine Betreuungskraft klammern),
- nach der Vergangenheit suchen (nach Hause gehen, zur Arbeit gehen, die kleinen Kinder suchen),
- Bindungsverhalten (wenn getrennt, die Nähe einer Sicherheit repräsentierenden Person suchen oder einen solchen Ort anstreben),
- über-angepasstes Verhalten oder Übertreibungen (angemessene Ziele, exzessive Häufigkeit),
- Versuche, das Haus/die Station zu verlassen (anhaltende Bemühungen «hier raus» zu kommen),
- räumliche Desorientierung (sich im Gebäude verlaufen),
- auf ein angemessenes Ziel zugehen ohne oder nicht ausreichend auf Gefahren zu achten,
- angemessenes Verhalten oder angemessene Handlungen zu nicht angemessenen Zeiten.

Die Verhaltensdefinition und die Merkmale bilden die Arbeitsdefinition – eine Definition, welche das betreffende Verhalten detailliert benennt. Dieser Ansatz ermöglicht uns nicht nur sinnvolle Assessments und die Vermeidung ungenauer und möglicherweise unangemessener Etikettierungen, er fördert auch Einsicht und

Wertschätzung, was mehr ist, als lediglich die Handlung zu verstehen. Punktgenaue Beschreibungen des Verhaltens können Hinweise auf dessen Sinn und Ursachen liefern.

2.3.2
Warum tritt dieses Verhalten auf?

Wenn die Motive für das Gehen vielfältig sind, wird das wohl auch auf das Umherwandern zutreffen. «Wandering» ist daher auch kein kohärentes Syndrom. Das legt den Schluss nahe, dass es für die unterschiedlichen Arten des ruhelosen Umhergehens auch unterschiedliche Erklärungen gibt.

Eine «entschlossen herumwerkelnde» Person wird vermutlich nicht versuchen, das Haus oder die Station zu verlassen oder Bezugspersonen aufsuchen und verfolgen, weil jeder dieser Verhaltensweisen eine andere Motivation zugrunde liegt. Wenn sich die Bedürfnisse nicht verändern, werden sich höchstwahrscheinlich die Wander-Merkmale auch nicht verändern. Die Pflegeforschung hat viele verschiedene Pflegesettings untersucht und dem reichen Fundus der Motivationen folgende mögliche Erklärungen entnommen:

Trennungsangst
Ist die demenzkranke Person mit einem anderen Menschen zusammen, dessen Gegenwart Sicherheit und Seelenfrieden vermittelt, ist ihre Welt relativ in Ordnung. Nun ist es aber leider so, dass dieser Mensch auch ein Eigenleben hat, sich im Haus herumbewegt oder weggeht.

Weil sich aber das Erinnerungsvermögen der Person demenzbedingt zunehmend verschlechtert, kann sie weder behalten, wo ihre Betreuungskraft hingegangen ist und wie lange sie weg war, noch dass sie eine Nachricht hinterlassen hat und bestimmt zurückkommen wird. Die Bezugsperson ist einfach weg. Trennungsangst bringt manche Demenzbetroffene dazu, sich an ihre Betreuungskraft zu klammern («Verfolgen und Aufsuchen»).

Wird die Person mit Demenz in ein anderes Setting gebracht, um die Bezugsperson zu entlasten und ihr die Möglichkeit zu geben, sich von dem erstickenden Druck der Anhänglichkeit zu erholen, wird sie womöglich den neuen Aufenthaltsort nach diesem nahestehenden Menschen absuchen («Bindungsverhalten»), um ihr Sicherheitsbedürfnis zu stillen.

Verwirrtheit
Erinnerungen aus längst vergangenen Zeiten werden für die demenzkranke Person wieder Realität. Deshalb unternimmt sie Versuche, jemanden oder etwas zu finden – vergebliche Versuche, weil die Person oder Sache der Vergangenheit angehört. Meist gilt die Suche den kleinen Kindern, dem Zuhause und verstorbenen Angehörigen, meist den Eltern, einem Ehepartner oder einer Ehepartnerin.

Die Person ist fest entschlossen, Vergangenes zu suchen, weil sie sich verzweifelt bemüht, innerlich zur Ruhe zu kommen und ihren Seelenfrieden zu erlangen. Wir haben den Eindruck, ihr Gehen gälte einem unangemessenen Ziel, sie selbst empfindet es ganz anders.

Lebensgewohnheiten
Menschen mit Demenz beschäftigen sich möglicherweise nach wie vor mit Dingen, die früher einmal wichtig waren, im aktuellen Zusammenhang jedoch unangemessen sind: Sie machen beispielsweise einen Sicherheitsrundgang durchs Pflegeheim, bevor sie zu Bett gehen. Solche «alten Gewohnheiten» können mit Elternschaft, mit der Berufstätigkeit oder dem häuslichen Leben zu tun haben.

Fallbeispiel

Erika M. ging den lieben langen Tag auf der Station herum und machte kreisförmige Handbewegungen. Hin und wieder beugte sie sich dabei über einen Tisch oder stellte sich vor eine Wand. Irritierenderweise ging sie manchmal direkt auf andere Bewohner und Bewohnerinnen zu und vollführte diese

Bewegung. Waren die Bewegungen nur absonderlich und sinnlos? Das Pflegepersonal kannte ihre Lebensgeschichte und die Antwort. Erika M. hatte über 40 Jahre in einer Textilfabrik gearbeitet. Ihre Aufgabe war es gewesen, den Stoff auf gezogene Fäden hin abzutasten und, wenn sie einen fand, den Fehler zu korrigieren. Das Verhalten bezog sich auf ihre berufliche Identität – es passte zwar nicht zu den gegenwärtigen Lebensumständen, war aber nicht ohne Sinn. Wäre niemand über ihre Vergangenheit informiert gewesen, hätte man das ruhelose Umhergehen dieser Frau womöglich schnell als ein lästiges Demenzsymptom interpretiert.

Alltagsleben

Wenn eine Person praktische Alltagsdinge erledigt und sich liebgewonnenen Tätigkeiten widmet, die sie beruhigen («comfortable behaviour») (was auch heißen kann, aus reiner Freude herumzugehen), kann dieses fortgesetzte Bedürfnis, sich als eigenständige Person zu fühlen, störend werden.

Gedächtnisdefizite, zeitliche Desorientierung und geringes Urteilsvermögen können dazu führen, dass die Person zur Plage wird, weil sie die Tätigkeit viel zu häufig durchführt (z. B. den lieben langen Tag Blumen gießt, stündlich zum Postamt geht, immer wieder nachsieht, ob die Haustüre abgeschlossen ist).

Pflegende machen sich Sorgen, wenn ihr Schützling die Gefahren nicht mehr einschätzen kann oder dazu neigt, sich zu verirren. Was anderen zur Belastung wird, ist die unangemessene Wahl des Zeitpunkts («angemessenes Ziel, unangemessene Zeit»). Die Person mit Demenz geht beispielsweise zum Einkaufen, wenn die Läden geschlossen sind oder will bei Dunkelheit im Garten herumlaufen.

Diese Erklärung integriert die Auswirkungen kognitiver Einschränkungen mit dem Wissen, dass jeder Mensch einzigartig ist und die eigenen Vorstellungen vom Leben verwirklichen möchte.

Körperliche Beschwerden

Manchmal fängt eine Person mit Demenz an zu gehen, weil es ihr gut tut, ja oft von körperlichen Schmerzen und Beschwerden ablenkt. Weil sie den Grund für ihre exzessive Aktivität nicht nennen kann, sehen wir nur eine scheinbar ziellose oder ruhelose Fortbewegung. Ihr Bedürfnis nach Schmerzfreiheit sehen wir nicht.

Stress

Mit großen Schritten auf und ab gehen ist eine Reaktion auf Stress («wie ein Tiger im Käfig», «wie ein werdender Vater»). Ist in Settings, die oft rätselhaft sind und womöglich bedrohlich wirken, «ruheloses Schreiten» denn so überraschend? Für manche Leute ist ein Spaziergang die Lösung, wenn sie Sorgen haben. Wir sehen scheinbar zielloses Umhergehen und übersehen dabei das Bedürfnis unseres Schützlings, die Angst abzuschütteln, oder erkennen diesen Wunsch nicht.

Fallbeispiel

Bewohner Peter B. ging Tag für Tag ständig die Flure auf und ab. Es wirkte nervös und ließ sich von niemandem ablenken. Wenn jemand auf ihn zuging, schlug er die andere Richtung ein. Häufig durchquerte er den Aufenthaltsraum, ohne irgendjemanden zu beachten, und versuchte vergeblich die Flügeltüren zum Garten zu öffnen. Pech für Peter B.: Weil der Garten nicht ausreichend gesichert war, blieben die Türen stets verschlossen. Oft hämmerte er frustriert gegen die Glasscheiben. Er galt als schwieriger Klient, der sich selbst gefährdete.

Dem Betreuungspersonal war nicht mitgeteilt worden, dass Peter B. – früher ein erfolgreicher Geschäftsmann – mit weniger begabten Leuten recht unduldsam umgegangen ist und sich selbst keine Schwächen erlaubt hatte. In den ersten Jahren seiner Demenz hatte er sich geholfen, indem er anderen Menschen aus dem Weg ging und sich in den

Garten zurückzog, wo er stundenlang ohne Pause arbeitete. «Da draußen misslingt mir nichts», pflegte er zu sagen und zum Garten zu deuten. Dem war zwar nicht so, aber dort bemerkte er seine Fehler und Fehleinschätzungen nicht, und keiner korrigierte ihn. In Gesellschaft anderer Leute fühlte er sich befangen. Er vergaß dann Namen, erkannte Personen nicht wieder, die er eigentlich kennen sollte und – das war ihm besonders peinlich – wiederholte sich ständig. Wenn er mitten im Kreuzfeuer der Worte stand, entfernte er sich. Er hatte eine Abneigung gegen andere Leute, nicht etwa weil er menschenscheu war, sondern weil ihm seine – für ihn unverzeihlichen – Ausfälle bewusst waren.

Als sich Peter B.s Zustand verschlechterte, reagierte er auf seine abnehmenden Kräfte mit Rückzug und Kontaktverweigerung. In seiner gegenwärtigen Situation im Pflegeheim musste er jeden wachen Augenblick die Anwesenheit anderer Menschen ertragen. Dass es hier kaum Gespräche gab, denen er aus dem Weg gehen musste, und dass seine Ausfälle hier nicht mehr bemerkt wurden, all das spielte für ihn keine Rolle. Er empfand die Leute einfach als bedrohlich. Er spürte den starken Drang, sich ihrer Gegenwart zu entziehen. Doch immer, wenn er eine Tür erreichte oder den Ausgang zum Garten fand, erlebte er statt Erfolg einen Misserfolg und das Gefühl, eingesperrt zu sein. Das Pflegeheim bot Peter B. zwar eine sichere Umgebung, auf die individuellen Bedürfnisse nahm die Betreuung allerdings keinerlei Rücksicht. Stokes (2002) beschreibt die tragischen Folgen der frustrationsbedingten Wut dieses Mannes.

Orientierungsprobleme

Die Unfähigkeit, Neues zu speichern oder früher erhaltende Informationen abzurufen führt dazu, dass sich die Person innerhalb des Hauses verirrt, wenn sie beispielsweise versucht, ihr Zimmer oder die Toilette zu finden («örtliche Desorientierung»). Ist das Gebäude so konzipiert, dass es dem Bedürfnis einer Person mit Demenz, sich zurechtzufinden, entgegenkommt, und ihr das unangenehme Gefühl erspart, verloren, verirrt und verwirrt zu sein?

Langeweile

Es entspricht einem menschlichen Grundbedürfnis, sich zu beschäftigen. Das lässt sich bereits in den ersten Lebensmonaten beobachten. Wäre es anders, wozu würden die Eltern dann über dem Bettchen des Säuglings ein Mobile anbringen? Inaktivität treibt eine Person mit Demenz dazu, «etwas zu tun». Wenn diese Menschen herumgehen und sich irgendwie beschäftigt halten, hat ihr Tun einen Sinn, mögen die beobachteten Handlungen auch seltsam erscheinen, etwa wenn sie Sachen sammeln, Möbel verrücken oder Objekte manipulieren. Mag uns ihre Ruhelosigkeit auch lästig sein, für sie ist «entschlossenes Herumwerkeln» eine Quelle der Befriedigung. Knüpft ihr «Herumwerkeln» an bekannte vertraute Verhaltensmuster an, gilt es als «Beruhigungsverhalten» und ist womöglich ein Überbleibsel alter Gewohnheiten.

Einsamkeit

Eine alleine lebende Person mit Demenz möchte vielleicht ihr Zuhause verlassen, um das Bedürfnis nach menschlichen Kontakten zu befriedigen. Die Motivation ist nicht unangemessen, das Problem besteht darin, dass sie sich der damit verbundenen Gefahren nicht bewusst ist («auf ein angemessenes Ziel zugehen, ohne auf Gefahren zu achten»), dass der Zeitpunkt nicht stimmt («angemessenes Verhalten, unangemessene Zeit») oder eine angemessene Handlung exzessiv wiederholt wird («über-angepasstes Verhalten»). In stationären Einrichtungen sind die Menschen zwar nicht isoliert, aber «allein in der Menge», was sie veranlasst, herumzugehen und netten Anschluss zu suchen. Dieses Verhalten kann sich zu «Hinterhergehen» entwickeln.

Neugier

Menschen wollen wissen; Wissensdurst ist ein Grundzug der menschlichen Natur. Demenzbetroffene suchen ihre Umgebung vielleicht nach Sinn und Antworten ab. Ihre Welt ist oft seltsam fremd und gelegentlich überhaupt nicht zu begreifen. Ihr Suchen kann dazu führen, dass andere dieses Verhalten als «zielloses Gehen», als «Weglauftendenz» oder «örtliche Desorientiertheit» interpretieren.

Angst/Furcht

An einem Ort, der nur Fremdheit ausstrahlt, oder wenn demenzkranke Personen mit dem seltsamen Verhalten anderer konfrontiert sind, können sie sich so stark gefährdet fühlen oder ängstigen, dass sie weggehen müssen («Weglauftendenz»). Andere streifen vielleicht herum und suchen vergeblich nach einem vertrauten Gesicht («Bindungsverhalten» oder «Vergangenheitssuche»). Desorientiertheit kann ihre Angst noch steigern.

Fallbeispiel

Hans M. war 57 Jahre alt, als er die Verdachtsdiagnose Alzheimer-Krankheit bekam. Es war besorgniserregend: Sein Gedächtnis hatte ihn in den letzten Jahren immer öfter im Stich gelassen, und seiner Arbeit als Maschinenführer war er immer weniger gewachsen. Rückblickend betrachtet war die hohe Belastung am Arbeitsplatz, der er vor fünf Jahren ausgesetzt war, vermutlich der Auftakt zu seiner Demenz.

Hans M. war immer ein überaus angenehmer und liebenswürdiger Mann gewesen, und daran änderte auch die fortschreitende Demenz nichts. Seine Frau schilderte ihn als liebenswürdige, selbstironische Persönlichkeit, die sich für das Wohl der Mitmenschen einsetzte und ihnen bei Bedarf jederzeit Hilfe und Unterstützung gewährte. Leider verlor er sehr bald die Fähigkeit zu sprechen, aber er verstand mehr, als er mitteilen konnte. Besuche aus dem Freundes- und Familienkreis machten ihm nach wie vor Freude. Er begrüßte sie stets mit einem freundlichen Lächeln und einer herzlichen Geste.

Doch dann änderte sich alles. Hans M. bekam Probleme mit der Wahrnehmung und dem Wiedererkennen, was darauf schließen ließ, dass er inzwischen an einer visuellen Agnosie litt. Er konnte sein Spiegelbild kaum noch erfassen. Eines Tages machte er mit seinen Angehörigen einen kleinen Ausflug und ging mit seinem Sohn zusammen in eine öffentliche Toilette. Als sich der Sohn nach ihm umsah, musste er feststellen, dass sich sein Vater die Hände im Urinal waschen wollte. Dabei schluchzte er verhalten, denn er wusste zwar, dass irgend etwas nicht stimmte, konnte aber nicht rauskriegen, was es war.

Als der Sommer in den Herbst überging und die Abende dunkler wurden, erschrak sich Hans M. vor seinem Spiegelbild im Fenster und auf dem Fernsehbildschirm. Er sah nicht sich selbst, vielmehr tauchten unerklärlicherweise fremde Gesichter auf. Dann deutete er auf sie, fuchtelte mit den Armen, fixierte sie finster und schrie: «Raus hier, haut ab!» Doch was passiert, wenn man das eigene Spiegelbild anschreit? Es schreit zurück. Dann rannte er unter lautem Schimpfen zum Fenster und hämmerte auf die Scheiben ein. Die Bemühungen seiner Frau, ihn wegzuführen und zu beruhigen, quittierte er mit aggressivem Widerstand, wobei er ihr vermutlich nicht weh tun, sie vielmehr vor den bedrohlichen «Fremden» schützen wollte. Er wirkte zwar wie ein anderer Mensch, blieb aber im Grunde ihr treu sorgender Ehemann.

Die Wochen vergingen, und es fiel seiner Frau immer schwerer, mit seinem erregten, aggressiven Verhalten zurechtzukommen. Hans M. wurde ihr zunehmend fremder; er war nicht mehr der Mann, den sie so viele Jahre gekannt und geliebt hatte. Er war zwar noch dieselbe Person, inzwischen aber zu einem verängstigten und gequälten Wesen geworden, das in einer für uns kaum fassbaren Welt ums Überleben kämpfte. Seine Frau brauchte Entlastung und eine Pause, um sich zu erholen.

In der Tagespflegeeinrichtung eilte er rufend und schreiend die Flure entlang. Es gab hier zu viele Fenster. Er verweigerte das Essen, schubste die Pflegekräfte weg und wurde oft dabei beobachtet, wie er sich am Sicherheitsschloss der Haustüre zu schaffen machte. Handelte es sich hier um Krankheitssymptome oder um einen Ausdruck seiner seelischen Qualen?

Bald war seine Frau am Ende ihrer Kräfte und Hans M. kam in ein Pflegeheim. Das hatte jedoch keine schlimmen Folgen; er lebt jetzt in relativer Ruhe. Seine Probleme mit der Wahrnehmung und dem Wiedererkennen bestehen fort, aber der Pflegeplan orientiert sich an seinen individuellen Bedürfnissen. Die meiste Zeit hält er sich in seinem Schlafzimmer oder in einem kleinen Gemeinschaftsraum auf. In beiden Räumen gibt es weder Spiegel noch Fernseher, und die Vorhänge sind immer zugezogen. Ohne Spiegelungen wird er nicht länger von Fremden bedroht. In dieser Umgebung sitzt Hans M. so manche Stunde ganz ruhig da. Eine Pflegekraft gesellt sich so oft wie möglich zu ihm. Wenn seine Frau ihn besucht, blüht er auf. Der Pflegeplan befasst sich nicht mit der «Herausforderung» und den Möglichkeiten, das aufgeregte Umherwandern und aggressive Verhalten abzustellen; er zielt vielmehr hauptsächlich darauf, sein Bedürfnis nach innerer Ruhe zu befriedigen. Hans M.s bedürfnisorientierter Pflegeplan verbindet echtes Verständnis für seine Demenz mit echtem Verständnis für sein subjektives Erleben.

Vermeidungsverhalten

Ein Mensch, der nicht im Stande ist, sich zu beklagen, sucht möglicherweise sein Heil in der Flucht vor unangenehmen Umgebungsgeräuschen, vor «Krach», um sein Bedürfnis nach Ruhe und Alleinsein zu befriedigen. Leute, die sich von sinnlosen Fernsehsendungen berieseln lassen müssen, die ihrem Alter nicht angemessene Hintergrundmusik oder die Lautäußerungen ihrer Mitbewohner und Mitbewohnerinnen zu ertragen gezwungen sind, werden verständlicherweise versuchen wegzugehen, und sich dann verirren oder scheinbar sinnlos umhergehen, wenn sie vergessen haben, warum sie aufgebrochen sind.

Perseveration

Eine Schädigung des Frontallappens kann Perseverationen (beharrlich wiederholte Handlungen) auslösen und direkt mit dem exzessiven Umhergehen einer Person zusammenhängen. Das bedeutet, dass ihre Handlungen nicht willensgesteuert sind.

Der 50-jährige Martin S. leidet vermutlich an der Pick-Krankheit und geht fast pausenlos in seiner Wohnung herum. Er läuft immer die gleiche Runde ab: durchs Wohnzimmer, über den Flur, durch die Küche und wieder zurück ins Wohnzimmer. Wenn er den Gang ein paar Mal absolviert hat, setzt er sich kurz nieder, steht aber bald wieder auf und beginnt von Neuem.

Spiegeln

Wir haben beobachtet, dass sich manche Bewohner und Bewohnerinnen eines Pflegeheims vom Stuhl erheben und einer anderen Person nachfolgen, nur weil diese anfängt umherzugehen. «Spiegeln» wird zu «Hinterhergehen», was möglicherweise damit zu erklären ist, dass der «Herdeninstinkt» einsetzt und Sicherheit suggeriert.

Eine unsichere und unwissende Person, die sieht, wie eine andere weggeht, folgt ihr nach (wer die Initiative ergreift und woanders hin geht, wirkt dominant und wissend).

Räumliche Agnosie

Menschen, die an einer räumlichen Agnosie leiden, finden sich selbst in gut bekannten Räumlichkeiten und Gebäuden schwer zurecht und werden sich auf der Suche nach vertrauten «Erkennungszeichen» schließlich verirren.

Sundowning

Demenzbetroffene werden oft gegen Abend unruhig, gehen ziellos hin und her oder versuchen hartnäckig, das Haus zu verlassen. Dieses oft als «sundowning» bezeichnete Verhalten ist möglicherweise die Folge eines Zellniedergangs, der zu einer Störung des Tagesrhythmus führt (vgl. Stokes, 2000), kann aber auch psychologische Ursachen haben.

Bereits in jungen Jahren haben wir uns angewöhnt, am Ende des Tages aufzubrechen. Wir sind vom Kindergarten, von der Schule, der Universität und der Arbeit nach Hause gegangen. Innerliche und äußerliche Auslöser können eine Person mit Demenz veranlassen, sich am frühen Abend, wenn das Bedürfnis nach einem sicheren und vertrauten Ort überwältigend wird, in Bewegung zu setzen.

Fragmentierung

Weil demenzkranke Menschen nur begrenzt fähig sind, Informationen zu speichern, fällt es ihnen schwer, sich an ihre Absichten und Ziele zu erinnern. Sie stehen mit einem bestimmten Plan im Kopf auf – etwas zu Essen holen, zur Toilette gehen, aus dem Fenster sehen – vergessen dann aber, was sie tun wollten, worauf sie ziel- und planlos herumwandern.

Angesichts der zahlreichen Gründe, die uns veranlassen zu gehen, ist es kaum verwunderlich, dass auch die Neigung zum ruhelosen Umhergehen vielfältige Motive haben kann.

Wir dürfen inzwischen nicht mehr sagen, dass eine Person mit Demenz ruhelos umhergeht, weil – sie demenzkrank ist! Ist «Wandering» demnach ein psychologisches und verhaltensbezogenes Demenzmerkmal, wie von Finkel et al. (1996) beschrieben? Sollte damit gemeint sein, dass «Wandering» von pathologischen Gehirnveränderungen ausgelöst wird, ist die Frage meist mit Nein zu beantworten. In der überwiegenden Zahl der Fälle kommen Demenz und ruheloses Umhergehen zusammen vor. Wenn

Betroffene ihre Bedürfnisse ausagieren, kann das Ergebnis sein, dass sie aufgrund der kognitiven Einschränkungen (der Folge des Krankheitsprozesses) unbedacht umhergehen, sich dabei gefährden, körperlich überfordern oder andere stören. Der demenzielle Krankheitsprozess selbst ist nicht die eigentliche Ursache für das Verhalten, es wird vielmehr von der psychologischen Verfassung der Person ausgelöst. Dieser gilt unser Interesse.

Verhaltensweisen, die uns herausfordern oder stören, haben eine Funktion oder Bedeutung. Identifizieren wir die Funktion, werden wir oft feststellen, dass ein Bedürfnis kommuniziert wird (Stokes, 1996). Folglich haben wir es weder mit Problemen zu tun, die gelöst, noch mit Symptomen, die aufgehalten werden müssen, sondern mit Bedürfnissen, die es zu befriedigen gilt. So kann es beispielsweise sein, dass wir Menschen mit Demenz ohne böse Absicht ungeeignete, ja sogar manchmal unwirtliche Umgebungsbedingungen zumuten, und ihnen Regeln aufzwingen, die wir für unser eigenes Leben nicht akzeptieren würden.

Oft erwarten Pflegekräfte von ihren Schützlingen, dass sie stundenlang bei greller Beleuchtung auf den Stühlen sitzen, ohne die geringste Beschäftigung, in nach Urin riechenden Aufenthaltsräumen, zusammen mit anderen alten Leuten, die einnässen, einkoten oder rufen und schreien.

Wenn sie uns dann deutlich zu verstehen geben, dass sie sich hier nicht wohl fühlen, indem sie versuchen wegzugehen, heißt es dann bei manchen Pflegenden: «Jetzt wandern sie wieder», womit sie deren legitime Unruhe auf den Status eines Krankheitssymptoms herabstufen!

2.3.3
Herausforderungen begegnen? Nein: Bedürfnisse befriedigen!

Um sicherzugehen, dass wir die personzentrierten Werte stets im Auge behalten, ist es ratsam, das «Wandering» genannte herausfordernde Verhalten als Bedürfnis zu betrachten und nicht einfach davon auszugehen, dass allen völlig klar ist, was diese Verhaltensweise auslöst und bedeutet. Eine Sozialarbeiterin sollte einen Mann, der ständig hinter seiner Frau herläuft, nicht gleich in eine Tagesstätte überweisen. Sie sollte vielmehr auf die Ängste und Unsicherheit eingehen, die ihn zu diesem Verhalten veranlassen. Betreuende, die solche Zusammenhänge verstehen, werden mit einem Mann, der verzweifelt nach Sicherheit sucht und eine Trennung vermutlich schwer verkraften wird, dann hoffentlich anders umgehen.

Herausfordernde Verhaltensweisen, hinter denen sich Bedürfnisse verbergen, sollen positiv umformuliert werden. So kann z. B. die Aussage «Herr König verirrt sich oft» umformuliert werden in «Herr König braucht Hilfe, um sich im Gebäude zurechtzufinden». Wenn wir herausfordernde Verhaltensweisen mit den positiven Begriffen eines Bedürfnisses beschreiben, sind wir bereits auf dem richtigen Weg, richten den Blick auf realistische Ziele und auf die aktivierbaren Ressourcen. Wie Perrin (1996) sehr richtig formuliert, rücken wir damit von einer blutleeren Feststellung ab und gelangen zu einer lebendigen Aussage darüber, was wir zu tun gedenken.

Wir müssen nach den möglichen Ursachen des Verhaltens suchen und die gefundene Erklärung dann als Bedürfnis neu formulieren; das ist der erste Schritt. Dazu einige Beispiele: Das Verhalten ist ruheloses Umhergehen, das Merkmal «entschlossenes Herumwerkeln», die wahrscheinliche Ursache ist Langeweile und das Bedürfnis, «beschäftigt zu sein». Oder: Das Merkmal ist «Schreiten», die wahrscheinliche Ursache Anspannung und Angst und das Bedürfnis «innerlich ruhig sein». Oder: Das Merkmal ist «Weglaufen», die wahrscheinliche Ursache, dass die Person ihr Leben lang gerne zu Fuß unterwegs war, und ihr Bedürfnis ist, «ganz bei sich und eigenständig sein».

Wir können «Wandering» nicht unterbinden, lediglich versuchen, die Gründe dafür zu beseitigen. Moderne Demenzpflege ist bedürfnisorientiert; wir versuchen mit unseren Interventionen unseren Schützlingen bei der Erfüllung ihrer Bedürfnisse behilflich zu sein. Unsere Maßnahmen müssen person-zentriert sein, nicht von Vorschriften und Routine geprägt, vor allen Dingen aber nicht von dem Verlangen motiviert, demenzkranke Menschen einzuschränken und unter Kontrolle zu halten.

Literatur

Albert SM (1992) The nature of wandering in dementia: a Guttman Scaling analysis of an empirical classification scheme. *International Journal of Geriatric Psychiatry* 7 783–787.

Burnside IM (1980) *Nursing care of the aged* (2nd ed). New York: McGraw-Hill.

Dodds P (1994) Wandering: a short report on coping strategies adopted by informal carers. *International Journal of Geriatric Psychiatry* 9 751–756.

Finkel SI, Costa E, Silva J, Cohen G, Miller S, Sartorius N (1996) Behavioural and psychological signs and symptoms of dementia: a consensus statement on current knowledge and implications for research and treatment. *Review of International Psychogeriatrics* 8 (Suppl. 3) 497–500.

Hope RA, Fairburn CG (1990) The nature of wandering in dementia: a community based study. *International Journal of Geriatric Psychiatry* 5 239–45.

Mayer R, Darby SJ (1991) Does a mirror deter wandering in demented older people. *International Journal of Geriatric Psychiatry* 6 607–609.

Perrin T (1996) *Problem behaviour and the care of elderly people*. Bicester: Winsloe Press.

Rabins PV, Mace HL, Lucas MJ (1982) The impact of dementia on the family. *Journal of the American Medical Association* 248 333–335.

Sayer RJ (1994) *The management of wandering in nursing and residential homes: is there a role for occupational therapy?* Unpublished report, School of Health and Social Sciences, Coventry University.

Stokes G (1996) Challenging behaviour in dementia: a psychological approach. In Woods, RT (ed) *Handbook of clinical psychology in ageing*. Chichester: John Wiley.

Stokes G (2000) *Challenging behaviour in dementia*. Bicester: Winslow Press.

Stokes G (2002) Behavioural, ecobehavioural and functional analysis. In Stokes G, Goudie F (eds) *The essential dementia care handbook*. Bicester: Speechmark.

2.4
Meine Mutter wollte sterben, es war ihre Entscheidung, niemand hat sich schuldig gemacht

Melanie Reid

Wenn Sie mich vor einem guten Jahr gefragt hätten, was Selbsterlösung ist und welches Tabu damit verbunden ist, hätte ich vermutlich nicht gewusst, was Sie meinen. Inzwischen weiß ich es.

Meine Mutter glitt recht ruhig und unauffällig in eine vaskuläre Demenz hinein. Alles, was sie tat, war eher ruhig und unauffällig. In ihrer Generation ist es üblich gewesen, dass sich eine Frau ganz dem Ehemann widmete, sich zurücknahm, sein Wohl in den Mittelpunkt stellte und erst ganz zum Schluss an sich selbst dachte. Sie war unabhängig, auf ruhige Art bestimmt und unglaublich einfallsreich.

Meine Mutter ist 1916 geboren und hat an der Queens University von Belfast Mathematik und Physik studiert. Diese Fächerauswahl war in ihrer Frauengeneration eine Seltenheit. Sie wurde Mathematiklehrerin. Als der Krieg ausbrach, ging sie zum WRNS (Women's Royal Naval Service) und wurde, wegen ihrer Vorbildung, der Forschungsstelle für Telekommunikation in Malvern zugeteilt, wo sie an der Entwicklung von Radargeräten arbeitete. In dieser Zeit lernte sie meinen Vater kennen und heiratete ihn. Er war Mitglied im selben Team. Sie wurde zur Spezialistin für neuartige Radarmessungen, eine Methode, die einen entscheidenden Beitrag zum Kriegserfolg leistete. Ihre Daten sammelte sie bei regelmäßigen Flügen in Kriegsmaschinen («Walrus» und «Swordfish»).

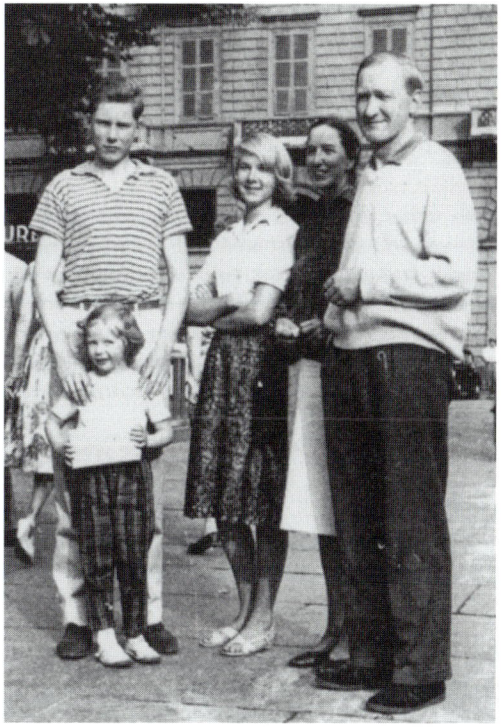

Abbildung 2-3: Melanie Reid (Mitte) mit ihrer Familie – neben ihr ihre Mutter

2.4.1
Eine Pflegekarriere

Nach dem Krieg betreute sie 60 Jahre lang meinen Vater. Auch als Pflegerin war sie engagiert und mutig. Das Leben verpasste ihr zwei schlimme Schicksalsschläge: Mein Vater verlor nach dem Krieg das Gehör und wurde dann Anfang der 1960er-Jahre durch einen Verkehrsunfall dauerhaft körperbehindert. Sie verschrieb sich ganz der Versorgung eines tauben, frustrierten, schwierigen Mannes; manche würden sagen, sie opferte sich auf. Für sie war er einfach ein wunderbarer Mensch.

Leider wurde er im Alter immer unvernünftiger, und ausgerechnet zu einem Zeitpunkt, an dem sie selbst Ruhe und Frieden benötigte, war sie zunehmend gefordert, ihn zu beruhigen. Seine Wutanfälle erschöpften sie. Kein Wunder, dass sie schließlich einen viel zu hohen Blutdruck hatte.

Im Alter von 83 Jahren erlitt sie ihren ersten Schlaganfall. Sie verlor kurzfristig ihr Sprechvermögen und eine Gesichtshälfte war gelähmt; doch bereits nach einem Monat schien alles wieder in Ordnung zu sein. Im Rückblick weiß ich, dass dies der Beginn einer vaskulären Demenz war. Nach außen hielt sie weiter die Fäden in der Hand, sie beschützte ihren Mann, kochte und bügelte. Aber sie zog sich stärker zurück und wirkte stiller; auf eine nicht recht fassbare Weise wurde diese warmherzige, freundliche Person, die noch immer unser aller Bezugspunkt war, irgendwie schemenhafter. Ich begriff die Sache nicht, weil ich nichts über vaskuläre Demenz wusste. Inzwischen vermute ich, dass sie mehrere kleinere Schlaganfälle hatte, ohne dass wir es merkten. Sie bekam eine schwere Lungenentzündung, an der sie beinahe gestorben wäre. Danach war sie sehr schwach. Im Jahr 2002 wurde sie deutlich gebrechlicher. Sie zog mit meinem Vater in eine Wohnung in unserem Haus, und ich übernahm die Betreuung für beide. Ich glaube, dass sie 2003 einen weiteren Schlaganfall hatte, der ebenfalls nicht diagnostiziert wurde. Sie wollte nur im Bett liegen und schlafen. Mein Vater – von jeher ein kleiner Haustyrann – schimpfte mit ihr, weil sie nicht aufstand und sich um ihn kümmerte. Ich wollte den Arzt rufen, was sie aber ablehnte, weil sie keinen brauche. «Ich bin nur faul», sagte sie. «Mach keinen Aufstand.» Sie erholte sich, wurde aber zu einer seltsamen Mischung aus klarem Verstand und starker Verwirrtheit, als schlössen sich nach und nach bestimmte Abteilungen im Gehirn. Sie hatte ihr Leben lang stets das Kreuzworträtsel der Tageszeitung gelöst. Jetzt hörte sie damit auf. Das Buch lag aufgeschlagen auf ihrem Schoß, ungelesen.

Eines Abends, als sie sehr durcheinander war, sagte sie zu mir: «Ach Kind, ist das nicht schrecklich? Du wirst dich doch hoffentlich an mich erinnern, so wie ich früher war?» Wie konnte ich sie herablassend behandeln, wenn sie solche Dinge sagte? Ich wusste, dass sie Bescheid wusste. Sie wusste, dass ich wusste.

2.4.2
Die Beziehungsdynamik verändert sich

Interessanterweise veränderte sich auch etwas in der Dynamik ihrer Beziehungen. War sie jahrelang der Fußabtreter gewesen, fing sie jetzt plötzlich an, sich über die Herrschsucht und Rechthaberei meines Vaters zu ärgern. Je umnebelter sie wurde, desto herrischer reagierte er. Sie wollte weg von ihm, ein unterdrückter Wunsch, den sie meiner Meinung nach ihr Leben lang gehegt hatte. Sehr zum Ärger meines Vaters versuchte sie immer wieder, zu völlig unpassenden Zeiten das Haus zu verlassen. Sie suche nach ihrer Mutter, sagte sie. Sie wollte nach Hause. «Ich will nicht bei ihm sein. Ich will hier raus. Könnte ich doch woanders sein», vertraute sie mir an.

Wir leben auf einem Bauernhof, und eines nachts kam ich dazu, wie sie die Zufahrt entlang stolperte, nur mit einem Pullover über dem Nachthemd. Als ich sie wieder ins Bett brachte, äußerte sie sich ähnlich frustriert: «Wenn ich mir doch nur wieder eine Lungenentzündung holen könnte, diesmal würde ich sterben», sagte sie. Wir versahen die Türen mit Sicherheitsschlössern und versteckten die Schlüssel; sie stand oft am Fenster und schlug gegen die Scheiben. «Dieses Schiff gefällt mir nicht. Ich will aussteigen», klagte sie. Zwischenzeitlich konnte man sich aber ganz normal mit ihr unterhalten.

Mein Vater, inzwischen praktisch stocktaub, wurde immer ärgerlicher, weil sie der Anstrengung, die es sie kostete, mit ihm zu kommunizieren, nicht mehr gewachsen war. Eines Abends fühlte er sich von ihr so provoziert, dass er sie zu Boden stieß, worauf der Sozialdienst einschritt – vielen Dank dafür – und ihre Notaufnahme in ein Pflegeheim veranlasste, weil zu Hause ihre Sicherheit nicht mehr gewährleistet war.

Sie wohnte etwa drei Wochen in diesem Heim, dann unternahm sie den letzten, großen Fluchtversuch. Es war eine bestens geführte, kommunale Einrichtung mit freundlichem Pflegepersonal, ein wenig abgewohnt, fast wie zu Hause. Meine Mutter hatte noch immer ihre lichten Momente. Sie akzeptierte den Umzug, weil sie wusste, dass mein Vater der Situation nicht gewachsen war. Doch mir war klar, dass sie sich dort überhaupt nicht wohl fühlte und – extrem selbstständig wie eh und je – vom heftigen Wunsch nach Veränderung umgetrieben wurde. Einmal entwischte sie durch den Haupteingang auf die Callander High Street. Die Heimleitung ließ daraufhin im gesamten weitläufigen alten Gebäude an jeder Tür ein kostspieliges Alarmsystem anbringen. An jeder Tür, mit Ausnahme der Tür zu den im Keller liegenden Abstellräumen.

An einem Mittwochnachmittag saß der Heimleiter mit einigen Damen im Gemeinschaftsraum, wo sie Kreuzworträtsel lösten. «Aufgepasst», sagte er. «Strafe beim Fußball, acht Buchstaben.» Stille. Niemand wusste die Antwort. Dann erklang die ruhige Stimme meiner Mutter vom anderen Ende des Zimmers: «Freistoß». Bestimmte Hirnareale funktionierten anscheinend noch. Am Abend musste sie zu Bett gebracht werden. Ihre körperliche Verfassung hatte sich rapide verschlechtert. Ihr Herz drohte zu versagen. Sie hatte an beiden Beinen massive, nässende Ödeme. Sie wurde inkontinent. Trotz Gehstock konnte sie sich kaum noch dahinschleppen, dennoch glaube ich, dass sie ihre Flucht wie ein Profi geplant hat. Was ihr schließlich zu tun gelang, war, angesichts ihrer Gebrechlichkeit, geradezu unglaublich.

2.4.3
Freiheit

Was ich nun über den Verlauf erzähle, habe ich mir aus den Berichten von Staatsanwaltschaft, Polizei und Pflegeheimleitung zusammengereimt.

Meine Mutter stand vom Bett auf, wobei sie sorgsam vermied, die Alarmmatten zu betreten, die die Nachtwachen herbeigerufen hätten. Sie machte das Bett und zog den Morgenmantel über. Sie verließ ihr Zimmer, betrat das Labyrinth unterirdischer Gänge und schaffte es irgendwie, in einen Abstellraum einzudringen. Sie muss den Weg zur einzigen Tür nach draußen, die man damals nicht ans Alarmsystem angeschlossen hatte, ertastet

haben. Trotz Dunkelheit gelang es ihr, diese Tür zu öffnen.

Angesichts ihrer Gebrechlichkeit stelle ich ihr Unternehmen auf die gleiche Stufe mit dem eines durchtrainierten jungen Soldaten einer Sondereinsatztruppe, der eine Geisel befreit hat, obwohl die Erfolgschancen ziemlich schlecht standen. Vielleicht war das auch ihr Eindruck an diesem frühen Morgen, als ihr plötzlich die kalte Luft entgegenschlug.

Sie entließ sich hinaus in die Nacht, in die Freiheit: Ich bin mir völlig sicher, dass sie in Hochstimmung war und unendlich erleichtert. Und so ist sie gestorben.

Es war −5 °C, der Boden weiß von Reif. Sie wollte nie jemandem zu Last fallen, das hatte sie oft genug ausdrücklich gesagt; nun war sie keine Belastung mehr. Ich glaube, dass sie glücklich gestorben ist, wohl wissend, dass sich ihr Wunsch erfüllt.

Noch heute finde ich kaum Worte für meine Bewunderung. Ich bewundere den Mut, den sie für ihr Handeln aufbringen musste, und bin unendlich stolz auf sie. Sie wusste sehr wohl, was sie tat, genau wie sie wusste, welch schrecklicher Leidensweg sie erwartete.

Das Nachspiel war, wie sich denken lässt, recht unschön – für uns, besonders aber für das Pflegeheim. Als das Personal der Frühschicht um 7:00 Uhr den Dienst antrat, wurde meine Mutter im Garten liegend gefunden, gleich neben der Tür. Man unternahm Wiederbelebungsversuche, was mich schockierte, als ich davon erfuhr. Doch das ist eine andere Geschichte.

Das Pflegepersonal war in heller Aufregung; natürlich kam es zu einer polizeilichen Untersuchung. Ihr Leichnam wurde obduziert, der Bericht dem Staatsanwalt übergeben. Ihr Leichnam wurde erst nach Tagen freigegeben. Boulevardzeitungen interessierten sich für den Fall und erschienen im Pflegeheim, um einen dieser Skandalartikel zu schreiben: «Alte Dame im Garten erfroren!»

Ein ganzes Aufgebot leitender Pflegekräfte reiste an, nicht weniger als sechs hohe Mitglieder der Pflegekommission. Ich kann ehrlich sagen, dass ich keine Zeit fand zu trauern, weil ich so sehr damit beschäftigt war, alle davon zu überzeugen, dass es sich hier um kein Versäumnis handelte, auch um keinen Unfall; meine Mutter hatte vielmehr in voller Absicht gehandelt.

2.4.4
Selbsterlösung

Tief im Herzen wusste ich, dass sie sich einen seit Monaten gehegten Wunsch erfüllt hatte. Das ist es, was das Wort Selbsterlösung bedeutet. Nicht eine Sekunde zweifelte ich daran, dass sie es genau so wollte. Ihr Gehirn funktionierte noch in Teilen, das wusste ich. Auch dass ihr klar war, welcher Leidensweg sie erwartete. Ich wusste, dass sie überhaupt nichts davon hielt, sich ans Leben zu klammern, zu nichts mehr nütze zu sein und ihren Angehörigen zur Last zu fallen.

Die ganze Familie erfasste instinktiv, dass sie es den hochbetagten amerikanischen Ureinwohnern nachgetan hatte: Wenn ihre Zeit gekommen war und sie das Weiterziehen ihres Stammes behinderten, blieben sie zurück und wurden zurückgelassen, um glücklich allein unter den Sternen zu sterben. Wir waren ausnahmslos alle der Meinung, dass sie diesen Weg gewählt hatte.

Als ich meine Schwester anrief, um sie vom Tod unserer Mutter zu unterrichten, sagte sie nur: «Ich bin so stolz auf sie.» Mein armer tauber Vater, den ich an diesem schrecklichen Morgen nur schriftlich informieren konnte, bewahrte das Stück Papier mit meiner Nachricht auf, zeigte es allen Leuten vor, die ihn besuchen kamen, und wiederholte dazu ständig: «Die arme, tapfere Seele.»

Die Philosophin und Ethikerin Baroness Mary Warnock hat es im vergangenen Dezember sehr gut auf den Punkt gebracht, als sie äußerte, dass hochbetagte und sehr gebrechliche Menschen ihrer Meinung nach aus dem Leben gleiten sollten, wie es die Elefanten tun, um ruhig zu sterben. Meine Mutter war der gleichen Ansicht. Es war absolut typisch für sie, dass sie im höchsten Maße selbstlos handelte: Sie schlich sich hinaus und räumte den Platz.

Meine Mutter war eine rationale, praktische und zupackende Persönlichkeit. Nur weil sie an einer Demenz litt, hatte sich ihr Charakter aber nicht verändert. Warum werden dann alte Frauen, so starke, couragierte alte Frauen wie meine Mutter behandelt wie leere Hüllen, warum wird ihnen jede Selbstbestimmung versagt? Warum ist es in unserer Kultur üblich, alte demenzkranke Menschen nicht länger als Individuen zu behandeln, vielmehr als irgendwie verblödete Gattung zu betrachten? Was war so falsch daran, meine Mutter für ihren Mut und ihre Initiative zu loben? Für das, was sie in voller Absicht getan hatte?

Unmittelbar nach ihrem Tod, als helle Aufregung herrschte und ich versuchte, meine Gedanken dazu zu äußern, musste ich sehr schnell feststellen, dass ich eine fremde Sprache sprach. Das Gewicht sämtlicher Institutionen, mit denen ich es zu tun bekam, war gegen mich. Alle waren der gegenteiligen Meinung – alle, angefangen bei der Polizei bis hin zur Staatsanwaltschaft, auch die Presse, gingen ganz selbstverständlich davon aus, dass hier keine Freiwilligkeit im Spiel war, sondern dass sie das Opfer von Vernachlässigung war. Sie wollten jemandem die Schuld geben können. Mehrere Leute rieten mir, das Heim zu verklagen. Ich nehme an, dass es hier um ein Tabu geht, um das Tabu der Selbsterlösung. Es ist einfach nicht erlaubt, die Sache beim Namen zu nennen.

2.4.5
Das Nachspiel

Es tut mir unendlich leid, dass die Selbsterlösung im Verantwortungsbereich anderer Menschen und nicht in meinem stattgefunden hat, weil ihnen dadurch so viele Schwierigkeiten entstanden. Die Nachtwachen des Pflegeheimes reagierten zutiefst erschüttert; das mitzuerleben war wirklich schlimm. Die Pflegekräfte waren liebe, einfache, miserabel entlohnte Leute, denen der Gedanke an die möglichen Folgen Angst und Schrecken einjagte. Sie lagen schluchzend vor Erleichterung in meinen Armen, als ich sagte, dass ich ihnen nicht böse bin. Ich setzte mich vehement für sie ein und tat mein Äußerstes, um sie zu schützen, aber niemand wollte auf mich hören, niemand kümmerte sich um ihre Befindlichkeit. Das Vertrauen einiger Pflegekräfte war so erschüttert, dass sie kündigten. Zufällig ist eine gute Freundin, eine Rechtsanwältin, einmal für ein Pflegeheim tätig gewesen, das nach einem ähnlichen Vorfall auf Schadenersatz verklagt worden war. Kein anderer Fall sei ihr so nahegegangen, erzählte sie. Ich kann verstehen, warum.

Der Staatsanwalt fand keinerlei Beweise für ein Fehlverhalten der Nachtwachen – vielleicht eine kleine Nachlässigkeit, aber bei weitem keine Vernachlässigung oder irgendeine kriminelle Handlung. Nichts, was den Ausgang verhindert hätte. Dessen ungeachtet verpflichtete die Pflegekommission das Pflegeheim dazu, seine Arbeitsweise zu verändern und den Personalschlüssel zu erhöhen, was die Heimkosten vermutlich erhöht hat. Doch womit soll eine Regulierungsbehörde sonst ihre Existenz rechtfertigen?

Alles erschien so grundsätzlich falsch und so schrecklich unfair.

Mary Warnock löste einen gewaltigen Wirbel aus, als sie den Gedanken äußerte, dass es möglicherweise die Pflicht alter Menschen sei, sich nicht ans Leben zu klammern. Was sie persönlich motivieren würde, sagte sie, sei, dass es ihr unerträglich wäre, ihren Lieben so sehr zur Last zu fallen. Sie sehe nicht ein, was daran so falsch sein soll, wenn sich ein Mensch, der keine Lebensqualität mehr hat, für die Familie aufopfert. «Was soll daran so schrecklich sein, wenn man nicht eine immer größere Belastung werden will?», fragte sie.

Ich denke genau wie sie, jetzt, nach dem, was ich mit meiner Mutter erlebt habe, weil sie genau diese Empfindungen in die Tat umgesetzt hat. Sie hat sich zum Sterben zurückgezogen, wie es Elefanten tun und einst die amerikanische Urbevölkerung getan hat.

Das Problem besteht darin, dass wir in einer Gesellschaft leben, die – ich sagte es bereits – ihrem Wesen nach unfähig ist, damit umzugehen.

Wir leben in einer Gesellschaft, die diese Elefanten wiederbeleben möchte. Wir leben in einer Gesellschaft, die Unsummen für die Errichtung überregulierter Gefängnisse ausgibt, in denen hochbetagten Menschen jede Selbstbestimmung oder Wahlfreiheit versagt wird.

Warum sind wir uns so sicher, dass demenzkranke Menschen, die ruhelos umhergehen, nicht in Wirklichkeit genau das suchen: eine Form der Selbsterlösung? Warum sind wir uns so sicher, dass sie nicht von irgend einem Instinkt getrieben nach einem ruhigen Ort suchen, an dem sie sich niederlegen und sterben können? Und noch eine Frage – die entscheidende – warum sind wir uns so sicher, dass wir das moralische Recht haben, sie davon abzuhalten? Wie können wir hochbetagte Menschen stationär betreuen und ihnen einen Schutz bieten, der ihnen auch Freiheit zugesteht?

2.4.6
Feige Institutionen, institutionalisierte Feigheit

Die Leserschaft in Schottland wird sich an den Brand in einem Pflegeheim in Uddingston, Lancashire, erinnern, bei dem 14 Bewohnerinnen und Bewohner durch Rauchvergiftung starben. Daraufhin brach eine Welle neuer Bestimmungen über die Pflegeheime herein, unter anderem die strikte Vorschrift, sämtliche Türen verschlossen zu halten. Angeblich fanden die Brandschutzinspektoren in über drei Vierteln aller schottischen Altenheime «potenzielle Brandgefahren».

In der Folge brachte *The Herald*, die Zeitung für die ich arbeite, einen Artikel über den Fall der 86-jährigen Margaret O'Riordan, die, ihrer Familie zufolge, wegen dieser neuen Vorschrift starb. In ihr Zimmer eingeschlossen, ohne jeden menschlichen Kontakt, ohne das Lächeln und Winken der Leute, die früher an ihrer offenen Zimmertür vorbeigingen, sei ihr Lebenswille erloschen, wie sie ihren Angehörigen mitteilte.

Doch jedes Mal, wenn etwas passiert, reagieren die Behörden mit Freiheitsbeschränkungen, werden alte Menschen praktisch zu Gefangenen, wird ihre Lebensqualität beschnitten. Niemand scheint gewillt zu sein, alten Menschen oder Menschen mit Demenz einen gewissen Entscheidungsspielraum über ihr eigenes Leben einzuräumen. Ich gebe nicht einzelnen Personen die Schuld, die für diese Organisationen arbeiten, doch der kumulative Effekt ist, dass die Gesundheitsbehörden heutzutage damit beschäftigt sind, sich selbst zu rechtfertigen und den eigenen Vorteil zu suchen, anstatt sich am Wohle ihres Klientels zu orientieren. Das ganze System ist geprägt von institutionalisierter Feigheit und Arroganz.

Niemand an verantwortlicher Stelle ist bereit, sich über den Ansatz der maximalen Risikovermeidung zu erheben und auszusprechen, dass es absurd, inhuman und dem Wesen nach bereits eine Form des Missbrauchs ist, alte Menschen «um ihrer eigenen Sicherheit willen» wie Tiere in Käfigen zu halten. Niemand scheint die Statistiken zur Kenntnis zu nehmen. Niemand reagiert auf die Tatsache, dass es in Pflegeheimen keine weiteren größeren Brandereignisse gegeben hat, in Gebäuden, die so strengen Gesundheits- und Sicherheitsvorschriften unterliegen wie sie in der westlichen Welt ihresgleichen suchen. Niemand berücksichtigt die relativ geringe Zahl von Bewohnerinnen und Bewohnern, die aus Pflegeheimen weglaufen und daraufhin zu Tode kommen, und vergleicht sie mit der großen Mehrheit,

die im Schutz dieser Einrichtungen bleiben. Es ist im Gegenteil so, dass der geringste Anlass als Vorwand dient, um noch vorhandene Freiheiten mehr und mehr zu beschneiden.

Und anscheinend ist niemand klug oder radikal genug, eine Art Verzichterklärung anzubieten, damit betagte Menschen, wenn sie in ein Heim einziehen, schriftlich dokumentieren, dass sie sich bewusst für die Freiheit und gegen das Eingesperrtsein entscheiden; dass sie in einer freundlichen, entspannten, heimeligen Umgebung leben wollen und, sollte es je zu einem Unfall kommen, keine juristischen Schritte einleiten werden.

Die wunderbare Sache ist – wenn man es so sehen möchte – dass es meiner Mutter gelungen ist, den Stacheldraht zu überwinden. Andernfalls wäre sie womöglich noch am Leben, bettlägerig, ohne jede Lebensqualität, und hätte ein Fegefeuer körperlichen Niedergangs und psychischer Qual zu ertragen. Sie hat sich davon befreit und ihre Familie davon befreit, ihr dabei zusehen zu müssen. Ich hoffe, in 40 oder 50 Jahren annähernd so tapfer zu sein und genau wie sie vermeiden zu können, dass ich meinem Sohn zur Last falle. Ich hoffe, dass ich die Wahl habe und wette darauf, dass viele Menschen meinen Wunsch teilen.

Doch alles hängt von denjenigen ab, die Pflegerichtlinien und -gesetze erlassen. Werden sie den Mut haben, uns eine Tür offen zu lassen?

2.5

Gespräche mit Mitgliedern einer Selbsthilfegruppe demenzkranker Menschen

Denise Chaston

Die Selbsthilfegruppe für Menschen mit Demenz (People Relying on People, PROP) aus dem Gebiet von Doncaster und Humberside-Süd besteht aus Leuten mit früh einsetzender Demenz, die sich für verschiedene gesellschaftliche Anlässe und zur gegenseitigen Unterstützung reihum in ihren Wohnungen treffen. Die Mitglieder wurden gebeten, sich mit dem Thema Umhergehen zu befassen und ihre Ansichten bei einem Gruppentreffen in Form eines halbstrukturierten Interviews zu äußern. Die Angehörigen wurden jeweils einzeln befragt.

2.5.1
Innenansichten

Wir stellten den Gruppenmitgliedern folgende Frage: Wenn Menschen mit Demenz herumgehen, tun sie es mit oder ohne Grund? Hier Auszüge aus ihren Antworten:

GF: Wenn Menschen mit Gedächtnisproblemen herumgehen oder -wandern, dann versuchen sie Dinge zu tun, die sie früher bei ihrer Arbeit getan haben – sie versuchen normale Leute zu sein, wie Leute, die keine Gedächtnisprobleme haben. Ich beobachte beispielsweise, dass RS [ein anderes Gruppenmitglied] seine Zeit draußen im Garten [der Tagesstätte] verbringt. Manchmal arbeitet er etwas, manchmal geht er nur herum. Ich glaube, dass er das tut, weil er früher im Beruf eine wichtige Stellung inne hatte und sich dieses Gefühl wieder verschaffen möchte.

MA: Manchmal fühle ich mich verloren und merke, dass ich an einem mir unbekannten Ort bin, deshalb gehe ich los und suche nach meinem Zuhause oder nach einer Person, die ich kenne.

GF: Ja, als ich am Flughafen war, habe ich das auch gemacht, ich kam aus der Toilette und kannte mich nicht mehr aus. Da wollte ich nur möglichst schnell weg von hier.

BC: Von meinem Partner höre ich nur immer, dass ich mich hinsetzen soll. Ich war aber mein Leben lang fleißig, zu Hause und im Beruf; jetzt merke ich, dass ich mich setze und nach Beschäftigung Ausschau halte. Mein Partner sagt, ich sei unruhig und würde stören.

CB: Ich gehe oft, weil ich den Lärm nicht mag und einfach weg sein möchte, um Ruhe und Frieden zu haben. Ich hab' es lieber ruhig und friedlich. Meine Frau wird dann ärgerlich, weil sie sich Sorgen macht, ich könnte mich verlaufen; sie will nicht, dass ich allein rausgehe. Ich ärgere mich dann über sie, weil ich das Gefühl habe, dass sie mich behandelt wie ein Kind.

MZ: Ich glaube, dass Leute mit Gedächtnisproblemen aus gutem Grund umhergehen. Es ist ein schönes Gefühl, etwas tun zu können, was man früher im Beruf auch getan hat. Manche Pflegekräfte vergessen offenbar, dass wir mal nützliche Mitglieder der Gesellschaft gewesen sind, und dass das Gehen mit irgend einer früheren Tätigkeit verbunden ist. Ich bin damals beruflich viel zu Fuß gegangen, das war Teil meiner Arbeit. Ich bin mir ganz sicher, dass Leute mit Gedächtnisproblemen, die umhergehen, auch ihre Verlustgefühle bearbeiten, schließlich haben sie ihr Gedächtnis und ihren Status verloren. Jedenfalls ist es bei mir so.

2.5.2
Außenansichten

Die Gespräche mit den pflegenden Angehörigen kreisten immer um das gleiche Thema: Alle empfanden das Wandern oder Umhergehen als Belastung, niemand konnte damit richtig umgehen. Sie sagten, dass sie gegebenenfalls auch Medikamente einsetzen würden, um das Umherwandern einzuschränken und machten sich Sorgen wegen der Sicherheit.

Die Angehörigen wurden gebeten, sich das Verhalten ihrer Schützlinge vor Einsetzen der Gedächtnisprobleme vor Augen zu halten.

Ein Mann sagte: «Meine Frau war immer fleißig, im Beruf und zu Hause.» Die anderen äußerten sich ähnlich.

Wir gingen dem Thema weiter auf den Grund, worauf die Betreuungspersonen übereinstimmend zu der Erkenntnis gelangten, dass das Gehen mit früheren Aktivitäten oder beruflichen Tätigkeiten verknüpft war. Dennoch war ihnen der Sicherheitsaspekt am vordringlichsten.

Weitere Informationen über die PROP-Gruppe lieferte das Young Onset Dementia Team in Doncaster und South Humberside.

3 Medizinische Aspekte

3.1
Medizinische Aspekte des Gehens

Winnie Manning

Dieses Kapitel beschäftigt sich mit den medizinischen Aspekten des ruhelosen Umhergehens von Menschen mit einer Demenz. In manchen Fällen ist diese Aktivität gefährlich und belastend, weshalb medizinisch interveniert werden muss. Die Pflegewissenschaft hat sich mit dem Thema befasst und nach Ursachen und Nebenkennzeichen gesucht. In der Forschung werden zwar auch andere Begriffe verwendet, überwiegend jedoch das Wort «Wandering». Weil dieser Begriff in der medizinischen Literatur geläufig ist, verwende ich hier durchgängig das Wort «Wandering»; die diskutierten Behandlungen und Ursachen beziehen sich also immer auf den gleichen Kontext und meinen stets das gleiche Verhalten.

Viele demenzkranke Menschen gehen ruhelos umher. Das erhöht die Sturzgefahr und die Gefahr des Verlaufens und Verirrens, was allein schon sehr ernste Folgen haben kann. «Wandering» kann dazu führen, dass die Person übersediert oder gar fixiert wird. Es stellt für viele Betreuungskräfte ein Problem dar und kann die Einweisung in eine Langzeitpflegeeinrichtung auslösen (Bruns et al., 1990). Deshalb ist es so wichtig, dass angemessene Interventionen erfolgen. Meist werden non-pharmakologische Maßnahmen ergriffen, unter Umständen sind aber auch Medikamente angezeigt.

Ruheloses Umhergehen kann viele verschiedene Ursachen haben und in unterschiedlichen Zusammenhängen auftreten. Anders gesagt: Es handelt sich dabei um ein Symptom, nicht um einen bestimmten Zustand, weshalb uns keine Behandlung zur Verfügung steht, die in allen Fällen erfolgreich ist. Es gibt eine Reihe psychiatrischer Erkrankungen, die häufig bei einer Demenz auftreten, mit Umherwandern verbunden und behandelbar sind. In einer regionalen Studie über Demenzbetroffene und Wanderverhalten haben Klein et al. (1999) herausgefunden, dass «Wandering» bei moderaten bis schweren Depressionen, Wahnvorstellungen, Halluzinationen und Schlafstörungen vorkommt. Sie haben ferner festgestellt, dass dieses Verhalten bei Alzheimer-Demenz und bei stark fortgeschrittener Demenz wahrscheinlicher ist. Einer Studie von Cohen-Mansfield (1999) zufolge, die sich mit den prognostischen Indikatoren für nichtaggressives agitiertes Verhalten befasst, besteht eine Verbindung zwischen Niedergeschlagenheit, Schweregrad der Demenz und «Wandering».

Es gibt keine Behandlung für das ruhelose Umhergehen an sich; allerdings können die oben genannten auslösenden Faktoren behandelt werden, was wiederum hilft, dieses Verhalten zu reduzieren. Wir befassen uns deshalb mit der Behandlung von

- Alzheimer-Demenz und fortschreitender Demenz,
- Depressionen,
- Wahnvorstellungen und Halluzinationen,
- Schlafstörungen.

3.1.1
Alzheimer-Krankheit und fortschreitende Demenz

Zur Zeit stehen uns verschiedene Medikamente zur Verfügung, die das Fortschreiten der Erkrankung verlangsamen und einige der damit verbundenen Verhaltensprobleme positiv beeinflussen.

Es gibt mehrere, für die Behandlung der Alzheimer-Demenz zugelassene Arzneimittel (Acetylcholinesterasehemmer). Die Alzheimer-Demenz führt erwiesenermaßen zu Gehirnschädigungen und reduziert den Acetylcholinspiegel (Gehirnbotenstoff). Diese Medikamente erhöhen den Acetylcholinspiegel. Sie eignen sich zur Behandlung leichter bis moderater Demenzen und können Verhaltensprobleme, psychiatrische Symptome sowie die Kognition verbessern helfen. Sie haben sich bei der Behandlung von Apathie, Halluzinationen und Agitation bewährt (Cummings et al., 1998). Sie können Wanderverhalten positiv beeinflussen, weil sie einige der auslösenden Faktoren lindern.

Das Einsatzspektrum dieser Arzneimittel ist allerdings begrenzt, da sie für andere Demenzen und fortgeschrittene Stadien der Alzheimer-Krankheit nicht zugelassen sind. Das kann sich aber bald ändern, weil einige Studien durchgeführt wurden, die sich mit den Vorteilen dieser Medikamente bei der Behandlung neuropsychiatrischer Demenzsymptome der Lewy-Körperchen-Krankheit (McKeith et al., 2000) befasst haben und derzeit untersucht wird, wie sie sich auf vaskuläre Demenzen auswirken. In den meisten Fällen werden sie nur von Fachärzten und Fachärztinnen verordnet. Sie wirken nicht bei allen Betroffenen, können Nebenwirkungen auslösen und sind teuer.

Das National Institut for Clinical Excellence (NICE) hat jüngst den Einsatz von Anti-Demenzmedikamenten untersucht, die Ergebnisse zusammengefasst und im März 2005 einen Abschlussbericht veröffentlicht. Dort wird festgestellt, dass angesichts der Kosten-Nutzen-Analyse Cholinesterasehemmer für die Behandlung einer leichten bis moderaten Alzheimer-Krankheit nicht indiziert sind. Gegen diesen Bericht wurden zahlreiche Einwände erhoben; im Jahr 2006 erfolgten weitere Konsultationen. Inzwischen stehen die Medikamente zur Verfügung und können zur Behandlung eingesetzt werden.

3.1.2
Depression

Eine Depressionsbehandlung kann auch das ruhelose Umhergehen betroffener Menschen lindern. Im höheren Alter sind viele Leute depressiv, bei Demenzkranken beträgt der Anteil bis zu 30 %. Da es Hinweise gibt, dass Depressionen bei älteren Menschen nicht ausreichend beachtet werden (Margallo-Lana et al., 2001), ist dieser Bereich sorgfältig einzuschätzen und zu behandeln. Bei Menschen im fortgeschrittenen Stadium einer Demenz, die kaum noch fähig sind, ihre Empfindungen zu äußern, kann das Assessment schwierig sein.

Verhaltensveränderungen, wie Appetit und Schlafmuster, müssen registriert und genau beobachtet werden. Manchmal steuern betreuende Angehörige hilfreiche Informationen bei, manchmal deckt die Anamnese eine Neigung zu depressiven Erkrankungen auf. Besteht Unsicherheit hinsichtlich der Diagnose, kann ein fachärztliches Assessment hilfreich sein.

Es sind zahlreiche sichere und effektive Antidepressiva auf dem Markt. Antidepressiva wirken nicht sofort, müssen vielmehr über einen längeren Zeitraum hinweg eingenommen werden. Manche Fachleute gehen davon aus, dass die Behandlung nach Abklingen der Symptome noch mindestens ein Jahr, wenn nicht gar ein

Leben lang fortzusetzen ist (Anderson et al., 2000).

Antidepressiv wirkende Arzneimittel können anticholinerge Nebenwirkungen haben, neuere Präparate allerdings weniger. Acetylcholin ist ein Botenstoff, den das Gehirn fürs Gedächtnis benötigt; Medikamente mit anticholinergen Nebenwirkungen (z. B. Mundtrockenheit, Harnverhalt, verschwommenes Sehen) beeinträchtigen die Wirkung von Acetylcholin. Ihre Sedierungseigenschaften variieren ebenso wie ihr Einfluss auf den Blutdruck. Bestimmte Antidepressiva können auch Agitation und Übelkeit auslösen.

Jede Depression muss behandelt werden, angesichts der unerwünschten Arzneimittelwirkungen ist die Therapie jedoch sorgfältig zu überwachen. Bei schweren Schlafstörungen sind sedierende Nebenwirkungen möglicherweise erwünscht, besonders wenn das Medikament nur am Abend verabreicht wird.

3.1.3
Wahnvorstellungen und Halluzinationen

Psychotische Symptome wie Wahnvorstellungen und Halluzinationen treten bei etwa 10 % aller Personen mit einer Demenzdiagnose auf. Sie können äußerst belastend sein und auch zu ruhelosem Umhergehen führen. Für das Management psychotischer Demenzsymptome sind antipsychotisch wirkende Medikamente geeignet und nach wie vor Mittel der Wahl.

Psychotische Symptome werden von den Betroffenen und ihren Betreuungskräften als äußerst bedrückend empfunden. Ferner liegen einige Beweise dafür vor, dass die kognitiven Fähigkeiten von Menschen, die psychotische Symptome aufweisen, schneller abnehmen. Deshalb müssen Psychosen umgehend behandelt werden.

Allerdings sind auch die unerwünschten Nebenwirkungen der Medikamente zu bedenken, die ebenso belastend und behindernd sein können wie die Psychosesymptome selbst.

Betagten Menschen werden offenbar nicht selten zu viele Medikamente verschrieben, insbesondere Antipsychotika (Margallo-Lana et al., 2001; McGrath/Jackson, 1996). Davor sei ausdrücklich gewarnt.

Beim Thema «Wandering» sind auch die Symptome der Parkinson-Krankheit und die motorische Unruhe (Akathisie) zu erwähnen, weil diese Symptome recht häufig auftreten. Mit Akathisie wird das Unvermögen, ruhig zu sitzen oder still zu halten, bezeichnet. Betroffene klagen über «ruhelose Beine» und haben den Drang, ständig herumzugehen. Parkinsonsymptome sind Tremor, Rigor und Bewegungsverlangsamung. Dergleichen Nebenwirkungen können zum Wanderverhalten erschwerend hinzukommen.

Es gibt viele verschiedene antipsychotisch wirkende Arzneimittel. Die neueren, so genannte atypischen Antipsychotika haben weniger Nebenwirkungen. Menschen mit einer Lewy-Körperchen-Demenz reagieren allerdings auch auf diese Medikamente mit Nebenwirkungen. In solchen Fällen gestaltet sich die Psychosebehandlung extrem schwierig, obschon eine Behandlung mit Cholinesterase-Hemmern erwiesenermaßen manchmal hilfreich gewesen ist (McKeith et al., 2000).

In letzter Zeit wurde auch auf das erhöhte Schlaganfallrisiko hingewiesen, wenn demenzkranken Menschen atypische Antipsychotika verordnet werden.

Die für Arzneimittelsicherheit zuständige Bundesbehörde hat 2004 eine Empfehlung herausgegeben und davor gewarnt, demenzbedingte Verhaltensstörungen mit Risperidon und Olanzapin zu behandeln, wobei Risperidon bei einer akuten Psychose weiterhin eingesetzt werden kann.

Die Nordamerikanische Food and Drug Administration (FDA, für die Zulassung von Lebensmittelzusätzen und Arzneimitteln zuständige Behörde) hat atypische Antipsychotika für die Behandlung demenzbedingter Verhaltensstörungen nicht gebilligt und wird die Warnung möglicherweise auch auf typische Antipsychotika ausdehnen (2005).

3.1.4
Schlafstörungen

Schlafstörungen sind in der ganzen Bevölkerung sehr verbreitet, treten bei Menschen mit Demenz jedoch noch häufiger auf. Chen et al. (2000) haben festgestellt, dass 43 % dieser Kranken an klinisch auffälligen Schlafstörungen leiden. Wenn eine Person, die zu Hause lebt, Schlafstörungen hat und dazu noch ruhelos umhergeht, landet sie womöglich deshalb in einer Betreuungseinrichtung. Schlafstörung kann das primäre Problem sein.

Es gibt zahlreiche non-pharmakologische Interventionen, die man ausprobieren kann, beispielsweise Aromatherapie, Stimulanzien wie etwa Koffein reduzieren, und ein Milchgetränk vor dem Zubettgehen. Doch dies mag nicht ausreichen und das Problem nicht lösen. Leider besteht kein Konsens über die beste pharmakologische Intervention. Oft erfolgt die Behandlung aufgrund praktischer Erfahrungswerte. In jüngster Zeit wurde zu diesem Thema eine Cochrane-Übersichtsstudie (2005) abgeschlossen, die vermutlich Hilfestellung geben wird.

Schlafstörungen können auch psychiatrische Erkrankungen auslösen oder von psychiatrischen Erkrankungen ausgelöst sein. Depressionen gehen beispielsweise oft mit Schlafunterbrechungen einher, wobei frühes morgendliches Erwachen typisch ist. Es ist also immer sinnvoll, nach der Ursache zu suchen und diese zu behandeln.

Zur Behandlung von Schlaflosigkeit werden auch Antipsychotika eingesetzt, sowie sedierende Antidepressiva – etwa Trazodon – und Benzodiazepinderivate. Sie sind oft sehr effektiv, verschaffen Betroffenen Erleichterung und lindern den Stress ihrer Betreuungskräfte. Aber auch hier gilt, dass alten Menschen Medikamente nur sehr vorsichtig verschrieben werden dürfen. Einige mit Antipsychotika und Antidepressiva verbundenen Probleme wurden bereits erwähnt.

Aber auch Benzodiazepinderivate sind nicht ohne unerwünschte Wirkungen; sie können bei Langzeiteinsatz zu Gewöhnung und Abhängigkeit führen. Das kann dazu führen, dass für eine effektive Behandlung immer höhere Dosen erforderlich werden, andererseits beim Absetzen des Medikaments Entzugssymptome auftreten. Bei alten Menschen wirken solche Arzneimittel manchmal übersedierend oder lösen eine paradoxe Reaktion, d. h. Übererregtheit aus.

3.1.5
Vorsichtig einsetzen

Weil jedoch Medikamente die Situation auch verschlechtern oder gar selbst zum Problem werden können, müssen sie vorsichtig eingesetzt werden. Dazu einige Beispiele:

- Wegen der altersbedingten Stoffwechselveränderungen sind betagte Menschen für unerwünschte Medikamentenwirkungen besonders anfällig. Das trifft verstärkt auf Demenzbetroffene zu.
- Bei der Lewy-Körperchen-Demenz, einer Untergruppe, an der bis zu 20 % aller Menschen mit Demenz leiden, ist die Anfälligkeit für Nebenwirkungen antipsychotischer Medikamente noch ausgeprägter (McKeith et al., 1992).
- Wird eine betagte verwirrte Person mit einem Arzneimittel behandelt, das anticholinerge Nebenwirkungen hat, wird sie möglicherweise noch verwirrter. Die meisten Antipsychotika, einige Antidepressiva, aber auch manche nicht-psychiatrischen Medikamente haben solche Nebenwirkungen.

Diese Faktoren, verbunden mit der Tatsache, dass Demenzbetroffene womöglich nicht im Stande sind, sich zu informieren und in die Behandlung einzuwilligen, bedeuten, dass Medikamente nur mit größter Vorsicht verschrieben werden dürfen.

Das soll jedoch nicht heißen, dass Arzneimittel von vorn herein und in jedem Fall auszuschließen sind. Medikamente sind wertvolle Instrumente, die Leiden lindern und die Lebensqualität steigern können. Sie müssen alten Menschen besonders vorsichtig verordnet und fortlaufend auf ihre Wirkung und Notwendigkeit hin überwacht werden. Es gilt, Gefahren und Nutzen sorgfältig gegeneinander abzuwägen. Weil Demenz eine fortschreitende Erkrankung mit schwankendem Erscheinungsbild ist, muss sie vielleicht nicht kontinuierlich medikamentös behandelt werden. Manchmal lohnt es sich, die Medikation eine Zeitlang abzusetzen, damit man feststellen kann, ob sie noch benötigt wird. Solche «Medikamentenferien» sind oft sehr nützlich.

3.1.6
Zusammenfassung

Ruheloses Umhergehen sollte generell erst einmal non-pharmakologisch behandelt werden. Es gibt viele Interventionen, die sich günstig auswirken; sie werden an anderer Stelle dieses Buchs erläutert. Vor allem kommt es darauf an, die Ursachen und Bedeutungen dieses Verhaltens ausfindig zu machen. «Wandering» kann auch mit biomedizinischen Faktoren zu tun haben, etwa mit einer Depression und Psychose, mit Schlafstörungen und schwerer Demenz. Diese können medikamentös behandelt werden, wenngleich Arzneimittel nur äußerst vorsichtig verschrieben werden dürfen.

Literatur

Anderson IM, Nutt DJ, Deakin JFW (2000) Evidence-based guidelines for treating depressive disorders with antidepressants: a revision of the 1993 British Association for Psychopharmacology guidelines. *Journal of Psychopharmacology* 14 3–20.

Burns A, Jacoby R, Levy R (1990) Psychiatric phenomena in Alzheimer's disease. *British Journal of Psychiatry* 157 72–96.

Chen JC, Borson S, Scanlon JM (2000) Stage-specific prevalence of behavioural symptoms in Alzheimer's disease in a multi-ethnic community sample. *American Journal of Geriatric Psychiatry* 8(2) 123–133.

Cohen-Mansfield J, Werner P (1999) Longitudinal predictors of non aggressive agitated behaviours in the elderly. *International Journal of Geriatric Psychiatry* 14 831–844.

Committee on Safety of Medicines (2004) Atypical antipsychotic drugs and stroke: Message from Professor Gordon Duff, Chairman.

Cummings JL, Cyrus PA, Bieber F, Mas J, Orazem J, Gulanski B (1998) Metrifonate treatment of the cognitive deficits of Alzheimer's disease. Metrifonate study group. *Neurology* 50 1214–1221.

FDA Public Health Advisory (2005) Elderly deaths with antipsychotics in patients with behavioural disturbances. Web file from www.fda.gov/cder/drug/advisory/antipsychotics.htm

Forbes D, Morgan DG, Bangma J, Peacock S, Pelletier N, Adamson J (2005) Light therapy for managing sleep, behaviour and mood disturbances in dementia. The Cochrane Database of Systematic Reviews, Issue 2, No: CD003946.pub2. DOI: 10.1002/14651858.CD003946.pub2

Klein DA, Steinberg M, Galik E, Steele C, Sheppard JM, Warren A, Rosenblatt A, Lyketsos CG (1999) Wandering behaviour in community residing persons with dementia. *International Journal of Geriatric Psychiatry* 14 272–279.

Margallo-Lana M, Swann A, O'Brien J, Reichelt K, Potkins D, Mynt P, Ballard C (2001) Prevalence and pharmacological management of behavioural and psychological symptoms amongst dementia sufferers living in care environments. *International Journal of Geriatric Psychiatry* 16 39–44.

McGrath AM, Jackson GA (1996) Survey of neuroleptic prescribing in residents of nursing homes in Glasgow. *British Medical Journal* 312(7031) 611–612.

McKeith I, Grace J, Walker Z, Byrne J, Wilkinson D, Stevens T, Perry E (2000) Rivastigmine in the treatment of dementia with Lewy bodies: preliminary findings from an open trial. *International Journal of Geriatric Psychiatry* 15 387–392.

McKeith I, Perry RH, Fairbairn AF, Jabeen S, Perry EK (1992) Operational criteria for senile dementia of Lewy body type (SDLT). *Psychological Medicine* 22 911–922.

Ein gewöhnlicher Tag

Ich nahm meine Gedanken auf einen Spaziergang mit
Oder meine Gedanken gingen mit mir spazieren –
Wie auch immer es war.

Das Licht glitzerte auf dem Wasser
Oder das Wasser glitzerte im Licht.
Kormorane standen auf einem Felsen,
der den Gezeiten ausgesetzt ist
Mit ihren ausgebreiteten Flügeln,
Und hielten keinen Verkehr auf.
Verschiedene Enten
Tauchten hier und da zaudernd auf

Auf dem zaudernden Wasser.
Manchmal kreischte eine Möwe. Kleine Blumen
Machten sich alle Mühe,

Um Bienen an den Rand des Steins zu locken,
wie ein Reisebus in den Lüften.

Lange Weiden im klaren Wasser
führten östliche Tänze auf, unbemerkt von den
Sandbänken der Stopfnadeln. Eine Kuh
begann zu muhen, aber sie überlegte es sich noch einmal.
Und meine Füsse trugen mich nach Hause.

Und meine Gedanken beobachteten mich
Oder ich beobachtete sie, wie gewöhnlich doch
Ungewöhnliche Dinge sind oder

Wie ungewöhnlich
Dinge sind, wie die Natur der Gedanken
Und der Prozess des Beobachtens.

Aus: Norman MacCaig. Umwelten.
The Hogarth Press.

3.2
Unterwegs mit Beth[*]

Lee Stephenson

Als ich Beth kennen lernte, sah es aus als wollte sie schnurstracks durch eine Wand marschieren. Ich arbeitete in einem Langzeitpflegeheim als Pflegekraft und beobachtete, wie sie sich nach vorn gegen die Wand lehnte und dabei das Gewicht von einem Bein aufs andere verlagerte. Ich ging auf sie zu, legte ihr die Hand leicht auf den Unterarm und sagte: «Guten Morgen, darf ich Sie begleiten?» Sie drehte den Kopf zu mir. Ihr Gesicht wirkte leer, ihr Blick wie erloschen. Dann wandte sie sich ab und begann wieder auf der Stelle zu treten.

Da spiegelte ich ihre Bewegung und trat etwa fünf Minuten zusammen mit ihr auf der Stelle. Plötzlich hielt sie inne und fasste mich am Arm – sie packte durchaus kräftig zu. Ich drehte mich um, ging den Flur entlang, und Beth folgte mir, wobei sie mich am Arm hielt und keine Miene verzog. Sie konnte offenbar nicht sprechen und keinen Ton von sich geben, doch ihre Mobilität war wirklich ausgezeichnet. Sie musste beim Essen unterstützt werden, und wenn ihr eine Pfle-

gekraft den Löffel an den Mund hielt, nahm sie die Nahrung automatisch zu sich. Ich erlebte zwar nie, dass sie das Essen ablehnte, aber sie schien es auch nicht sonderlich zu genießen.

Ich stellte fest, dass sie ein starkes Beruhigungsmittel bekam. Dieses Medikament wird alten Menschen oft verschrieben, weil es Unruhe und psychotische Symptome lindert. Was mich am meisten erstaunte, war, dass Beth trotzdem noch umhergehen konnte. Ist das womöglich die Agitation, gegen die das Medikament verordnet wurde, fragte ich mich. Ich betrachtete ihre Mobilität als eine Stärke. Das Herumgehen war etwas, was sie unabhängig tun konnte und eine Möglichkeit, mit der Welt zu interagieren. Es schadete ganz offensichtlich weder ihr noch anderen.

---

[*] *Walking with Beth* von Lee Stephenson, Alzheimer's Society Newsletter, August 2000, Abdruck mit freundlicher Erlaubnis.

3.2.1
Desorientiert

Ich fand heraus, dass man ihr dieses Medikament bereits auf der Aufnahmestation verschrieben hatte. Beth war damals demenzbedingt ziemlich unruhig und desorientiert, weshalb es schwierig war, sie angemessen zu betreuen. Doch das war nun schon recht lange her. In bestimmten Stadien der Demenz können Medikamente angezeigt sein, doch darf keinesfalls vergessen werden, dass der Krankheitsprozess einen bestimmten Verlauf nimmt, und dass die Medikation zu überwachen und entsprechend anzupassen ist.

Nach Rücksprache mit der Stationsleitung und einer fachärztlichen Beratung wurde beschlossen, das Medikament abzusetzen und zu beobachten, wie Beth zurecht kam. Ich ging kurz darauf in Urlaub; als ich zurück kam, konnte ich die Veränderung kaum fassen: Ihr Blick war plötzlich klar, ihre Augen versprühten einen Glanz, den ich vorher nie gesehen hatte. Wenn ich ihr in die Augen sah, erwiderte sie meinen Blick. Ich sagte: «Guten Morgen Beth. Schön, Sie wiederzusehen.» Sie antwortete mit einem «Guten Morgen» und ließ ein freundliches Lächeln folgen. Mehr sagte Beth nicht, aber ihr Gesicht wirkte nun lebendig und zugewandt.

Das Absetzen des Medikaments hat ihr Verhalten nicht verändert. Sie hatte weiter den Drang, unablässig zu gehen, war dabei aber irgendwie emotional besser mit der Umwelt verbunden. Sobald sie eine andere Person sah, hielt sie inne und ging ihr so lange wie möglich hinterher. Sie konnte ferner zum Ausdruck bringen, dass sie die Anwesenheit eines anderen Menschen genoss. Das wiederum ermunterte diese Person, sie eine Weile zu begleiten. Beth bekam ein Stück Kontrolle über ihr Leben zurück und hatte nun auch wieder Freude an der Gesellschaft anderer Leute.

Demenz äußert sich von Fall zu Fall verschieden. Es gibt keine festen Regeln, die bestimmen, welche Medikamente notwendig und angemessen sind, und wie lange sie verabreicht werden sollen. Wenn Sie einen Freund, eine Freundin oder ein Familienmitglied in einer Langzeitpflegeeinrichtung haben, sollten Sie sich keinesfalls scheuen, nach der Medikation zu fragen. Die Pflegedienstleitung sollte bereitwillig Auskunft geben und das Thema gerne mit Ihnen besprechen. Manchmal können Sie Ihre Vorbehalte gegen ein bestimmtes Arzneimittel vielleicht nicht genau begründen. Sie haben möglicherweise nur so ein ungutes Gefühl. Bisweilen ist es zu einfach, Veränderungen allein mit der Demenz einer Person zu erklären.

In manchen Betreuungseinrichtungen wird die Medikation nicht immer gründlich genug kontrolliert – vielleicht weil die betreffende Person unauffällig ist und zufrieden wirkt. Ein demenzkranker Mensch hat jedoch das Bedürfnis, seine noch vorhandenen Fähigkeiten und Sinne voll auszuschöpfen. Beth bemühte sich verzweifelt, an der Realität festzuhalten und mit anderen Menschen Kontakt zu halten. Sie hat mich gelehrt zu hören, was sie mir mühsam mitteilen wollte, und ermutigt, Fragen zu stellen.

Ich habe vor einigen Jahren ein Altenheim in Finnland besucht. Als ich durch die Eingangstür trat, kam mir eine Gruppe entgegen: Die Bewohnerinnen und Bewohner waren in Wintermäntel und Schals gehüllt und brachen zu einem frühabendlichen Spaziergang auf. Kurze Zeit später kamen sie mit herrlichen Herbstblättern in den Händen zurück. Vom Personal erfuhr ich, dass hier das Grundrecht eines jeden Menschen, mindestens einmal am Tag ins Freie zu gehen, respektiert wird, was auch der Gesundheit diene.

Sue Benson,
Herausgeberin des Journal of Dementia Care

4 Settings

4.1
«Walking» in der stationären Akutversorgung

Rhonda Knight

Stellen Sie sich vor, als Krankenschwester für eine voll belegte Intensivstation der Inneren Medizin verantwortlich zu sein. Der Notfallalarm ertönt, Sie reagieren sofort und stellen fest, dass jemand kollabiert ist und weder auf Zuruf noch auf körperliche Stimuli reagiert. Sie und das Team beginnen mit der kardio-pulmonalen Reanimation, und im Nu steht der Wagen mit dem Notfallset und den Notfallmedikamenten bereit. Diesmal allerdings ist ein weiteres Teammitglied dabei – eine Krankenschwester im Ruhestand, die kürzlich mit der Diagnose Bronchialinfekt und Demenz eingewiesen wurde. Unglücklicherweise kann sie sich aufgrund ihrer Gedächtnisprobleme nicht daran erinnern, dass sie nicht mehr im Dienst ist und bei diesem medizinischen Notfall nicht eingreifen sollte. Das Szenario klingt zunächst unwahrscheinlich, wird jedoch in der stationären Akutversorgung im Laufe der Zeit immer wahrscheinlicher.

Die betagte Bevölkerung nimmt zu, parallel dazu steigt die Zahl der Menschen mit einer Demenz (Alzheimer Gesellschaft, 2004), weshalb auch mehr Demenzbetroffene in eine stationäre Akutversorgung kommen. Die Anzahl der speziell für Demenzkranke vorgesehenen Betten entspricht nicht dem Bedarf. Das hat zur Folge, dass viele Pflegekräfte, die sich für einen Arbeitsplatz in einem Akutkrankenhaus entschieden haben, unzureichend ausgebildet sind und sich getäuscht fühlen, weil sie nicht erwartet haben, dass sie so viele demenzkranke Patientinnen und Patienten betreuen müssen. Wie kann sich das Gesundheitspersonal im Setting eines Akutkrankenhauses oder einer Intensivstation auf Menschen mit Demenz einstellen, insbesondere auf solche, die ruhelos umhergehen?

Die Einweisung in ein Krankenhaus löst bei jedem kranken oder verletzten Menschen Angst aus. Das ist bei Demenzbetroffenen nicht anders, nur dass sie das Ereignis wegen ihres reduzierten Denkvermögens sowie ihrer eingeschränkten Urteils- und Planungssicherheit vielleicht noch wesentlich belastender empfinden. Norman (2003) geht davon aus, dass zwischen professionell Pflegenden, der Person mit Demenz und deren Angehörigen Probleme auftreten können, weil alle Beteiligten die Hospitalisierung anders begründen. Ein umfassendes Risiko-Assessment ist unter diesen Umständen von entscheidender Bedeutung (Allan, 1994). Es bedarf ferner effektiver Kommunikationswege zwischen den medizinisch-pflegerischen Berufsgruppen, die im Krankenhaussetting für Assessment, Planung, Implementierung und Evaluierung der Pflege zuständig sind, und der demenzkranken Person, ihren Verwandten und betreuenden Angehörigen.

«Wandering» kann den Eindruck einer unbe-friedigenden und lästigen Aktivität erwecken, obwohl bekannt ist, dass sie viele und verschie-dene Gründe haben kann (Holden/Chapman, 1994; Matteson/Linton, 1996; Algase et al., 1997; Colombo et al., 2001). Wer mit Demenzbetrof-fenen arbeitet, die gerne auf der Station, im Haus oder Pflegeheim umhergehen, sollte dieses Verhalten nicht ausschließlich ihren kognitiven Einschränkungen zuschreiben. Gut möglich, dass es noch andere Faktoren gibt, die es zu be-rücksichtigen gilt.

4.1.1
Warum geht die Person umher?

Pflegende, die mit einem person-zentrierten Be-treuungsansatz arbeiten, betrachten «Wande-ring» als eine Form der Kommunikation von Menschen, die sich nicht verbal ausdrücken können (Dewing, 1999). Sie werden diese Akti-vität weniger als problematisches Verhalten empfinden, vielmehr aufmerksam beobachten und nach der non-verbalen Botschaft fragen. So müssen beispielsweise alle Menschen zur Toilet-te gehen, eine demenzkranke Person kann sie in einer fremden Umgebung aber möglicherweise nicht finden, besonders wenn klare Beschilde-rungen fehlen.

Kognitive Einschränkungen
Menschen mit Demenz haben wegen ihres stark beeinträchtigten Kurzzeitgedächtnisses viel-leicht vergessen, warum sie ins Krankenhaus eingewiesen worden sind und wo sie sich befin-den. Sie sind plötzlich nicht mehr zu Hause in ihrer sicheren Umgebung, haben die Unterstüt-zung der Angehörigen und des Freundeskreises verloren und müssen ihre haltgebenden Alltags-gewohnheiten aufgeben. In der häuslichen Um-gebung fällt es einer Person mit Demenz leich-ter, mit unerwarteten Tagesereignissen zurecht zu kommen, weil sie von den Angehörigen hilf-reiche Hinweise und Tipps bekommt.

Im Krankenhaus kann es sein, dass sie die Umgebung nach einem bekannten Gesicht oder

einer vertrauten Stimme absucht, um sich die Situation erklären zu können. Pflegekräfte tun gut daran, sich Zeit für die neu aufgenommene demenzkranke Person zu nehmen, sie kennen zu lernen und ihr den Tagesablauf und die Maß-nahmen in kurzen, klaren Worten zu erklären, weil sich nur auf dieser Grundlage eine thera-peutische Beziehung entwickeln kann.

Delir
Patientinnen und Patienten mit einer kognitiven Einschränkung entwickeln aufgrund der to-xischen Wirkungen einer Infektion, aufgrund der Medikation, Dehydratation, Stoffwechsel-störung oder der körperlichen Belastung nach einer Operation häufig Anzeichen eines Delirs (Schuurman et al., 2001). Wenn sie dann ruhe-los umhergehen, kann dies auf die delirbedingte Hyperaktivität zurückzuführen sein. Pflegekräf-ten fällt es oft schwer, bei alten Menschen die Anzeichen einer akuten Verwirrtheit zu erken-nen – insbesondere bei demenzkranken alten Menschen – und dann die erforderlichen Maßnahmen zur Beseitigung der auslösenden körperlichen Ursachen zu ergreifen (Jordon/ Torrence, 1995; Schuurman et al., 2001). Haben Demenzbetroffene über lange Zeit hinweg psychotrope Arzneimittel eingenommen, kön-nen unerwünschte Nebenwirkungen wie Ruhe-losigkeit auftreten, worauf sie umherwandern (Coltharp et al., 1996).

Angst
Ist die Lebensgeschichte einer Person mit De-menz bekannt, fällt die Planung ihrer effektiven Betreuung leichter. Erlebnisse früherer Jahre, insbesondere aus Kriegszeiten, können dafür verantwortlich sein, dass die Person das Kran-kenhaus fürchtet und Angst davor hat, ein-gesperrt zu sein, oder dass sie sich eingeengt fühlt, was dann Klaustrophobiesymptome aus-löst.

Manche Leute beginnen am Spätnachmittag unruhig auf und ab zu gehen, weil sie vor Ein-bruch der Dunkelheit daheim sein wollen. Das ist vielleicht ein ganz natürlicher Drang, weil die meisten Menschen am Ende des Tages einen Ort aufsuchen, der Sicherheit und familiäre Geborgenheit repräsentiert. Dewing (2003) vermutet, dass diese «sundowning» genannte Aktivität von individuellen, nicht befriedigten Bedürfnissen ausgelöst sein könnte.

Wird die Person mit Demenz ganzheitlich eingeschätzt, werden die Implikationen ihrer Lebensgeschichte bedacht sowie die Auswirkungen eines schlechten Gesundheitszustands und der Medikation berücksichtigt, wird die sensorische Überlastung gesehen, die mit dem Aufenthalt auf einer voll belegten Intensivpflegestation einhergeht, kann die Betreuung so geplant werden, dass sie unterstützend wirkt und in dieser von Unsicherheit geprägten Zeit ihre Bedürfnisse befriedigt.

Schmerzen und Unbehagen

Schmerzen und Unbehagen sind Faktoren, die professionell Pflegende beeinflussen können, um das Wohlbefinden ihrer Schützlinge zu verbessern. Bei alten Menschen, insbesondere bei solchen mit Demenz, werden Schmerzen häufig nicht diagnostiziert und behandelt (Malloy/Hadjistavropoulos, 2004). Sie können ihre Missempfindungen oft nicht verbal äußern und gehen auf und ab, weil ihnen das Sitzen auf einem Stuhl zu unbequem ist. Sind sich Pflegende dieser Möglichkeit bewusst, können sie die Schmerzintensität mit Hilfe eines geeigneten Assessmentinstruments einschätzen (Davies et al., 2004a; 2004b).

Bekommt die Person mit Demenz regelmäßig Schmerzmittel angeboten und verabreicht, kann sie möglicherweise bequem sitzen bleiben und sich entspannen. Manchmal führt die mangelhafte Durchblutung der Beine zu Krämpfen oder zum Restless-legs-Syndrom, was Betoffene veranlasst, sich durch Gehen Erleichterung zu verschaffen.

Fallbeispiel

Als Maria Z. ins Krankenhaus kam, erwähnte ihr Sohn beim Aufnahmegespräch ein paar Einzelheiten aus ihrer Vergangenheit, um eine person-zentrierte Pflegeplanung zu ermöglichen. Er berichtete auch, dass sie in jüngster Zeit gestürzt war. Während der ersten 24 Stunden ihres Krankenhausaufenthalts ging sie unablässig auf der Station umher und weinte gelegentlich. Obwohl das Personal versuchte, sie zu trösten und zu beruhigen, wirkte Maria Z. weiterhin recht unglücklich. Bei einem Gespräch der Pflegekräfte mit ihrer Schwiegertochter erwähnte diese, dass Maria Z. Arthritis und deshalb Schmerzen habe; ein Thema, das der Sohn nicht angesprochen hatte. Daraufhin wurde ihr ein regelmäßig einzunehmendes orales Analgetikum verordnet. Nach zwei Tagen konnte sie ruhig dasitzen und sich mit anderen unterhalten; ihre entspannte Miene ließ auf Schmerzfreiheit schließen.

Menschen mit Demenz leiden häufig auch an Obstipation, weshalb ihnen das Sitzen unangenehm ist (Jordon/Torrence, 1995). Wenn sie unzählige Male die Toilette aufsuchen, wirkt ihre Aktivität ziellos, besonders wenn es ihnen schwer fällt, die Toilette zu finden. Pflegende müssen sie deshalb auffordern, ausreichend zu trinken und, falls angemessen, für eine ballaststoffreiche Kost sorgen. Manchmal kann es auch erforderlich sein, für kurze Zeit ein Laxantium oder Suppositorium zu verabreichen, um das Obstipationsproblem zu lösen.

Fallbeispiel

Die alzheimerkranke Ruth H. wurde ins Krankenhaus eingewiesen, weil sie im Pflegeheim immer verwirrter und aggressiver wurde. Beim stationären Assessment stellte sich heraus, dass sie dehydriert und obstipiert war. Vermutlich fühlte sie sich dadurch so unbehaglich, dass sie Tag und Nacht ruhelos umherging und sich nicht einmal zum Essen oder Trinken niedersetzen konnte. Um Mangelerscheinungen vorzubeugen, bekam sie Häppchen angeboten und Getränke, die sie während des Gehens trinken konnte. Nachdem ihre Stuhlverstopfung behoben war, verbrachte Ruth H. aber weiter extrem viel Zeit mit entschlossenem Gehen. Eines Tages kam ein Besucher mit einem schwarzen Labrador auf die Station; Ruth H. brachte dem Hund große Zuneigung entgegen und wiederholte ständig den Namen «Blacky». Nach und nach erfuhr das Personal, dass sie früher einen Hund dieser Rasse mit diesem Namen besessen hatte. Das Tier kam regelmäßig auf die Station, und Ruth H. war immer gerne bereit, ihn auf den Fluren spazieren zu führen.

Manchmal sucht die Person mit Demenz vergeblich nach ihren Zigaretten und fühlt sich deshalb nicht wohl. Vielleicht sucht sie auch nach einem ruhigen Plätzchen zum Rauchen. Ein anderer einfacher, leider oft übersehener Grund für das unruhige Umhergehen einer demenzkranken Person ist, dass sie hungrig oder durstig ist und hofft, auf irgend etwas Ess- oder Trinkbares zu stoßen. Gut möglich, dass sie nach einem Fläschchen Alkohol fahndet, um sich in dieser fremden und verwirrenden Umgebung einen entspannenden Schluck zu gönnen (Perrin, 1997). Nicht alle Menschen fühlen sich wohl, wenn sie ständig von Leuten umgeben sind, was im Krankenhaus der Fall ist. Manche sind lieber alleine und beschäftigen sich mit Dingen, für die sie nicht unbedingt andere brauchen. Vielleicht sucht die ruhelos umhergehende Person mit Demenz Gesellschaft oder eine sinnvolle Beschäftigung, es kann aber auch umgekehrt sein, dass sie nach einem friedlichen Ort Ausschau hält, an dem sie allein sein kann, weg vom Lärm und der Unruhe einer Pflegestation (Matteson/Linton, 1996).

Lebensgewohnheiten

Um zu verstehen, warum eine Person mit Demenz unruhig im Krankenhaus umhergeht, müssen sich die Betreuungskräfte unbedingt mit ihr vertraut machen; müssen wissen, was sie mag und was nicht, welche Gewohnheiten sie hat, welchen Beruf sie ausübt oder ausgeübt hat, und was sie in ihrer Freizeit gerne tut. Nur dann bekommen sie die erforderlichen Hinweise, die es ihnen ermöglichen, eine Betreuungsumgebung zu schaffen, in der sich ihr Schützling etwas sicherer fühlt.

Fallbeispiel

Bernd S. war früher Innenarchitekt und ist in diesem Beruf ganz aufgegangen. Während seines Krankenhausaufenthalts inspizierte er die Station unablässig nach fälligen Reparaturen. Eines Tages war auf dem Flur das Geräusch herumspritzenden Wassers zu hören. Er hatte den Feuerlöscher in der Hand und besprühte damit die Wand. Als er gefragt wurde, was er da tat, erwiderte Bernd S.: «Die Wand sandstrahlen, bevor ich sie anmale.» Mit seiner Hilfe war der wässrige Schaum dann schnell beseitigt.

Manche Menschen waren ihr Leben lang gerne zu Fuß unterwegs und haben dieses Bedürfnis weiterhin. Die Lebensgeschichte oder Biographie kann entscheidende Hinweise liefern und erklären, warum jemand immer zu einer bestimmten Tageszeit auf den Beinen ist. Vielleicht hat die Person oft Nachtdienst gehabt oder musste beruflich viel gehen – etwa als Postbote, Polizist, bei den Streitkräften, beim persönlichen Kassieren von Versicherungsbeiträgen oder gar im Pflegedienst.

Um sich in einer verwirrenden Umgebung sicherer fühlen zu können, oder weil ihnen eine sinnvolle Beschäftigung fehlt, wollen Demenzbetroffene möglicherweise altgewohnte Dinge tun, etwa zur Arbeit gehen oder die Kinder von der Schule abholen. Es ist sehr stark anzunehmen, dass die Person mit Demenz einen Grund hat – einen für sie logischen Grund – das Krankenhausgelände zu verlassen (Greenwood et al., 2001).

Langeweile

Untersuchungen in Pflegeheimen haben ergeben, dass die Zeit, in der Demenzbetroffene dort aktiv beschäftigt sind, pro Tag nur einen geringen Prozentsatz ausmacht (Brooker et al., 1998). Das wird in einer Akutpflegesituation höchst wahrscheinlich nicht anders sein. Das Fehlen einer interessanten und befriedigenden Aktivität kann ein Verhalten auslösen, das mit dem Etikett «Wandering» versehen wird (Perrin, 1997), obwohl die betreffende Person lediglich versucht, der Langeweile zu entkommen und sich mit einer vertrauten Tätigkeit die Zeit zu vertreiben, etwa mit spazieren gehen, Golf spielen oder den Hund ausführen.

Sehen und hören

Auch die räumliche Ausstattung einer Akutpflegestation kann Demenzbetroffenen Probleme bereiten. Spiegelnde Fußböden, grelle Beleuchtung und die intensive Geräuschkulisse können eine effektive Kommunikation erschweren. Für das Wohlbefinden eines Menschen mit Demenz ist ferner wichtig, dass er nicht über Gebühr von einer Seh- oder Hörbehinderung beeinträchtigt wird.

Nicht selten sind es folgende Szenarien, die die Patientin oder den Patienten noch hilfloser machen: Sie oder er trägt die falsche oder eine verschmutzte Brille oder überhaupt keine, oder das Hörgerät ist ausgeschaltet, es «pfeift» oder die Batterie ist leer. Es fällt in den Verantwortungsbereich der professionellen Pflegekraft, sicherzustellen, dass ihr Schützling die richtige Brille trägt und das Hörgerät richtig funktioniert. Sie muss möglicherweise einen Optiker oder Hörgerätespezialisten hinzuziehen, der die Hilfsmittel überprüft und gegebenenfalls erneuert. Sind die Seh- und Hörprobleme behoben, kann die Person auch wieder besser kommunizieren.

4.1.2
Besondere Gefahren im Akutpflegesetting

Die Pflegeumgebung eines demenzkranken Menschen kann externe und interne Gefahren bergen, die dem Betreuungspersonal Sorgen bereiten. Außerhalb der unmittelbaren Pflegeumgebung sind das Treppen, Korridore und verkehrsreiche Straßen. Auf einer Notfallstation steht der mit verschiedenen Geräten und Medikamenten bestückte Notfallwagen immer in Reichweite. Andere Gerätschaften können zweckentfremdet werden, etwa Feuerlöscher, Sauerstoffflaschen, Infusionsständer, Vakuumdrainagen und Schmerzmittelpumpen.

Ein akutpflegebedürftiger Mensch mit Demenz braucht vielleicht Infusionen, einen Katheter, Sauerstofftherapie oder ein Langzeit-EKG. Das vermutlich bereits unter Zeitdruck arbeitende Personal muss Infusionen, Katheterschläuche, Wundverbände und Sauerstoffmasken sorgfältig überwachen, weil sie gerne entfernt werden.

Manchmal hilft es, den Katheterschlauch in einer langen Hose zu verbergen; ein vorübergehend nicht benötigter venöser Zugang lässt sich verbinden und von einem Ärmel bedecken. Die Monitore für ein 24-Stunden-EKG sind bequem in einer Gürteltasche unterzubringen, und manche Leute akzeptieren einen weichen Nasenschlauch zur Sauerstoffgabe eher als eine Sauerstoffmaske. In solchen Situationen müssen alle Berufsgruppen im Krankenhaus zusammenwirken, im multidisziplinären Team sorgfältig und realistisch abwägen, welche Gerätschaften tatsächlich notwendig sind, und kreative Lösungen zur effektiven Nutzung der unentbehrlichen Geräte finden.

4.1.3
Verletzungsgefahren und Fixierung

Manchmal sind ärztliche und pflegerische Fachkräfte in Sorge, weil eine ständig umhergehende Person mit Demenz gefährdet ist, zu stürzen oder gegen ein Möbelstück zu rennen und sich dabei zu verletzen. Der Einsatz chemischer und mechanischer Fixierungen ist umstritten und ein emotional diskutiertes Thema (Dewing, 1999). Die Forschung hat festgestellt, dass sich demenzkranke Menschen, die körperlich fixiert werden, daraufhin oft noch schwerer verletzen und häufig noch agitierter werden (Rogers/Bocchino, 1999; Irving, 2002).

Wird eine Person medikamentös sediert, kann dies zu Sturzverletzungen führen; starke Beruhigungsmittel lösen oft unerwünschte Nebenwirkungen aus. Jeder Mensch mit Demenz ist einmalig, und jede Entscheidung über den Einsatz solcher Arzneimittel sollte den Vorschriften des Hauses gemäß erfolgen, unter Einbeziehung der betroffenen Person, ihrer Angehörigen und jedes einzelnen Mitglieds des multidisziplinären Teams. Die Maßnahme ist an geeigneter Stelle zu dokumentieren und in kurzen Zeitabständen zu überprüfen.

Oft befürchtet das Krankenhauspersonal, ein demenzkranker Mensch könnte die Station unbemerkt verlassen und nicht mehr zurück finden. Pflegende sind meist entspannter, wenn die Türen abgeschlossen sind, weil sie dann ihre Kräfte auf den Patienten oder die Patienten konzentrieren und sich mit ihm oder ihr beschäftigen können, ohne das Gefühl zu haben, eigentlich den Ausgang überwachen zu müssen. Dies wiederum wirft Fragen nach der Rechtmäßigkeit der Maßnahme auf, weil umstritten ist, ob jemand gegen den eigenen Willen eingesperrt werden darf.

In diversen Studien wurde untersucht, ob unterschiedliche Muster im Bodenbelag und getarnte Ausgänge geeignet sind, Demenzbetroffene von Versuchen abzuhalten, ihre Pflegeumgebung zu verlassen (Hewawasam, 1996; Roberts, 1999). Eine Literaturübersicht hat allerdings ergeben, dass getarnte Ausgänge die Zahl der Entweichungsversuche nicht reduziert haben (Price et al., 2005).

4.1.4
Verstehen und kommunizieren

Wie sich jemand in Bezug auf andere Menschen sieht, wird von der allen zwischenmenschlichen Beziehungen zugrundeliegenden Sozialpsychologie bestimmt. Positive zwischenmenschliche Interaktionen bestätigen der Person, dass sie als Person wertgeschätzt wird. Im schlimmsten Fall können negative zwischenmenschliche Interak-tionen eine Person herabwürdigen, dadurch ihr Selbstwertgefühl beschädigen und ihr Personsein untergraben. Kitwood (1997) hat solche Situationen als «maligne Sozialpsychologie» bezeichnet, d.h. eine Person marginalisieren und infantilisieren, was ihre Behinderung noch verstärkt. Meist wird ein Mensch nicht absichtlich herabgewürdigt, doch die emotionalen Folgen können für das Opfer verheerend sein.

Harbourne (1996) ist der Ansicht, dass die innere Einstellung des Pflegepersonals das Verhalten der demenzkranken Person beeinflusst, und eine negative Haltung dazu führen kann, dass sie sich wesentlich schlechter fühlt. Wenn sich Pflegende die Folgen ihrer Handlungen und Worte stärker bewusst machen, werden sich ihre Schützlinge vermutlich erheblich wohler fühlen.

Fallbeispiel

Heidemarie W. wurde wegen eines Bronchialinfekts auf eine Intensivpflegestation eingewiesen. Sie bekam Antibiotika i. v. und sprach gut auf die Behandlung an. Früh morgens wachte sie auf, stieg aus dem Bett und ging mit Hilfe ihres Gehwagens zum Pflegestützpunkt, wo die Krankenschwestern die im Laufe des Tages benötigten Infusionen herrichteten.

«Was machen Sie hier in meinem Haus?» wollte sie ärgerlich wissen. «Raus hier! Raus!»

Die Stationsleiterin erinnerte die Patientin freundlich daran, dass sie im Krankenhaus sei, doch sie ließ sich nicht von ihrer Meinung abbringen und hielt die Pflegekräfte für Eindringlinge in ihrem Haus. Eine andere Krankenschwester erklärte ihr, dass sie die Medikamente für andere Kranke auf der Station herrichte und fragte, ob sie sich vielleicht auch nicht wohl gefühlt habe und deshalb im Krankenhaus sei? Heidemarie L. bestätigte sofort, dass auch sie sich nicht wohl fühle, und schien daraufhin die Tatsache, das sie im Krankenhaus war, zu akzeptieren.

Wenn eine Person freundlich behandelt und in einer fremden Umgebung unterstützt wird, lassen sich manche Schwierigkeiten, die das Personal einer Gesundheitseinrichtung beim Umgang mit Demenzkranken als belastend empfindet, in Grenzen halten. Vielleicht muss Zeit dafür sein, jemandem die Hand zu halten, eine verunsicherte Person zu trösten und ihr gut zuzureden. Das könnte die auf Intensivstationen übliche Auffassung erschüttern, eine Pflegekraft arbeite nicht, wenn sie dabei ertappt wird, wie sie einfach dasitzt, mit jemandem spricht oder jemandem zuhört, insbesondere einem Menschen mit Demenz.

Hervorragende Kommunikationsfertigkeiten sind von entscheidender Wichtigkeit (Morris, 1999; Killick/Allan, 2001; Ward, 2002). Um die Person nicht mit Informationen zu überfordern, ist das Tempo ihrer Aufnahmefähigkeit anzupassen. Bucks und Radford (2004) haben herausgefunden, dass Demenzbetroffene ungeachtet ihrer kognitiven Einschränkungen nach wie vor fähig sind, nonverbale Zeichen zu interpretieren. Deshalb muss der Kommunikationsprozess ganzheitlich gesehen und auf den verbalen und nonverbalen Inhalt geachtet werden. Schließlich kann etwas auch mit Hilfe von Metaphern mitgeteilt werden.

Wir dürfen nicht unterschätzen, wie wichtig eine vertraute Umgebung und Alltagsgewohnheiten für das Sicherheitsgefühl sind. Damit eine demenzkranke Person in der fremden und lauten Umgebung einer voll belegten Intensivpflegestation überleben kann, müssen die ärztlichen und pflegerischen Fachkräfte kreativ und flexibel vorgehen. Sie müssen Verständnis aufbringen für eine Person, die das Bedürfnis hat, umherzugehen und ihr entgegenkommen (McCloskey, 2004). Sämtliche Mitglieder des multidisziplinären Teams müssen sich einbringen, damit die notwendige, über das normale Maß hinausgehende emotionale Energie für die Kommunikation mit der demenzkranken Person tatsächlich aufgebracht wird.

> ### Fallbeispiel
>
> Margret D. war eine energische, umgängliche alte Dame, die in jüngeren Jahren als Hausangestellte gearbeitet und kein leichtes Leben gehabt hatte. Sie kam mit den Symptomen einer Harnwegsinfektion auf die Station und wirkte zunehmend verwirrt und agitiert. Margret D. ging auf der Station herum, hielt immer wieder an, schaute in die Schränke und Schubladen anderer Leute, räumte dort herum und sorgte für Ordnung und Sauberkeit.
>
> Dass die anderen Kranken und deren Angehörige von ihrer Hilfe keineswegs angetan waren, wird nicht überraschen. Nachdem sich ihre Infektion durch die Antibiotika langsam gebessert hatte, trug ihr das Pflegepersonal auf, sich am Abstauben zu beteiligen und sich um die Blumenvasen zu kümmern. Ihr Schaffensdrang wurde in eine angemessenere Richtung geleitet.

Wir müssen einen Schritt zurücktreten und fragen, was uns die Person mit Demenz mitteilen möchte: darin besteht das Geheimnis. Was braucht sie? Wonach hält sie Ausschau? Was würde ihr Wohlbefinden verbessern? Wer in einem Gesundheitsberuf tätig ist, muss sich stets daran erinnern, dass es hier um Menschen geht, die Achtung und Höflichkeit verdienen. Das schließt auch den von einer Demenz beeinträchtigten Menschen ein, der wegen anderer Erkrankungen oder einer Operation Intensivpflege benötigt.

Schwierige Situationen werden vermutlich immer wieder auftreten. Die an einer Demenz leidende Krankenschwester im Ruhestand wird womöglich weiter versuchen, in Notfällen hilfreich einzugreifen. Es gibt keine Zauberformel und keine leichten Antworten. Als Angehörige eines Gesundheitsberufs müssen Sie sich dennoch fragen, wie Sie mit solchen Situationen, denen Sie in der Akutpflege künftig wohl zunehmend häufiger begegnen, umgehen werden.

Literatur

Algase D, Kupferschmid B, Beel-Bates C, Beattie E (1997) Estimates of stability of daily wandering behaviour among cognitively impaired long-term care residents. *Nursing Research* 46(3) 172–178.

Allan K (1994) *Dementia in acute units: wandering.* Nursing Standard 16(9) 32–34.

Alzheimer's Society (2004) *Policy positions: Demography.* [online] Available on http://www.alzheimers.org.uk/News_and_campaigns/Policy_Watch/demography.htm and accessed 14.08.05

Brooker D, Foster N, Banner A, Payne M, Jackson L (1998) The efficacy of Dementia Care Mapping as an audit tool: Report of a 3-year British NHS evaluation. *Aging & Mental Health 2(1)* 60–70.

Bucks R, Radford S (2004) Emotion processing in Alzheimer's disease. *Aging & Mental Health* 8(3) 222–232.

Colombo M, Vitali S, Cairati M, Perelli-Cippo R, Bessi O, Gioia P, Guaita A (2001) Wanderers: Features, findings, issues. *Archives of Gerontology and Geriatrics* 33 (Supplement 1) 99–106.

Coltharp W, Ritchie M, Kaas M (1996) Wandering. *Journal of Gerontological Nursing* 22(11) 5–10.

Davies E, Male M, Reimer V, Turner M, Wylie K (2004a) Pain assessment and cognitive impairment: part 1. *Nursing Standard* 19(12) 39–42.

Davies E. Male M, Reimer V, Turner M, Wylie K (2004b) Pain assessment and cognitive impairment: part 2. *Nursing Standard* 19(13) 33–40.

Dewing J (1999) Dementia part 4: risk management. *Professional Nurse* 14 (11) 803–805.

Dewing J (2003) Sundowning in older people with dementia: evidence base, nursing assessment and interventions. *Nursing older people* 15(8) 24–31.

Greenwood D, Loewenthal D, Rose T (2001) A relational approach to providing care for a person suffering from dementia. *Journal of Advanced Nursing* 36(4) 538–590.

Harbourne A (1996) Challenging behaviour in older people: nurses' attitudes. *Nursing Standard* 11(12) 39–43.

Hewawasam L (1996) Floor patterns limit wandering of people with Alzheimer's. *Nursing Times* 92(23) 41–44.

Holden U, Chapman A (1994) *«Wait a minute!» A practical guide on challenging behaviour and aggression for staff working with individuals who have dementia.* Stirling: Dementia Services Development Centre.

Irving K (2002) Governing the conduct of conduct: are restraints inevitable? *Journal of Advanced Nursing* 40(4) 405–412.

Jordon S, Torrence C (1995) Bionursing: Confusion in elderly people. *Nursing Standard* 10(6) 30–32.

Killick J, Allan K (2001) *Communication and the care of people with dementia.* Buckingham: Open University Press.

Kitwood T (1997) *Dementia reconsidered: the person comes first:* Buckingham: Open University Press.

Malloy D, Hadjistavropoulos T (2004) The problem of pain management among persons with dementia, personhood, and the ontology of relationships. *Nursing Philosophy* 5 (2) 147–159.

Matteson M, Linton A (1996) Wandering behaviours in institutionalised persons with dementia. *Journal of Gerontological Nursing* 22(9) 39–46.

McCloskey R (2004) Caring for patients with dementia in an acute care environment. *Geriatric Nursing* 25(3) 139–144.

Morris C (1999) Building up a toolbox of strategies for communications. *Journal of Dementia Care* 7(4) 28–30.

Norman R (2003) Acute nursing care for people with dementia. Developing practice guidance. Dementia care in acute hospital settings. [online] Available on http://changeagentteam.org.uk/_library/RACHEL%20Guidancedevelopmentreport.PDF and accessed 20.08.05.

Packer T (1999) Dementia Part 3: communication. *Professional Nurse* 14(10) 727–731.

Perrin T (1997) Occupational need in severe dementia: a descriptive study. *Journal of Advanced Nursing* 25(5) 934–941.

Price JD, Hermans DG, Grimley Evans J (2005) Subjective barriers to prevent wandering of cognitively impaired people (Review) *The Cochrane Database of Systematic Reviews Issue 3.* Available on http//www.mrw.interscience.wiley.com/cochrane/clsysrev/articles/CD001932/pdf_fs.html and accessed 30.08.05

Roberts C (1999) The management of wandering in older people with dementia. *Journal of Clinical Nursing* 8(3) 322–323.

Rogers R, Bocchino N (1999) Restraint-free care: Is it possible? *American Journal of Nursing* 99(10) 26–34.

Schuurman M, Sijmen S, Shortridge-Baggett L (2001) Early recognition of delirium: a review of the literature. *Journal of Clinical Nursing* 10(6) 721–729.

Ward, R. (2002) Dementia, communication and care. *Journal of Dementia Care* 10(5) 33–36.

In der Tagesklinik: «Den gewohnten Gang gehen»

Pamela Wilson

Die Tagesklinik von West Port liegt im Herzen Schottlands, inmitten einer herrlichen Landschaft – ein Wanderparadies direkt vor unserer Haustür. Dieses Paradies wird auch heute noch so hoch geschätzt wie zur der Zeit, als unser Klientel im Kindesalter war. Unsere Schützlinge schwelgen oft in schönen Erinnerungen: vom meilenlangen Schulweg, den sie zu Fuß zurückgelegt haben, vom Kirchgang, vom Weg zum Lebensmittelladen, davon, dass sie früher beim Spielen viel mehr herumgerannt sind, verglichen mit den Kindern heute, die ihre Freizeit weniger aktiv verbringen.

Das Gehen gehörte zum Leben eines jeden erwachsenen Menschen – selbstverständlich ging man zu Fuß zur Arbeit oder fünf Meilen zum Tanzen in die Robertson Village Hall. Gehen war damals eine gesellige Angelegenheit. Die jungen Damen gingen in Grüppchen spazieren und trafen mit schöner Regelmäßigkeit auf eine Gruppe junger Männer; Freundschaften, ja sogar Ehen gingen daraus hervor. Eine alte Dame erinnert sich, wie sie vor 60 Jahren ihren Mann kennen gelernt hat, als sie den Ruberslaw Hill hoch ging. Auch heute noch sind ältere Männer in vergnügten Grüppchen im Stadtpark unterwegs; sie genießen die Bewegung und die oft mit Spaziergängen verbundene Geselligkeit. Wer begriffen hat, wie wichtig das Gehen für diese Generation war und noch immer ist, wird nicht überrascht sein, dass es in einer Tagespflegestation sehr oft um dieses Thema geht, sei es während oder außerhalb der Betreuungszeit.

Die größte Herausforderung für die Tagesklinik besteht darin, eine Person davon zu überzeugen, dass die Teilnahme am Beschäftigungsangebot ihre Alltagsgewohnheiten nicht zu sehr stört: den Gang zur Bank am Donnerstag für die Rente, den Gang zu den Geschäften am Dienstag, den täglichen Gang für Brot, Milch und die Zeitung, nicht zu vergessen den täglichen Gang mit dem Hund. Soll der Übergang in das Leben in einer Tagespflegeeinrichtung gelingen, kommt es entscheidend darauf an, die Tage zu planen, die Bring- und Abholzeiten festzulegen und sinnvolle Aktivitäten anzubieten. Uns ist daran gelegen, die Ängste unserer Schützlinge zu lindern, um ein genaueres Assessment ihres Kurzzeitgedächtnisses und ihrer kognitiven Fertigkeiten zu ermöglichen; immer mit dem Ziel, ihr Wohlbefinden zu verbessern. Die Pflegeforschung hat herausgefunden, dass alte Menschen länger leben, wenn sie ihr gewohntes Pensum an körperlichen Aktivitäten länger beibehalten, beispielsweise weiter zu Fuß gehen, einkaufen, gärtnern und Hausarbeit verrichten (Morgan/Clarke, 1997).

Mit diesen Tatsachen vor Augen ist klar, wie wichtig ein enger Kontakt mit der Klientin oder dem Klienten, den Angehörigen und Betreuungspersonen ist, damit gleich zu Beginn die Weichen richtig gestellt werden, hin zum möglichst langen Erhalt und möglichst geringer Beeinträchtigung ihrer persönlichen Unabhängigkeit. Um dieses Ziel zu erreichen, muss das Pflegepersonal einfallsreich, aufgeschlossen, taktvoll und selbstverständlich professionell sein. Das ist manchmal nicht so leicht, etwa wenn der Gast wenig Krankheitseinsicht zeigt oder versichert, es sei völlig ungefährlich gewesen, den Hund mitten auf der Straße spazieren zu führen.

Unsere Schützlinge werden mit dem Bus von zu Hause abgeholt und wieder zurückgebracht. Sie klagen regelmäßig darüber, wie lächerlich es sei, den Bus zu nehmen: «Ich wohne doch ganz in der Nähe» (etwa 200 bis 250 m entfernt), «Ich bin mein Leben lang zu Fuß gegangen, warum soll ich das jetzt nicht mehr tun?» Richtig, warum nicht? Letztlich ist es eine Sache der Verantwortung. Die diensthabende Pflegekraft ist dafür verantwortlich, dass alle Gäste der Tagesstätte sicher hin und zurück transportiert werden. Ist dieses Thema für die betreffende Person sehr angstbesetzt, wird es mit ihr und den betreuenden Angehörigen besprochen; auch Mitglieder des multidisziplinären Teams nehmen an diesem Gespräch teil. Die Klientenwünsche werden dokumentiert. Wenn wir zu dem Ergebnis kommen, dass es weder ihnen noch uns schadet, können sie den Weg zur Tagesklinik und wieder nach Hause zu Fuß zurücklegen. Die Situation wird fortlaufend beobachtet. Wir dürfen nicht vergessen, warum dieser Gast bei uns ist und welche Vorteile er davon hat, dürfen die Person aber auch nicht durch Überbehütung bestrafen.

4.2.1
Die Stimmung heben

Leider steht uns kein abgeschlossener Garten zur Verfügung, in dem unsere Gäste frei herumgehen können, was wirklich ein großes Manko ist. Vermutlich fühlen sich deshalb manche Leute in den Räumen gefangen. Wir versuchen, diesen Mangel durch häufige Park- und Gartenbesuche (je nach Witterung) auszugleichen oder indem wir die Straße entlang spazieren. Ich bin immer wieder erstaunt, wie viele Leute für ein Schwätzchen bei uns anhalten. Unsere Schützlinge sind dann immer besserer Stimmung. Sie wurden wahrgenommen oder erkannt; ein freundlicher Gruß zaubert unweigerlich ein Lächeln auf ihre Gesichter. Unsere Klientinnen und Klienten äußern oft, wie überaus gut ihnen die frische Luft tut, und wie gesund die Bewegung ist; vielleicht sollten wir ihren Bemerkungen mehr Beachtung schenken. Coghlan (1994) verstärkt dieses Argument und zitiert Studien, die nachgewiesen haben, dass körperliche Bewegung Depressionen reduziert und dieser Effekt bei älteren Personen am ausgeprägtesten ist.

Die meisten Menschen mit einer Demenz, die unsere Einrichtung besuchen, befinden sich in den frühen bis mittleren Stadien der Erkrankung und sind sich wohl durchaus bewusst, dass ihre Fähigkeiten teilweise nachlassen. Beim Gehen bekommen sie wieder verstärkt das Gefühl, eigenständig und unabhängig zu sein. «Seht her, es geht mir gut, ich laufe draußen herum, ich kann zum Einkaufen gehen, ich kann zur Post gehen

…». Ja, auf den ersten Blick macht Frau Schmidt einen gesunden Eindruck. Sie geht munter in der Stadt herum und sieht nicht aus, als litte sie an einer degenerativen Hirnerkrankung. Ich denke, dass manche Leute den Grad ihrer Erkrankung am Grad ihrer körperlichen Leistungsfähigkeit und ihres körperlichen Wohlbefindens messen. Diese Auffassung ist vermutlich auf das fehlende Wissen über psychiatrische Krankheiten sowie auf das damit verbundene Stigma zurückzuführen. Sollte das Gehen zu einem Bewältigungsmechanismus werden, der hilft, in dieser zunehmend verwirrenderen Welt zurechtzukommen, verdient diese Aktivität jede Unterstützung.

Personalmangel und Arbeitspensum machen es nicht eben leicht, ab sofort Ausflüge und Spaziergänge im Freien aktiv zu fördern. Wenn wir den Eindruck haben, dass es dem Pflegepersonal nicht möglich ist, mit den Leuten rauszugehen, bieten wir andere sinnvolle Aktivitäten an oder setzen eine andere leichte körperliche Bewegung aufs Tagesprogramm, etwa Sitzball oder Sitztanz. Grundsätzlich versucht das Betreuungspersonal, die Wünsche unserer Gäste nach Bewegung zu erfüllen. Zugegeben, manchmal komme ich nicht umhin, Prioritäten zu setzen, damit jemand von einer Pflegekraft begleitet nach draußen gehen kann. Bei solchen Gelegenheiten habe ich selbst gesehen, wie sehr die Leute darauf brennen rauszugehen; wird ihr Wunsch nicht erfüllt, kann es sein, dass sie noch ängstlicher werden, was sie wiederum noch mehr verwirrt und dazu führt, dass sie nicht mehr gerne in die Einrichtung kommen.

Ich habe in solchen Situationen großes Mitgefühl mit unseren Gästen, weil ich denke, dass sie vielleicht den ganzen Reglementierungen der Einrichtung entkommen möchten. Sie wollen frei sein zu tun, was sie wollen und wann sie es wollen. Rausgehen, die frische Luft einatmen, einen Fuß vor den anderen setzen: Das ist etwas, was sie tun können, ohne Angst haben zu müssen, etwas falsch zu machen. Sie wollen das Angstgefühl «weglaufen» und versuchen, durch Gehen die Verwirrung zu lindern. Wenn sie in den vertrauten Straßen herumgehen, leben Erinnerungen an glücklichere Tage wieder auf, die Angst nimmt ab, und langsam fühlen sie sich sicherer und ruhiger. In gehobener Stimmung erscheint ihnen der Gedanke, wieder zurück in die Tagesklinik zu gehen, gar nicht mehr so abwegig.

4.2.2
Gefahren fortlaufend einschätzen

Ich habe bereits erwähnt, dass wir für die Sicherheit unseres Klientels verantwortlich sind. Als professionelle Pflegekräfte schätzen wir fortlaufend Gefahren ein, treffen Entscheidungen und setzen Maßnahmen um, was jedoch nur effektiv gelingt, wenn wir möglichst viel über die Person wissen und sie möglichst gut verstehen. Mit diesem Wissen ausgestattet kann ich verantwortlich handeln und beispielsweise einen Kompromiss mit Herrn Braun vertreten, nämlich ihm gestatten, die Tagespflegestation für einen Spaziergang zu verlassen, solange er zur Kaffeezeit wieder zurück ist. Er geht also los, mit einem großen Zettel in der Tasche, der ihn an die Abmachung erinnert. Der Kompromiss funktioniert. Er ist zufrieden, dass er weiter seiner liebsten Freizeitbeschäftigung nachgehen kann, und ich bin glücklich, weil er weiter gerne zu uns kommt und vermutlich seinen Spaziergang nicht am späteren Abend, bei Winterwetter und in der Abenddämmerung unternimmt.

Manchmal rufen uns auch andere Betreuungskräfte, Nachbarinnen oder Nachbarn an, die sich große Sorgen machen, beispielsweise weil Johanna S. frühmorgens oder spätabends draußen herumläuft oder bereits seit Stunden die gleiche Straße rauf und runter geht. Solche Berichte sind alarmierend. Der Grund für den Fußweg ist verschwunden, die Alltagsgewohnheiten haben sich aufgelöst; das Leben von Johanna S. bricht in Stücke. Mit abnehmender Kognition wirkt das zielstrebige Gehen auf den Betrachter recht ziellos; ja selbst für Johanna S. ist der Sinn inzwischen nebulös. Vielleicht heißt es nun, Johanna S. habe angefangen zu «wandern». Da sie nicht mehr selbst für ihre Sicherheit sorgen kann, ist sie den Gefahren des Stra-

ßenverkehrs und der Witterung preisgegeben; sie kann oder will nicht mehr angemessen reagieren oder begreifen, weshalb sie Gefahr läuft, übers Ohr gehauen oder auf offener Straße ausgeraubt zu werden.

Wenn der Niedergang kognitiver Fähigkeiten Probleme dieser Art auslöst, brechen meist die Betreuungsarrangements zusammen, und es kommt zur Einweisung in ein Pflegeheim. In solchen Fällen bemühen wir uns, den Zeitpunkt der Übersiedlung in eine Langzeitpflegeeinrichtung hinauszuzögern und vermitteln einen ambulanten Pflegedienst, dessen auf Demenzpflege spezialisierte Fachkräfte dann versuchen, die Person zu unterstützen. Auch sie können nur dann Hilfestellung geben, wenn sie die Klientin oder den Klienten gründlich kennen. Im oben genannten Fall beispielsweise war bekannt, dass Johanna S. früher jeden Morgen um 8:00 Uhr zum Zeitungskiosk gegangen ist, weshalb sie künftig von der Betreuerin begleitet wird, um ihre alten Gewohnheiten möglichst wieder zu festigen.

4.2.3
Die Umgebung interessant gestalten

Die Gäste der Tagesklinik werden nicht zum Herumsitzen gezwungen sondern ermuntert, sich ganz nach Wunsch zu bewegen. Obwohl die Station recht klein ist, versuchen wir, die Wege abwechslungsreich zu gestalten und mit interessanten Sachen zu dekorieren, z.B. mit einem Stadtplan von Hawick, historischen Stadtansichten und Zeitungsausschnitten.

Schließlich gibt es eine Untersuchung, die belegt, dass das Gehen dem allgemeinen Gesundheitszustand ebenso förderlich ist wie intensivere Bewegungsübungen, etwa Aerobic (Wimbush, 1994). Angesichts dieser Tatsache und der Freude unserer Gäste am Gehen hat die Tagespflegeeinrichtung ein neues Angebot geschaffen: die Dienstags-Wandergruppe. Sie besteht aus vier begeisterten Mitgliedern – drei davon haben sich über 70 Jahre lang mit regelmäßigen Wanderungen sehr fit gehalten – und weiteren Personen, die ihre Kondition verbessern möchten (alle wurden zuvor auf ihre körperliche Belastbarkeit hin untersucht). Unsere Klientinnen und Klienten sind sehr gerne dabei und kennen ihre Lieblingsstrecken. Die Wandergruppe wird stets von einer examinierten, selbstverständlich mit einem Mobiltelefon (!) ausgestatteten Pflegekraft begleitet.

Literatur

Coghlan A (1994) Life getting you down? Go and work up a sweat. *New Scientist* September 9.

Morgan K, Clarke D (1997) Customary physical activity and survival in later life: a study in Nottingham UK, *Journal of Epidemiology and Community Health* 51 490–493.

Ashenden R, Silagy C, Weller D (1997) A systematic review of the effectiveness of promoting lifestyle change in general practice. *Family Practice* 14(2) 160–175.

Dishman RK, Buckworth J (1996) Increasing activity: a quantitative synthesis Medicine and Science in Sports and Exercise 28(6) 706–719.

Hillsdon M, Thorogood M, Anstisis T, Morris J (1995) Randomised controlled trails of physical activity promotion in free living populations: a review. *Journal of Epidemiology and Community Health* 49 448–453.

Wimbush E (1994) A moderate approach to promoting physical activity: the evidence and implications. *Health and Education Journal* 53 322–336.

4.3
Sitzen und ruheloses Umhergehen

Brenda Dunn

Wenn wir einen Raum betreten, in dem wir eine Zeitlang sitzen müssen, halten wir unwillkürlich nach einer bequemen Sitzgelegenheit Ausschau, d.h. nach einem Stuhl mit der richtigen Breite und Höhe. Schließlich wissen wir, was wir brauchen und was für uns bequem ist. Dieses Wissen haben wir im Laufe vieler Jahre durch Versuch und Irrtum erworben. Selbst wenn der Stuhl nicht ganz ideal ist, brauchen wir unsere Haltung nur ein wenig zu verändern, sobald er uns unbequem wird. Meist wissen wir auch ungefähr, wie lange wir dort sitzen werden. Mit diesen Informationen ausgestattet, kann selbst ein harter Stuhl toleriert werden.

Zu Hause werden wir überwiegend bequeme Stühle haben, weil wir sie selbst gekauft und vorher ausprobiert haben, ob sie zu uns passen. Die Sitzmöbel am Arbeitsplatz und in öffentlichen Gebäuden sind tendenziell weniger bequem, weil andere Leute sie ausgesucht haben, vielleicht sogar Teil des innenarchitektonischen Auftrags waren. Überlegungen zur künftigen Funktion der Stühle sind dann oft nachrangig (Jones, 1999).

Menschen, die in einem Pflegeheim zu Hause sind und mit Sitzmöbeln zurechtkommen müssen, die von anderen gekauft wurden, sind benachteiligt. Sie haben oft nur eine geringe Auswahl an Sitzgelegenheiten. Im Gegensatz zu den meisten anderen Leuten sitzen sie oft stundenlang herum (DOH, 2000). Selbst ein Sessel oder Lehnstuhl kann unbequem sein und mit der Zeit Schmerzen auslösen, wenn er nicht die erforderlichen Maße hat. Wenn die sitzende Person nun an einer Demenz leidet, wird die Sache noch komplizierter, weil sie aufgrund ihrer Kommunikationsprobleme niemandem mitteilen kann, dass sie sich unbehaglich fühlt. In einer solchen Situation wird der demenzkranke Mensch tun, was auch ein gesunder tun würde, um sich Erleichterung zu verschaffen: Er steht auf, geht herum und bewegt die steifen Gelenke. Wenn aber der Grund für dieses Umhergehen nicht offensichtlich ist, spricht man gerne von «Wandering». Oft wird die Person dann zum Stuhl zurückgebracht, wo sie für kurze Zeit sitzen bleibt – und bald wieder «Wanderverhalten» zeigt, einfach weil sie nicht bequem sitzt.

Das ist auch Monika H. passiert. Sie war eine kleine alte Dame, nur etwa 1,55 m groß. Neben einer Demenz litt sie auch seit Jahren an arthritischen Rückenschmerzen. Alle Stühle in ihrem Pflegeheim hatten Standardmaße, d. h. eine Sitzhöhe von ungefähr 45 cm. Wenn sich Monika H. auf einen Stuhl setzte, baumelten ihre Beine ein paar Zentimeter über dem Boden. Sie fühlte sich unsicher, und schon nach wenigen Minuten machte sich an den Oberschenkeln ein Druckschmerz bemerkbar. Wenn sie nach vorn an die Stuhlkante rutschte, um die Füße auf den Boden stellen zu können, tat ihr alsbald der Rücken weh, weil er nicht abgestützt war. Wenn die Schmerzen nicht mehr auszuhalten waren, stand sie auf und suchte nach einem anderen, bequemeren Stuhl; doch überall war es das Gleiche. Sie ging von einem Stuhl zum anderen, blieb eine Zeitlang sitzen, um die fruchtlose Suche nach einer passenden Sitzgelegenheit wieder aufzunehmen. Die Betreuungskräfte machten sich Sorgen, weil Monika H. so viel herumwanderte, ahnten jedoch nicht, wie sie sich beim Sitzen fühlte, weil sie sich nicht mitteilen konnte. Wenn sich die (größer gewachsenen) Pflegenden zu ihr setzten, erschienen ihnen die Stühle bequem, weshalb sich niemand mit dem eigentlichen Problem befasste und Monika H.s «ruheloses Umhergehen» anhielt.

Die Geschichte ging glücklicherweise gut aus. Eine neu eingestellte Pflegefachfrau, die wusste, was Sitzkomfort bedeutet, löste das Problem, indem sie der kleinen alten Dame einen Fußschemel besorgte. Nun konnte sie die Füße abstützen, die Hüften vom Druck entlasten, den Rücken anlehnen und schmerzfrei dasitzen. Sie war nicht mehr so viel auf Wanderschaft, weil sie bequem sitzen konnte, hatte aber doch hin und wieder Spaß an einem kleinen Rundgang.

Literatur

Jones L (1999) An overview of seating for use by people with a disability *Nursing & Residential Care* 1(4) 218–221.

Department of Health (2000) *The health survey for England 2000 – The health of older people.* London: The Stationary Office.

5 Einsperren

5.1
Rechte, Risiken und Restriktionen: Leitfaden für eine gute Praxis

Donald Lyons, Alison Thomson

Wer demenzkranke Menschen betreut, steht oft vor der schwierigen Frage, wie deren persönliche Sicherheit gewährleistet werden kann, ohne ihre Bewegungs- oder Wahlfreiheit einzuschränken. Das Pflegepersonal in Altenheimen und Krankenhäusern klagt sehr häufig über die von ihnen geforderte heikle Gratwanderung zwischen Respekt gegenüber der individuellen Autonomie und der Fürsorgepflicht, die ein Heim oder Krankenhaus für das Klientel hat.

Obwohl «Wandering» ein eher negativ besetzter Begriff ist, handelt es sich dabei um ein Verhalten, das meist positive Auswirkungen hat, weil es der betreffenden Person körperlich und psychologisch gut tut.

Es gibt viele unterschiedliche Verhaltensweisen, die allesamt als ruheloses Umhergehen klassifiziert werden können; sie sind in anderen Kapiteln ausführlich dargestellt.

Dieses Kapitel konzentriert sich auf den Entscheidungsfindungsprozess, den betreuende Angehörige oder Pflegepersonal durchlaufen müssen, wenn sie glauben, einschreiten zu müssen, weil das Wanderverhalten einer Person ihr körperliches oder psychisches Wohlbefinden gefährdet.

5.1.1
Was sind Restriktionen?

Die Mental Welfare Commission in Schottland hat im Jahr 2002 eine Dokumentation veröffentlicht mit dem Titel «*Risiken, Rechte und Freiheitsbeschränkungen*», die Grundsätze und Richtlinien für eine gute Betreuungspraxis enthält, wenn bei Pflegeheimbewohnern und Krankenhauspatientinnen und -patienten der Einsatz körperlicher Fixierungen oder anderer freiheitsbeschränkender Maßnahmen erwogen wird.

In dieser Schrift wird Restriktion folgendermaßen definiert:

> «Im weitesten Sinne findet Restriktion statt, wenn die geplanten oder ungeplanten, bewussten oder unbewussten Handlungen des Pflegepersonals einen Gast, einen Bewohner oder eine Bewohnerin, einen Patienten oder eine Patientin, daran hindern zu tun, was er oder sie zu tun wünscht und im Ergebnis seine oder ihre Freiheit beschränkt.»

Wenn wir diese Definition akzeptieren, dann fallen viele Maßnahmen, die Pflegende ergreifen, um das Wanderverhalten zu beeinflussen, in diese Kategorie.

Der Einsatz freiheitsbeschränkender Maßnahmen wird überwiegend mit Gefahrenreduzierung gerechtfertigt. Andererseits gilt generell im Leben, dass alle Menschen das Recht haben, Risiken einzugehen; das zu tun ist grundsätzlich normal. Nun ist es aber leider so, dass eine Demenz die Fähigkeit der betroffenen Person, Gefahren zu erkennen, einschränkt, und ihre Fähigkeit reduziert, durch geeignetes Verhalten diese Gefahr zu minimieren.

Betreuungskräfte haben die wenig beneidenswerte Aufgabe, zu entscheiden, ob, wie und wie lange sie intervenieren müssen. Die Tatsache, dass jemand eine Demenzdiagnose erhalten hat, bedeutet keineswegs automatisch, dass diese Person entscheidungsunfähig ist, über ihr Leben in keiner Weise mehr selbst bestimmen kann und alle Fragen der eigenen Lebensführung anderen überlassen muss.

Freiheitsbeschränkende Maßnahmen, gleich welcher Art, ohne Einwilligung der betroffenen Person, sollen nur dann erwogen werden, wenn sie die Gefahr, in die sie sich begibt, nicht mehr realistisch einschätzen kann.

5.1.2
Körperliche oder mechanische Restriktionen

Wer einen Menschen daran hindert, zu tun was er tun will, schränkt seine Freiheit ein. Es gibt jedoch verschiedene Formen der Fixierung:

Eine **direkte mechanische Fixierung** ist beispielsweise der Einsatz von Stühlen mit feststellbaren Ablage- oder Tischvorrichtungen, von Bein- und Armgurten, Bettgittern, Sicherheitsschlafsäcken und dergleichen. Diese mechanischen Fixierungsmaßnahmen sollen Personen, die mobil sind oder glauben, mobil zu sein, am Gehen oder an Gehversuchen hindern. Früher war der Einsatz solcher Fixierstühle in der Demenzpflege nicht selten. Sie wurden in Pflegeheimen und Krankenhäusern dauerhaft und willkürlich verwendet, keineswegs als Ergebnis eines individuellen Assessments und Pflegeplans. Wegen unzureichender Einschätzung und Überwachung verursachten Fixierstühle oft schwere körperliche Schäden.

Direkte körperliche Fixierung bedeutet, dass tatsächlich Hand an die Person gelegt oder damit gedroht wird, um sie davon abzuhalten, eine bestimmte Bewegung oder Handlung durchzuführen. Auslöser für diese Intervention wird vermutlich sein, dass die Person Gefahr läuft, sich zu verletzen oder zu schaden und sofort interveniert werden muss.

Ein Mensch darf nur in einer Notfallsituation, wenn Verletzungsgefahr besteht, direkt körperlich fixiert werden. Sollte eine Intervention jedoch unumgänglich sein, darf sie immer nur möglichst minimal ausfallen und ausschließlich im Interesse der gefährdeten Person stattfinden. Jede gezielt geplante körperliche Fixierung darf nur aufgrund klarer Richtlinien durchgeführt und muss sorgfältig überwacht und überprüft werden. Wird eine direkte körperliche Fixierung geplant, ist darauf zu achten, dass sie den gesetzlichen Anforderungen entspricht, um ein Höchstmaß an Schutz des Individuums und seiner Betreuungskräfte zu gewährleisten.

5.1.3
Verschlossene Türen

Auch das Abschließen der Türen in Pflegeheimen, Krankenhäusern oder der eigenen Wohnung muss als eine Form der Freiheitsbeschränkung betrachtet werden. Jede von anderen verfügte Einschränkung der Bewegungsfreiheit ist ein schwerwiegender Eingriff, der nur gerechtfertigt ist, wenn sich die Person beim selbstständigen Herumgehen oder Bewegen gefährdet und selbst nicht mehr richtig beurteilen kann, wann und wo sie sicher ist. Eine häufig angeführte Begründung für verschlossene Haupteingänge von Pflegeheimen und Krankenhäusern ist, dass um der Sicherheit des Gebäudes und der Bewohnerinnen und Bewohner willen, ungebetene Gäste fernzuhalten sind.

Dieser Aspekt ist natürlich äußerst wichtig, uns geht es allerdings hier um die Bewohnerinnen und Bewohner der Pflegeeinrichtung oder Menschen im eigenen Zuhause, die nicht ins Freie können, wenn ihnen der Sinn danach steht, weil sie auf ein Hindernis stoßen, etwa eine abgeschlossene Tür oder eine, die sich nur mit einem Zahlencode öffnen lässt.

5.1.4
Medikation

Zur symptomatischen Behandlung von Unruhe und anderen Verhaltensstörungen werden gelegentlich auch Medikamente eingesetzt. In solchen Fällen müssen die verordneten sedierenden und beruhigenden Arzneimittel regelmäßig ärztlich überprüft und vom Pflegepersonal auf unerwünschte Wirkungen hin überwacht werden.

Bevor die Entscheidung für eine medikamentöse Behandlung fällt, ist ein umfassendes und multidisziplinäres Assessment des gestörten Verhaltens und ein Assessment der möglichen Ursachen unerlässlich. Meistens lässt sich eine medikamentöse Behandlung vermeiden, außer bei Vorliegen einer körperlichen Erkrankung, bei Depression, Wahnvorstellungen, schweren Angstzuständen oder emotionaler Labilität.

Demenzbetroffene sind manchmal außer Stande, eine rechtlich gültige Einwilligung in die medikamentöse Behandlung zu erteilen; die gesetzlichen Vorschriften variieren von Land zu Land. Generell gilt, dass juristischer Rat einzuholen ist, falls eine Person nicht fähig ist, in die medikamentöse Behandlung einzuwilligen oder ihre Einwilligung verweigert, obwohl sie als notwendig erachtet wird.

Gelegentlich werden Medikamente heimlich, dem Essen oder einem Getränk beigemischt, verabreicht. Dies soll niemals bei einer Person praktiziert werden, die noch über die Fähigkeit verfügt, in eine Behandlung einzuwilligen oder sie abzulehnen. Pflegerische und ärztliche Fachkräfte, die beabsichtigen, ein Arzneimittel heimlich zu verabreichen, müssen sich juristisch absichern und an die Vorschriften ihrer jeweils zuständigen Berufsverbände halten.

5.1.5
Restriktion durch Unterlassung

Ferner muss erwähnt werden, dass man die Bewegungsfreiheit einer Person auch durch Unterlassung einschränken kann, wenn z. B. einem Bewohner absichtlich eine Gehhilfe oder einer Bewohnerin ein Rollstuhl vorenthalten wird, damit er oder sie sich nicht selbstständig fortbewegen kann.

5.1.6
Technische Hilfsmittel

Es gibt in Pflegeheimen, Krankenhäusern und Privatwohnungen zahlreiche Beispiele für den kreativen Einsatz von Hilfsmitteln: Klingelmatten (für Bett, Stuhl, Fußboden), Rufsysteme, Alarmknöpfe, Sturz- und Bewegungsmelder, Temperatur- und Gassensoren, Überschwemmungsanzeiger und Überlaufsysteme, Alarmanlagen gegen Einbruch und Monitore für Menschen mit Epilepsie.

Technische Hilfsmittel dieser Art tragen zweifellos dazu bei, dass die Leute länger und unbesorgter zu Hause wohnen bleiben können, und manche Menschen, die in einem Pflegeheim leben oder sich in einem Krankenhaus befinden, unabhängiger werden.

Inzwischen steigt das Interesse an technischen Vorrichtungen, die Wanderverhalten verhindern und sich in Pflegeheimen, Krankenhäusern und Privatwohnungen einsetzen lassen. Dabei ist oft von «tagging» die Rede. Es geht dabei um ein elektronisches Sicherungssystem, ein Etikett, das von der Person am Körper getragen wird und ein Signal abgibt, sobald sie einen vorher festgelegten Bereich verlässt.

Der Alarmton signalisiert den Pflegekräften, dass sich eine Person anschickt, ein bestimmtes Areal zu verlassen, wobei sie vom System selbst nicht daran gehindert wird. Diese Methode erinnert jedoch stark an die sogenannte «elektronische Fußfessel», die im Strafvollzug zur Überwachung eingesetzt wird. Obschon hier ein anderes System verwendet wird, bleibt «tagging»

– in Betreuungssettings benutzt – ein emotionsgeladenes Thema, weil es den Eindruck erweckt, dass die mit einem elektronischen Etikett versehene Person eingeschränkt oder mehr wie ein Gegenstand behandelt wird.

Inzwischen gibt es auch technische Orientierungshilfen und Ortungssysteme, die per GPS funktionieren, und mit deren Hilfe eine verlorengegangene Person lokalisiert werden kann, sofern sie mit einem entsprechenden Gerät ausgestattet ist.

Solche Systeme werden zunehmend verfügbarer und erschwinglicher; sie können für Personen in Frage kommen, die als besonders gefährdet gelten, falls sie die Betreuungsumgebung unbegleitet verlassen. McShane (1994) beruft sich auf eine Untersuchung, die belegt, dass bis zu 40 % aller Menschen mit Demenz sich zu irgendeinem Zeitpunkt ihrer Erkrankung verlaufen, 5 % davon über viele Monate hinweg mehrmals, und 70 % der Personen, die wiederholt verloren gehen, schließlich in eine stationäre Betreuung gegeben werden.

Mit diesen Zahlen im Hinterkopf sind technische Hilfsmittel möglicherweise eine gute Option, weil sie Demenzkranken ermöglichen, länger in der gewohnten häuslichen Umgebung zu verbleiben oder verhindern, dass Bewohnerinnen oder Bewohner einer offenen Betreuungseinrichtung in eine restriktivere Abteilung verlegt werden. Dennoch ist unbedingt zu vermeiden, dass diese Technologie eine Person stigmatisiert, den direkten zwischenmenschlichen Kontakt ersetzt oder an die Stelle einer effektiven und einfühlsamen Betreuung tritt.

Beim Umgang mit ruhelos umhergehenden Menschen kommt es entscheidend darauf an, ihnen diese Freiheit zu lassen und Wanderwege zu interessanten Zielen anzubieten, die sie gefahrlos und ohne besondere Anstrengung erreichen können. Jede Intervention zur Einschränkung der Bewegungsfreiheit einer demenzkranken Person muss von diesem Grundprinzip ausgehen. Der Einsatz materieller oder technischer Barrieren kann zur Gefahren- oder Frustrationsminimierung beitragen, allerdings nur in Verbindung mit einem gut gestalteten Wohnumfeld, mit Stimulierung und individuell angepassten Aktivitäten sowie hervorragend ausgebildeten Betreuungskräften.

Die einschlägigen Rechtsvorschriften sind von Land zu Land verschieden. Wir sind der Meinung, dass die schottischen Regelungen (Scottish Executive 2000) eine nützliche juristische Grundlage bieten, wenn über die Einschränkung von Wanderverhalten zu entscheiden ist, und eine gute ethische Praxis in diesem schwierigen Feld gewährleisten. Im folgenden Abschnitt wird beschrieben, wie die schottischen Rechtsvorschriften insbesondere auf den Einsatz technischer Hilfsmittel bei Wanderverhalten anzuwenden sind, sowie auf andere Interventionen, die geeignet sind, «Wandering» zu beeinflussen.

In ihrem Interesse

Das schottische Gesetz verlangt von jeder Intervention, dass sie im Interesse der betroffenen Person liegen muss. Welchen Vorteil wird sie vom Einsatz eines bestimmten technischen Hilfsmittels haben? Vielleicht dient es ihrer Sicherheit. Vielleicht erlaubt es dem Pflegepersonal, die Bewegungen der Person zu verfolgen und dann eine angemessene Entscheidung über deren Bewegungsfreiheit zu treffen. Wird das technische Hilfsmittel richtig eingesetzt, kann es der Würde der Person zugute kommen, ihre Unabhängigkeit steigern und ihrem Freiheitsgefühl dienen. Vielleicht reduziert es die Notwendigkeit, Sedativa zu verabreichen (obschon betont werden muss, dass sich Wanderverhalten medikamentös meist kaum beeinflussen lässt).

Der Einsatz technischer Hilfsmittel hat aber auch Nachteile. Abgesehen von unnötiger Freiheitsbeschränkung (siehe unten) können sie ein trügerisches Sicherheitsgefühl erzeugen. Die Person geht vielleicht in einem vermeintlich sicheren Bereich herum, achtet allerdings nicht auf die dort vorhandenen erheblichen Gefahren. Es kann aber auch sein, dass sie den sicheren Bereich verlässt und ihr etwas zustößt, bevor das Pflegepersonal auf den Alarm reagieren kann. Der Einsatz technischer Hilfsmittel kann zu einer Reduzierung des persönlichen Kontakts mit der Betreuungskraft führen, was vermutlich nicht im Interesse der betreuten Person liegt. In gar keinem Fall soll ein technisches Gerät lediglich eingesetzt werden, um sich eine angemessene Personalausstattung zu sparen.

Möglichst wenig intervenieren

Um den gewünschten Effekt zu erzielen, darf die Freiheit der Person nur möglichst geringfügig eingeschränkt werden. Entspricht die geplante Intervention dem angestrebten Ziel und wahrt sie möglichst weitgehend die Würde, Sicherheit und Unabhängigkeit der betroffenen Person? Wir bewegen uns also im Spannungsfeld zwischen Schutz und Sicherheit auf der einen, Privatsphäre und Würde auf der anderen Seite. Ein technisches Hilfsmittel mag unserem Schützling mehr Freiheit gewähren als abgeschlossene Türen oder die lückenlose Beaufsichtigung durch eine Pflegekraft. Muss die Person jedoch oft gesucht und wieder zurück an den Wohnort gebracht werden, belastet sie das vielleicht noch stärker und macht sie womöglich in der Öffentlichkeit lächerlich.

Frühere und aktuelle Wünsche

Wir müssen auch die Wünsche und Empfindungen unserer Schützlinge berücksichtigen. Wenn überlegt wird, ob der Einsatz technischer Hilfsmittel zur Überwachung oder Restriktion der Bewegungen einer Person notwendig ist, gilt es möglichst genau in Erfahrung zu bringen, wo sie eigentlich hingehen möchte und warum. Vielleicht sucht sie nach vertrauten Menschen oder Dingen. Vielleicht möchte sie einen vertrauten Ort aufsuchen, z.B. einen früheren Wohn- oder Arbeitsort. Wenn Betreuungskräfte auf diese Wünsche achten, werden sie die Bedeutung des Verhaltens verstehen und eine angemessene Strategie des Umgangs finden.

Das wird in vielen Fällen zu Diskussionen über die Gefahren des Umherwanderns führen. Pflegende sollten keine Mühe scheuen, der Person in ihrer Obhut das Gefahrenpotenzial einerseits und die Vorteile technischer Lösungen andererseits zu erklären, auch wenn diese den Anschein eingeschränkter Entscheidungsfähigkeit erweckt.

Die Meinung anderer einholen

Wenn eine freiheitsbeschränkende Intervention angedacht wird, kommt es entscheidend darauf an, mehrere Meinungen dazu einzuholen. Viele verschiedene Personen spielen wichtige Rollen, wenn über den Einsatz bestimmter technischer Vorrichtungen entschieden werden soll. Auch nahe Verwandte, Freundinnen und Freunde, die den demenzkranken Menschen am besten kennen, werden wertvolle Informationen über sein früheres Leben beisteuern und somit zum Verständnis seines Verhaltens beitragen können. Sie haben auch eigene Ansichten über Risiken und eigene Auffassungen von Würde, die es zu berücksichtigen gilt.

Möglicherweise hat eine verwandte oder befreundete Person die gesetzliche Betreuungsvollmacht; das muss jeweils individuell abgeklärt werden. Eine solche Vollmacht kann z.B. auch berechtigen, über den Einsatz eines technischen Hilfsmittels zur Regulierung von Wanderverhalten zu entscheiden. Professionelle Pflegekräfte sind vermutlich erfahren im Umgang mit Menschen, die ruhelos umherwandern. Für den Entscheidungsprozess besonders wertvoll sind Ratschläge zur Gestaltung und Anpassung der Umgebung und zur Gefahreneinschätzung.

Die Übernahme der Europäischen Menschenrechtskonvention in die Rechtssprechung Großbritanniens wirkt sich generell auf den Einsatz technischer Hilfsmittel und freiheitsbeschränkender Maßnahmen in Pflegeheimen und Krankenhäusern aus. Die Artikel 3, 5 und 8 sind besonderes relevant. In Artikel 3 geht es um das Verbot von Folter und menschenunwürdiger Behandlung. Aufgrund dieses Artikels ist mit geeigneten Schritten sicherzustellen, dass der Einsatz potenziell menschenunwürdiger technischer Hilfsmittel auf ein Mindestmaß beschränkt wird. Artikel 5 betrifft das Recht auf persönliche Freiheit und Sicherheit. Unter bestimmten Umständen kann es notwendig sein, die Freiheit einzuschränken, was jedoch plausibel und angemessen sein muss. Gefährdet eine Person sich selbst oder andere, ist davon auszugehen, dass solche Maßnahmen gerechtfertigt sind. Artikel 8 betrifft das Recht auf Respektierung der Privatsphäre und des Familienlebens, was sich ebenfalls auf den Einsatz technischer Hilfsmittel bei Wanderverhalten auswirken kann. Wird die Freiheit einer Person unangemessen eingeschränkt, kann aufgrund von Artikel 5 und 8 dagegen geklagt werden. Dann muss sich das Pflegepersonal rechtfertigen und belegen, dass es die am wenigsten restriktive Maßnahme ergriffen hat, und diese die Standards der persönlichen Privatsphäre nicht unterläuft.

5.1.7
Merkpunkte

Die Inhalte dieses Kapitels lassen sich mit den folgenden Punkten kurz zusammenfassen:

- Wenn der Einsatz einer freiheitsbeschränkenden Maßnahme – gleich welcher Art – erwogen wird und die Implikationen der Europäischen Menschenrechtskonvention berücksichtigt werden, muss das Pflegepersonal belegen können, dass es versucht hat, die möglichen Einschränkungen der Freiheit, die Verletzung der Privatsphäre und den potenziell erniedrigenden Gebrauch zu minimieren. Da diese Rechte mit den Grundsätzen der vormundschaftlichen Betreuung nicht einwilligungsfähiger erwachsener Personen vereinbar sind, ist davon auszugehen, dass die Beachtung dieser Grundsätze auch zu Handlungen führt, die mit den gesetzlich garantierten Menschenrechten kompatibel sind.
- In manchen Fällen können sich Pflegekräfte gezwungen fühlen, die Freiheit einer demenzkranken Person einzuschränken, um ihre Sicherheit und ihr Wohlbefinden zu gewährleisten. Zu behaupten, dass so ein Fall nie eintritt, wäre unrealistisch und möglicher-

weise eine Verkennung des Pflegeauftrags. Dennoch müssen sich alle Pflegenden in sämtlichen Settings klar darüber sein, dass ihre Handlungen, auch der Einsatz technischer Hilfsmittel, eine Restriktion sein können.
- Steht der Einsatz einer freiheitsbeschränkenden Maßnahme, in welcher Form auch immer, zur Diskussion, müssen die Verhaltensmuster und Verhaltensursachen der betreffenden Person sorgfältig untersucht werden.
- Restriktionen dürfen nach gründlichem Assessment nur als letztes Mittel angewandt werden. Pflegende müssen den Einsatz rechtfertigen können, und das Mittel muss dem jeweiligen Verhalten angemessen sein.
- Demenzbetroffene haben ein Recht auf Freiheit, und eine Demenzdiagnose setzt dieses Recht nicht automatisch außer Kraft. Dabei darf nicht vergessen werden, dass das Recht auf persönliche Freiheit auch das Recht auf Sicherheit umfasst.
- Betreuungskräfte sollen der demenzkranken Person versichern, dass andere zwar hin und wieder Maßnahmen zum Schutz ihrer persönlichen Sicherheit ergreifen, falls sie nicht selbst dazu in der Lage ist, dies aber immer nur im legalen Rahmen und stets auf einfühlsame und ethisch vertretbare Weise geschieht.

Literatur

McShane R, Hope T, Wilkinson J (1994) Tracking patients who wander, ethics and technology. *The Lancet* 343 1274.

Mental Welfare Commission for Scotland (2002) *Rights, risks and limits to freedom.* Edinburgh: Mental Welfare Commission for Scotland.

Scottish Executive (2000) *Adults with Incapacity (Scotland) Act 2000.* HMSO.

Ein Spaziergang mit Jean

Trisha Kotai-Ewers

Jean liebte das Gehen. In der Tagespflegestätte für Demenzkranke blieb sie kaum für eine längere Zeit sitzen. Sie ging herum und ließ sich von keinem Hindernis abhalten. Konnte sie eine Tür nicht öffnen, rüttelte sie aggressiv an der Klinke. Wenn sie so entschlossen ihren Weg ging, mussten ihr alle Leute ausweichen, um nicht niedergerannt zu werden.

Bei unserer ersten Begegnung erschrak ich und fühlte mich geradezu bedrängt, als sie auf mich zu marschierte und dicht vor mir stand. Ich war erschrocken und frustriert. Jean liebte nämlich auch das Reden. Ihre Schritte wurden von einem ununterbrochenen Wortschwall begleitet. Besser gesagt: von einen Lautschwall. Später erfuhr ich, dass ihre Zunge aufgrund der Medikation stark angeschwollen und deshalb ihre Aussprache fast nicht mehr verständlich war. Je mehr sie redete, desto weniger verstand ich.

Als ich sie näher kennenlernte, stellte ich fest, dass sie eine äußerst liebenswürdige Frau war. Und dass ich einige Worte verstehen konnte. Meist sprach sie in unvollständigen, eher negativen Sätzen: «Ich kann nicht …», «Sie soll nicht …», «Ich will nicht …».

Eines Tages begleitete ich Jean auf ihrem Weg. Arm in Arm steuerten wir das Eisentor an, das uns von der Außenwelt abschnitt. Jean rüttelte an der schweren Kette, mit der das Tor verschlossen war, packte es dann mit beiden Händen und starrte auf den Weg hinaus.

Ihre Trostlosigkeit und Verzweiflung bewegten mich tief: Sie war eingesperrt, eine Gefangene, die sich danach sehnte, in der realen Welt zu sein. Wortlos nahmen wir unseren Gang wieder auf, wobei mich Jean an der Hand führte. Den Zaun entlang, der den Garten umschloss, bis zu einem anderen Tor. Diesmal schauten wir nur kurz hinaus. Auch diesmal mit dem Gefühl, etwas Wichtiges verloren zu haben.

Weiter ging's zum dritten Tor. Jean packte die Stäbe, rüttelte mit aller Kraft am Tor und starrte betrübt die Auffahrt hinunter. Wieder überfiel mich die Trostlosigkeit des Eingesperrtseins. In meinem Kopf tauchte das Bild eines Konzentrationslagers auf, von menschlichen Gestalten, die sich auf einem Appellplatz herumbewegen. Wieder fühlte ich mich sehr elend. Ich hatte offensichtlich an einer rituellen Grenzinspektion teilgenommen und war Zeugin eines völlig aussichtslosen Fluchtversuchs geworden. Erst zwei Jahre danach hörte ich zum ersten Mal den von Patrick Casement geprägten Begriff «projektive Identifikation» (Casement; 1985; erläutert in Killick, 1999).

Casement hat in seinem Buch *On learning from the patient* festgestellt, dass Menschen, die das intensive Bedürfnis haben, anderen ihre Gefühle mitzuteilen, ihre Emotionen auf die Zuhörerschaft projizieren können, ohne ein Wort der Erklärung, ja sogar ohne Mimik. Da wurde mir klar, dass Jean effektiv mit mir kommuniziert hatte, ungeachtet ihrer bruchstückhaften Sätze und trotz krankhaft geschwollener Zunge.

Als ich mehr über ihre Vergangenheit erfuhr, erkannte ich nach und nach den Sinn dessen, was ich bei diesem Spaziergang empfunden hatte. Jean hatte mit ihrer Tochter in einer weitgehend ländlichen Gegend im eigenen Haus gewohnt und ihre Tage mit den Pferden und Hunden im Freien verbracht.

Mehrmals in der Woche hielt sie sich mit ihrer Tochter an den wilden nördlichen Stränden von Perth auf, unter freiem Himmel, umgeben von Meer und Sand. In den Garten hinter einem Haus am Stadtrand eingeschlossen zu sein, war ihr ein Gräuel.

Ist der Gedanke so abwegig, dass Jean auch symbolisch an den Ketten rüttelte, die ihr eine schwache körperliche Verfassung angelegt hatte? Mit über 80 Jahren konnte sie sich nicht mehr so frei oder kraftvoll bewegen wie früher.

Ihr Sprechvermögen, von der geschwollenen Zunge behindert, war auch von der fortgeschrittenen Demenz zerrüttet. Viele Besucherinnen und Besucher des Pflegeheims fühlten sich – nach ihren Reaktionen zu schließen – von Jeans äußerer Erscheinung abgestoßen.

Sie hatte zweifellos aus gutem Grund das Gefühl, ihr derzeitiger körperlicher Zustand halte ihr wirkliches Selbst gefangen, wie auch ihr Körper innerhalb der Tore eingesperrt war, an denen sie bei unserem gemeinsamen Spaziergang gerüttelt hatte.

Literatur

Casement P (1985) *On learning from the patient.* London: Routledge.

Killick J (1999) Pathways through pain: a cautionary tale. *Journal of Dementia Care* 7(1) 22–24.

5.3
Missbraucht und misshandelt

Ann Ferguson

In Großbritannien wird der Missbrauch wehrloser Erwachsener erst seit Kurzem als wichtiges gesellschaftliches Thema wahrgenommen, zwei Jahrzehnte später als in manchen anderen Ländern. Mit zunehmendem Bewusstsein entwickelt sich nun auch die Auffassung, dass das Wort Missbrauch nicht nur körperliche Gewaltanwendung, vielmehr auch psychologische, emotionale, sexuelle und finanzielle Ausbeutung sowie absichtliche oder unabsichtliche Vernachlässigung umfasst, und dass Missbrauch dem Opfer körperlich und/oder seelisch erheblich schaden kann.

Es gibt zahlreiche Definitionen der Begriffe Missbrauch und Misshandlung älterer Menschen und zahlreiche Antworten auf die Frage, wer als wehrlos zu gelten hat. Die von manchen als zu restriktiv kritisierte Definition des Gesundheitsministeriums (2000) ist jedoch eindeutig: «Missbrauch ist eine Verletzung der Menschenrechte und Bürgerrechte einer Person durch eine oder mehrere andere Personen.»

Körperliche Misshandlungen lassen sich am leichtesten erkennen, weil sie meist mit Blutergüssen, Brandmalen, Knochenbrüchen, Bissspuren, Schnitten oder anderen sichtbaren Zeichen einhergehen. Die subtileren Formen sind weit schwerer zu erkennen. Psychologische Misshandlung kann Liebesentzug bedeuten, kann heißen, eine erwachsene Person wie ein Kind behandeln, sie erniedrigen oder demütigen. Vernachlässigung kann bedeuten, die Grundbedürfnisse eines Menschen nicht zu erfüllen.

5.3.1
Strafbare Handlungen

Missbrauch besteht oft aus strafbaren Handlungen, die zur Anzeige gebracht und geahndet werden könnten, was allerdings wesentlich seltener geschieht als bei bekannt gewordenen Missbrauchsfällen von Kindern. Oft zögern Familienangehörige, die Polizei einzuschalten, selbst wenn das bedeutet, dass der Missbrauch anhält.

> **Fallbeispiel**
>
> Der alkoholkranke erwachsene Sohn eines 82-jährigen Mannes stahl dessen Geld, Nahrungsmittel und Feuerholz, weshalb der alte Herr nicht mehr heizen konnte, kein Licht und nichts mehr zu essen hatte. Dennoch weigerte er sich, Anzeige zu erstatten, weil er seinem Sohn weitere Schwierigkeiten ersparen wollte.

Auch wenn der Missbrauch nicht die Kriterien eines tätlichen Angriffs erfüllt, ein Diebstahl beispielsweise, kann er eine Menschenrechtsverletzung sein. Artikel 5 des Gesetzes zum Schutz der Menschenrechte von 1998 regelt das Recht eines jeden Menschen auf persönliche Freiheit und Sicherheit, Artikel 3 verbietet Folter, unmenschliche oder erniedrigende Behandlung oder Bestrafung.

Wiegt eine Handlung oder Unterlassung im Falle einer Person, die ihre Verzweiflung nicht mehr äußern oder sich nirgends mehr über die schlechte Behandlung beschweren kann, weniger schwer? Was eine Person als belastend und verletzend empfindet, beeinträchtigt eine andere womöglich weniger. Müssen wir wissen, was eine Person als Misshandlung oder Missbrauch betrachten würde, um feststellen zu können, dass sie Opfer geworden ist?

Wessen Definition gilt, wenn eine potenzielle Missbrauchssituation zu beurteilen ist? McCallum et al. (1990) haben festgestellt, dass viele nicht gewillt sind, von Misshandlung oder Missbrauch zu sprechen, wenn es um betagte Menschen geht. Professionell Pflegende hüteten sich davor, Familien die eigenen Wertmaßstäbe und Ansichten aufzuoktroyieren, wenn sich deren Pflegemotivationen und Betreuungsstile von den eigenen unterschied und sie selbst einen anderen sozio-ökonomischen Status hatten.

Dieser Umstand kann jedoch dazu führen, dass einschlägige Missstände nicht erkannt oder behoben werden, und das nur, weil sich das Opfer nicht mehr verständlich machen und anderen mitteilen kann, dass es körperlich und/oder seelisch leidet.

Wenn Demenzbetroffene aus einem bestimmten Grund gehen und ihr Gehen nicht lediglich eine ziellose Aktivität ist, dürfen sie daran gehindert oder dabei eingeschränkt werden? Ist es erlaubt, ihr Recht auf Freiheit zu beschneiden? Andererseits müssen wir uns fragen: Steht die Sicherheit einer Person mit Demenz auf dem Spiel, wenn sie ohne Begleitung umherwandert und sich einer Verletzungsgefahr aussetzt? Es ist tatsächlich immens schwierig, die individuellen Rechte korrekt gegen die Risiken abzuwägen.

5.3.2
Räumliche Bedingungen

Wenn von Missbrauch gesprochen wird, denkt man üblicherweise an Missbrauchshandlungen von Angehörigen oder beruflich Pflegenden. Werden allerdings die zahlreichen Faktoren berücksichtigt, die Missbrauch und Misshandlung begünstigen, kann auch der Umgebung eine bedeutsame Rolle zufallen. Unangemessene räumliche Voraussetzungen können die Bewegung im Gebäude und um das Gebäude herum eingrenzen und damit die Aktivität und den Spaß begrenzen. Nimmt die Bauart des Hauses keine Rücksicht auf die unterschiedlichen Bedürfnisse und Wünsche der Bewohnerinnen und Bewohner, leben diese möglicherweise in einer einschränkenden und abweisenden Umgebung, in der sie sich nicht entspannen, wohlfühlen und körperlich betätigen können. Schlechte räumliche Bedingungen können auch Schuld an der schwerwiegenden psychologischen Misshandlung eines Menschen sein, der nach der Vergangenheit sucht oder den dringenden Wunsch verspürt, eine Arbeit zu erledigen.

> ### Fallbeispiel
>
> Bald nachdem ein älterer, demenzkranker Mann in eine kleine Wohngruppe eingezogen war, zeigte er sich jeden Nachmittag um die gleiche Uhrzeit sehr besorgt. Dann marschierte er ärgerlich den kurzen Flur auf und ab und schlug jedes Mal beim Umdrehen heftig gegen die Wand. Nur durch Zufall erfuhr das Pflegepersonal von seiner früheren Tätigkeit als Viehhirte, und dass er jeden Nachmittag um die gleiche Zeit raus gegangen war, um die Kühe zum Melken einzutreiben.

Wird ein Mensch körperlich fixiert, durch Festhalten, Anpacken, indem der Ausgang versperrt oder ein Tisch vor seinen Sitzplatz geschoben wird, oder andere bewegungseinschränkende Maßnahmen ergriffen werden, um ihn vom

Umhergehen abzuhalten, handelt es sich um Gewaltanwendung (körperliche Misshandlung), selbst wenn es mit der Absicht geschieht, ihn zu schützen.

Fallbeispiel

Eine Pflegeheimbesucherin beobachtete, wie an einem schönen Sonnentag ein Mann in den Garten hinausging. Er war noch keine hundert Meter weit gekommen, schon eilte eine Pflegekraft hinter ihm her, packte ihn am Arm und führte ihn wieder rein ins Haus. Die Szene wiederholte sich dreimal, bis der Besucherin schließlich erklärt wurde: «Wir mögen es nicht, dass sich die Leute zu weit vom Haus entfernen.»

Eine weitere Methode, einen Menschen zu schützen, der nachts oder tagsüber ruhelos umhergeht, wenn die Betreuungskräfte anderweitig beschäftigt sind, besteht darin, ihn ins Zimmer oder Haus einzusperren. Neben den psychologischen Schäden, die eine Person erleiden kann, wenn sie auf diese Weise gefangen gehalten wird, besteht die sehr reale Gefahr, dass sie körperlichen Schaden nimmt, falls ein Feuer ausbricht oder sie einen Fluchtversuch unternimmt.

5.3.3
Legitime Wünsche

Jeder Mensch hat den legitimen Wunsch, sich der Gesellschaft anderer zu erfreuen, angenehme Dinge zu tun, Freizeitaktivitäten nachzugehen, sich zu bewegen oder sportlich zu betätigen.

Wenn diese Bedürfnisse nur durch Gehen erfüllt werden können oder das Gehen schon immer Teil des Lebens war, dies der Person aber verweigert wird, kann von Vernachlässigung und psychologischem Missbrauch gesprochen werden. Vernachlässigung bedeutet, einem Menschen lebensnotwendige Dinge vorzuenthalten, wozu auch die Gelegenheit zu sozialen Kontakten und körperlicher Aktivität zählt.

Fallbeispiel

Marianne G. war fast ihr ganzes Leben lang eine begeisterte Bergwanderin. Oft nahm sie dabei ihren kleinen Hund mit. Als sie eine Demenz entwickelte, blieb sie, von ihrer Betreuungsperson unterstützt, noch mehrere Jahre zu Hause wohnen. Da beide das Wandern liebten, verbrachten sie viele herrliche Tage gemeinsam draußen in der Natur. Nachdem Marianne G. in ein Pflegeheim aufgenommen wurde, durfte sie trotz ihrer guten körperlichen Verfassung nicht mehr wandern gehen, weil niemand da war, der sie hätte begleiten können.

Wenn eine Person umherwandert, weil sie damit ihrer Langeweile oder Agitation Ausdruck verleiht, weil sie sich in der neuen Umgebung nicht auskennt, weil sie sich unbehaglich fühlt oder Schmerzen hat, genügt es nicht, sie einfach daran zu hindern, weil das die eigentliche Ursache nicht beseitigt. An der üblichen Definition dessen gemessen, was man unter Misshandlung älterer Menschen versteht, ist in diesem Fall die Unterlassung geeigneter Maßnahmen zur Befriedigung der individuellen Grundbedürfnisse ebenfalls als Misshandlung zu werten.

Die Gefahr, eine demenzkranke Person, die umherwandert, zu misshandeln, ist also offenbar sehr real. Deshalb erfordert jede Situation eine individuell abgestimmte Maßnahme.

Ein Blick in die Zukunft und der Einsatz neuer technischer Hilfsmittel wirft vermutlich noch weitere ethische Fragen auf. Hughes und Louw (2002) vermuten, dass ethische Grundsätze möglicherweise schwerer wiegen als praktische Vorteile, wenn überlegt wird, ruhelos umhergehende demenzkranke Menschen mit elektronischen Sicherungsplaketten zu versehen.

Sie fragen, ob es richtig ist, die Sache lediglich von zwei Seiten her zu betrachten: einerseits die Notwendigkeit zu betonen, dass die Sicherheit gewährleistet sein muss, andererseits die Fahne der bürgerlichen Freiheiten und Menschenrechte zu schwingen.

Ferner regen sie an, Entscheidungen über Freiheitsbeschränkungen einer Person auch künftig als ethische Angelegenheit zu betrachten, obwohl technische Hilfsmittel den praktischen Umgang mit Wanderverhalten künftig erleichtern.

5.3.4
Risikofaktoren

Coyne (2001) erklärt, dass weitere wissenschaftliche Untersuchungen notwendig sind, um besser verstehen zu können, inwieweit Demenz die Misshandlungsgefahr erhöht, und zu erkennen, wie Familien, die für ein kognitiv eingeschränktes Mitglied sorgen, am besten zu helfen ist, damit sie der Anforderung gewachsen sind und ihren Schützling nicht absichtlich oder unabsichtlich misshandeln.

Er vertritt die Ansicht, dass wir gebrechliche oder wehrlose Menschen besser schützen können, wenn wir sie ganz konkret mit Dienstleistungen versorgen, die ihre Lebensqualität verbessern und ihre betreuenden Angehörigen in jeder Hinsicht unterstützen, um zu erreichen, dass sie mit der oft schwierigen und belastenden Situation zurechtkommen.

Julian Hughes erinnert uns am Ende eines im Jahr 2002 im *British Medical Journal* erschienenen Artikels daran, dass auch ein demenzkranker Mensch fähig sein kann, gewisse Entscheidungen zu treffen, und diese dann zu respektieren sind.

Sollte diese Fähigkeit nicht mehr vorhanden sein, empfiehlt er, eine Entscheidung zu treffen, die im Interesse der Person liegt, jedoch nicht ausschließlich in ihrem besten medizinischen Interesse:

> «Um festzustellen, was das Beste ist, muss sorgfältig nachgeforscht, verhandelt und überlegt werden. Besonders an diesem Punkt sind wir verpflichtet, Verständnis für Wanderverhalten aufzubringen und darauf mit möglichst wenig restriktiven Maßnahmen zu reagieren.»

Fest steht, dass das Thema Umhergehen und Misshandlung extrem komplex ist und eingehender untersucht und diskutiert werden muss, damit es besser verstanden und ein angemessenerer Umgang möglich wird. Wir sollten jedoch nicht von Versagen sprechen, wenn wir derzeit noch nicht alle Antworten kennen, sondern vielmehr betonen, dass wir das Recht eines Menschen auf Freiheit, Schutz seiner Privatsphäre und Sicherheit sehr ernst nehmen, insbesondere dann, wenn dieser Mensch an einer Demenz leidet.

Literatur

Coyne AC (2001) The relationship between dementia and elder abuse. *Geriatric Times* II(4) 15–18.

Department of Health (2000) *No secrets: Guidance on developing and implementing multi-agency policies and procedures to protect vulnerable adults from abuse.* London: Department of Health and Home Office.

Hughes JC, Louw SJ (2002) Electronic tagging of people with dementia who wander. *British Medical Journal* 325 874–848.

McCallum J, Matiasz S, Graycar A (1990) *Abuse of elderly at home.* Office of the Commissioner for the Ageing, South Australia and the National Centre for Epidemiology and Population Health, Adelaide.

Zumindest theoretisch konnte ganz Australien wie eine Partitur gelesen werden. Es gab kaum einen Felsen oder einen Bach im Land, der nicht gesungen werden konnte oder gesungen worden war. Man musste sich die Songlines wie Spaghetti aus Iliaden und Odysseen vorstellen, die sich hierhin und dorthin schlängelten, wobei jede «Episode» den geologischen Formen abzulesen war.

«Unter Episode verstehen Sie ‹heilige Stätte›?» fragte ich.

«So ist es.»

«Stätten wie die, die Sie zur Zeit für die Eisenbahngesellschaft vermessen?»

«Sie müssen es so sehen», sagte er. «Überall im Busch können Sie auf irgendeine Stelle in der Landschaft zeigen und den Aborigine an Ihrer

Seite fragen: ‹Was für eine Geschichte ist das?› Es ist möglich, dass er ‹Känguru› oder ‹Wellensittich› oder ‹Eidechse› antwortet, je nachdem, welcher Ahne diesen Weg gegangen ist.»

«Und die Entfernung zwischen zwei solcher Stätten kann als Abschnitt des Lieds gemessen werden?»

«Deshalb», sagte Arkady, «habe ich so viele Schwierigkeiten mit den Leuten von der Eisenbahn.»

Es war nicht leicht, einen Vermesser davon zu überzeugen, dass ein Haufen Flusssteine die Eier einer Regenbogenschlange oder ein rötlicher Sandsteinbrocken die Leber eines mit dem Speer erlegten Kängurus war. Schwerer noch war es, ihm klar zu machen, dass eine

öde Schotterlandschaft die musikalische Entsprechung zu Beethovens Opus 111 war.

Indem sie die Welt ins Dasein sangen, sagte er, seien die Ahnen Dichter in der ursprünglichen Bedeutung des Wortes *poesis* gewesen, das «Schöpfung» besagte. Kein Aborigine könne sich vorstellen, dass die erschaffene Welt in irgend einer Weise unvollkommen sei. Sein religiöses Leben hatte nur ein Ziel: das Land so zu erhalten, wie es war und wie es sein sollte. Ein Mann, der «Walkabout» ging, machte eine rituelle Reise. Er folgte den Fußspuren seines Ahnen. Er sang die Strophen seines Ahnen, ohne ein Wort oder eine Note zu ändern – und erschuf so die Schöpfung neu.

Bruce Chatwin (1987)
Traumpfade (Übersetzerin Anna Kamp)

6 Der Blick zurück

6.1

Nach dem Vieh sehen

Rosemary Taylor

Mein Vater war Bauer, und Bauern gehen nie in Ruhestand. Auch nachdem er vom Hof weg in einen recht weit entfernten Bungalow gezogen war, hielt er sich meistens am Hof auf, wo er mit meinem Bruder mitzuhalten versuchte, ungeachtet des Altersunterschieds von 35 Jahren!

Als er wegen seines ersten «Aussetzers» am Steuer des Viehtransporters ein Jahr lang keine Fahrerlaubnis hatte, legte er die Strecke zum Hof zu Fuß zurück und machte weiter Kontrollgänge, um nach dem Vieh zu sehen, das auf den Weiden rund ums Haus stand. Nach Ablauf des Jahres bekam er seinen Führerschein zurück, worauf er wieder den Viehtransporter chauffieren durfte, meist aber seinen geliebten, alten, ramponierten Ford Pick-up fuhr. Er war wieder glücklich.

Wie wir später erkannten, war der Unfall das erste Anzeichen einer vaskulären Demenz, die sich in den nächsten Jahren verschlimmerte. Seinen Führerschein hatte er zwar noch, aber er fuhr nicht mehr sicher, was er allerdings selbst nicht merkte. Glücklicherweise wurde uns die Entscheidung, ihm die Fahrerlaubnis aus Gründen der Demenz zu entziehen, abgenommen, weil er auch am Grünen Star litt und seine Sehkraft abnahm; die Ärzte verweigerten ihm das zur Verlängerung seiner Fahrerlaubnis notwendige Attest.

Vater war am Boden zerstört – sein ganzes Leben war ihm genommen, und diesmal nicht nur vorübergehend. Aufgrund der Demenz konnte er die Tragweite der Veränderung nicht wirklich erfassen, was wir damals allerdings noch nicht wussten. Die Situation muss für ihn extrem verwirrend gewesen sein; kein Wunder, dass er wütend war. Bedauerlicherweise waren wir, seine nächsten Angehörigen, in dieser Sache völlig uninformiert und ihm deshalb kaum eine Stütze. Im Rückblick bin ich mir sicher, dass dieser ganze Kummer das Fortschreiten der Demenz beschleunigte; in der Tat waren die nächsten Jahre sehr schwierig.

Als er nicht mehr Auto fahren konnte, verlegte er sich aufs Gehen. Vater ging die Straße zum Hof hinunter und vom Hof aus zu den Weiden. Dann nahm er wieder die Straße und besuchte ein anderes Stück Weideland. Der Grund war stets der gleiche: Er musste nach dem Vieh sehen. Egal ob die Tiere auf der Weide waren oder nicht – Vater ging raus, um nach dem Vieh zu sehen. Egal wie das Wetter war – Regen, Hagel, Schnee oder Sonnenschein – Vater ging raus, um nach dem Vieh zu sehen. Wenn er wieder zurück im Haus war, zog er manchmal Jacke und Stiefel aus, manchmal auch nicht. Dann machte er kehrt und ging wieder raus. Er hatte vergessen, dass er soeben «nach dem Vieh gesehen hatte». Und wir schüttelten nur die Köpfe und verstanden nichts.

Anfangs klopfte er zum Abschied mit seinem Stock ans Fenster (er trug stets einen Stock bei sich – den er gebraucht hatte, um das Vieh zu treiben etc.) und winkte uns fröhlich zu, doch im Laufe der Zeit hörte er damit auf und ging mit gesenktem Kopf seiner Wege.

Die Demenz schritt fort, und er ging unverdrossen. Doch jetzt wurde die Sache komplizierter. Es konnte sein, dass er sich weigerte, Jacke und Stiefel anzuziehen, obwohl es regnete. Wir bestanden aber darauf und das ärgerte ihn. Schließlich und endlich war er zwar dem Wetter entsprechend angezogen, aber alle Beteiligten verärgert und frustriert. Wir kauften ihm eine orangerote Weste mit Leuchtstreifen (wie sie von Radfahrern und Straßenarbeitern getragen werden), damit er auf der Straße besser zu sehen war. Die Straße war ziemlich verkehrsreich und wurde von vielen großen Sandlastern befahren; zwar kannten ihn die meisten Autofahrer inzwischen und wussten, dass er hier auf und ab ging, trotzdem waren wir dauernd in Sorge. Vielleicht würde er mal übersehen und überfahren? Wir versicherten ihm, dass ihm die Weste prima stand, und er trug sie gerne.

Mit zunehmender Demenz machten wir uns auch vermehrt Sorgen um seine Sicherheit. Wie oft gingen wir raus, um nach ihm zu sehen, wenn er lange nicht wieder auftauchte. Manchmal fanden wir ihn auf seinem langsamen Rückweg, manchmal im Haus eines Nachbarn, mehrmals auf einem Gatter feststeckend, das er versucht hatte zu überklettern. Die Sache wurde für meine Mutter immer belastender.

Schließlich war der Punkt erreicht, an dem sie ihn einsperrte, um ihn am Umhergehen zu hindern, weil wir Angst vor einem Unfall hatten,

bei dem er selbst verletzt wird oder andere zu Schaden kommen. Das machte Vater jedoch sehr böse, und er wurde zunehmend mürrischer. Heute verstehe ich den Zusammenhang, damals verstand ihn keiner. Jetzt ging es rapide bergab. Er bekam zweimal pro Woche einen Platz in einer Tagespflegeeinrichtung am Ort (für einen Landwirt völlig ungeeignet, aber er war sich dessen wohl glücklicherweise nicht bewusst und konnte sich von einem Tag auf den anderen nicht mehr erinnern). Schon nach zwei Monaten brauchte er am Morgen Hilfe beim Aufstehen und am Abend beim Zubettgehen. Weitere sechs Wochen später benötigten wir morgens und abends zwei Pflegekräfte. Kurz nach Neujahr (vier oder fünf Monate nachdem die Tür abgeschlossen worden war), kam Vater zur Untersuchung ins Krankenhaus – um nicht wieder nach Hause zurückzukehren. Vor seiner Entlassung aus dem Krankenhaus und Übersiedlung in ein Pflegeheim stürzte er; jetzt kann er nicht mehr gehen und ist schon etwa ein Jahr in diesem Zustand.

Wenn ich zurückblicke, habe ich Schuldgefühle. Hätte ich ihn doch nur begleitet, hätte ich ihm nur ermöglicht, weiter «nach dem Vieh zu sehen». Wäre die Verschlechterung dann langsamer eingetreten, wäre er dann länger zu Hause geblieben? Wenn uns jemand Unterstützung angeboten hätte und mit ihm die Straße auf und ab und über Land gegangen wäre, anstatt Vater in die Tagespflege zu geben oder die üblichen Pflegedienste zu bemühen, hätte das geholfen, den Demenzprozess hinauszuzögern? Wäre er dann womöglich heute noch in seinen eigenen vier Wänden? Doch ein solches Angebot unterblieb. Eines bin ich mir ganz sicher: Hätte er die Möglichkeit gehabt, in Begleitung zu gehen, wäre seine Lebensqualität wesentlich besser gewesen.

6.2
Wie der gewohnte Lebensstil das heutige Verhalten beeinflusst

Faith Gibson

Das New Oxford Dictionary (1998) definiert «wandern» als «gemächliches Gehen, ohne ein Ziel anzusteuern». Er nennt die Synonyme «mäandern» – «in Schleifen gehen, oft ziellos herumgehen»; «schlendern» – «langsames, entspanntes Gehen, meist zum Vergnügen»; «umherstreifen» – «zum Vergnügen durch die Gegend gehen, ohne festgesetzten Wegverlauf».

Im Laufe der Zeit haben sich die Vorstellungen von Ort, Zweck und Akzeptanz des Zufußgehens und Wanderns verändert. Wandern war einst gesellschaftlich besser akzeptiert als heute, was Taylor (1649) illustriert, der in *Wandering to see the wonders of the west* beschreibt, wie er «fast 600 Meilen reiste». Doch hatte der Begriff selbst in jenen frühen Tagen bereits eine weniger akzeptable, moralischere und wertendere Bedeutung, etwa in Allans Werk *Antidote against heresy* (1648), dessen Ziel es war, «Wanderer zum Bleiben zu bewegen und den Schwachen Halt zu geben», eine Vorstellung, die heute noch mitschwingt, wenn wir sagen «Bleib im Lande und nähre dich redlich». Einen leichteren, weniger ernsten Ton – für die Antipoden möglicherweise typisch – schlägt Finch-Hatton (1886) an, der seinem Buch folgenden Titel gab: *Advance Australia: an account of eight years work, wandering and amusement.*

In der Viktorianischen Zeit und bis weit ins 20. Jahrhundert war es gang und gäbe, Gehen als Arbeit und Freizeitbeschäftigung zu betrachten, wie viele Schriftsteller, u. a. Thomas Hardy, Anthony Trollope und die Brontë-Schwestern zeigen. Gehen war eng mit der vorindustriellen bäuerlichen Arbeit verbunden:

> Nur ein Mensch, der mit der Egge den Acker umgräbt,
> auf einem langsamen, stillen Spaziergang
> Mit einem alten Pferd, das umher stolpert und nickt,
> Halb schlafend, während sie sich heranschleichen.

Thomas Hardy (1840–1928)

In der Literatur des 20. Jahrhunderts wird die Vergangenheit oft nostalgisch thematisiert, etwa in View in winter von Blythe (1979), *To school through the fields* von Taylor, *Other days around me* von McDowell oder in *Lark Rise to Candleford* von Thompson (1939). Sie alle zeigen auf, wie wichtig das Gehen im Leben von Kindern und Erwachsenen gewesen ist. Junge Leute von heute können vielleicht nicht nachvollziehen, dass das Zufußgehen und die damit verbundenen Erinnerungen betagten Menschen, die in einer Zeit aufwuchsen, als der Familienspaziergang am Sonntagnachmittag den Höhepunkt der Woche darstellte, noch so wichtig sind.

Andererseits gab es immer schon Menschen, die dem Gehen nichts abgewinnen konnten, und zwar nicht nur in unserer heutigen Kultur. Eine Figur in William Congreves (1670–1729) Roman *The way of the world* erklärt mit Nachdruck: «Gehen verursacht mir Übelkeit: Es ist ein ländlicher Spaß, und ich verabscheue das Landleben».

In England hat das Gehen einen ebenso hohen Stellenwert wie in anderen Ländern der westlichen Welt, was historisch und landschaftlich bedingt ist, und mit öffentlichen Mitteln gefördert wird. Hier laden 1,3 Millionen Morgen offenes Land und ein Wegenetz von 120 000 Meilen zum Wandern ein. Und falls das nicht Anreiz genug ist, und eine seriöse Begründung für das Gehen benötigt wird, dann gibt es eine Liste mit 445 000 denkmalgeschützten Gebäuden, 12 000 mittelalterlichen Kirchen und 6 000 000 bekannten, archäologisch bedeutsamen Stätten, die besichtigt und erforscht werden wollen (Bryson, 1995). Anzahl und Größe der Wandervereine sind nicht bekannt, doch wird das Wandern immer wieder als liebste Freizeitbeschäftigung genannt und von der Gesundheitslobby wärmstens empfohlen.

Unser kulturelles und historisches Lebensumfeld formt und beeinflusst unsere Vorstellungen. In vielen Teilen der wenig entwickelten Welt ist das Gehen auch heute noch die wichtigste und oft einzige Art der Fortbewegung. Vielleicht erregen Demenz und demenzbedingtes Umherwandern – in diesem Kontext gesehen – insbesondere in ländlichen Gemeinden, weit weniger Aufmerksamkeit und erfahren weit geringere Einschränkungen als in urbanisierten westlichen Gesellschaften. Hier wird das Gehen abfällig als ruheloses Umherwandern bezeichnet und meist recht negativ kommentiert.

In diesem Kapitel wird der Frage nachgegangen, inwiefern Lebensgewohnheiten und der frühere Lebensstil das heutige Verhalten beeinflussen. Dabei werden die Worte «wandern» und «gehen» ganz bewusst austauschbar verwendet. Das widerspricht der Gewohnheit von Angehörigen der Gesundheitsberufe, die gerne «gehen» sagen, wenn geistig und körperlich gesunde Leute gemeint sind (wie sie selbst) und «wandern», wenn von Leuten die Rede ist, die als nicht ganz zurechnungsfähig gelten (wie Menschen mit einer Demenz). Dieser negative Sprachgebrauch grenzt unser Denken ein und beeinflusst unser Verhalten.

6.2.1
Geh- oder Wanderverhalten verstehen

Unsere innere Einstellung zum Gehen allgemein und unsere Toleranz für das Gehen Demenzbetroffener hängt sehr stark von der eigenen Lebensgeschichte und Lebenserfahrung ab sowie von der unserer Mitmenschen. In der Demenzpflege scheint es eine implizite Hierarchie von akzeptablen/inakzeptablen Verhaltensweisen zu geben.

Am besten akzeptiert ist ein Verhalten, das, vom Standpunkt einer nicht-demenzkranken Person aus betrachtet, den gegebenen Umständen entspricht, willentlich erfolgt und zielgerichtet ist. In der Rangfolge der Akzeptanz kommt dann Verhalten, das zwar zu diesem Zeitpunkt und unter den gegebenen Lebensumständen unangemessen ist, von dem jedoch angenommen wird, dass es früher einmal angemessen war. Verhalten aber, das willkürlich wirkt, ziellos und unverständlich ist, das als übertrieben empfunden wird, der Uhrzeit nicht angemessen ist, zu häufig, zu intensiv und zu lange praktiziert wird oder andere zum Mitmachen animiert, weckt starke Ängste. Am allerwenigsten wird Verhalten akzeptiert, das als gefährlich oder riskant eingestuft wird und die Person selbst oder ihre Mitmenschen belastet, beschädigt oder beunruhigt. Solche Verhaltensweisen gelten schnell als «herausfordernd» und lösen energische Gegenmaßnahmen aus, die das «Management» des Verhaltens sicherstellen – was jedoch nichts anderes heißt als ausmerzen, regeln oder einschränken.

In der Demenzpflege haben Betreuungskräfte, die mit Wanderverhalten konfrontiert sind, das sie als exzessiv, unangemessen, störend oder potenziell gefährlich einschätzen, mehrere Optionen. Sie können versuchen, mit praktischen Lösungen Abhilfe zu schaffen, etwa die Schlüssel verstecken, Sicherheitsschlösser anbringen, Alarmanlagen einbauen oder Identifikationsarmbänder ausgeben. Dieser Ansatz mag nützlich sein, spiegelt aber Sicherheit nur vor, sofern keine sorgfältige Betrachtung des aktuellen Pflegeumfelds stattfindet und der Versuch unterbleibt, unter Berücksichtigung der individuellen Lebensgeschichte jeder einzelnen Person, herauszufinden, aus welchen Gründen sie wohl wandert.

Wir Pflegende müssen unsere Selbsterkenntnis vertiefen und uns fragen, mit welcher Grundhaltung wir dem Gehen und ähnlichem Verhalten begegnen. Wenn wir selbstkritischer werden, verändert sich möglicherweise auch unsere spontane Reaktion. Dies wiederum kann unsere Toleranzschwelle für Leute erhöhen, die körperlich belastbarer sind und lieber gehen als wir. Im Grunde genommen geht es um eine Neudefinition dessen, was wir als «herausfordernd» betrachten, weil wir besser verstehen, warum wir es sind, die sich herausgefordert fühlen, und nicht die Person mit Demenz.

Wenn Demenzbetroffene weggehen, aus ihrem Zuhause oder einem Pflegesetting, bekommen es Betreuungskräfte und andere Leute oft mit der Angst zu tun. Die betreffende Person selbst mag nicht sonderlich beunruhigt wirken, andere dagegen können extrem verängstigt sein. Diese Angst ist Ausdruck einer angemessenen Sorge und der Furcht vor Konsequenzen, falls sich die Person verirrt oder verletzt (etwa im Straßenverkehr oder durch Witterungseinflüsse), falls sie ausgebeutet wird, Hunger oder Durst leidet und gesundheitlichen Schaden nimmt. Professionell Pflegende fürchten oft auch eine Anzeige wegen Verletzung ihrer Aufsichtspflicht.

Damit ist klar, dass sich zumindest ein Teil des Problems im Kopf der Betreuungsperson abspielt. Sie muss herausfinden, für wen dieses Verhalten ein Problem darstellt, ob für die Person in ihrer Obhut, für andere oder nur für sie selbst. Nachdem diese Frage beantwortet ist, müssen wir, ob als pflegende Angehörige oder Pflegefachkräfte, die Verantwortung für unseren Anteil am Problem übernehmen. Selbsterkenntnis gewinnen wir durch individuelle Selbstreflexion oder Supervision. Sie stellt sich leichter ein, wenn Diskussion und Reflexion in einer Selbsthilfegruppe oder einem Pflegeteam stattfinden, besonders wenn die Mitglieder Gruppensupervisionen bereits gewohnt sind. So werden Gruppennormen entwickelt und Einfühlungsvermögen sowie persönliche und professionelle Sicherheit wächst.

Im nächsten Schritt müssen wir versuchen zu ergründen, welche Ursachen diesem Verhalten zugrunde liegen, welches Bedürfnis das Gehen befriedigt und wodurch es ausgelöst wird. Dazu müssen wir das Verhalten über mehrere Tage hinweg sorgfältig beobachten und unsere Beobachtungen systematisch schriftlich festhalten. Wir sollten uns u. a. folgende Fragen stellen:

- Folgt das Gehen irgend einem Muster?
- Wann tritt das Verhalten auf? Tagsüber, nachts, Uhrzeit?
- Wie lange dauert eine Episode in den meisten Fällen?
- Wird eine Begleitperson rekrutiert? Immer die gleiche, irgendeine oder geht die Person alleine umher?

- Geht sie in regelmäßigem Tempo?
- Legt sie unterwegs Pausen ein oder geht sie unablässig, ohne Umwege oder Unterbrechung?
- Trägt sie beim Gehen stets irgendetwas mit sich herum?
- Wird das Gehen offenbar von einer bestimmten Person, einem bestimmten Ereignis oder einem bestimmten Ort ausgelöst oder beendet?
- Lässt die Person erkennen, dass sie draußen sein möchte?
- Wie fühlt sie sich beim Gehen?
- Macht es der Person offensichtlich Freude? Verschafft es ihr Erleichterung oder Befriedigung?
- Sind mit dem Verhalten Gefahren, Störungen und Unannehmlichkeiten verbunden, hat es Auswirkungen? Wenn ja, für wen?
- Gibt die Person sonst noch Anlass zu Besorgnis?

Die Beobachtungen können bestimmte Erklärungen nahelegen. Stokes und Goudie (2000) haben folgende gefunden:

- Trennungsangst,
- Verwirrtheit,
- Lebensgewohnheit,
- Lebensäußerung,
- körperliches Unwohlsein,
- Stressbewältigung,
- gestörte Steuerungsfähigkeit,
- Langeweile,
- Einsamkeit,
- Neugier,
- Angst/Furcht,
- Vermeidung,
- Perseveration,
- Agnosie,
- Sundowning,
- fragmentiertes Erleben.

Eine in Australien vom Commonwealth Department of Health and Family Services (1997) bei Bewohnerinnen und Bewohnern von Pflege- und Altenheimen durchgeführte Studie hat ergeben, dass «excessive wandering» das am häufigsten als herausfordernd bezeichnete Verhalten ist. Es werden folgende mögliche Erklärungen aufgelistet:

- Die Person ist nach dem Umzug (ins Pflegeheim) verwirrt;
- will zum Einkaufen gehen, Freunde oder Freundinnen aufsuchen, nach Hause gehen etc.;
- geht einfach gerne spazieren oder wandern;
- sucht nach Menschen oder Orten von früher;
- fühlt sich körperlich unwohl;
- erleidet eine organische Gehirnveränderung;
- langweilt sich, ist unruhig oder verstört.

6.2.2
Bedeutung der Vorgeschichte

Obwohl die unmittelbare Betreuungsreaktion darin bestehen muss, eine verstört umhergehende Person zu begleiten (sofern sie zu verstehen gibt, dass Begleitung erwünscht ist) und sich dabei ihrem Tempo anzupassen, gilt es näher zu ergründen, was das Gehen für die jeweilige Person bedeutet.

Es wird vermutlich nicht nur einen Faktor geben, vielmehr werden mehrere interagierende Faktoren beteiligt sein. So wichtig es ist, die Interaktion zwischen persönlichen oder intrinsischen Faktoren und umweltbedingten oder externen Faktoren zu beachten, genau so wichtig ist es, darauf zu achten, wie die Vergangenheit das heutige Verhalten beeinflusst.

Wenn wir unser Augenmerk besonders auf die Lebensgeschichte oder die Lebensgewohnheiten richten, heißt das keineswegs, dass der aktuelle Kontext – die aktuellen Beziehungen eingeschlossen – unwichtig wären. Auch diese können höchst relevant sein. Gut möglich allerdings, dass die Vorgeschichte keine oder nicht alle Hinweise liefert, die zur Erklärung des derzeitigen Verhaltens nötig sind. Sie ist lediglich eine vielschichtige Dimension zum Verständnis von Demenz und demenzbedingtem Verhalten, dessen Ursachen vielfältig sind, und Ergebnis

einer komplexen dynamischen Interaktion zwischen biologischen, psychologischen, gesellschaftlichen und umweltbezogenen Faktoren (Kitwood, 1997; Cheston/Bender, 1999):

Absicht oder Zufall?

Manche Autoren und Autorinnen unterscheiden zwischen Verhalten, das absichtlich (intendiert) ist – selbst wenn die ursprüngliche Absicht möglicherweise vergessen wurde – und Verhalten, das unbeabsichtigt oder zufällig wirkt und ohne erkennbares Motiv oder erkennbaren Zweck erfolgt.

Intentionales Verhalten besteht aus einem kognitiven Element, das als Zweck beschrieben wird, und aus einem affektiven oder emotionalen exekutiven Element, das in eine Handlung mündet – in diesem Fall ins Gehen.

Oft ist die Exekutivfunktion aufgrund körperlicher Hinfälligkeit eingeschränkt, kann jedoch bei anhaltend wandernden oder umhergehenden Demenzbetroffenen durchaus noch intakt sein. Es können eine oder beide der kognitiven und exekutiven Funktionen zu unterschiedlichen Graden beeinträchtigt sein, weshalb eine demenzkranke Person mit einer bestimmten Absicht anfängt zu gehen, dann den Grund vergisst und einfach weitermacht. Menschen, die gehen wollen, aber nicht gehen können oder am Gehen gehindert werden, fühlen sich oft extrem frustriert und drücken dies womöglich auf irgendeine andere Weise aus.

Es empfiehlt sich, nicht darüber zu spekulieren, ob sich die Person absichtlich so verhält oder ihr Verhalten zufällig und einer neurologischen Degeneration zuzuschreiben ist. Besser, man geht von beabsichtigtem Verhalten aus, wenngleich sich die Absicht verdreht äußert oder einer Klärung entzieht (Gibson, 2004). Wir müssen versuchen, den einzelnen Menschen zu verstehen und sein Verhalten als beobachtbares Ergebnis von Interaktionen zu betrachten, die in einem gegebenen Kontext stattfinden, sowie als Verhalten eines Menschen mit einer langen Lebensgeschichte, der innerhalb eines Beziehungsnetzes reagiert und agiert. Sämtliche Lösungsansätze oder Verbesserungen müssen sowohl auf die Person als auch auf ihre Situation gerichtet sein. Werden beide Faktoren nicht gleich gewichtet, kommt es zu fehlerhaften Erklärungen und wirkungslosen Interventionen.

Grundsätzlich gilt, dass man die Person sehr genau kennen muss, was ohne detaillierte Kenntnis ihrer Lebensgeschichte nicht möglich ist. Wer die Mühe scheut, sich mit der Vergangenheit einer Person mit Demenz zu befassen, wird sie nicht verstehen. Weil Demenzbetroffene schwersten Angriffen auf ihr Identitätsgefühl, ihr Selbstbewusstsein und ihre Selbstsicherheit ausgesetzt sind (Cheston/Bender, 1999), müssen wir uns auf verschiedenen Wegen über die Vergangenheit unseres Schützlings informieren und unsere Reaktionen an diesem Detailwissen ausrichten (Gibson, 1998).

Ängste und Gefährdungen des Wohlbefindens

Trost und Sicherheitsgefühl stellen sich nicht durch die wohlfeilen Beteuerungen ein, alles werde schon gut, sondern vielmehr durch die Fähigkeit der Betreuungsperson, sich empathisch in die Ängste ihres Schützlings einzufühlen, der zahlreiche Verluste erlitten hat und nun in einem schlechten Gesundheitszustand ist. Um ein gewisses Maß an Sicherheit bieten zu können, muss die Pflegekraft ein feines Gespür entwickeln für ihre vielfältigen Einbußen, für ungelöste Trauer und die Bedrohungen des früheren und derzeitigen Wohlbefindens. Mit diesem Hintergrundwissen ausgestattet können sich Pflegende als tröstende Ersatzgefährtinnen und Ersatzgefährten zur Verfügung stellen und die Menschen in ihrer Obhut auf dieser gefahrvollen Reise und in die unaufhaltsam fortschreitende Isolation begleiten. Wenn nach einer Erklärung für unruhiges und beunruhigendes Verhalten gesucht wird, müssen zum einen die betreffende Person und der aktuelle Kontext genau untersucht werden, gleichermaßen aber auch deren Vorgeschichte, weil nur dann Verständnis entsteht und effektive Reaktionen erfolgen können.

Ruheloses Umhergehen ist möglicherweise als Metapher zu betrachten, als körperlicher Ausdruck des ruhelos umherschweifenden Geistes, der sich gegen eine Demenz wehrt. Gut möglich, dass es Ausdruck der Anstrengung ist, in zwei Welten zu leben und mit den Verwechslungen und Brüchen zurechtzukommen, die mit diesem Hin und Her verbunden sind. Die eine ist die altbekannte, vertraute Lebenswelt der Sicherheit bietenden Gewohnheiten, die andere verändert und verschiebt sich fortlaufend, ist schwankend, fremd und bedrohlich. Die mannigfaltigen Ursachen der Ängste können sowohl in der unvertrauten Gegenwart liegen, als auch in Zeiten und Orten der Vergangenheit, die Spuren, Verletzungen und Erinnerungen hinterlassen haben.

Angemessene Reaktionen

Die Bindungstheorie bietet Erklärungen für bestimmtes Wanderverhalten, aber auch Vorschläge für strukturierte Reaktionen seitens des Pflegepersonals und der betreuenden Angehörigen. Wenn Pflegende die Befürchtungen ihrer Schützlinge beschwichtigen, ihre Verunsicherung lindern und ihr Sicherheitsgefühl stärken wollen, müssen sie wissen, welche Menschen ihnen nahestanden. Sie müssen so viel über deren wichtige frühere Bezugspersonen wissen, dass sie es bemerken, wenn auf diese Personen Bezug genommen wird, und dass sie unbefangen mitreden können. Der Einsatz von Detailkenntnissen kann das Vertrauen stärken, Sicherheit bieten und die Chance erhöhen, als Reisebegleitung ins unvertraute Terrain der Gegenwart akzeptiert zu werden, als Mitmensch, auf dessen Lotsendienste Verlass ist.

Cheston und Bender (1999) vertreten die Meinung, dass Identität eng mit sozialen Rollen verknüpft ist, und Leute, denen nur wenige soziale Rollen zur Verfügung stehen, häufiger neurologische Störungen entwickeln, was wiederum dazu führt, dass sie auch ihre verbliebenen Rollen nicht mehr richtig ausfüllen können. Daraus folgt, dass die Qualität der sozialen Umgebung und Bezüge einer Person sowie die Vielfalt oder der Mangel an sozialen Rollen entscheiden, ob es gelingt, dem Fortschreiten der Demenz entgegenzuwirken. Sie gehen davon aus, dass das Gefühl einer Kontinuität zwischen Vergangenheit und Gegenwart dazu beiträgt, das Identitätsgefühl zu erhalten.

Deshalb ist es nicht angemessen, ja sogar schädlich, gegenwärtiges Verhalten als anormal und unerwünscht zu bezeichnen (die üblichen Attribute für «Wandering»). Setzen Menschen nonverbale Verhaltensweisen ein, um ihre auf frühere soziale Rollen gegründete persönliche Identität zu bewahren, brauchen sie für diese heroischen Bemühungen Ermutigung, nicht Entmutigung. Wenn sie sich eines Verhaltensmusters bedienen, das in ihrem Langzeitgedächtnis gespeichert ist, und womöglich mit ihrem früheren Beruf oder ihrer früheren Freizeitgestaltung zusammenhängt, ist die Anregung, dieses Verhalten zu verstärken und nicht zu unterbinden, nur vernünftig.

Die Vergangenheit lässt sich nie rekonstruieren, dennoch bestimmt sie, wie wir unsere Gegenwart begreifen. Unsere Erzählungen über die Vergangenheit sind keineswegs fixiert oder unveränderlich. Die Geschichte variiert, wird vom jeweils aktuellen gesellschaftlichen Kontext beeinflusst und modifiziert und orientiert sich während des Erzählvorgangs an der Interaktion zwischen erzählender und zuhörender Person. Frühere Beziehungen spielen üblicherweise die wichtigste Rolle, werden allerdings überwiegend innerhalb eines breiteren Kontexts erinnert, zusammen mit dem kulturellen Hintergrund, dem Wohnort, der Nachbarschaft und dem eigenen Heim. Auch wichtige Lebensereignisse, einschneidende persönliche Erlebnisse und Erfolge, liebgewordene Andenken und persönliche Wertvorstellungen sind häufig Gegenstand von Erinnerungen und Betrachtungen. Sämtliche Erinnerungen werden von Emotionen zusammengehalten, so dass Emotionen meist wichtiger Bestandteil der wieder ins Gedächtnis gerufenen Dinge sind. Wenn demnach Menschen ermuntert werden, sich an ihre Vergangenheit zu erinnern, müssen wir auch bereit und willens sein, ihre Geschichte anzuhören und uns mit den Empfindungen zu befassen, die das Erzählen möglicherweise auslöst (Gibson, 2000).

Auf der Suche nach früheren Gewissheiten

Die meisten Menschen (jedoch nicht alle), ob demenzkrank oder nicht, haben den Drang, nach verlorengegangenen Vertrautheiten und früheren Gewissheiten zu suchen. Wir alle bemühen uns und wollen Verbindungen herstellen zwischen unserem früheren Leben und dem Leben, das wir heute leben. Während wir wissen, dass die Zukunft verborgen und unvermeidlich ist, gewinnen wir etwas Trost und Sicherheit aus der Tatsache, dass wir bislang überlebt, Schwierigkeiten bewältigt und bestimmte Lehren gezogen haben.

Aus diesen Erinnerungen ziehen wir Hoffnung für die Zukunft. Menschen mit Demenz sind häufig nur noch beschränkt fähig, Vergangenheit und Gegenwart zu unterscheiden. Vielleicht ist ihr ruheloses Umhergehen teilweise damit zu erklären, dass sie nach einer verlorenen Vergangenheit suchen, die ihnen, sofern es angenehme Erinnerungen sind, mehr Sicherheit und Geborgenheit bietet als eine Gegenwart, die sie vermutlich trostlos und öde empfinden, in der es an mitmenschlicher Bestätigung fehlt, und die ihnen keine erfüllenden Rollen und Beziehungen bietet.

«Sundowning», also die Neigung, am späten Nachmittag oder frühen Abend umherzugehen, ist bislang unterschiedlich erklärt worden (Dewing, 2000). Man hat Bindungsverhalten dafür verantwortlich gemacht, visuelle Störungen/ Wahrnehmungsstörungen, die von den veränderten Lichtverhältnissen und Schattenwürfen ausgelöst werden, aber auch Gewohnheiten, die mit einer gewissen Tageszeit verknüpft sind, oder die irrige Annahme, dass gegen Abend bestimmte familiäre Aufgaben oder Verpflichtungen anstehen.

Umgebungsbedingungen

Derzeit sind die äußeren Bedingungen in vielen, allzu vielen Betreuungseinrichtungen unzulänglich: Sie bieten weder in baulicher noch in menschlicher Hinsicht emotionale und körperliche Sicherheit. Manche Häuser, insbesondere solche, die wie Hospitäler oder entsprechende Einrichtungen gebaut, ausgestattet und möbliert wurden, bewirken wohl eher das Gegenteil, d. h. sie verwirren und verunsichern.

Selbst wenn ein Mensch in früheren Tagen bereits mit einem Krankenhaus Bekanntschaft gemacht hat, wird es in der Erinnerung wohl meist mit negativen Gefühlen, mit Gefahr, Schmerzen und Unbehagen assoziiert. Ein Krankenhaus wird Angst-, Unsicherheits- und Abhängigkeitsgefühle auslösen und kann überwunden geglaubte Empfindungen und den Kummer über die Trennung von Menschen, die damals Geborgenheit und Liebe verkörpert haben, wieder aufleben lassen. Kein Wunder also, dass Demenzpflegeeinrichtungen manche Bewohnerinnen und Bewohner zutiefst verunsichern, misstrauisch machen und veranlassen, Fluchtpläne zu schmieden. Das Pflegepersonal hat die überaus schwierige Aufgabe, solche spontanen, wenngleich weitgehend unbewussten Abwehrreaktionen zu überwinden oder zumindest abzumildern. Pflegende müssen sich als verlässliche emotionale Ersatzleute für frühere Schlüsselfiguren anbieten, damit sich der demenzkranke Mensch in ihrer Obhut nicht oder weniger verloren fühlt.

Frühere Traumen und Erschütterungen

Zumindest von einigen Menschen ist anzunehmen, dass die Wurzeln für ihr gegenwärtiges Wanderverhalten oder ein anderes demenzbedingtes, Belastung signalisierendes Verhalten in ihrer Vorgeschichte liegen, in einem lange zurückliegenden Trauma oder einem Missbrauch in der Kindheit, dessen Folgen sich im höheren Lebensalter bemerkbar oder erneut bemerkbar machen (Hunt et al., 1997). Personen, die in einem Land und einer Kultur aufgewachsen sind, nun aber aus welchen Gründen auch immer in einem anderen Land und in einer anderen Kultur leben, berichten von Gefühlen der Erschütterung und Entfremdung.

Sie empfinden sich als zugehörig, gleichzeitig aber als nicht zugehörig. Menschen, die freiwillig ausgewandert sind und sich freiwillig an einem anderen Ort niedergelassen haben, fühlen sich desorientiert, weil sie einerseits zu den Einheimischen gehören, andererseits aber auch nicht. Für Flüchtlinge oder Asylsuchende, Opfer von Vertreibungen durch Krieg oder Hunger,

die gezwungen wurden, ihre Heimat zu verlassen, muss die Situation noch erheblich bedrohlicher sein. Es gibt zunehmend mehr Personen, die in internationalen, nationalen und lokalen Zusammenhängen extremen Erschütterungen ausgesetzt sind, weil Familien auseinander gerissen und wieder neu zusammengesetzt werden. Wir müssen uns also auf Verhaltensauffälligkeiten gefasst machen, wenn wir Menschen betreuen, die im höheren Alter vor der doppelten Herausforderung stehen, in einer zweiten Heimat zu leben und demenzkrank zu sein.

Frühere Berufe und Aktivitäten

Bei manchen demenziell Erkrankten, die exzessiv gehen oder zu bestimmten Tages- oder Nachtzeichen ruhelos unterwegs sind, bietet möglicherweise ihr früher ausgeübter Beruf eine Erklärung. Wir müssen herausfinden, ob das Gehen Teil der früheren Berufstätigkeit oder eine Freizeitbeschäftigung gewesen ist, oder nicht. Verhalten, das in einer früheren Lebensphase angemessen war und sich in der Gegenwart bemerkbar macht, obwohl es jetzt nicht mehr relevant ist, wird mit dem Begriff «occupational remnants (wörtlich übersetzt etwa berufsbezogene Überreste)» erfasst.

Manchmal werden lebenslange Gewohnheiten beibehalten, obschon sie im aktuellen Zusammenhang unpassend oder überflüssig geworden sind. Ein alter Landwirt beispielsweise, der sein ganzes Arbeitsleben lang die Weiden abgegangen ist, um nach dem Vieh zu sehen, kann diese Gewohnheit vielleicht nicht aufgeben, obwohl sich seine Lebensumstände geändert haben. Auch Postboten und Polizisten kommen einem in den Sinn – wobei es wichtig ist, keine schnellen, übereilten Schlüsse zu ziehen und stets zu bedenken, dass es meist mehr als eine Erklärung gibt.

Die Lebensgeschichte kann auch noch weitere Auswirkungen haben. So wird manchmal ein Verhalten nur in einem bestimmten Kontext übertrieben – aus dem Wunsch heraus, zu gefallen oder nicht zu stören – während die Person in einem anderen Kontext oder mit anderen Leuten ein völlig anderes Verhalten an den Tag legt. Sabat (1994) hat den Fall einer Frau beschrieben, die zuhause bei ihrem Mann ziellos umherging und völlig untätig blieb. In der Tagespflege jedoch wanderte sie nur dann umher, wenn ihr keine Beschäftigung angeboten wurde; dort zeigte sie sich auch immer sehr gerne bereit, anderen zu helfen. Sabat erklärt ihr Verhalten weitgehend mit den zwei unterschiedlichen Örtlichkeiten: der häusliche Kontext war unterminierend, der professionelle Betreuungskontext unterstützend. Diese Erklärung ist aber vermutlich allzu simpel; wir müssten mehr über ihre Ehe in Erfahrung bringen, über die Beziehung vor ihrer Demenzerkrankung und die Rollenbeschränkungen, die sich diese Frau während ihrer gesamten Hausfrauenzeit auferlegt hat.

Für bestimmte Bevölkerungsgruppen hatte das Gehen eine rituelle Bedeutung, war ein Zeichen der Zugehörigkeit oder Freizeitvergnügen. In der Gegend von Lancashire beispielsweise gab es in vielen Städten alljährlich festliche gemeinsame Pfingstausflüge, und für die Mitglieder der nordirischen Orange Society, die protestantische Bruderschaft der Apprentice Boys oder die irisch-nationalen Hibernians haben die an einem bestimmten Tag stattfindenden Umzüge größte religiöse und politische Bedeutung, weil sie das Zusammengehörigkeitsgefühl stärken. Für diese Leute bedeutet «marschieren», sich der bedrohten Gruppenidentität zu versichern, territoriale Ansprüche zu artikulieren und Jahr für Jahr historische Rituale zu bekräftigen.

Wenn nun eine Person ihr Hobby zum Beruf macht, ist davon auszugehen, dass sich das damit verbundene Verhalten noch stärker und nachhaltiger einprägt. Dazu ein sehr gutes Beispiel: In einer Sendung der BBC über das Leben auf dem Land (16.2.2002) wurde von einem Mann berichtet, dessen beruflicher und privater Lebensinhalt das Gehen ist. Er arbeitet im Hochland von Northumbria als Schäfer und Forscher, Schriftsteller und Autor von Wanderführern. Wäre es eine Überraschung, wenn dieser Mann, der sein ganzes Leben lang so liebend gerne gewandert ist, dies auch weiter tun will, ungeachtet des Zustands seiner kognitiven Fähigkeiten?

Die einen gehen zu Fuß, weil sie pilgern oder ein Ziel erreichen wollen, andere verbinden damit Freiheit und Abenteuer, für andere ist das Wandern eine persönliche Bewährungsprobe oder ein Übergangsritus (Slader, 1990). Manchmal ist das Gehen auch Flucht – ein Versuch, die unangenehme oder schmerzliche Vergangenheit hinter sich zu lassen.

> Ich habe Bekanntschaft mit der Nacht gemacht,
> Ich bin in den Regen hinausgegangen – und durch
>   den Regen zurückgegangen.
> Ich bin bis an die Ränder der fernsten Stadtlichter
>   gelaufen.
> Ich habe auf die traurigste Strasse der Stadt
>   hinabgeblickt.
> Ich bin gelaufen, als der Nachtwächter seine Runde
>   machte,
> Und habe meine Augen niedergeschlagen, weil ich
>   nichts erklären wollte.

Robert Frost (1874–1963)

Sehnsucht nach freier Natur

Die Vorgeschichte und bisherige Lebensführung eines Menschen kann sich aber auch noch in anderer Form bemerkbar machen. Wer es gewohnt ist, sich im Freien aufzuhalten und eine Demenz entwickelt, wird sich vermutlich nach echten Naturerlebnissen sehnen. Für viele ist es geradezu überlebenswichtig, dass ihnen solche Erfahrungen ermöglicht werden, weil ihnen der angebotene Naturersatz nicht genügt (Pollock, 2001; MacDonald, 2002).

In der nördlichen Hemisphäre, wo sich das Leben aufgrund des Klimas überwiegend im Haus abspielt, vergessen wir oft, wie wichtig das regelmäßige Angebot ist, an die frische Luft zu gehen und etwas in der Natur zu unternehmen. Die sinnlich erfahrbare Welt der freien Natur kann Freiheit, Anregung, unendlich viel interessante Abwechslung, Trost und Freude vermitteln; alles Dinge, die uns kaum bewusst sind, bis sie uns vorenthalten werden.

Dieses überwältigende Gefühl der Gefangenschaft, dieser Drang zu entfliehen, draußen zu sein, der innige Wunsch, das frühere Leben wieder aufzunehmen, kommt in folgendem Gedicht einer demenzkranken Frau hervorragend zum Ausdruck:

Ein junger Mann trug mich
hier herein, den ganzen langen Weg
vor langer langer Zeit.
Ich bin im Gras gelegen …

Ich will hier nicht bleiben, nein
für mich ist das nichts
sie sind alle sehr nett
aber ich will nicht hier sein

einfach nicht drinnen sein
wo es viel zu heiß und zu hell ist
es fühlt sich verkehrt an
ich bin's nicht gewohnt.

Ich brauch' frische Luft
ich rufe und rufe:
Schwester, trag' mich bitte raus
dorthin, wo ich
im Gras gelegen bin …

Gras
John Killick (1997)

Die Verarmung ihres gegenwärtigen Lebens, der reduzierte Lebensraum, der Mangel an sozialen und sensorischen Anregungen mag zumindest teilweise für das scheinbar gelangweilte Verhalten verantwortlich sein, das bei manchen betagten Demenzkranken zu beobachten ist.

Auch Einsamkeit kann ein starkes Motiv sein, das einen Menschen veranlasst zu gehen oder herumzuwandern. Die häusliche Umgebung oder ein Pflegeheim kann nicht in jedem Fall Gesellschaft leisten. Ohne Hilfestellung werden demenzkranke Menschen alte Freundschaften nicht pflegen und keine neuen Freundschaften schließen können. Manche Betroffene können krankheitsbedingt nicht von sich aus auf andere zugehen, sind aber sehr wohl noch im Stande zu reagieren, sofern sie unterstützt und ermutigt werden.

Außenstehende mögen gelegentlich den Eindruck gewinnen, dass Apathie das Wanderverhalten auslöst, obwohl es in Wirklichkeit ein aktiv eingesetztes Mittel gegen Verzweiflung ist. In der Einleitung zu ihrem Film *Exiles* verleiht Daniels (1991) dieser Gefühlslage Ausdruck:

Mary, Gertie und Eve leben in einem jüdischen Altersheim im Norden von London. In Deutschland geboren, kamen sie auf der Flucht vor Unterdrückung, Verfolgung oder Armut nach England … Sie leben jetzt im Rubens House, in enger Gemeinschaft mit sechzig anderen Menschen … Sie teilen ihre Tage nach den Essenszeiten ein … Sie streifen durch die Räume und über die Flure, nehmen die Außenwelt wahr, sind aber inzwischen nicht mehr Teil dieser Welt. Sie murmeln vor sich hin, sie schlafen und träumen von längst verstorbenen Menschen und längst vergangenen Zeiten …

Diese Frauen sind doppelt exiliert – einmal aus historischen Gründen aus ihrem Heimatland, dann altersbedingt aus ihrer gewohnten Umgebung und dem Familienleben, um schließlich bedrückte, ruhelos umhergehende Altenheimbewohnerinnen zu werden.

Manche Menschen empfinden ihre Mitbewohnerinnen und Mitbewohner, das Personal, aber auch die Gebäude selbst als einschränkend, bedrückend und belastend. Oft ist die freie Natur unerreichbar fern. Der Garten und die Umgebung einer Demenzpflegeeinrichtung können vielfältige Anregungen und Abwechslung bieten, tun es aber nicht immer. Naturnah angelegte und bepflanzte Gärten können jedes Aktivitätsprogramm entscheidend bereichern. Sie müssen Schutz vor Sonne und Regen bieten, rollstuhlgängig sein und auf diskrete Art Sicherheit gewährleisten. Wünschenswert sind Hochbeete, Treffpunkte mit bequemen Sitzgelegenheiten, Pflanzen, wie sie in Hausgärten üblich sind, verschiedene Büsche, Baumarten, unterschiedlich duftende Blumen und mehrere Sorten Gemüse. Die Wege sollen zum Wandern und Erforschen einladen, Wiedererkennung ermöglichen und Orientierungspunkte bieten, aber auch Besonderheiten aufweisen, interessante Objekte, die Aufmerksamkeit erregen, über die man sich unterhalten und mit denen man sich beschäftigen kann.

Ein attraktiver Garten muss anregen und entspannen, zu Beschäftigung und zum Ausruhen einladen. Leider sind die Pflegeeinrichtungen angeschlossenen Grünanlagen nur allzu oft großartige, kostbare gartenbauliche Kunstwerke. Sie wollen lediglich passiv bewundert sein, ermuntern jedoch keineswegs dazu, sie zu erforschen und wirklich aktiv zu werden. Vielleicht sind kommunale Schrebergärten oder von

der Gemeinde zur Verfügung gestellte Schrebergärten nachahmenswertere Modelle?

Finnland und andere skandinavische Länder
liefern zahlreiche Beispiele für ästhetisch an-
sprechende, sichere Anlagen, die es ermöglichen,
sich leicht und ungefährdet von drinnen nach
draußen zu bewegen, weil Außenwelt und Pflegeumgebung nicht streng voneinander getrennt
sind, vielmehr unauffällig ineinander übergehen. Wenn der Wunsch besteht, altbekannte
Gewächse, einschließlich der allgegenwärtigen
Kartoffel, im Haus anzupflanzen, begegnet man
oft erstaunlich fantasievollen Lösungen. In Australien, am anderen Ende der Welt und in einem
völlig anderen Klima, wird in Booroongen, im
Djugun Aged Care Home den betagten Aborigi-
nals eine kulturell angepasste Umgebung gebo-
ten, in der sie den eigenen Sitten und Glaubens-
überzeugungen gemäß beschäftigt und betreut
werden. Hier orientiert sich die aktuelle pflegerische Versorgung ganz an den Lebensgewohnheiten und der Kultur einer bestimmten Bevöl-
kerungsgruppe (Fleming, 2001).

6.2.3
Pflegeplanung und Risikomanagement

In der Pflege demenzkranker Menschen sind eine
bauliche Umgebung und eine ethische Grundhaltung wichtig, die lebenslange Gewohnheiten
berücksichtigen; dennoch kommt es vor allem
auf individualisierte Pflegepläne an (die innerhalb eines person-zentrierten Bezugsrahmens erarbeitet und umgesetzt werden). Nur solche Pflegepläne ermöglichen es, auf Wanderverhalten
oder irgend ein anderes Verhalten, das auf ge-
störtes Wohlbefinden schließen lässt, angemessen
zu reagieren. Die Pläne müssen zwar vorhandene
Probleme benennen, sollen sich dann aber auf
noch vorhandene Ressourcen und bewahrte Fähigkeiten konzentrieren, sie sollen sich an Detailkenntnissen der Lebensgeschichte der pflegebe-
dürftigen Personen ebenso orientieren wie daran,
wie diese ihre aktuelle Situation wahrnehmen.

Pflegepläne müssen zeigen, dass die individuelle Persönlichkeit geachtet wird, sie müssen

emotionale und körperliche Sicherheit gewährleisten und geeignet sein, die Identität der betreffenden Person zu bewahren und ihr Selbstvertrauen zu stärken. Pflegepläne müssen stets
dynamisch und jederzeit veränderbar sein, und
sind folglich von allen, die mit der Person häufig
Kontakt haben, auch von den Angehörigen, regelmäßig zu überprüfen und gegebenenfalls anzupassen.

Sie sollen die Sichtweisen und speziellen
Kenntnisse aller Disziplinen einschließen und kla-
re Umsetzungsverpflichtungen enthalten. Pflege-
pläne sollen kultursensibel und ganzheitlich sein.
Sie sollen körperliche, soziale und psychologische
Aspekte abdecken sowie Schmerzmanagement,
Medikation, Ernährung, sensorische Einschrän-
kungen und Risiko-Assessment umfassen.

Damit Pflegepläne auch zwischenmenschliche
Kontakte fördern und intellektuelle Stimulierung
bieten, müssen sie auch die Interessen der Betroffenen berücksichtigen und entsprechende Aktivitäten ermöglichen. Ihr Ziel soll sein, «Normali-
tät» zu erhalten und der Person – im Rahmen des
derzeit Durchführbaren – ihren gewohnten Alltag leben zu lassen. Dazu gehört, dass sie sich an
der täglich anfallenden Hausarbeit beteiligen,
den gewohnten Interessen nachgehen und Dinge
tun kann, die ihr von jeher Spaß gemacht haben.

Dieser Ansatz gilt auch für Menschen, die zu
Hause leben, wo sie sich gut auskennen und
möglicherweise die Nachbarschaft dafür sorgt,
dass sie sich nicht in Gefahr bringen, wie Gilmour (2003, S. 413) in einer Studie nachweist,
die sich mit der Situation von Menschen mit
Demenz befasst, die alleine in einer ländlichen
Umgebung leben:

> Angenommen er geht raus, denn gehen kann er noch,
> dann würden ihn Nachbarn beobachten und wieder
> nach Hause bringen. Es ist ein engmaschiges Netz. Er
> war hier in Kurzzeitpflege und ist weggelaufen. Je-
> mand muss die Tür offen gelassen haben. Er ging die
> Hauptstraße entlang. Er überquert die Straße. Die
> Einheimischen kennen ihn und fahren langsam, aber
> ich habe Angst, dass irgendwann mal ein Fremder am
> Steuer sitzt. Er geht mit einem Nachbarn ein Bier
> trinken … Ich werde ihn am nächsten Morgen auf
> dem Boden liegend vorfinden, aber so ist es ja immer
> gewesen.

Solche Situationen erfordern eine sorgfältige Abwägung von Rechten und Risiken; Angehörige und professionell Pflegende müssen sich eingehend beraten und einig sein, dass die individuelle Entscheidung ihres Schützlings respektiert und die Verantwortung für die Folgen geteilt wird.

Je nachdem, wie klar die möglichen Ursachen für das Wanderverhalten herausgearbeitet worden sind, muss der Pflegeplan spezifische Interventionen benennen. Tritt das «Wandering» mehr oder weniger regelmäßig auf, empfiehlt es sich, Freizeitaktivitäten anzusetzen, vielleicht zu einer bestimmten Tageszeit. Regelmäßige Spaziergänge, die Möglichkeit, ins Freie zu gehen oder irgendeine andere Form der körperlichen Betätigung können tatsächlich entlasten. Oft hilft es, ein Patensystem zu schaffen, d.h. einfühlsame Ehrenamtliche zu finden, die gut vorbereitet und entsprechend unterstützt werden und auch gerne wandern: Das befriedigt die körperlichen und sozialen Bedürfnisse beider Seiten, sowohl die Bedürfnisse der Demenzkranken wie die ihrer Begleitpersonen.

In diesem Kapitel wurde zwar stark betont, dass es unerlässlich ist, die Lebensgeschichte einer Person zu kennen und für die Gegenwart nutzbar zu machen, dennoch kann es enorm verdienstvoll sein, etwas Neues auszuprobieren. Körperliche Bewegung, Entdeckungen und abenteuerliche Unternehmungen – nicht immer nur spazieren gehen – können das Leben von Menschen mit Demenz, ihrer Angehörigen und des Pflegepersonals enorm bereichern.

Wir haben noch kaum angefangen zu erforschen, welche Vorteile naturnahe, mit körperlichem Einsatz verbundene Aktivferien bieten (Brooker, 2001). Auch über die positiven Auswirkungen anstrengender Aktivitäten im Haus, wie Bowling oder Kegeln (Redfern, 2000), ist noch viel zu wenig bekannt. Wir müssen wissen, was solche Aktivitäten für Demenzbetroffene bedeuten, für Menschen, deren Lebenschancen – insbesondere ihre Möglichkeiten, Spaß zu haben – von unserem Mangel an Fantasie nur allzu schnell eingeschränkt werden.

6.2.4
Zusammenfassung

Gehen ist ein Verhalten, das sich beobachten lässt; es ist einfach nicht zu übersehen. Was es bedeutet, welchen Zweck es erfüllt, ist allerdings weitgehend Interpretationssache. Ob «Wandering» als Problem betrachtet wird oder nicht und für wen es ein Problem darstellt, hängt vor allem davon ab, wer umhergeht, welche Personen davon beeinträchtigt werden und in welchem Kontext es stattfindet.

Was in einem kleinen Haus möglicherweise als Problem empfunden wird, löst in einem weitläufigen Gebäude kaum negative Bemerkungen aus, insbesondere dann nicht, wenn es über einen direkten Zugang zu einem sicheren Garten verfügt, in dem die Person kaum Gefährdungen ausgesetzt und ihre Bewegungsfreiheit relativ uneingeschränkt ist. Wie die Schönheit im Auge des Betrachters liegt, so verhält es sich auch mit den Chancen und Risiken, die mit dem Gehen assoziiert sind. Konflikte entstehen, wenn das, was für die Person mit Demenz akzeptabel ist, nicht mit dem übereinstimmt, was anderen, auf die sich das Verhalten auswirkt, akzeptabel erscheint.

«Wandering» ist ein herabsetzender, unpräziser Terminus, der verschiedensten Interpretationen Raum lässt. Die Normen, nach denen wir das Verhalten anderer Menschen den Kategorien akzeptabel oder nicht akzeptabel zuordnen, sind weitgehend von unserer eigenen Lebenserfahrung und den Lebenserfahrungen unserer Peergroup abhängig.

Dessen ungeachtet werden alle, die mit einer von Demenz beeinträchtigten Person gelebt oder in einer Demenzpflegeeinrichtung gearbeitet haben, jemanden kennen, dessen Wanderverhalten entschieden exzessiv ist, zwanghaften Charakter hat und andere stört. Von sinnlosem Verhalten sprechen wir möglicherweise, weil uns der Sinn verborgen bleibt.

Ob wir von Wandern, Umhergehen oder ruhelosem Herumlaufen sprechen: wir meinen nun mal, es sei ziellos. Wir müssen das beobachtete Verhalten neu einordnen, unsere eigene

Haltung kritisch hinterfragen und herausfinden, wie wir das Gehen unseres Schützlings neu strukturieren können, damit andere einen Sinn erkennen, sich dadurch weniger gestört fühlen und die Person und ihr Verhalten besser akzeptieren.

Um so reagieren zu können, ist sorgfältiges Beobachten erforderlich sowie die Bereitschaft, sich eingehend mit der Lebensgeschichte zu befassen, präzise Pflegepläne aufzustellen und diese kreativ umzusetzen. Mit dem Hund spazieren zu gehen, wird nie als überflüssig betrachtet. Gehen, um eine Nachricht zu überbringen, einen Brief aufzugeben oder etwas in eine andere Abteilung zu tragen, ist nicht überflüssig.

Gemeinsames Wandern ist eine gesellschaftlich akzeptierte und empfohlene Aktivität. Zu Fuß gehen, um sich körperlich fit zu halten, gilt als sehr löbliches Verhalten. Auch Gehen, das sich mit dem früheren Beruf, dem früheren Wohnort, dem gewohnten Lebensstil oder der gewohnten Freizeitbeschäftigung erklären lässt, wird verstanden und akzeptiert. Wenn wir anfangen, uns vom Etikett zu lösen und mit der Person zu befassen, tun sich unendlich viele Möglichkeiten auf. Bezeichnungen mögen praktische Kürzel sein, kreative Reaktionen werden sie nur selten auslösen.

Das Gefühl der Zufriedenheit, das uns das Gehen vermittelt, ist teilweise mit der Rast zu erklären, mit dem Ende der Anstrengung. Die Freude am Gehen selbst mag deutlich abfallen, verglichen mit der Freude, die sich am Ende des Wegs einstellt, wenn wir in einen bequemen Sessel sinken, auf einer Bank oder einem Barhocker ausruhen und dabei auf unsere Wegstrecke und die Reiseroute zurückblicken. Wir freuen uns über das Ende des Gehens genauso wie über das Gehen selbst. Ist das bei Menschen mit Demenz womöglich nicht anders? Mit diesem Gedanken im Kopf bedeutet person-zentriert pflegen, dass auf Wunsch Möglichkeiten zum Gehen angeboten werden, hinterher aber auch, je nach Bedarf, Möglichkeiten zum Ausruhen, Pausieren und Entspannen.

Die meisten Menschen, wenn nicht alle, sind von Natur aus neugierig, wollen Dinge erforschen und verhalten sich entsprechend. Gehen kann demnach als lebendiger Ausdruck dieser Entdeckerfreude gelten. Das vom nachlassenden Kurzzeitgedächtnis im Kopf angerichtete Chaos kann den Drang, Neues zu entdecken, verstärken. Unter Demenzbedingungen wird die Umgebung immer wieder als neu (oder langweilig) empfunden; oft gehen wichtige Rollen verloren, steigt die Angst und werden die Identität und Selbstsicherheit gefährdet. Sind zeitliche, örtliche und räumliche Orientierung gestört, überrascht es kaum, dass die betroffene Person fortlaufend Neues sucht, auch wenn kein Sinn erkennbar ist und sie die Suche nicht oder kaum beruhigt.

Trifft tatsächlich zu, was Davis (1989) behauptet, dass der Spielraum für Menschen mit Demenz immer enger wird, dass die Zahl erlaubter Handlungen immer geringer und ihre persönliche Freiheit immer stärker eingeschränkt werden; sollte es dann verwundern, dass manche Fluchtgedanken hegen, einfach rausgehen und weglaufen wollen? Menschen mit Demenz bleiben nur wenige Freiheiten und persönliche Entspannungsmöglichkeiten übrig, vielleicht ist das Gehen eine ihrer letzten.

Shakespeare schrieb: «Gib Worte deinem Schmerz. Gram, der nicht spricht presst das beladne Herz bis dass es bricht.» (Macbeth, 4. Akt, 3. Szene). Es ist vielleicht nicht allzu kühn zu behaupten, dass manche Demenzkranke ihrer Trauer mit Gehen Ausdruck verleihen – trauern übersetzt in Bewegung. Wenn Worte versagen, spricht der Leib.

Literatur

Allan R (1648) *An antidote against heresy.* London: Macock

Blythe R (1979) *The view in winter: Reflection on old age.* London: Allen Lane.

Brooker D (2001) Enriching lives: evaluation of the ExtraCare activity challenge. *Journal of Dementia Care* 9(3) 33–37.

Bruce E (1998) Holding on to the story: older people, narrative and dementia. In Roberts G, Holmes J (eds) *Healing stories.* Oxford University Press.

Byrson W (1995) *Notes from a small island.* London: Doubleday.

Cheston R, Bender M (1999) *Understanding dementia.* London: Jessica Kingsley.

Commonwealth Department of Health and Family Services (1997) *Residential dementia care environments, care practices, staffing and philosophy.* No 28. Canberra: Commonwealth Department of Health and Family Services.

Daniels J (1991) *Exiles.* London: High Ground Films.

Davis R (1989) *My journey into Alzheimer's.* Amersham: Scripture Press.

Dewing J (2000) Sundowning: is it a syndrome? *Journal of Dementia Care* 8(6) 33–36.

Finch-Hatton, H (1886) *Advance Australia: an account of eight years work, wandering and amusement.* London: Allen.

Fleming R (ed) (2001) *Challenge depression.* Canberra: Commonwealth Department of Health and Ageing.

Gibson F (1998) *Reminiscence and recall.* London: Age Concern Books.

Gibson F (2000) *The reminiscence trainer's pack.* London: Age Concern Books.

Gibson F (2004) *The past in the present: Reminiscence in health and social care.* Baltimore MD: Health Professions Press.

Gilmour H, Gibson F, Campbell J (2003) Living alone with dementia: A case study approach to understanding risk. *Dementia* 2(3) 403–420.

Hunt L, Marshall M, Rowlings C (1997) *Past trauma in late life: European perspectives on therapeutic work.* London: Kingsley.

Killick J (1997) *You are words.* London: Hawker Publications.

Kitwood T (1997) *Dementia reconsidered: The person comes first.* Buckingham: Open University Press.

MacDonald C (2002) Back to the real sensory world. *Journal of Dementia Care.* 10(1) 33–35.

McDowell F (1960) *Other days around me.* Belfast: Blackstaff.

Pearsall J (ed) (1998) *New Oxford Dictionary of English.* Oxford: Oxford University Press.

Pollock A (2001) *Designing gardens for people with dementia.* Stirling: Dementia Services Development Centre.

Redfern C (2000) A double strike for dementia care. *Journal of Dementia Care.* 8(1) 24–25.

Sabat SR (1994) Excess disability and malignant social psychology: A case study of Alzheimer's disease. *Journal of Community and Applied Psychology.* 4 157–166.

Slader B (1990) *Beyond the Black Mountain.* Belfast: Quest Books.

Stokes G. Goudie F (2000) *Challenging behaviour.* Bicester: Winslow.

Taylor A (1988) *To school through the fields: An Irish country childhood.* Dingle: Brandon Books.

Taylor J (1649) *Wandering to see the wonders of the west.* Thomason Tracts. 88. London: Thomason.

Thompson F (1939) *Lark Rise to Candleford.* Oxford: Oxford University Press.

6.3
Gehen, meine Leidenschaft

Janet Price

Alles Gehen ist Entdeckung. Zu Fuß nehmen wir uns Zeit, die Dinge ganz zu sehen.

Hal Borland,
amerikanischer Naturforscher (1900–1978)

Ich gehe um des Gehens willen, einfach weil ich Freude daran habe, einen Fuß vor den anderen zu setzen. Ich gehe überall und überallhin. «Aber du bist doch eine Bergwanderin», höre ich von meinen Bekannten, «warum willst du die Straße hinunter gehen, am Kanal entlang, unter Eisenbahnbrücken hindurch, an Wänden vorbei, die von Graffiti bedeckt sind, und durch städtische Nebenstraßen?» Weil ich dabei Entdeckungen mache, neue Wege erkunde und die Stadt von einem einfachen Bürgersteig aus erlebe. Auf meinen Wegen sehe ich Dinge, die zu sehen ich nicht erwartet habe und treffe Leute, die zu treffen ich nicht geplant habe. Ich bekomme Anregungen von den Gärten, an denen ich vorbei komme, und von einem kurzen Blick durch den Vorgang eines Fensters auf eine farbige Wand. Beim Gehen kann ich Dinge in meinem Kopf klären, und zwar in meinem eigenen Rhythmus, zugleich bekomme ich regelmäßig etwas Bewegung.

Ja, ich bin eine Bergwanderin. Die Berge sind wunderbar, und es ist ein großes Privileg, in herrlichen Gegenden zu wandern, weit weg von Städten und Menschenmassen. Diese Art des Gehens wird belohnt durch die Freuden körperlicher Anstrengung und die Freuden der Gipfelblicke. Für mich jedoch ist die Freiheit, einen Fuß vor den anderen setzen zu können, am wichtigsten, sie ist es, die mich beseelt, wo immer und wie lange auch immer ich gehe.

Dass wir Menschen gerne gehen, überrascht eigentlich nicht. Es vermittelt uns den ersten Geschmack von Freiheit. Achten Sie auf den Gesichtsausdruck eines Kindes bei den ersten Gehversuchen. Es ist wunderbar, unabhängig zu sein, nicht herumgetragen, aufgenommen oder im Kinderwagen geschoben zu werden. Wir sind dafür geschaffen, und es kostet uns nichts. Gehen ist so leicht!

Wir können im Schlenderschritt gehen und dabei den Blick schweifen lassen. Wir können träumen oder Problemlösungen ausdenken, ohne darauf achten zu müssen, was wir tun, weil es natürlich und automatisch ist, einen Fuß vor den anderen zu setzen. Wir können rennen, wenn uns danach ist, und versuchen, unseren Rekord von gestern zu brechen, oder selbst ein Tempo wählen, das unserer psychischen und physischen Verfassung entspricht.

Viele Leute haben sich das Gehen abgewöhnt, mit der Entschuldigung, sie hätten zu viel zu tun, oder es sei unrationell, zu Fuß zum Laden zu gehen, um einen Liter Milch oder die Zeitung zu kaufen. Für körperliche Bewegung wird auf andere Weise gesorgt. Außerdem muss sich der Autokauf ja lohnen.

Gut möglich, dass wir schließlich wieder zu Fuß gehen werden, auch diejenigen unter uns, die es nicht mehr gewohnt sind und diese Aktivität, als sie noch mitten im Leben standen, verächtlich von sich gewiesen haben. Wenn wir nicht mehr Autofahren oder uns nicht mehr auf dem Fahrrad halten können oder uns die Lust auf Fernreisen vergangen ist, ja selbst die Lust an einer fix und fertig organisierten Omnibusfahrt, werden wir wieder gehen, Schritt für Schritt. Unser materieller Horizont wird sich verengen. Wir werden wieder öfter daheim sein und zwar gerne. Was aber nicht heißt, dass wir uns nicht bewegen möchten. So besinnen wir uns auf die verbliebenen Möglichkeiten: zehn Minuten um den Block gehen, eine Viertelstunde zur Parkbank, fünf Minuten zur Kneipe oder eine halbe Stunde mit dem Hund.

Die Menschen gehen, seit es Menschen gibt. Manche werden sagen, dass wir in der Vergangenheit genug zu Fuß gegangen sind. Doch obwohl wir uns weiterentwickelt und andere Transportmittel haben, lehrt uns der Blick auf die Menschheitsgeschichte, dass uns das Gehen im Blut liegt, und warum das Bedürfnis danach etwas Elementares an sich hat. Wir sollten dem Gehen seinen rechtmäßigen Stellenwert einräumen und es nicht als schlechte Alternative zu anderen Fortbewegungsmitteln betrachten.

6.3.1
Geschichte

Aus der Geschichte wissen wir, dass die Höhlenmenschen im Umkreis von 100 Meilen auf Jagd gegangen sind, Essbares gesammelt und Fleisch- und andere Nahrungsvorräte für den langen eisigen Winter angelegt haben. In der Bibel lesen wir, dass die Israeliten 40 Jahre in der Wüste herumgezogen sind, bis sie das Land, «in dem Milch und Honig fließt», fanden. Alle großen Völkerwanderungen waren Fußwanderungen.

Die Eroberungszüge beispielsweise der Tataren, Mongolen und Hunnen erfolgten zwar zu Pferde, doch diejenigen, die sich ansiedelten, kamen zu Fuß und brachten ihre Götter und Werkzeuge, ihre Fertigkeiten, Kenntnisse und Familien mit. Das Reitervolk mag erobert haben, das Volk der Fußgänger war es jedoch, das Zivilisationen gegründet hat, sie waren es, die gedacht, geträumt und organisiert haben. Die Eroberer waren auf diese Leute angewiesen. Die römischen Legionäre marschierten mit schwerem Gepäck auf dem Rücken über 20 Meilen pro Tag durch Großbritannien und andere Länder.

Im Mittelalter brachen die Menschen zu Fuß ins Ungewisse auf. Auf Pilgerfahrten und Kreuzzügen ritten die Anführer zu Pferd, das gewöhnliche Volk dagegen wanderte zu Tausenden zu den Häfen, reiste übers Wasser und setzte am anderen Ende den Weg zu Fuß fort.

Auch viele unserer großen Schriftsteller und Dichterinnen sind weite Strecken gewandert; es gibt zahlreiche Berichte über dergleichen Heldentaten. John Ruskin beispielsweise ging sechs Meilen pro Tag, Samuel Taylor Coleridge zehn Meilen, wobei er auf einer Wanderung mit seinem Freund William Wordsworth im Geist seine Ballade «The ancient mariner» entwarf. Wordsworth selbst ging täglich 14 Meilen zu Fuß und muss im Laufe seines Lebens etwa 180 000 Meilen im Lake Distrikt gewandert sein, wobei er zweifellos gedichtet hat. Shelley brannte mit Mary Wollstonecraft nach Frankreich durch; beide wollten, weil sie sich keine Kutsche leisten konnten, die ganze Strecke in die Schweiz auf Schusters Rappen zurücklegen. Sie schafften 100 Meilen in sechs Tagen, bis sie ein verstauchter Knöchel zwang, ein Gefährt zu suchen.

Mit diesem ganzen historischen und literarischen Wissen im Kopf: Was für eine großartige Tradition wir Gehenden lebendig erhalten!

Unsere eigenen Großeltern oder Urgroßeltern haben uns vielleicht stolz von ihren langen Fußmärschen über Berg und Tal zum Markt erzählt oder vom weiten Weg in die Stadt, an ihrem freien Abend, zum Tanz. Sie waren Teil der großen Wandertradition. Waren wir beeindruckt von ihren Leistungen oder haben wir sie bedauert, froh, dass sich das Leben inzwischen geändert hat?

Selbst heute lesen wir noch von Gegenden, in denen kilometerlange Fußmärsche seit eh und je zum Alltag der Menschen gehörten: zur Schule, mit dem Vieh zum Markt, oder um in entfernten Dörfern wohnende Verwandte zu besuchen. Beeindrucken uns deren Leistungen oder bedauern wir sie und sind wir froh, dass unser Leben anders aussieht? Solche geschichtlichen Tatsachen sind wesentliche Bestandteile unserer Kulturen und Zivilisationen.

Wenn ich einmal nicht mehr den Wunsch habe, weite Reisen zu unternehmen, nicht mehr Auto fahre, nicht mehr sicher auf dem Fahrrad sitzen kann, nicht mehr jeden Gipfel besteigen möchte, der mir vor die Augen kommt, werde ich immer noch gehen – mich einfach bewegen, frei und unabhängig bewegen. Ich werde tun, was unsere Vorfahren über Jahrtausende hinweg getan haben, und das wird nicht zweite Wahl sein. Mein körperliches und geistiges Wohlbefinden wird davon abhängen. Bietet mir keine Mitfahrgelegenheit an, habt kein Mitleid mit mir, und fahrt mich nicht mit dem Auto an irgend einen Ort, von dem ihr annehmt, dass er vielleicht interessanter ist. Bitte lasst mich einfach tun, was ich tun möchte.

Auch wenn mein Gedächtnis nachlässt, werde ich weiter gehen wollen. Ich werde weggehen und vielleicht nicht mehr wissen wohin. Trotzdem: Lasst mich tun, was ich tun möchte. Akzeptiert einfach, wie wichtig es für mich ist und findet Möglichkeiten, mir das Gehen weiter zu gestatten.

Literatur

Borland H (1967) To own the streets and fields. In Sussman A, Goode R (1967) *The magic of walking* New York: Simon & Schuster.

Sussman A, Goode R (1967) *The magic of walking*. New York: Simon & Schuster.

6.4

Mary erzählt

James McKillop

Ihr seht mich «herumwandern», aber meine Gedanken lesen könnt ihr nicht. Warum glaubt ihr sicher zu wissen, was ich tatsächlich mache? Ich stehe auf, wenn es noch dunkel ist. In meiner Generation war das die Regel. Die Männer mussten früh am Arbeitsplatz erscheinen und hatten lange Wege zu gehen. Undenkbar, Geld für Bus- oder Bahnfahrkarten auszugeben, Geld, das für eine hungrige Kinderschar benötigt wurde. Gute Busverbindungen gab es außerdem erst viel später. Ihren Mann kalt und hungrig zur Arbeit gehen zu lassen, während sie noch faul im Bett lag, wäre einer Frau niemals verziehen worden. Dein Vater hätte sich das bestimmt nicht gefallen lassen.

Ich bin mir zwar vage bewusst, dass ihr inzwischen flügge seid, das häusliche Nest verlassen und eigene Kinder habt, aber ich höre euch nachts immer noch weinen. Ich stehe auf, gehe im Flur herum, tröste euch übers Zahnen und über Bauchweh hinweg und beruhige euch, wenn ihr schlecht geträumt habt. Weil ich von der Hausarbeit körperlich erschöpft war – damals gab es noch keine Waschmaschinen, Staubsauger, Geschirrspülmaschinen und andere Gerätschaften zur Arbeitserleichterung – wanderte ich im Halbschlaf, wie ferngesteuert auf dem Flur hin und her. Ich habe euch nie alleine weinen lassen. Dazu kam, dass ich immer auf dem Sprung war, um euch im Laufschritt zum Luftschutzkeller zu bringen, sobald die Sirenen heulten; ein Ton, der durch Mark und Bein ging. Ich war es mit der Zeit so gewohnt, stets auf Abruf zu sein, dass ich überhaupt nicht mehr entspannen konnte. Auch heute noch bin ich in Alarmbereitschaft. Gut möglich, dass der Schrei eines Nachtvogels oder das Quietschen einer Matratzenfeder eine mütterliche Reaktion auslöst, dass ich aufspringe, ohne groß nachzudenken. Wenn ich dann feststelle, dass ihr nicht da seid, bin ich verblüfft und verwirrt.

Zu meiner Zeit gab es keine Kühlschränke. Um euch mit frischen Lebensmitteln zu versorgen, musste ich früh zum Einkaufen gehen und zwar täglich. Wie oft hatte ich nicht genug Geld und Lebensmittelmarken. Man musste sofort losrennen und geduldig Schlange stehen, sobald bekannt wurde, dass eine bestimmte Ware eingetroffen war. Wenn es das Produkt nicht gab, nutzten auch Lebensmittelmarken nichts. Flehentliche Blicke waren die Regel. Im Winter hieß das, bei Dunkelheit aufbrechen, zu Fuß zum Laden gehen oder eilen. Egal wie schlecht das Wetter war oder wie krank ich mich fühlte, ich musste mich einfach aufraffen und rausgehen – ich war schließlich Mutter! Mochte mein Körper auch protestieren, ich musste ihn ignorieren und weitermachen. Reines Pflichtbewusstsein hat mich damals angetrieben, und das meldet sich heute noch, wenn ich das Gefühl habe, dass ihr mich braucht.

Als ein weiteres Kind geboren wurde, hatten sich die Zeiten ein wenig gebessert. Der Kinderwagen konnte mit Sachen beladen werden und ich etwas unbeschwerter gehen. Doch dann, als noch mehr Münder zu füttern waren, musste ich mich mit schweren Einkaufstaschen abschleppen, und mein Gesicht wurde dabei immer röter. Heutzutage, wo jeder ein Auto hat, sieht man solche Gesichter kaum noch. Ich war gezwungen, meine innere Stimme zum Schweigen zu bringen, die mir riet, weniger zu tun. Versteht ihr das nicht? Ich musste weitermachen. Ich konnte es mir nicht leisten, die Zügel schleifen zu lassen. Ich brauchte einen starken Willen, sonst hätte ich dieses Pensum nicht geschafft.

Ich kann diese Gewohnheit bis heute nicht ablegen; die vielen Jahre haben sich tief eingegraben. Wenn ihr mich also gehen seht, «wandere» ich nicht herum. Ich mache mich vielmehr auf den Weg, um für meine Lieben zu sorgen, eben auf meine Art.

Das Rad hat sich einmal ganz gedreht. Bitte schaut nicht so bestürzt, wenn ich herumgehe – es könnte mich verwirren, wenn ich umschalten muss und das Heute mit dem Vorgestern verschmilzt.

Ich gehe nicht blind herum. Ich habe ein klares Motiv im Kopf und finde es schlimm genug, wenn die Dinge nicht so sind, wie erwartet. Bitte haltet mir keine Vorträge; führt mich nur freundlich zurück in die Gegenwart, die eure Vergangenheit ist.

6.5
Gedanken über das Gehen

Als ich für das Buckinghamshire County Council als stellvertretende Heimaufsicht arbeitete, hatte ich oft das Vergnügen, das Methodistische Heim für Menschen mit Demenz zu besuchen. In dieser wunderbaren Einrichtung herrschte eine freundliche, gelassene Atmosphäre. Einmal schaute ich nur kurz ins Büro, um den Leuten zu signalisieren, dass ich im Haus war, und ging dann schnurstracks die Treppe hoch in einen der Aufenthaltsräume, um mit den Bewohnerinnen und Bewohnern Tee zu trinken.

Von diesem Raum aus hatte man einen Rundweg innerhalb des Gartens im Blick. Während ich dort saß, ging eine Frau mit entschlossenen Schritten den Weg entlang. Irgend etwas an ihr kam mir bekannt vor. Plötzlich ging mir ein Licht auf: Sie trug meine Jacke und hielt meine Aktentasche in der Hand, die ich im Büro gelassen hatte.

Ich war doch etwas verblüfft und sagte der Pflegekraft, die im Aufenthaltsraum Dienst tat, dass sich die Dame meine Jacke und Aktentasche genommen hatte. Die Pflegerin erzählte mir daraufhin, dass diese Bewohnerin früher Ärztin im örtlichen Krankenhaus war. Sie sei stets unterwegs, käme oft ins Büro und nähme dann irgend etwas mit, was ihr ins Auge fiel – am liebsten aber Aktentaschen!

Wir gingen zusammen runter, und die Pflegekraft holte ein Klemmbrett und den eigenen Mantel der Frau. Wir trafen sie in dem Moment, als sie eine neue Runde im Garten gehen wollte und boten ihr die Sachen im Tausch mit meinen Sachen an. Die alte Dame schien Gefallen an dem Angebot zu finden und war alsbald wieder unterwegs. Bei meinen weiteren Besuchen in diesem Heim nahm sie oft meine Jacke und meine Aktentasche an sich, worauf ich mir nicht mehr die Mühe machte, die Sachen sofort zurückzuholen. Das tat ich erst, wenn ich gehen musste. Sie ließ sich dann immer bereitwillig auf den Tausch ein. Ich beobachtete bei meinen Besuchen, wie sie zielstrebig im Haus herumlief, sich nach dem Befinden der Leute erkundigte, regelmäßig im Büro Halt machte, wo sie ein Klemmbrett, eine Jacke oder Aktentasche mitnahm, was immer ihr gerade gefiel. Sie blieb die vielbeschäftigte Person, die sie von jeher gewesen ist, schritt zielstrebig aus und nahm alles um sie herum mit Interesse wahr.

Fiona Fowler

«Großmama hat vielleicht ihr Gedächtnis verloren, ihren trockenen Humor offenbar nicht», bemerkte meine 16-jährige Tochter, als ich den neuesten «Großmama-Zwischenfall» schilderte. Sie lag auf dem Gehweg, irgend jemand hatte sie gefunden und den Krankenwagen gerufen. Der Sanitäter erklärte, sie habe sich geweigert, in den Krankenwagen gebracht zu werden und einen verwirrten Eindruck gemacht. «Was für einen Tag haben wir heute?», fragte er. Darauf antwortete sie: «Ich weiß es, aber ich verrat' es Ihnen nicht.» Von den beiden Frauen, die sie auf dem Gehweg liegend gefunden hatten, ließ sie sich bereitwillig nach Hause fahren. In letzter Zeit häuften sich die besorgten Äußerungen: «Ich habe das Steuer rumreißen müssen, um Ihre Mutter nicht zu überfahren; sie ist mitten auf der Straße gegangen.» Jemand hatte die Polizei alarmiert, weil sie über ein Brückengeländer gebeugt in den Fluss starrte. Eine Pflegekraft hatte sie einige Tage vor diesem jüngsten Zwischenfall im Auto mitgenommen, weil sie «verwirrt und außer Atem» gewesen sei.

Meine Mutter ist immer viel zu Fuß gegangen. Wie viele Frauen ihrer Generation hatte sie nie Autofahren gelernt; Haupttransportmittel war das Fahrrad. Sie hat sechs Kinder aufgezogen, die alle möglichst früh den Führerschein machten, doch sie selbst hatte diesbezüglich keine Ambitionen. Nachdem die Kinder aus dem Haus waren, absolvierte sie ihre fünf Meilen lange Einkaufsrunde ganz selbstverständlich zu Fuß. Im letzten Jahr besuchte sie häufiger das Grab meines Vaters und ist dabei wohl besorgten Mitmenschen begegnet. Nachbarn bieten ihr gerne eine Mitfahrgelegenheit an, und manche versicherten uns, sie würden in der Nähe ihres Hauses jetzt stets besonders langsam fahren.

Rechte und Verantwortung widerstreiten einander. Sie hat das Recht zu gehen, ihre Mitmenschen haben ein Recht auf Sicherheit. Aber auch ihre Sicherheit gibt uns Anlass zu Besorgnis, zumal sie immer schlechter hört. Sie lebt allein, weshalb es schwierig ist, auf sie zu achten. «Sie scheint eine sehr eigenständige Frau zu sein», bemerkte der Sanitäter. Aber wie lange noch?

Anonym

Gehen: einfach paradiesisch

Bei meiner Arbeit als Psychologe habe ich festgestellt, dass sich Menschen in Zeiten höchsten inneren Aufruhrs wie selbstverständlich dem Gehen zuwenden.

Gehen beruhigt. Gefangene ziehen ihre Kreise im Hof, Tiere verschaffen sich durch das Auf- und Abgehen in ihren Käfigen Bewegung, aufgeregte Menschen wandern mit großen Schritten auf dem Flur hin und her – wenn sie auf die Geburt des Kindes warten oder auf Nachricht aus der Chefetage.

Heidegger empfahl einen Waldspaziergang zum Philosophieren. Aristoteles' Schüler heißen Peripatetiker, weil sie in den Wandelgängen (peripatoi) der Schule nachdachten und diskutierten, Mönche gehen in ihren von Mauern umgebenen Gärten herum. Friedrich Nietzsche, dem körperliche Bewegung ausgesprochen wichtig war, hielt nur die beim Gehen gefassten, die *ergangenen* Gedanken für wertvoll – das Sitzen war ihm zuwider.

Wir unternehmen einen Spaziergang, um das festgefahrene Denken in Fluss zu bringen, das deprimierte Gemüt aufzuhellen oder den Zustand höchster innerer Erregung zu beenden und in einen natürlichen inneren Rhythmus zu kommen. Das natürliche, rhythmische Gehen nimmt symbolische Bedeutung an, wenn wir einen Fuß vor den anderen setzen, links, rechts, links, rechts, in ausgewogenem Tempo, Schritt für Schritt. Schrittmaß. Schrittfolge. Schrittweise.

Gehen stellt den Seelenfrieden wieder her; das wilde Durcheinander der Gedanken nimmt langsam Gestalt an und schlägt eine bestimmte Richtung ein. Wenn wir gehen sind wir in der Welt, befinden uns in einem bestimmten Raum, gehend verwandeln wir diesen Raum in einen Ort, eine Wohnstatt oder ein Territorium, in ein Zuhause, das einen Namen hat.

Der Geist passt sich dem Rhythmus des Gehens an. Wenn wir nicht gehen können, wohin werden die Gedanken wandern? Werden sie dann womöglich wild durcheinander wirbeln oder stecken bleiben und nur durch die rhythmische Einnahme von Medikamenten in Bewegung gebracht werden: durch Aufputsch- und Beruhigungsmittel, antriebssteigernde und -hemmende Substanzen, Pillen zum Abschalten und Pillen zum Wachbleiben.

Gut möglich, dass beim Gehen ein archetypischer Heilungsprozess in Gang gesetzt wird, etwas, das an das mythische Fundament unseres Lebens rührt. Wenn Angst uns lähmt, etwa in Albträumen, können wir oft unsere Beine nicht mehr bewegen.

Schreck und Fußbewegung sind von jeher miteinander verknüpft – denken wir an die Worte aufschrecken, aufspringen, einen Satz machen. Könnte es sein, dass unsere Ängste desto schneller Oberhand gewinnen, je weniger wir unsere Beine bewegen, dass wir in einem unbewussten Albtraum leben, wenn wir bewegungslos sind?

Im alten Ägypten war eine der bekanntesten Hieroglyphen das *Ba,* die Seele, dargestellt als Wade und Fuß, wie zu einer Vorwärtsbewegung ausgestreckt. Die Seele ging. Wenn wir nicht mehr gehen, was geschieht dann wohl mit der Seele?

Das Gehen bringt mich auch in Kontakt mit meiner animalischen Natur. Ich bewege mich katzenartig, flink und verstohlen, oder stur wie ein Stier, steifbeinig wie ein Storch, im Entengang, ich stolziere wie ein junger Rehbock. Unsere Bewegungen haben ihre Entsprechungen im Tierreich, was sich auch in der Sprache spiegelt.

In den Tempeln früherer Zeiten wurde unser «Kommen und Gehen» gesegnet. Der Segen galt dem Menschen als Wesen in Bewegung, als einer Seele mit Füßen, einem realen Wesen, das in einer realen, zum Gehen geschaffenen Welt lebt, und in dieser Welt herumgeht wie Adam und Eva im Garten Eden gegangen sind. Der Garten ist für die meisten Menschen ein Sehnsuchtsort, der stets in Wunschträumen auftaucht. Und dieser Garten wurde – wir erinnern uns – von einem gehenden Gott erschaffen. Dieses Bild bedeutet, dass im Paradies gegangen wird, es bedeutet aber auch, dass Gehen paradiesisch ist.

James Hillman, Paradise in walking,
mit freundlicher Erlaubnis aus Resurgence magazine,
www.resurgence.org

7 Bewegung

7.1
Körperliche Bewegung, Sport und Gymnastik

Rosemary Oddy

Dieses Kapitel befasst sich mit der Frage, wie Gehen zu einem Bestandteil der Bewegungstherapie von Menschen mit Demenz werden kann. Ferner enthält es Vorschläge für die Phase zunehmender Gehprobleme, wenn wir ein Trainingsprogramm ausarbeiten müssen, das auf andere Weise einen angemessenen Grad der körperlichen Aktivität sicherstellt, oder hilft, einige Komplikationen zu vermeiden.

Körperlich leistungsfähige und aktive Menschen wie wir können wählen, ob sie zum reinen Vergnügen draußen herumgehen oder ob sie es um der gesundheitlichen Vorteile willen tun, die mit dieser sportlichen Betätigung verbunden sind (s. S. 128). Andererseits können wir auch beschließen, jeden überflüssigen Schritt zu vermeiden und ganz bewusst nur im äußersten Notfall zu Fuß zu gehen! Offenbar hat das Gehen für jeden Menschen eine andere Bedeutung, je nach den persönlichen Umständen, den individuellen Wünschen und Fähigkeiten. Dessen ungeachtet ist es eine Fähigkeit, die meist als selbstverständlich betrachtet wird, und zwar so lange, bis irgend eine Verletzung oder ein Unfall das Gehen vorübergehend oder langfristig verhindert oder erschwert. Erst dann merken wir, was der Verlust der Gehfähigkeit für unsere Lebensführung bedeutet.

Der Verlust tritt nicht immer plötzlich und dramatisch ein; manche ältere Menschen werden nach und nach unsicherer auf den Beinen, insbesondere Leute, die das Pech haben, multimorbid zu sein (an einer oder mehreren körperlichen Erkrankungen zu leiden, die im höheren Lebensalter auftreten können, wie Arthritis, Osteoporose, Herz- und Lungenerkrankungen, Schlaganfall etc.) und eine Demenz zu entwickeln. Verständlich, dass solche Menschen nicht die gleichen Möglichkeiten haben zu gehen, wie sie den meisten von uns offen stehen. Mehr noch: Viele verlassen ihren Sitzplatz tatsächlich nicht mehr – obwohl sie physisch durchaus dazu im Stande wären – sofern keine gezielten Gegenmaßnahmen ergriffen werden.

7.1.1
Eine neue Kultur

Früher wurde die Demenzdiagnose meist erst im weit fortgeschrittenen Stadium der Erkrankung gestellt, wenn bereits viele Aspekte der Fähigkeiten einer Person beeinträchtigt waren. Manche Menschen mit Demenz, die unruhig und ständig in Bewegung waren, blieben bis zu ihrem Tod vollkommen mobil (konnten sich bewegen und gehen), von der Mehrzahl jedoch nahm man an, dass sie früher oder später nur noch im Sessel sitzen oder bettlägerig werden.

Vor wenigen Jahren hat ein Umdenken begonnen, wobei der alte, negative Ansatz durch einen neuen «person-zentrierten» ersetzt wurde (Kitwood/Benson, 1995). Die Pionierarbeit vieler Jahre hat gezeigt, dass dank eines kreativen «problemlösungsorientierten» Ansatzes (Oddy, 1998) Immobilität nicht länger als logische und unvermeidliche Folge von Demenz betrachtet werden darf.

Inzwischen beweisen die Forschungsergebnisse, dass körperliche Aktivität die Kognition verbessert, also «eine positive Assoziation mit der Kognition» besteht (Simonsick, 1997; Etnier et al., 1997). Mit anderen Worten: Körperliche Bewegung wirkt sich auf die demenzbedingt eingeschränkte geistige Leistungsfähigkeit vermutlich positiv aus (z.B. auf logisches Denken, Entscheidungsfähigkeit, Urteilsvermögen). Die mentalen Prozesse werden deshalb von einem Bewegungstrainingsprogramm ebenso profitieren wie Muskelkraft, Gelenkbeweglichkeit und Gleichgewichtssinn. Die Möglichkeit, Demenz früher zu diagnostizieren, ebnet nun den Weg für ein früher einsetzendes Körpertraining, das von Anfang an Teil des Versorgungspakets einer jeden demenziell erkrankten Person ist. Wir dürfen davon ausgehen, dass sich so einige demenzbedingte Mobilitätsprobleme vermeiden, hinauszögern oder lindern lassen.

7.1.2
Individualisierte Programme

Alle Bewegungsübungen müssen sich an den Bedürfnissen der betreffenden Person orientieren. Ein älterer Mensch mit einer früh einsetzenden Demenz, der fit und körperlich relativ gesund ist, wird vermutlich ein aktives und abwechslungsreiches Bewegungsprogramm absolvieren können. Ein Mensch mit schwerer Demenz dagegen wird wohl nur sehr wenigen Übungen gewachsen sein. Ich werde die Programme für drei unterschiedliche «Stadien» beschreiben. In der Praxis wird es jedoch nicht immer möglich sein,

jede Person exakt einem bestimmten «Stadium» zuzuordnen. Wir dürfen ferner nicht vergessen, dass sich die körperliche Verfassung unseres Schützlings von Stunde zu Stunde oder von Tag zu Tag ändern kann. Es liegt also auf der Hand, dass jedes Programm, und sei es noch so sorgfältig ausgearbeitet, auch flexibel sein muss.

Im Idealfall nehmen pflegende Angehörige früh Kontakt mit einem auf Demenzkranke spezialisierten Pflegedienst auf, der sie berät und unterstützt. In der Arbeit mit demenziell erkrankten Menschen erfahrene physiotherapeutische und ergotherapeutische Fachkräfte können wertvolle Ratschläge geben, wenn es um körperliche Aktivität und Mobilität geht, und darum, wie man sicher und effektiv Hilfe leistet. Durch diese früh einsetzende Zusammenarbeit lassen sich manche Mobilitätsprobleme vermeiden. In der Vergangenheit wurde therapeutische Hilfe erst in Anspruch genommen, wenn sich ein Problem entwickelt hatte. In diesem Punkt ist also eine Veränderung eingetreten.

7.1.3
Stadium 1

Im Stadium 1 werden Bewegungsprogramme für aktive ältere Menschen mit ersten Demenzsymptomen empfohlen, die auch das Gehen einbeziehen. – Gehen ist eine naheliegende Übung, die in keiner Bewegungstherapie fehlen wird, weil sie leicht realisierbar und außerordentlich wirksam ist. Sie hat den weiteren Vorteil, dass es sich dabei um eine gesellige Aktivität handelt, sofern sie mit einer anderen Person oder in einer Gruppe stattfindet.

Wissenschaftliche Belege

Die Forschung weist nach, dass es nie zu spät ist, mit dem Gehen anzufangen. In einem Projekt in Schweden beispielsweise (Frändin, 1995) ging eine Gruppe über 70-Jähriger über sechs Jahre hinweg täglich 30 Minuten lang spazieren. Am Ende dieser Zeitspanne stellte sich heraus, dass sie bei den Tests ihrer funktionellen und körperlichen Leistungsfähigkeit besser abschnitten als die Vergleichsgruppe, die nicht spazieren ging.

Dieses Projekt hat ferner belegt, dass Leute, die in jüngeren Jahren fit und körperlich aktiv waren, auch im Alter leistungsfähiger blieben und länger körperlich aktiv sein konnten – eine wichtige Botschaft an uns alle.

Ein «Geh»-Programm

Die meisten aktiven Menschen mit Demenz werden beim Gehen eine Begleitung brauchen, sofern sie mit der Strecke nicht wirklich vertraut sind und sicher nicht vom Weg abkommen. Die zurückgelegte Entfernung oder die Gehzeiten werden nach und nach verlängert, bis die gewünschte Strecke oder Zeit erreicht ist. Ziele sind wichtig, allerdings sollte sichergestellt sein, dass sie auch erreichbar sind, damit sich beim Erreichen des Ziels ein Erfolgsgefühl einstellt. Ein sinnvoller Gang zum Kiosk, um die Zeitung zu kaufen, ist erfreulicher als ein Spaziergang von zehn Minuten um den Block. Pflegende Angehörige sehen sich manchmal einfach nicht in der Lage, ihrem Schützling jeden Tag einen Spaziergang zu ermöglichen. In solchen Fällen müssen sie überlegen, was sie tatsächlich leisten können – zweimal oder dreimal die Woche könnte ein guter Kompromiss sein. Eine Alternative wären mehrere kurze Gänge pro Tag, an Stelle eines langen Spaziergangs – die positiven Auswirkungen sind vermutlich die gleichen.

In städtischen Gegenden geht man überwiegend auf Asphalt; auf dem Land bieten Fußwege über holpriges, weniger ebenes Gelände interessante und erfreuliche Alternativen. Anstrengendes Gehen und steile Anstiege können allerdings für ältere Menschen mit Herz- oder Atemproblemen ungeeignet sein.

«Geh»-Programme und mehr

Körperlich gesunde und aktive ältere Menschen mit ersten Demenzsymptomen brauchen möglicherweise mehr Bewegung als ein Geh-Programm alleine bieten kann. Auch Hausarbeit, einfache Reparaturarbeiten, das Schmücken von Räumen, Spielen mit den Enkelkindern etc., all das ist mit körperlicher Bewegung verbunden und förderungswürdig. Ferner soll jede früher ausgeübte sportliche Aktivität so lange wie möglich fortgesetzt werden: Kegeln oder Bowling, Schwimmen, Radfahren, Tanzen, Fitnesstraining, Tai Chi oder Gartenarbeit liegen nahe.

Gehen und Gymnastik kombinieren

Vielleicht bieten ein Sportstudio oder Fitnesszentrum am Ort Programme an, die für Menschen mit Demenz geeignet sind. So hat beispielsweise ein amerikanisches Sportstudio ein interessantes und strukturiertes Programm entwickelt, das Gehen und intensive körperliche Übungen kombiniert (Arkin, 1999). Ziel war es, zweimal pro Woche 20 Minuten ohne Unterbrechung an Geräten zu trainieren, plus pro Woche 20 Minuten oder länger zu gehen. Jede Teilnehmerin und jeder Teilnehmer wurde während der Aufwärmübungen, der Gymnastikübungen (am Heimtrainer oder Heimfahrrad), beim Gewichtheben (Beinpresse, Rudermaschine, Rumpfgewichte und Überkopfpresse) sowie bei den Lockerungsübungen am Schluss von einer Fachkraft unterstützt.

Ein «Geh»-Programm für rastlos aktive Menschen

Regelmäßige, begleitete Spaziergänge können auch Menschen gut tun, die rastlos aktiv und dauernd «auf den Beinen» sind. Wichtig ist allerdings, die Ursache der Ruhelosigkeit zu ergründen, bevor ein solches Bewegungsprogramm angeboten wird. Es wäre beispielsweise nicht angemessen für eine Person, die vermutlich versucht, vor einem Schmerz oder einer Missempfindung «wegzulaufen» – hier müssen wir uns dem Grundproblem widmen. Geeignet ist es dagegen wohl für eine Person, die unter Bewegungsmangel leidet und deshalb gelangweilt oder frustriert ist, oder zur Verbesserung des Schlafmusters einer Person, die nachts keine Ruhe findet (Holmberg, 1997). In warmen Ländern, wo das Leben im Freien eher möglich ist, sind in den Gärten oft Rundwege angelegt. Sie ermöglichen unruhigen Menschen willkommene körperliche Bewegung und bieten gelangweilten eine Abwechslung.

Ruhelose Menschen, die jederzeit frei herumgehen können, sind sturzgefährdet. Jeder Sturz ist ein traumatisches Ereignis, das einen Knochenbruch, insbesondere eine Hüftfraktur auslösen kann. Pflegekräfte und Angehörige achten verständlicherweise darauf, dass dies nicht geschieht. Es kann so weit kommen, dass sie versuchen, ihren Schützling am Gehen zu hindern. Für die ruhelose Person ist dies vermutlich äußerst frustrierend, weil sie kaum verstehen dürfte, warum ihre Bewegungsfreiheit eingeschränkt wird.

Hüftprotektoren/Hüftpolster

Wir sind heute in der Lage, sturzbedingte Hüftfrakturen zu verhindern. Es gibt inzwischen Hüftprotektoren, die unter der Kleidung getragen werden können. Diese an den kritischen Stellen besonders verstärkten Hosen haben sich als völlig verlässlich erwiesen und bereits unzählige Brüche verhindert (Gross et al., 2000). Vor einem Sturz sind Menschen, die einen Hüftschutz tragen, allerdings nicht gefeit. Dank der Hüftprotektoren können Betreuungskräfte ruhelose Menschen jedoch ungehindert umhergehen lassen. Sie wissen, dass ein Sturz nicht zu einer schmerzhaften und kostspieligen Hüftfraktur führen wird.

Bevor Hüftprotektoren verordnet werden, ist ein Assessment durchzuführen, das die verschiedenen Risikofaktoren ermittelt. Derzeit wird jede gefährdete Person mit drei solchen Spezialhosen ausgestattet. Immer mehr Krankenhäuser stellen sie Patientinnen und Patienten, die als sturzgefährdet gelten, gratis zur Verfügung; manchmal müssen sie aber auch aus eigener Tasche bezahlt werden. Hausärzte und Hausärztinnen können die Verwendung von Hüftschutzhosen empfehlen.

Die Hosen passen gut, müssen aber korrekt angelegt werden. Die Betreuungsperson überwacht den Vorgang und sorgt dafür, dass der Hüftschutz auch nachts getragen wird. Die verschiedenen Modelle werden fortlaufend auf ihre Tauglichkeit hin überprüft, so dass Verbesserungen zu erwarten sind.

Wenn das Gehen mühsamer wird

Demenz ist eine progressive Erkrankung, die sich im Laufe der Zeit verschlechtert. Meist kommt es aufgrund des Zusammenwirkens verschiedener Faktoren – Umgebung, Multimorbidität und zunehmend größere hirnorganische Veränderungen – zu gewissen Mobilitätseinschränkungen, die auch das Gehen betreffen. In diesem Zustand wird das Gehen im Freien nicht mehr die wichtigste Quelle der Bewegung sein können. Was aber nicht heißt, dass das Gehen völlig eingestellt werden soll; der Verlust der Gehfähigkeit ist für Menschen mit Demenz oft nicht weniger deprimierend als für Gesunde. Es lohnt sich immer, die Fähigkeit zu erhalten, wenigstens eine kurze Strecke zu gehen, ja selbst ein paar Schritte zu machen, ob mit oder ohne Hilfe. Wie lässt sich das bewerkstelligen?

Probleme identifizieren

Gewisse Probleme machen das Gehen unnötig schwierig, weshalb folgende Fragen zu stellen sind:

- Ist die Schmerzmedikation effektiv und wird sie regelmäßig verabreicht?
- Müssen Hühneraugen, Hornhaut oder eingewachsene Zehennägel behandelt werden?
- Trägt die Person festes Schuhwerk in gutem Zustand?
- Wäre eine Gehhilfe angebracht?
- Sind die Betreuungspersonen in der Lage, effektive und gefahrlose Hilfestellung zu geben? (Backcare, 1999)
- Wird die Person am Gehen gehindert, weil ihr der Stuhl das Aufstehen unmöglich macht oder erschwert? (Wagland/Peachment, 1997; Harris/Mayfield, 1983)
- Können auf Hochglanz polierte Fußböden, die «nass» wirken, matter gemacht werden?

Ein gründliches Assessment, von einer Ergotherapie- oder Physiotherapiefachkraft durchgeführt, kann helfen, die Fragen drei bis sechs zu beantworten und weitere Probleme zu identifizieren.

Menschen mit Demenz sollten nicht immer nur Hausschuhe tragen – sie bieten den Füßen keinen Halt und lassen die Person womöglich stolpern, ausrutschen oder stürzen. Schuhe für drinnen und draußen müssen bequem sein und fest sitzen, was mit Schnürsenkeln oder Klettverschlüssen erreicht wird. Ein breiter, leicht erhöhter Absatz ist für Männer und Frauen ein Muss, die Schuhsohlen sollen biegsam und relativ dünn sein. Turnschuhe sind nicht geeignet.

7.1.4
Stadium 2

Im Stadium 2 werden Bewegungsprogramme für Menschen mit Demenz empholen, die meist ans Haus gebunden sind, aber kurze Strecken gehen können. – Wenn es im Freien nicht mehr möglich ist, muss die betreffende Person möglichst viel im Haus herumgehen. Solche Situationen können eintreten, wenn das Wetter besonders schlecht ist oder der demenzbetroffene Mensch hinfällig und überhaupt keiner Wegstrecke mehr gewachsen ist.

Gehen im Haus
Weil der Platz in einem Privathaus oder in einer Wohnung vermutlich begrenzt ist, sind Betreuungspersonen aufgefordert, die vorhandenen Möglichkeiten optimal zu nutzen. Häufiges Wechseln von einem Zimmer ins andere ist beispielsweise eine Möglichkeit. Mahlzeiten, Getränke oder andere Aktivitäten können als «Anreiz» eingesetzt werden, um von einem Raum in den anderen zu gehen und jeweils kurze Wege zu Fuß zurückzulegen. In engen Verhältnissen liegt es nahe, sich beim Gehen an den Möbeln abzustützen, was völlig in Ordnung ist – dennoch wird die demenzkranke Person vermutlich nur mit Hilfe ihrer Betreuungskraft den Weg finden, selbst im eigenen Heim. Ist Unterstützung nötig, tritt die helfende Person an die Seite ihres Schützlings und passt sich dessen Schritttempo an (Oddy, 1998). Es ist NICHT sicher, Hilfestellung zu geben, indem man sich vor die hilfsbedürftige Person stellt, sie an beiden Händen fasst und rückwärts geht!

Fällt es der betreuten Person schwer, den Weg zwischen den beiden Zimmern zu bewältigen, teilt man die Strecke am besten in kurze Abschnitte ein. Diese werden mit Esszimmerstühlen markiert, die so platziert werden, dass die Person stets einen im Blick hat. Dann wird sie von einem Stuhl zum anderen geführt, wobei sie sich bei Bedarf niedersetzen kann, bis das Ziel erreicht ist.

Weitere Übungen
Auch häufiges Aufstehen von einem Stuhl, um eine Strecke zu gehen, ist eine wertvolle Übung. Beim Treppensteigen wird die Hüft- und Oberschenkelmuskulatur beansprucht; ebenfalls ein gutes Training. Treppensteigen ist eine Fähigkeit, die auch aus praktischen Gründen erhalten bleiben sollte, so lange es sicher und praktikabel ist.

Eine einfache Strichliste, auf der jeder Gang eingetragen wird, ist eine gute Möglichkeit, den täglichen Aktivitätsgrad zu dokumentieren.

7.1.5
Stadium 3

Im Stadium 3 wird ein «Geh»-Programm für Menschen mit Demenz empfohlen, die meist ans Haus gebunden und gehunfähig sind. – Im Laufe der Zeit können selbst wenige Schritte unmöglich werden. Die schwerer werdenden Demenzsymptome, zusammen mit den zunehmenden körperlichen Problemen, fordern nach und nach ihren Tribut. Auch Teppiche mit besonders hohem Flor und lose liegende Läufer können es erschweren, die Füße zu bewegen.

Zur Bewegung von einem Stuhl zum anderen werden nun «Transferhilfen» eingesetzt. Es gibt verschiedene Techniken; auch mehrere unterschiedliche Transfergeräte sind im Handel erhältlich. Pflegende Angehörige und professionell Pflegende sollten sich von einer Ergotherapie- oder Physiotherapiefachkraft über die in ihrem Fall beste Methode beraten lassen.

Jetzt geht es nicht mehr ohne Rollstuhl. Es ist allerdings nicht empfehlenswert, Demenzbetroffene, die nicht mehr gehen können, den ganzen Tag im Rollstuhl sitzen zu lassen. Die Person soll vielmehr in einem ihren Bedürfnissen entsprechenden Sessel sitzen und häufig aufstehen und sich wieder niedersetzen. Der Rollstuhl ist das Transportmittel, um im Alltag von einem Zimmer ins andere zu gelangen. Die Person wird also jedes Mal in den Rollstuhl transferiert und am Ziel der kleinen Reise (z. B. am Esstisch) wieder heraus auf einen Esszimmerstuhl platziert, am besten auf einen Stuhl mit Armlehnen. Diese Transfers sorgen für einen bescheidenen, dennoch wesentlichen Grad an körperlicher Aktivität. Jeder Transfer sollte einen Sinn haben; beim oben genannten Beispiel bestand er darin, die Mahlzeit am Esstisch einzunehmen.

Auf der bereits erwähnten Strichliste wird nun die Zahl der Transfers eingetragen. Der Grad der täglichen Aktivität muss sorgfältig überwacht werden.

7.1.6
Weitere Übungen für Menschen, die ans Haus gebunden sind und solche mit eingeschränkter Mobilität, die in Pflegeheimen leben

Die hier angeführten grundlegenden Geh- und Transferprogramme müssen mit weiteren Übungen angereichert werden. Wer Betroffene pflegt, soll

- die erste der beiden unten dargestellten Übungen durchführen und
- den Einsatz der zweiten in Erwägung ziehen.

Betreuungskräften von Menschen, die an einem Transfer-Programm teilnehmen oder nur wenige Schritte gehen können, wird empfohlen, routinemäßig die drei am Ende dieses Kapitels geschilderten Spezialübungen durchzuführen.

Übung 1: Sich sitzend am Bettrand entlang bewegen
Diese Übung sollte zur täglichen Gewohnheit werden und jedes Mal stattfinden, wenn der Person ins oder aus dem Bett geholfen wird. Sie

stärkt besonders die Armmuskeln, die das Gewicht stemmen müssen, und ist eine wertvolle Übung für Hüft- und Oberschenkelmuskulatur.

Die Übung besteht schlicht darin, mit kleinen Seitwärtsbewegungen an der Bettkante entlang zu rutschen. Die Person hebt dabei jedes Mal das Gesäß wenige Zentimeter vom Bett hoch. Die Betthöhe muss es ihr ermöglichen, während der ganzen Übung die Füße flach auf den Boden zu setzen.

Übung 2: «Rad fahren» mit fixierten Pedalen
Die Füße bleiben leichter auf den Pedalen, wenn ein Modell mit Fußplatten verwendet wird. Auf dem bereits erwähnten Merkblatt kann die Zahl der Umdrehungen oder die mit Radfahren verbrachte Zeit eingetragen werden. Vielleicht hat die Pflegeperson Lust, auf einem zweiten Gerät mitzumachen?

Weitere Übungen in einer Tagespflegestätte
Manche Menschen mit Demenz haben die Möglichkeit, eine spezielle Tagesstätte zu besuchen. Gute Einrichtungen bieten eine Mischung aus therapeutischen und geselligen Aktivitäten an und planen diese so, dass die Teilnehmer dafür von einem Bereich in den anderen gehen müssen. Das gelingt, wenn die verschiedenen Aktivitäten in verschiedenen Räumen stattfinden, z. B. Essen, Ruhe und Entspannung, Arbeitsgruppen und Gymnastik. Richtige Planung stellt sicher, dass die Gäste aktiv bleiben und, ihren jeweiligen Möglichkeiten entsprechend, regelmäßig gehen oder sich von einem Sitzplatz zum anderen bewegen.

Spezialübungen
Die drei unten angeführten Spezialübungen werden routinemäßig täglich mit Hilfe einer Betreuungsperson durchgeführt. Sie sind für Leute geeignet, die überhaupt nicht mehr oder nur ganz wenig gehen können, aber noch transferfähig sind.

Erste Alltagsübung: Stehen mit Stütze
Langes Sitzen kann dazu führen, dass sich bestimmte Muskelpartien verkürzen, insbesondere

an Hüften und Knien. Dann nimmt die Person zunehmend die Form eines Stuhls an und kann überhaupt nicht mehr stehen. Mit gezielten Maßnahmen kann dies weitgehend verhindert werden. «Stehen mit Stütze» ist eine der geeigneten Übungen.

Durchführung: Die Person bekommt mehrmals am Tag Hilfe zum Aufstehen. Sie steht aufrecht, mit möglichst durchgestreckten Knien und stützt sich auf einer Stuhllehne ab. Während sie steht, kann ihr die Betreuungskraft vorschlagen, im Zimmer herumzuschauen, damit sich der Körper ein wenig bewegt. Die Füße bewegen sich nicht.

Zweite Alltagsübung: Sitzen auf dem Hocker

Menschen mit Demenz sitzen die meiste Zeit auf einem Stuhl mit Rückenlehne. Das kann leicht dazu führen, dass sie nicht mehr aufrecht sitzen können, wenn der Rücken keinen Halt mehr hat. Schließlich stellen die Betreuungspersonen fest, dass ihre Schützlinge rücklings umfallen, sobald sie auf der Bettkante sitzen, was die Pflege sehr erschwert. Dieser «Verlust der Sitzbalance» lässt sich mit der hier beschriebenen sehr einfachen Übung verhindern.

Durchführung: Die Person geht ein paar Schritte, nimmt dann auf einem niedrigen Hocker Platz oder bewegt sich aus dem Rollstuhl auf den Hocker. Dieser soll etwa 40 cm hoch sein, damit die Fußsohlen flach auf den Boden aufgesetzt werden können. Die Sitzfläche des Hockers muss gepolstert sein – beim Sitzen auf einer Holzoberfläche können sich Druckgeschwüre entwickeln – und die Pflegekraft muss dabei bleiben. Beide bleiben etwa 15 Minuten lang sitzen. Während dieser Zeit wird die Person aktiv beschäftigt. Die Betreuungskraft kann sich beispielsweise mit ihr unterhalten, sie können zusammen singen oder lesen, ein Puzzle legen oder ein beliebtes Spiel spielen. Die Aktivität sollte mit etwas Bewegung verbunden sein, etwa nach vorn beugen, die Hand seitlich ausstrecken, um etwas heranzuholen oder Kopfdrehungen, um herumzuschauen.

Dritte Alltagsübung: Mittags flach auf dem Bett liegen

Für diese Übung sprechen mehrere Gründe: Erstens erlaubt sie der Person, sich voll auszustrecken, was Muskelverkürzungen verhindern hilft; zweitens bietet sie eine Positionsveränderung und entlastet so die «Sitzbereiche», das Gesäß und den unteren Rücken; drittens kann die stets sehr beanspruchte Nackenmuskulatur ein wenig ausruhen, was sich hinterher positiv auf die Kopfhaltung auswirkt. Die beste Zeit für diese Übung wird vermutlich nach dem Mittagessen sein, wenn die Person schläfrig ist.

Durchführung: Die Person legt sich mit Hilfe ihrer Betreuungskraft aufs Bett, flach auf den Rücken (die Matratze sollte eine druckentlastende Auflage haben). Sie bekommt Kissen unter den Kopf und die Beine, damit sie wirklich bequem liegt. Eine Decke hält sie warm. Anfangs braucht sie vielleicht drei Kissen unter dem Kopf, doch wenn sie sich dann entspannt hat und «wegnickt», kann oft eines oder zwei entfernt werden. Das Schläfchen wird nach 30 Minuten beendet, weil sonst unter Umständen der Nachtschlaf leidet. Während dieser simplen, dennoch effektiven Übung muss die Betreuungsperson in der Nähe bleiben.

7.1.7
Zusammenfassung

Ich habe die wesentlichen Punkte verschiedener Bewegungstrainingsprogramme für Menschen mit Demenz dargestellt. Mein Hauptthema war das Gehen als Bewegungsübung. Ferner habe ich Übungsalternativen vorgeschlagen für Demenzbetroffene, die nicht mehr so aktiv sind. Aufgrund meiner langjährigen Erfahrung bin ich stets realistisch geblieben und habe nur wirklich einfache, leicht durchzuführende Bewegungsübungen und Trainingseinheiten geschildert. Pflegende Angehörige und professionell Pflegende sollten von ärztlichen und pflegerischen Fachleuten, die sich auf Demenzerkrankungen spezialisiert haben, beraten und unterstützt werden. In Kursen können sie die wichtigsten Kommunikations- und Betreuungsfertigkeiten erlernen sowie weitere Kenntnisse erwerben (Oddy, 1996).

Vom Augenblick der Diagnose an sollte betont werden, wie wichtig körperliche Aktivitäten sind. Jede Person mit Demenz braucht ein individuell abgestimmtes Bewegungstrainingsprogramm, das sich inhaltlich an den jeweiligen Bedürfnissen und Fähigkeiten orientiert. Viele Elemente lassen sich problemlos in den Alltag integrieren. Die Ziele müssen erreichbar sein, regelmäßig überprüft und bei Bedarf verändert werden, damit sie erreichbar bleiben. Auf diese Weise wird eine positive Haltung bewahrt. Erfolg ist wichtig: Er macht die Betreuungspersonen zufrieden und hält Menschen mit Demenz «in Gang».

Literatur

Arkin SM (1999) Elder rehabilitation: a student-supervised exercise programme for Alzheimer's patients. *The Gerontologist* 39(6) 729–735.

Etnier J, Salazar W, Landers D, Petruzzello S (1997) The influence of physical fitness and exercise upon cognitive junctioning: A meta-analysis. *Journal of Sport & Exercise Psychology* 19 249–277.

Frändin K (1995) Physical activity and functional performance in a population studied longitudinally from 70–76 years of age. PhD Thesis, Goteburg University, Sweden.

Harris C, Mayfield W (1983) *Selecting chairs: For elderly and disabled people.* Institute of Consumer Ergonomics, University of Technology, 75 Swingbridge Road, Loughborough LE 11 OJB.

Holmberg SK (1997) Evaluation of a clinical intervention for wanderers on a geriatric nursing unit. *Archives of Psychiatric Nursing* 11(1) 21–28.

Kitwood T, Benson S (eds) (1995) *The new culture of dementia care.* London: Hawker Publications.

Oddy R (1996) Strategies to help people moving. *Journal of Dementia Care* (4(4) 22–24.

Oddy R (1998) *Promoting mobility for people with dementia: A problem-solving approach.* London: Age Concern England.

Safer handling of people in the community (1999). Backcare, 16 Elmtree Road, Teddington, Middlesex TW11 8ST.

Simonsick EM (1997) Physical activity and cognitive function in old age. In Fillit HM, Butler RN (eds) *Cognitive decline: Strategies for prevention.* London: Greenwich Medical Media.

Wagland J, Peachment G (1997) *Chairs: Guidelines for purchase of lounge, dining and occasional chairs for elderly long-term residents.* Stirling: Dementia Services Development Centre.

Gehen ist gesund, auch für ältere Menschen

Sieben gute Gründe:

- Bei Männern im Ruhestand, die täglich mehr als zwei Meilen zu Fuß gehen, halbiert sich die Mortalität.
  (Hakin AA, Petrovich H, Burchfield CM, (1998) Effects of walking on mortality among non-smoking retired men. *New England Journal of Medicine* 338 94–99)

- Regelmäßiges Gehen trägt zur Stärkung der Knochen bei und reduziert daher die Gefahr, eine Osteoporose zu entwickeln, bzw. Knochenbrüche zu erleiden.
  (Brooke Wavell K, Jones PRM, Hardman AE, (1997) Brisk walking reduces bone loss in postmenopausal women. *Clinical Science* 92 75–80 and Cummings SR, Nevitt MC, Browner WS et al (1995) Risk factors for hip fracture in white women, *New England Journal of Medicine* 332 767–773)

- Regelmäßiges Gehen könnte die Zahl der Hüftfrakturen bei über 45-Jährigen um 50 % reduzieren.
  (Health Education Authority, (1995a) *Health Update 5 – Physical Activity,* HEA, London)

- Körperliche Aktivität kann den Gleichgewichtssinn, die Koordination und Gelenkbeweglichkeit älterer Menschen verbessern, was wiederum hilft, Knochenbrüche zu verhindern.
(Bucher DM, Cress ME, de Lateur BJ et al (1997) A comparison of the effects of three types of endurance training on balance and other fall risk factors in older adults. *Ageing* 9 112–119)

- Gehen kann die mit Osteoarthritis der Knie verbundenen Schmerzen lindern.
(Ettinger WH, Burns R, Messier SP, (1997) A randomised trial comparing aerobic exercise and resistance exercise with a health education programme in older adults with knee osteoarthritis. JAMA 277 25–31)

- Die Gefahr, die Alzheimer-Krankheit zu entwickeln, wird durch lebenslanges körperliches Training und Sport erwiesenermaßen reduziert.
(Smith A, et al (1998) The protective effects of physical exercise on the development of Alzheimer's disease. Study released at the American Academy of Neurology's Annual Meeting in Minneapolis, 25 April – 2 May 1998)

- Bei Menschen, die bis ins höhere Lebensalter sportlich aktiv bleiben, nimmt die körperliche Beweglichkeit weniger stark ab als altersgemäß zu erwarten wäre.
(Health Education Authority, (1995a) Health Update 5 – Physical Activity, HEA, London)

7.2
Aus Sicht einer Tanztherapeutin

Heather Hill

Ruheloses Umhergehen oder «Wandering» wird oft als Demenzsyndrom bezeichnet, das auftritt, weil gewisse Teile des Gehirns beschädigt sind. Mich als Tanztherapeutin interessiert dagegen, wer die Person ist, die herumgeht (Wie ist dieser Mensch? Was mag er brauchen?) und die Qualität ihres Gehens – nicht jedes Gehen ist wie das andere. In meinen Augen fehlt dem symptomatischen Ansatz vor allem eins: die Individualität – die Individualität der Person sowie die Individualität ihres Gehens (und ihres Bewegungsdrangs).

Ich möchte deshalb einige dieser Aspekte aus tanztherapeutischer Sicht betrachten, nicht nur weil ich glaube, dass es wichtig ist, Verständnis für den individuellen Aspekt dieser Aktivität zu entwickeln, vielmehr auch, um bei der Diskussion die positiven Auswirkungen eines Tanzprogramms aufzuzeigen.

7.2.1
Die Frage nach dem Warum

Wenn eine Person mit Demenz ruhelos umhergeht, kann das viele Ursachen haben. Hier einige davon:

Körperliche Beschwerden
Sitzen ist eine der anstrengendsten Körperhaltungen. Amanda Gore, eine australische Physiotherapeutin, hat betont, dass sogar Stehen besser ist, weil die Bandscheiben beim Sitzen extremem Druck ausgesetzt sind: «Im Liegen beträgt der Druck auf die Bandscheiben der Lendenwirbelsäule 25 mmHg, im Stehen etwa 100 mmHg, im Sitzen dagegen 400 mmHg. Demnach ist Sitzen, neben dem Bücken und Drehen, das schlechteste, was man für einen gesunden oder kranken Rücken tun kann.»

(Gore, 1993). Mit anderen Worten: Sitzen ist ungesund.

Kürzere oder längere Zeit völlig stillzuhalten, ist unnatürlich und höchst unbequem. Versuchen Sie, nur zehn Minuten lang völlig bewegungslos auszuharren, und sehr bald werden Sie begreifen, warum es unerträglich sein kann, sich nicht vom Platz bewegen zu können. Fügen Sie schlechte, erstarrte Körperhaltungen und meist nicht ergonomische Stühle hinzu: Schon haben Sie das perfekte Rezept für körperliche Beschwerden.

Ein weiterer Aspekt, der möglicherweise nicht genügend beachtet wird, sind die Schmerzen, an denen manche Leute aus verschiedenen Gründen leiden – wobei einige sicher mit der Körperhaltung zu tun haben. Ich weiß noch, dass ich mich bei meinen Geburten viel bewegt habe. Wie froh war ich, dass ich in einer Zeit gebären konnte, in der Frauen die Wehen nicht mehr möglichst reglos und flach auf dem Rücken liegend erdulden mussten.

Schließlich dürfen wir nicht vergessen, dass für viele ältere Menschen das Gehen einfach zum Leben gehört hat. Es ist deshalb nur logisch, dass sie das Bedürfnis haben zu gehen, insbesondere wenn sie mit den vielen Veränderungen zurechtkommen müssen, die mit einer Demenz und vielleicht auch Heimunterbringung einhergehen können.

Langeweile

Wir neigen dazu, die Leute gleich wieder an ihren Sitzplatz zurück zu führen. Wozu? Was tun sie dort? Meist nichts. Wundert es, dass sie aufstehen und woanders hingehen wollen?

Seelische Nöte

Dement zu sein ist kein angenehmer Zustand. Man fühlt sich bedrückt, unvollständig und fragmentiert. Nicht im Stande (aufgrund mangelhafter Ausdrucksmöglichkeiten) sich auszusprechen; liegt es dann nicht wirklich nahe, zu gehen, sich den Kummer von der Seele zu gehen, ihm zu entlaufen? Haben wir das nicht auch selbst oft getan, wenn uns ein Schicksalsschlag getroffen hat? Bewegung hilft ganz einfach, wenn wir uns Sorgen machen und von düsteren Gedanken heimgesucht werden. Manchmal klären sich beim Gehen die Gedanken; fast immer wird uns ein wenig leichter ums Herz, einfach nur weil wir uns bewegen.

Gehen ist offenbar eine Möglichkeit, wieder zu uns selbst zu finden. Die Füße sind sehr sensibel, mit vielen Nervenenden ausgestattet, was der Grund sein mag, dass das Gehen unser Selbst stimuliert und stärkt. Vielleicht ist es auch der regelmäßige Rhythmus, mit dem unsere Füße Kontakt mit dem Boden aufnehmen, der uns rhythmisch strukturiert und das Gefühl vermittelt, gehalten und vom anhaltenden regelmäßigen Fluss der Bewegung getragen zu sein. Gehen kann uns denken helfen, aber auch stimulieren und daran erinnern, dass wir existieren.

Man wird leider auch an das ruhelose Auf- und Abgehen von Gefangenen oder Tieren erinnert – an den starken Drang, sich zu bewegen, allerdings ohne eine räumliche Strecke zurückzulegen und ohne Sinn. So gehen Wesen, denen Lebenssinn und Lebenszweck abhanden gekommen sind.

7.2.2
Gehende Menschen

Hier zwei Definitionen:

Gehen: Sich in gemäßigtem Tempo fortbewegen, indem ein Fuß auf den Boden gesetzt, dann der andere angehoben wird.

Herumwandern: Sich ziellos bewegen oder ziellos herumgehen; nicht kontinuierlich oder auf direktem Weg zu einem Ort gehen.

Je länger ich über das Wort «Wandering», mit dem die Art des Gehens unseres Klientels beschrieben wird, nachdenke, desto mehr bekomme ich das Gefühl, dass dieser Begriff nicht stimmt. Für mich impliziert das Wort «umherwandern» zielloses Fortbewegen, sowohl im räumlichen Sinn wie im Sinne des Bewegungszwecks oder -drangs. Was den Raum angeht, so bewege ich mich, wenn ich wandere, nicht direkt zu einem Ort, vielmehr schlendere ich, gehe hierhin und dorthin. Ich kann im Wald herumwandern, käme aber nie auf den Gedanken, morgens zur Arbeit zu wandern. Was den Drang angeht, so fehlt mir dabei der starke Wille zu gehen, einen bestimmten Ort zu erreichen, oder einfach der Wille zur Bewegung. Es ist alles eher entspannt. Wenn wir Leute als Wanderer bezeichnen, werden wir dem unterschiedlichen Wesen individueller Wanderwege und gehender Menschen nicht ausreichend gerecht.

Bereits die Definition von Gehen lässt außer Acht, dass es viele verschiedene Arten des Gehens gibt, viele Möglichkeiten, einen Fuß vor den anderen zu setzen. Es gibt tausend oder mehr verschiedene Arten des Gehens – so viel es Gehende gibt. Der Gang eines Menschen sagt viel über ihn aus, über seine Eigenarten, seine aktuelle psychische Verfassung.

Betrachten wir einige gehende Menschen, denen ich begegnet bin, näher, und schauen wir uns das Wesen ihres Gehens genauer an.

Fallbeispiele

Bitte, wo geht's hier raus?

Luis C. ist ein großer Mann, ehemaliger Kricketspieler, der aus jedem Stuhl, auf dem er sich niederlässt, ein Puppenmöbel macht. Ich frage mich stets, wie er sich in der engen Umgebung eines Pflegeheims fühlen mag – denn eigentlich braucht er viel Platz. Wenn ich ihn herumgehen sehe, ist er oft auf der Suche nach dem Ausgang und bittet das Personal, ihm dabei zu helfen. Er ist räumlich noch immer gut orientiert, weiß wo die Knöpfe sind, die den Haupteingang öffnen, und dass er jemanden auftreiben muss, der ihm die Zahlenkombination nennt. Nach einiger Zeit gibt er auf, setzt sich in einen Sessel und döst vor sich hin.

Ich habe mein Liebstes verloren

Berta L. ist eine sanfte, liebenswürdige alte Dame mit einem freundlichen Lächeln, die man aber häufig zwischen den verschiedenen Stationen des Pflegeheims hin- und herlaufen sieht. Ihr Blick ist ganz nach innen gerichtet, sie wirkt völlig in Gedanken versunken. Sie ist von Traurigkeit umweht und scheint sich bewusst zu sein, dass sie viel verloren hat. Immer wenn sich unsere Wege kreuzen, umarme ich sie, worauf sie mich lächelnd und fast dankbar auch umarmt, dann aber mit leichtem Bedauern ihren Weg fortsetzt. Man hat den Eindruck, dass sie von ihren traurigen Gedanken angetrieben wird.

Hier muss es irgendwo sein …

Wenn Georg M. geht, sieht es zwar aus als habe er eine Mission, ein bestimmter äußerer Anlass ist jedoch nicht erkennbar. Manchmal beschäftigt er sich ganz intensiv mit meinen Tonbändern, wobei er das Gefühl vermittelt, dass dies mehr mit seiner Innenwelt als mit seiner Wahrnehmung der Außenwelt zu tun hat.

Ich muss nach Hause

Tanja B. geht, weil sie nach Hause muss, zu den Kindern. Das Essen steht auf dem Herd, und sie will verhindern, dass es anbrennt.

Ich komme mit

Gelegentlich machen sich zwei Leute gemeinsam auf den Weg. Gehen kann tatsächlich «ansteckend» sein. Wenn eine Bewohnerin oder ein Bewohner damit anfängt, folgen die andern. Es kommt auch vor, dass sie die Begleitperson mit dem Ehepartner oder der Ehepartnerin verwechseln und sich schutzsuchend an sie klammern.

Ein freier Geist

Susanne W. ist regelmäßig im ganzen Pflegeheim unterwegs. Sie hält einen Augenblick inne, setzt sich, unterhält sich womöglich ein wenig, dann bricht sie wieder auf. Manchmal verliert sie ihre Handtasche; dann ist sie so frei, das Personal zu bitten, ihr bei der Suche zu helfen. Ist die Handtasche aufgetaucht, macht sie sich gleich wieder auf den Weg. Sie nimmt gerne an Aktivitäten teil, allerdings nur kurz und ab und zu; mal bleibt sie die ganze Zeit über dabei, ein andermal schaut sie nur kurz herein, winkt freundlich und geht weiter. Das Gehen dieser Frau wirkt viel weniger zwanghaft als das anderer Leute, die ich beobachtet habe und oft einen getriebenen Eindruck machen. Ihrem Sohn zufolge hat sie keine intensiven Kontakte mit Menschen außerhalb des Familienkreises gepflegt, war aber aufgrund ihres freundlichen Wesens immer gern gesehen. Ihre Angehörigen und das Pflegepersonal sind der Meinung, dass ihr Leben im Pflegeheim eigentlich die Fortsetzung ihres früheren Lebensstils ist: Sie kommt und geht, wie ihr der Sinn steht und ist dabei recht zufrieden.

Es gibt ganz offensichtlich viele unterschiedliche Arten des Gehens. Wir müssen uns mehr Zeit dafür nehmen, den jeweiligen Typ zu ergründen, um mehr über die betreffende Person zu erfahren und zu erkennen, wie wir ihre Bedürfnisse besser befriedigen können. Viele Menschen mit denen ich gearbeitet habe, vermittelten mir den Eindruck einer starken inneren Motivation, eines kräftigen Antriebs und großer Entschlossenheit – sie gingen fast wie in Trance und waren nur mühsam davon abzubringen. Sie durchmessen zwar einen äußeren Raum, doch nur bei wenigen habe ich eine echte Interaktion mit dem Raum beobachten können. Sie erschienen mir eher verloren im Raum und sehr beansprucht von und beschäftigt mit ihrem eigenen inneren Raum. Womöglich gibt es eine Korrelation zwischen ihrem Rückzug aus dem «äußeren» Raum und dem Grad der Demenz. Mit zunehmender Demenz gewinnt der innere Raum an Bedeutung, obwohl dieser, wie bei Berta L., kein angenehmer Aufenthaltsort ist.

Es gibt offenbar drei Hauptthemen: einen Ausgang finden, eine Sache oder eine Person suchen. Anfangs suchen sie nach einem Ausweg, genau wie Luis C., später wirken Verlust und Suche eher symbolisch, doch ihr Drang ist stark wie eh und je. Manche machen einen nachdenklichen Eindruck, andere werden von ihren inneren Erlebniswelten unaufhörlich vorangetrieben. Angesichts der Tatsache, dass mit Demenz zahlreiche Verluste und Einbußen einhergehen, überrascht es nicht, dass diese Themen in den symbolischen Worten und Handlungen Demenzbetroffener einen so breiten Raum einnehmen.

Das Gehen ist, wie jede andere Bewegung, eine sehr individuelle Sache, weshalb wir gut daran tun, uns in die betreffende Person hineinzuversetzen, um ihre individuellen Motive zu begreifen. Ich denke, dass wir nichts Schlimmeres tun können als unsere Schützlinge am Gehen zu hindern. Wir können uns bemühen, einige ihrer Bedürfnisse effektiver zu erfüllen als es ihnen mit ihrer Strategie des Gehens gelingt, werden dann und wann aber doch akzeptieren müssen, dass sie einfach gehen müssen. Gibt es Schwierigkeiten – Sturzgefahren und dergleichen – muss ein Weg gefunden werden, der ihnen das Gehen dennoch ermöglicht.

7.2.3
Welche Rolle spielt der Tanz?

Es fällt mir stets schwer, Außenstehenden zu erklären, was in einer Tanzstunde für Menschen mit Demenz geschieht. Meist denken sie gleich an formelle Tänze, wie etwa Volkstanz, doch damit befassen wir uns nicht. Meine Aufgabe als Tanztherapeutin besteht darin, ganzheitlich zu arbeiten – die Person als geistig-leib-seelische Einheit zu betrachten, wobei der Körper mit all seinen Ausdrucksmöglichkeiten das Medium ist. Ich setze alles ein, was meine Klientinnen und Klienten in irgend einer Weise berührt und für sie eine Bedeutung hat. So wird eine Tanzstunde meist folgende Elemente aufweisen:

- explorierende Bewegungen – verschiedene Körperteile, verschiedene Bewegungsqualitäten (schnell, behutsam etc.)
- Musik
- Berührung
- Stimme
- Requisiten – Tücher, Gummibänder etc. –, die Bewegungsexperimente gestatten.

Die Arbeit orientiert sich an bestimmten Grundsätzen:

- Jede Aktivität wird ganz bewusst durchgeführt, mit Achtung vor ihrer Qualität. Nichts soll mechanisch geschehen.
- Wir bestätigen und bekräftigen die Individualität jeder Person. Die Individualität äußert sich natürlich sehr stark durch den Leib.
- Wir gehen auf den Beitrag jeder teilnehmenden Person ein.
- Wir schaffen eine Atmosphäre völliger Konzentration auf das Geschehen, bündeln die Gruppenenergie und richten sie auf diesen Punkt.
- Am wichtigsten ist die Beziehung – der Aufbau einer Beziehung auf Augenhöhe zwischen uns und den Bewohnerinnen und Bewohnern und diesen untereinander. Wir begegnen uns einfach als Mitmenschen.

Damit habe ich den Charakter eines Tanzkurses sehr bündig dargestellt. Ich glaube, dass Tanz aber noch mehr umfasst und viele Bedürfnisse eines Menschen, der gerne und viel geht, befriedigt. Tanz hat auch mit einigen Aspekten der oben angeführten Ursachen für das Gehen zu tun. Tanz bietet den Teilnehmenden:

Körperliche Bewegung

In einer Tanzstunde strecken sich die Leute, sie schütteln, winden und drehen sich. Sie BEWE-

GEN sich. Sie berühren und werden berührt, gekitzelt, massiert. Sie SPÜREN sich. Sie führen Atemübungen durch, richten beim bewussten Atmen ihre Gestalt auf und sehen ihre Welt dann aus einer anderen Perspektive. Sie werden sich in dieser Haltung der Welt stärker bewusst. Sie gähnen, schreien, bringen die unterschiedlichsten Laute hervor. Indem die Laute im Raum und in ihren Körpern nachhallen, künden sie der Welt und sich selbst von ihrem Dasein.

All das lindert körperliche Missempfindungen – den «Ruhestress», wie man es nennen könnte – und bietet angestauten Energien und Emotionen ein Ventil. Zu den positiven physiologischen Auswirkungen kommen die psychologischen: das gute Gefühl von Leichtigkeit und Unbefangenheit. Nicht zuletzt erinnern sich Tanzende daran, dass sie leben, und dass das eine gute Sache ist.

Beschäftigung

Damit meine ich nicht, dass die Leute lediglich irgendwie beschäftigt gehalten werden, vielmehr etwas tun, was sie wirklich interessiert, etwas, an dem sie sich innerlich beteiligen, etwas, das sie aus ihren inneren Nöten befreit. Ein besonders wirksamer Aspekt ist die Energie, die während der Tanzstunde entsteht. Sie ist tatsächlich so intensiv, dass sie die Leute in ihren Bann zieht und schließlich veranlasst, ihre niederdrückenden Gedanken loszulassen. Sie werden aus der Reserve gelockt und in eine positive soziale Interaktion mit anderen Menschen hineingezogen.

Halt und Umlenkung

Dies hat zum Teil mit der Energie zu tun, aber auch mit der Form/Struktur und dem einer Tanzstunde inhärenten Rhythmus. Der anhaltende Drang zu gehen, der die Leute fast pausenlos antreibt, kann manchmal in einen anderen Rhythmus (z.B. in gleichförmiges Klatschen) gebracht oder umgelenkt werden, etwa in die Vorwärts- und Rückwärtsschritte einer afrikanischen Tanzformation.

Beziehung

Das ist der entscheidende Punkt, denn er bestimmt, ob die oben genannten Dinge tatsächlich stattfinden oder nicht. Beziehung ist das Medium, das der Person mit Demenz alle Aspekte des Tanzes vermittelt. Gelungene Beziehungen bestätigen dem Menschen, dass er ein wertvolles Wesen ist, sie können ihm seine Existenz bewusst und ganz lebendig machen.

Keiner der hier genannten Aspekte kann wie eine Pille verabreicht werden, die jederzeit und bei allen Leuten wirkt. Sie sollen selbstverständlich in einen philosophischen Zusammenhang eingebettet sein, der person-zentriert und nicht symptom-zentriert ist.

Der Drang, zu gehen ist bei manchen Demenzkranken sehr tief verwurzelt; er darf nicht auf sture und starre Reaktionen stoßen. Wir müssen die Menschen dort abholen, wo sie stehen, dann mag es in einem zweiten Schritt gelingen, sie in einen anderen inneren Raum zu versetzen. Die körperliche Bewegung und geistig/emotionale Energie einer Tanzstunde kann jemanden sehr wohl aus ihrem oder seinem Gehmodus locken, und sei es auch nur für kurze Zeit. Gelingt dies nicht, sollten Sie die Person freundlich verabschieden und ziehen lassen. Bitte sorgen Sie dafür, dass solche Menschen keinesfalls zu spüren bekommen, dass Sie enttäuscht sind, weil sie sich nicht auf Ihr Angebot einlassen.

7.2.4
Mögliche Schwierigkeiten

Ich habe aufgezeigt, welche positiven Auswirkungen das Tanzen auf Menschen haben kann, die innerlich ruhelos sind und herumgehen müssen. Bei deren Teilnahme an einer Tanzstunde können allerdings spezifische Schwierigkeiten auftreten. Oft marschieren sie quer durch den Kreis oder stellen sich direkt vor eine andere Teilnehmerin oder einen anderen Teilnehmer hin – was den Fokus stört, auf den ich die Gruppe zu konzentrieren versuche. In solchen Fällen mag es erforderlich sein, abzuwägen, wessen Bedürfnisse wichtiger sind – die der betreffenden Person oder die der anderen Gruppenmitglieder – und zu

entscheiden, ob eine Person, die unruhig ist, im Raum bleiben soll. Dazu kommt die «Ansteckungsgefahr». Mir ist einmal eine Gruppe geschlossen weggelaufen, hinter einer der anderen Bewohnerinnen her. Ich stand ziemlich dumm da und fühlte mich blamiert; eine Erfahrung, die ich keiner Tanzgruppenleitung wünsche!

Wenn ich eine unruhige Person dabei habe, versuche ich, sie als letzte in die Gruppe einzuführen und dann sofort mit stimulierenden und interessanten Dingen zu beginnen. Wenn eine Teilnehmerin oder ein Teilnehmer während der Stunde anfängt umherzugehen, lässt sich dieses Gehen manchmal in einen Schreittanz integrieren, zu einem Volkstanz oder einem afrikanisch-australischen Buschtanz umfunktionieren. Aber auch hier gilt, dass die Motivation, eine bestimmte Richtung einzuschlagen, so stark sein kann, dass die Person durch nichts davon abzubringen ist.

Vielleicht gelingt es, sie für kurze Zeit abzulenken. Doch ab einem gewissen Punkt wird es kontraproduktiv, auf der Teilnahme zu bestehen. Erstens wird es für die Person, die umhergehen möchte, zu belastend, zweitens werden auch die anderen Teilnehmer sowie die Leiter belastet, die ja versucht, die Gruppe zusammenzuhalten. An diesem Punkt empfiehlt es sich, diesem Gruppenmitglied für die Teilnahme zu danken, auf die nächste Tanzstunde zu verweisen und sie freundlich zu verabschieden. Worauf es ankommt, ist, die Person spüren zu lassen, dass sie wahrgenommen und anerkannt wird, und dass sie den Raum mit einem guten Gefühl verlässt.

Manche Leute sind teilnahmebereit, wenn sie die Möglichkeit haben, jederzeit zu kommen und zu gehen. Ich habe festgestellt, dass die Gruppenenergie überaus verlockend ist und die Leute anzieht, wenngleich sie sich vielleicht nur kurze Zeit konzentrieren können.

Es gibt aber auch Menschen, die sich (und die Gruppe) mit der Teilnahme an einer Gruppenaktivität schlicht überfordern würden, und das muss man einfach akzeptieren.

Ruhelose Leute sind oft nicht im Stande, eine der ruhigeren, mit Berührung verbundenen Aktivitäten durchzustehen. Im Falle von Berta L.

(die oben erwähnte Heimbewohnerin) allerdings haben wir festgestellt, dass sie die ganze Stunde dabei sein konnte, sofern ihr Mann im gegebenen Moment dazustieß und sie berührte/massierte. Da es sich hier um ein Ehepaar handelte, bekam die Übung natürlich eine ganz andere Bedeutung. Es war ergreifend zu beobachten, wie Berta L. durch die liebevolle Zuwendung ihres Mannes aufblühte, völlig gelöst und sehr glücklich wirkte.

Offenbar haben nicht nur gehfähige Menschen den Wunsch zu gehen. Eine Altenheimbewohnerin saß in einem bequemen Schalensitz und konnte im Stehen das Gleichgewicht nicht halten. Trotzdem war sie auf ihrem Sitzplatz sehr oft unruhig, weshalb ihr das Personal hin und wieder gestattete, sich auf dem Boden fortzubewegen. Einmal platzierten wir sie auf den Boden, worauf sie das gleiche Bewegungsbedürfnis zeigte wie die anderen, gehfähigen Gruppenmitglieder. Wir rollten sie auf eine wärmende, weiche Decke und schaukelten sie darin. Eine Minute später war sie eingeschlafen. Die praktischen Schwierigkeiten sind allerdings nicht zu übersehen – das Hochheben beispielsweise – dennoch frage ich mich seither, ob es nicht möglich wäre, auch schwerer behinderten, tatsächlich nicht mehr gehfähigen Menschen zu einfachen Bewegungen zu verhelfen, etwa zu Schaukelbewegungen. Ich habe das Gefühl, dass sie das brauchen.

7.2.5
Weiterführende Gedanken

Andere Kapitel dieses Buchs widmen sich der Umgebung und anderen Faktoren, die dazu beitragen können, die Bedürfnisse unserer Schützlinge zu befriedigen. Hier nun ein paar Vorschläge aus meiner Perspektive und aufgrund meiner Erfahrung als Wissenschaftlerin, die sich mit den Zusammenhängen zwischen schöpferischem Tun und Demenz befasst.

Begleiten Sie Ihren Schützling
Wenn Sie eine Person begleiten, bekommen Sie vielleicht eine bessere Vorstellung von ihrem Innenleben und spüren selbst, was diese beim Gehen empfindet. Ich habe einmal eine Bewohnerin begleitet, die sich nach einiger Zeit auf einen Stuhl vors Büro der Heimleitung setzte und sehr treffende Bemerkungen über die dort auftauchenden Leute machte! Tun Sie einen weiteren, entscheidenden Schritt und versuchen Sie, sich auf den Gang der Person einzulassen (nicht indem Sie ihn nachahmen, vielmehr der Gangqualität nachspüren, damit es mit dem nötigen Respekt geschieht), gelingt es Ihnen vermutlich, sich in die innere Welt Ihres Schützlings einzufühlen.

Nehmen Sie Kontakt auf
Wenn Sie einer Person begegnen, die herumgeht, sollten Sie stets in irgend einer Form Kontakt aufnehmen – durch ein Lächeln, eine Berührung der Hand, eine kurze Umarmung, einen Gruß. Nehmen Sie die Anwesenheit der Person wahr und stellen Sie sicher, dass Sie von ihr wahrgenommen werden.

Sorgen Sie für eine interessante Umgebung
Hängen Sie viele Bilder, berührbare Objekte oder Wandteppiche auf. Obwohl die Leute tatsächlich den Eindruck erwecken, ganz mit ihrer Innenwelt beschäftigt zu sein, sind die Auswirkungen und Anziehungskraft auffallender Objekte oder von Objekten, die Töne erzeugen (Wind- oder Glockenspiele beispielsweise) keinesfalls zu unterschätzen.

Engagieren Sie ehrenamtliche «Zuhörer» und «Zuhörerinnen»
Vielleicht lassen sich hilfsbereite Menschen von außerhalb gewinnen, die den Heimbewohnerinnen und Heimbewohnern ehrenamtlich zuhören. Eines Tages blieb ich nach einer Tanzstunde noch mit einer Pflegekraft zusammen im Raum sitzen, als ein paar Leute vorbeigingen, dann für ein Schwätzchen eine Weile stehen blieben und weitergingen. Eine interessante Erfahrung! Die Anwesenheit einer gesprächsbereiten Person zog die Leute an und fokussierte sie. Auch dabei gilt: Nehmen Sie mit jeder Person, die auf Wanderschaft ist, Kontakt auf.

Bleiben Sie gelassen

Vielleicht machen wir uns zu viele Sorgen über Leute, die sich nicht an einer Aktivität beteiligen wollen. Ich denke, dass wir uns auf die Aktivität konzentrieren und diese so interessant und anziehend wie möglich gestalten sollten. Die kraftvolle Ausstrahlung der Gruppenaktivität wird die Leute sehr wahrscheinlich in ihren Bann ziehen. Setzen Sie auf den «Drehtüreffekt», lassen Sie Ihr unruhig herumwanderndes Klientel nach Lust und Laune raus- und reingehen. Der Drang ist übermächtig, weshalb Sie mit dem Kopf gegen eine Wand stoßen, wenn Sie alle Energie darauf verwenden, eine Person zum Bleiben zu bewegen.

Ich kann nicht behaupten, das Gehen Demenzbetroffener voll und ganz zu verstehen. Beim Verfassen dieses Artikels habe ich beschlossen, mit neuem Engagement an meinen Arbeitsplatz zurückzukehren; mit dem Wunsch, dazuzulernen und die Augen offen zu halten. Dennoch möchte ich nun meine Ausführungen zusammenfassen und einige Punkte nennen, mit denen wir uns näher befassen und die wir kreativ angehen sollten:

- Weshalb ist das Gehen Demenzbetroffener ein Problem und für wen?
- Wir haben es mit unterschiedlichen Menschen zu tun – wir müssen genau hinsehen und wissen, wer sie sind (das ist die Grundlage eines person-zentrierten Ansatzes). Es geht um ihre früheren Lebensgewohnheiten, aber auch um das Leben, das sie jetzt führen. Sind sie gelangweilt? Sitzen sie zu lange? Sind sie verängstigt?
- Es gibt verschiedene Arten des Gehens im Hinblick auf Rhythmus, räumliche Strecke, Gewichtsverlagerung und den inneren Bewegungsdrang. Wir sollten dies nicht einfach mit dem Begriff «Wandering» abtun. Wer je versucht hat, eine Person mit Demenz vom Umhergehen abzubringen, weiß, wie übermächtig der Bewegungsdrang sein kann – echtes Wandern ist etwas anderes. Wenn wir uns auf sein Gehen einlassen, gelingt es uns vielleicht eher, ein Gefühl für die innere Verfassung unseres Schützlings zu entwickeln.
- Kreative Beschäftigungsangebote wie das Tanzen haben viele positive physiologische, psychologische und emotionale Auswirkungen. Sie sind ein überaus wirksamer Bestandteil eines person-zentrierten Gesamtbetreuungsplans.
- Angesichts des Symbolgehalts von Verlieren und Suchen sollten wir uns vermutlich mehr Gedanken darüber machen, wie wir die Menschen in unserer Obhut auf dieser Ebene ansprechen und unterstützen können. Wir müssen viele und kreative Wege finden, damit sie ein Leben führen können, das noch irgend einen Sinn hat.
- Die meisten Leute kennen das: Sie müssen einfach gehen, wenn die Zeiten stressig sind. Warum sollte es bei Menschen mit Demenz anders sein? Bleiben wir realistisch, fragen wir uns, ob das Gehen tatsächlich ein Problem ist, und sorgen wir mit Fantasie für eine sinnvolle Lebensführung, die das Gehen einschließen kann oder nicht.

Literatur

Gore A (1993) *The office athlete.* Cremorne, Australia: Lifestyle Press.

8 Stets gesund und wohlbehalten

Tröstliches Gehen

Mary Dixon

Die 76-jährige Rosemarie W. wurde vor etwa zehn Monaten in ein Pflegeheim eingewiesen. Sie leidet an einer demenziellen Erkrankung, die bereits vor über sieben Jahren diagnostiziert wurde. Sie lebt nun auf einer speziellen Demenzstation mit 30 Betten; die Einrichtung hat insgesamt 60 Betten. Das Haus hat einen guten Zuschnitt – die langen Flure sind sehr geräumig – allerdings fehlt ihm ein sicherer Außenbereich.

Rosemarie W. geht Tag für Tag etwa zehn Stunden lang über die Flure. Manchmal ist sie alleine unterwegs, gelegentlich in Begleitung einer anderen Bewohnerin. Die beiden gehen dann bis zu einer Stunde Hand in Hand. Wenn sie allein geht, hält sie sich normalerweise am Handlauf fest und rutscht mit der Hand die Stange entlang. Am Ende des Handlaufs und des Flurs angelangt, macht sie kehrt und geht wieder zurück.

Sie vermittelt nicht den Eindruck, als «suche» sie nach einer bestimmten Person oder einem bestimmten Ort. Manchmal hält sie vor der Eingangstür inne, schaut aber oft gar nicht hinaus; das Personal meint, sie hielte nur an, weil das Ende des Handlaufs erreicht ist. Rosemarie W. geht mal im einen, mal im anderen Flur umher, ein bestimmtes Muster ist jedoch nicht zu erkennen.

Ihre Angehörigen besuchen sie regelmäßig, doch oft entfernt sie sich von ihnen, um die Flurspaziergänge fortzusetzen. Ihre Konzentrationsspanne ist offenbar sehr kurz. Es war in der Vergangenheit durchaus schwierig, Rosemarie W. zu einer kleinen Essenspause zu bewegen. In letzter Zeit allerdings zeigte sie sich zugänglicher und ließ sich bereitwillig in den Speisesaal führen. Ist das Pflegepersonal besorgt, dass sie am Tisch nicht genug isst, bekommt sie belegte Brötchen, die sie gerne im Gehen verzehrt.

Die Betreuungskräfte wissen um die Belastung ihrer Füße, und dass sie angesichts der erheblichen körperlichen Anstrengung einen hohen Kalorienverbrauch hat. Diese beiden Punkte werden stets aufmerksam beobachtet. Rosemarie W. leidet unter einer gewissen Dysphasie und Wortfindungsstörungen, weshalb niemand mit Sicherheit sagen kann, wie sie sich fühlt.

In jüngeren Tagen hat sie gerne Bergwanderungen unternommen, irgendwelche anderen Hinweise, die ihren Drang zum Gehen erklären könnten, finden sich in ihrer Anamnese nicht.

Das Gehen scheint Rosemarie W. zu beruhigen und zu trösten. Sie sieht dabei stets recht fröhlich aus und folgt offenbar einem bestimmten Geh-Rhythmus; auch das Gefühl des Handlaufs scheint ihr zu gefallen.

8.2
Ernähren und gehen

Helen Crawley

Die meisten Leute nehmen Kalorien in Form von Lebensmitteln zu sich, weil die im Alltag verbrauchten Energiereserven wieder aufgefüllt werden müssen. Wegen unserer überwiegend sitzenden Lebensweise legen uns die Ernährungsfachleute eindringlich mehr körperliche Bewegung ans Herz – nur ein höherer Kalorienverbrauch garantiert, dass wir mehr essen können, ohne zuzunehmen. Die Aufforderung, ausreichend zu essen, wird damit begründet, dass wir nur so alle erforderlichen Nährstoffe bekommen – wer wenig isst, bleib vielleicht schlank, nimmt aber vermutlich nicht alle Vitamine und Mineralien auf, die für eine gute Gesundheit benötigt werden.

Über den hohen Stellenwert körperlicher Bewegung im Alter ist bereits viel geforscht worden. Zahlreiche Studien belegen die positiven Auswirkungen regelmäßiger Gymnastik und sportlicher Aktivitäten auf Gesundheit und Wohlbefinden. Offenbar lohnt es sich, auch noch im sehr hohen Alter damit anzufangen. Das beste Mittel, den Energieverbrauch zu erhöhen, besteht für die meisten Leute darin, wieder häufiger zu Fuß zu gehen – viele Ernährungsfachleute sehen im Niedergang dieser Fortbewegungsart und in der Abhängigkeit vom Auto den Hauptgrund für die heutige Übergewichtsepidemie. Gehen ist deshalb so wichtig, weil es eine kräftezehrende Alltagsaktivität ist, die am meisten zum höheren Kalorienbedarf beiträgt: Wer täglich auch nur eine halbe Stunde zu Fuß geht, bekommt wöchentlich dreieinhalb Stunden körperliche Bewegung; die wenigsten Menschen werden durch andere Aktivitäten auf das gleiche Pensum kommen.

Das Gehen Demenzbetroffener kann daher – ernährungstechnisch gesehen – positive und negative Folgen für Gesundheit und Wohlbefinden haben. Einerseits wird die verstärkte Aktivität vermutlich Hunger verursachen, den Appetit anregen, den Stoffwechsel steigern und damit hoffentlich einen ausreichenden Nahrungsmittelverzehr auslösen. Andererseits sind Menschen mit Demenz, die viel umhergehen und ihre Nahrungsmittelzufuhr nicht erhöhen, durchaus in Gefahr, Körpergewicht zu verlieren (weil sie mehr Energie verbrauchen als aufnehmen).

Es liegen Schätzungen über den Energieverbrauch demenzbedingten Gehens vor. Er unterliegt großen Schwankungen, je nach Größe der Person und Dauer ihres täglichen Gehens (sowie ihrer anderen körperlichen Aktivitäten). Der erhöhte Energieverbrauch wird auf 600–1600 kcal/d geschätzt – wohlgemerkt über den täglichen Energiebedarf von etwa 1800–2100 kcal hinaus, den betagte Menschen für den Erhalt der Lebensvorgänge benötigen. Wird diese zusätzliche Energiemenge nicht zugeführt, fängt der Körper an, die im Fettgewebe und anderen Geweben gespeicherten Energiereserven anzuzapfen: Gewichtsverlust ist die Folge.

Gewichtsverlust ist noch immer einer der Hauptindikatoren für Ernährungsdefizite, weshalb unfreiwilliges Abnehmen registriert und dann entsprechend reagiert werden sollte. Manchmal wird empfohlen, Menschen, die viel gehen, wöchentlich zu wiegen; eine monatliche Gewichtskontrolle ist für alle wichtig. Bei einem Gewichtsverlust von 3 kg oder mehr sollte immer ein Arzt oder eine Ärztin hinzugezogen werden oder eine Ernährungsberatung erfolgen. Weitere Informationen über das Thema Gewichtsverlust von Menschen mit Demenz sind in dem Buch *Eating well for older people with dementia* (VOICES 1998) zu finden.

8.2.1
Wie essen?

Demenzbetroffene, die viel gehen, haben einen höheren Kalorienbedarf – der jedoch oft genau dann eintritt, wenn die Nahrungsmittelaufnahme anfängt schwieriger zu werden, weil sie vermutlich nicht lange genug am Esstisch sitzen bleiben.

Nahrungsmittel, die während des Gehens aus der Hand gegessen werden, können dann eine der Lösungen sein. Weil es unrealistisch wäre zu erwarten, dass eine Person, der es schwer fällt am Tisch sitzen zu bleiben, ihren Nahrungsmittelbedarf bei den Mahlzeiten deckt, müssen sich pflegende Angehörige und professionell Pflegende überlegen, wie sich der Kalorienbedarf im Laufe des Tages auf andere Weise decken lässt. Eine Möglichkeit besteht darin, fünf kleinere Mahlzeiten anzubieten, die aus leicht handhabbaren Lebensmitteln mit hohem Nährwert bestehen (also bei geringer Menge viel Kalorien enthalten).

In diese Kategorie fallen Käse und andere Milchprodukte (etwa Joghurt und mit Milch hergestellte Nachspeisen), Fleisch, Geflügel, Fisch und Gemüserohkost, Trockenfrüchte, Brot, Kekse und Kuchen, aber auch Dinge wie Schokolade und Speiseeis. Daraus lässt sich ein abwechslungsreicher Speisezettel zusammenstellen.

Oft ist für Menschen, die sich mit Besteck schwer tun, Fingerfood das einzig Richtige – was dem Grundsatz von «weniger dafür öfter» entgegenkommt, der vielen Leuten gut tut, wenn sie gerne gehen. Eine Kost, die sich leicht mit den Fingern essen lässt, soll über den Tag hinweg verteilt den gesamten Nahrungsmittelbedarf einer Person decken. Fingerfood oder Häppchen können bei Zimmertemperatur angeboten werden, was den Leuten erlaubt, ihr Esstempo selbst zu bestimmen; oft wird dabei auch weniger Essen verschüttet und vergeudet. Erfahrene Fachleute vertreten die Meinung, dass eine Ernährung mit Fingerfood die Aufmerksamkeit stärker auf das Essen und die Lebensmittel lenkt und der Essvorgang dadurch einprägsamer gestaltet wird. In ihrem ausgezeichneten Buch *Finger foods for independence* (Newton/Stewart, 1997) erzählen die Autorinnen folgende ermutigende Geschichte:

Menschen, die seit Jahren nicht mehr bereit waren, sich an «normalen» Mahlzeiten zu beteiligen, streckten nun die Hände aus, fassten die Esssachen mit den

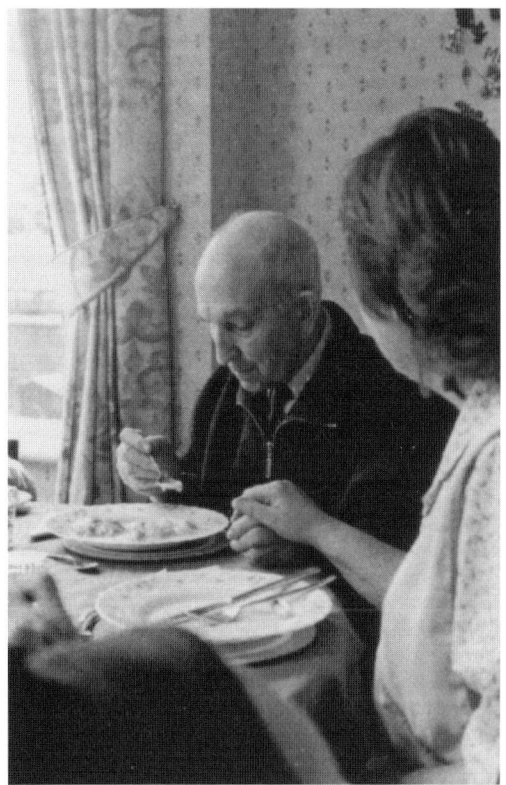

Abbildung 8-1: Wenn die Mahlzeiten flexibel gehandhabt werden und dabei eine entspannte Atmosphäre herrscht, essen Menschen mit Demenz erwiesenermaßen deutlich besser.

Fingern (mit Fingern, die vielleicht über Jahre hinweg ausschließlich das Bettzeug berührt haben), führten sie zum Mund, kauten und schluckten.

Eine andere Lösung für Leute, die nicht am Esstisch stillsitzen können, besteht darin, ihnen einen Imbiss mit auf den Weg zu geben, der sich in einer Gürtel- oder Umhängetasche verstauen lässt. Gut möglich aber, dass es praktischer ist, an leicht zugänglichen Stellen Snacks und belegte Brötchen bereitzuhalten, die das Personal den Leuten anbietet, damit sie stehen bleiben und essen. Es hat sich gezeigt, dass es die Kommunikationsfertigkeiten verbessert, wenn sich Begleitpersonen mit ihrem ruhelos umhergehenden Schützling unterhalten – manchmal gelingt es dann, die Person zu einer kurzen Esspause zu bewegen und damit die Nahrungsaufnahme zu verbessern.

Womit lässt sich der zusätzliche Bedarf von 600 kcal/d decken? Hier einige Vorschläge:

- ein Mars-Riegel und ein großes Glas Milch,
- zwei Eier, ein streichholzschachtelgroßes Stück Käse und zwei Scheiben Toast mit Butter,
- ein Becher Malzmilchgetränk und vier Vollkornkekse,
- eine Portion Pommes und drei Würstchen,
- ein mittelgroßes Stück Quiche und zehn gekochte neue Kartoffeln,
- ein Pfannkuchen und 15 getrocknete Aprikosen,
- eine Büchse Sardinen auf zwei Scheiben gebuttertem Toast.

Zwischenmahlzeiten sind besonders tagsüber wichtig, weil dann der Energiebedarf hoch ist. Bei der Menüplanung müssen die besonderen Bedürfnisse einzelner Personen berücksichtigt und deren Mahlzeiten besonders gehaltvoll gestaltet werden. Viele Menschen mit Demenz brauchen lediglich eine ausgewogene Ernährung, wie sie allgemein empfohlen wird, solche mit erhöhtem Kalorienbedarf werden vor allem mehr Fett benötigen, weil Fett die konzentrierteste Energiequelle darstellt. Mit Sahne, Butter oder Käse angereicherte Suppen oder Saucen sind kalorienreicher, mit Honig oder Fruchtsaucen gesüßte Speisen ebenfalls.

In manchen Fällen mögen hochkalorische Trinknahrungen angezeigt sein, wie sie von Apotheken angeboten werden – doch meist werden die Leute der angebotenen Geschmacksrichtungen sehr bald überdrüssig, was zur Verschwendung von (oft recht teuren) Lebensmitteln führt. Der Einsatz solcher Produkte mag in manchen Fällen, um den Trend zur Gewichtsabnahme umzukehren, angezeigt sein, obwohl sich der Kaloriengehalt von Gerichten, Getränken und Snacks, die als normales Menü angeboten werden, wirklich problemlos erhöhen lässt.

Es folgen ein paar weitere Vorschläge, die erwiesenermaßen geeignet sind, den erhöhten Kalorienbedarf bestimmter Personen zu decken:

- beim Nachmittagstee neben Kuchen und Keksen auch leckere und nahrhafte Sandwiches anbieten,
- am frühen Abend einen «Cocktail-Wagen» die Runde machen lassen, der mit angereicherten Milchgetränken oder Milchmixgetränken bestückt ist,
- farbstarke Gerichte anbieten, die unterschiedlich beschaffen sind und verschiedene Geschmacksrichtungen aufweisen,
- die Geschmacksknospen mit gut gewürzten Speisen anregen, z.B. mit etwas Curry.

8.2.2
Nährstoffbedarf

Erfahrungsgemäß werden Demenzbetroffene häufig nicht ausreichend mit folgenden Nährstoffen versorgt: Vitamin D, Vitamin C, Folsäure und Eisen. Menschen, die viel gehen, bekommen diese Nährstoffe möglicherweise nicht in der erforderlichen Menge, weil ihr Lebensmittelangebot nur begrenzt ist. Deshalb ist darauf zu achten, dass ihre reguläre Kost diese wichtigen Nährstoffe enthält.

Vitamin D (Calciferol) hat die besondere Eigenschaft, dass es der Körper durch ausreichende Sonnenexposition der Haut selbst bilden kann. Die meisten Erwachsenen speichern in den Sommermonaten so viel Vitamin D, dass ihr Jahresbedarf gedeckt ist – allerdings wissen wir, dass Menschen mit Demenz oft nicht genug Sonnenlicht abbekommen und deshalb einen sehr niedrigen Vitamin-D-Spiegel aufweisen.

Sommerspaziergänge im Freien sollten für alle an einer Demenz erkrankten Menschen einen hohen Stellenwert haben. Vitamin-D-Mangel erhöht die Gefahr von Knochenbrüchen; Gehen stärkt die Muskulatur und den Muskeltonus, verbessert die Gelenkbeweglichkeit und verringert das Sturzrisiko; dass dazu noch der Vitamin-D-Spiegel angehoben wird, kann als weitere, äußerst positive Auswirkung des Gehens gelten. Leute, die nicht an die frische Luft kommen, brauchen Vitamin-D-Präparate (die verschrieben werden können).

Ältere Menschen sind oft mit Vitamin C (Ascorbinsäure) unterversorgt, obgleich es für das Immunsystem und die Infektionsprophylaxe, für die Wundheilung und Eisenresorption äußerst wichtig ist. Obst und Gemüse, Fruchtsäfte wie Orangen- oder Preiselbeersaft enthalten Vitamin C; auch manche Getränke werden mit diesem Vitamin angereichert. Sorgen Sie dafür, dass Menschen, die viel gehen, den ganzen Tag über freien Zugang zu Getränken haben, und dass ihnen Obst und Gemüse (in mundgerechte Stückchen geschnitten) als Zwischenmahlzeiten gereicht werden. Bieten Sie zu den Mahlzeiten ein Getränk an, das viel Vitamin C enthält, um die Eisenresorption zu fördern.

Die zum Vitamin-B-Komplex gehörende Folsäure verhindert bestimmte Anämien und sorgt damit indirekt für eine ausreichende Sauerstoffversorgung des Körpers. Eine Folsäuremangelanämie zeigt sich durch Müdigkeit, Apathie und Depression. Inzwischen ist bekannt, dass Folsäure viele lebenswichtige Funktionen erfüllt und vermutlich dem Gedächtnisschwund sowie Herzerkrankungen entgegenwirkt. Die meisten Menschen mit Demenz haben einen niedrigen Folsäurespiegel. Folsäurehaltige Nahrungsmittel sind: grünblättriges Gemüse, Zitrusfrüchte, angereicherte Frühstücksflocken, Leber und Hefeextrakt. Bestimmte andere Lebensmittel werden mit Folsäure angereichert (z.B. manche Brotsorten). Eine Kost mit viel Obst, Gemüse, Fleisch und Getreideprodukten liefert normalerweise eine ausreichende Menge dieses Vitamins.

Eisen ist ein essentielles Spurenelement, das Anämien vorbeugt, aber auch Infektionen verhindert und den Körper bei der Temperaturregelung unterstützt. Viele alte Menschen haben eine niedrigen Bluteisenspiegel. Eine folsäurehaltige Ernährung (siehe oben) deckt zugleich den Eisenbedarf. Auch fette Fischsorten, Hülsenfrüchte, Nüsse, Trockenfrüchte und Eigelb enthalten Eisen.

8.2.3
Gehen und trinken

Beim Gehen wird vermehrt Wasser durch die Haut ausgeschieden (insbesondere bei höheren Umgebungstemperaturen), gleichzeitig nimmt aber oft die Trinkmenge ab. Dehydratation ist noch immer die Hauptursache für den schlechten Gesundheitszustand Demenzbetroffener – weshalb ihre Betreuungskräfte kreativ sein und sicherstellen müssen, dass ihr Ernährungs- und Flüssigkeitsbedarf gedeckt wird. Menschen mit Demenz müssen zum Trinken aufgefordert werden, weil ihr Durstmechanismus nicht mehr so gut funktioniert und ihnen das Durstgefühl abhanden gekommen ist. Die Folgen können gravierend sein: Obstipation, Kopfschmerzen, Stürze, Verwirrtheit und Harnwegsinfektionen werden u.a. durch Flüssigkeitsmangel ausgelöst.

Es wird empfohlen, täglich mindestens 1,5 Liter zu trinken, was acht Tassen Tee entspricht. Der Bedarf lässt sich mit Wasser, Tee, Kaffee oder anderen Getränke decken, aber auch mit Suppen, Geleespeisen und Lutsch-Eis. Leuten, die viel umhergehen, zur Deckung ihres Flüssigkeitsbedarfs eine Tasse Tee anzubieten, ist oft nicht zielführend, weil sie dann eine Pause einlegen und sich auf den Trinkvorgang konzentrieren müssten. Getränke, die man auch mit auf den Weg nehmen kann, werden meist gerne akzeptiert – Saftkartons mit Trinkhalmen sind für manche Leute gut geeignet. Nahrhafte Getränke, Orangen- und Preiselbeersaft sind auch in kleinen Portionen erhältlich. Sie können auch spezielle, für unterwegs geeignete Trinkgefäße kaufen, wie sie beim Sport oder als Reiseproviant verwendet werden. Es gibt Menschen mit Demenz, die solche Trinksysteme mögen, vorausgesetzt, sie sind einfach zu handhaben.

Lutsch-Eis lässt sich ebenfalls während des Gehens verzehren und – um verschiedene Geschmacksrichtungen anbieten zu können – aus frischen Obstsäften, ja sogar nährstoffhaltigen Milchgetränken selbst herstellen. Bei warmem Wetter sind sie geradezu ideal. Bei der Ernährung von Menschen mit Demenz können Milchgetränke hervorragende Energiespender sein.

Vollmilch ist besser als fettarme Milch, wobei sich der Eiweiß- und Energiegehalt durch Zusatz von Milchpulver erhöhen lässt. Am Abend oder bei kalter Witterung wirken warme Milchgetränke, wie Kakao oder Malzmilch, beruhigend. Kalte Milchmixgetränke unterschiedlicher Geschmacksrichtungen und in unterschiedlichen Farben können tagsüber für Abwechslung sorgen.

8.2.4
Entspannte Mahlzeiten

Dass Flexibilität bei der Nahrungsaufnahme viel dazu beiträgt, dass Menschen mit Demenz ausreichend essen, ist inzwischen vielfach bewiesen. Gesundheit und Allgemeinbefinden sind größtenteils von der Ernährung abhängig. Viele Pflege- und Betreuungskräfte haben den hohen Stellenwert der Mahlzeiten erkannt und beteiligen sich selbst aktiv am Geschehen. Leute, die gerne umhergehen und am Esstisch nicht lange stillsitzen können, brauchen aber beim Essen nach wie vor Hilfe: Sie müssen freundlich ermuntert werden, sich eine kleine Pause zum Essen und Trinken zu gönnen. Das Personal muss es registrieren, wenn jemand plötzlich Hunger bekommt.

Fallbeispiel
Karl S. war dauernd auf den Beinen, stets in Bewegung und hungrig. Oft verzehrte er seine Mahlzeit am Tisch, erspähte dann aber einen interessanten Bissen auf dem Teller einer anderen Person – meist etwas, das er leicht wegnehmen konnte. Wir stellten fest, dass es ihm gefiel, wenn wir einen Teller mit handlichen Esssachen mitten auf den Tisch platzierten: mit Würstchen, gut gewürzten Stück-chen Hühnerfleisch, kleinen gekochten Kartoffeln oder Grünen Bohnen. So konnte er sich selbst bedienen, wenn er noch Appetit hatte. Inzwischen bleibt er tatsächlich länger am Esstisch sitzen, weil seine Sammelleidenschaft nicht mehr so akut zu sein scheint.

Wir sind uns des Zusammenhangs zwischen Hunger, Appetit und körperlicher Bewegung nicht mehr recht bewusst, weil Essen stets zur Verfügung steht und unser Energieverbrauch oft gering ist. Gut möglich, dass Menschen mit Demenz, die sehr aktiv sind, auch richtig Hunger bekommen. Wege zu finden, die verbrauchten Kalorien zu ersetzen, ist eine Herausforderung an unsere Fantasie und Pflegekünste.

Lassen Sie mich mit einer persönlichen Anmerkung schließen: Ich erinnere mich sehr lebhaft an die Zeit mit meinem ersten Baby, an die endlosen Nächte, die ich mit dem Kind auf dem Arm im Schlafzimmer auf und ab ging, als ich dem ruhelosen Wesen den Rücken tätschelte, damit es ein Bäuerchen machen und einschlafen konnte. Ich erinnere mich ebenfalls an meinen morgendlichen Bärenhunger; ich konnte nicht schnell genug essen, um meine Energiereserven wieder aufzufüllen. Daran denke ich heute, wenn ich meine unruhig im Zimmer auf und ab gehende Großmutter anschaue, der es dennoch schwer fällt, mit Genuss zu essen.

Literatur

Newton L, Stewart A (1997) *Finger foods for independence.* Creative State, Australia.

VOICES (1998) *Eating well for older people with dementia: a good practice guide for residential and nursing homes and others involved in caring for older people with dementia.* Potters Bar: VOICES. Available from VOICES on 01707651777 or cwt.org.uk

8.3
Richtig bauen und gestalten, eine interessante Umgebung anbieten

Kirsty Bennet

Das Gehen spielt im Leben vieler Menschen eine bedeutsame Rolle. Manchmal haben wir ein bestimmtes Ziel, zuweilen gehen wir ohne irgend einen bestimmten Grund. Die Worte, mit denen wir unsere Tätigkeit beschreiben, mögen die Unterschiede erfassen (wir spazieren, schlendern, bummeln, trödeln herum, schweifen umher, wandern, flanieren, lustwandeln, schreiten aus oder marschieren), doch oft können nur wir selbst differenzieren, weil die Aktivität äußerlich stets gleich aussieht.

Architektinnen und Architekten wissen sehr wohl, dass Menschen mit Demenz die Neigung haben, zu wandern. In diesem Zusammenhang hat das Wort oft einen negativen Beigeschmack (vielleicht weil der Grund oder die Bedeutung der Handlung unklar sind); Bewegung wird zum Problem stilisiert, das gelöst werden muss. Wir sollten uns indessen darauf besinnen, dass dem Gehen im Alltag der meisten Menschen eine wesentlich umfassendere Rolle zufällt, diese Gestaltungsaufgabe begeistert annehmen und neue Ideen entwickeln.

Eine Umgebung lässt sich so gestalten, dass sie einlädt, sich darin zu bewegen und dabei allerlei zu erleben. Eine gehfreundliche Architektur hat für Menschen mit Demenz und ihre Betreuungskräfte einen hohen Stellenwert. Auch das Setting bestimmt, wie sich die Bewohnerinnen und Bewohner fühlen und was sie tun. Das Setting kann sie ermuntern und ihnen die Möglichkeit bieten, sich an Aktivitäten zu beteiligen, oder aber behindern und beschränken.

Wenn wir für Demenzbetroffene bauen und gestalten, müssen wir uns vor allen Dingen fragen, wie und wodurch Bewegungsanreize entstehen. Beginnen wir trotzdem zunächst mit einigen Grundprinzipien demenzgerechten Bauens. Alle Reaktionen auf den Bewegungsdrang unseres Klientels sind in diesen breiteren Kontext zu stellen. Schließlich ist das Gehen lediglich ein Aspekt des Lebens einer Person.

8.3.1
Grundprinzipien und Leitgedanken

Wenn wir für Menschen mit Demenz bauen und gestalten, sind bestimmte Grundprinzipien zu beachten. Wie Judd et al. in *Design for dementia* (1998) feststellen, herrscht große Einigkeit über die Ziele: Das Design soll Unabhängigkeit maximieren, Behinderungen kompensieren, Selbstwertgefühl und Selbstvertrauen stärken, die Orientierung erleichtern, Stimuli steuern, die Identität, das Ich-Gefühl festigen, für Angehörige und andere Leute von außen einladend sein und die Belange des Personals berücksichtigen. Darüber hinaus werden folgende Punkte einhellig hervorgehoben: Das Haus soll eher klein, familiär und gemütlich eingerichtet sein, es soll Raum für Alltagsaktivitäten zur Verfügung haben, unauffällig Sicherheit gewährleisten und vielfältige Anregungen bieten, gute Blickverbindungen ermöglichen und Stimuli, insbesondere Lärm in Grenzen halten.

Einige dieser Themen werden nun ausführlicher behandelt. Die einzelnen architektonischen Aspekte werden zwar unter verschiedenen Überschriften erläutert, dennoch ist stets zu bedenken, dass diese Grundprinzipen eng miteinander verwoben sind, und viele das Design betreffende Leitgedanken, auch andere Überschriften haben könnten. Vergessen wir nicht, dass es Leitgedanken sind, keine Vorschriften. Sie lenken das Augenmerk auf Themen, die unbedingt bedacht werden müssen. Die baulichen Resultate dieser Überlegungen werden natürlich sehr stark voneinander abweichen, weil Menschen unterschiedliche Prioritäten, Erwartungen und Lebensstile haben, und weil sich ihre kulturellen und klimatischen Lebensbedingungen unterscheiden.

Größe und Maßstäblichkeit
Eine der ersten Überlegungen muss der Größe der Einrichtung gelten, weil davon abhängt, wie

sich die Bewohnerinnen und Bewohner fühlen und verhalten. Eine Umgebung, die weder zu groß noch zu klein ist, verortet die Person und trägt zu ihrem Wohlbefinden bei. Ein Haus überschaubarer Größe reduziert die Zahl der zu treffenden Entscheidungen und die Zahl der Personen, mit denen sie interagieren muss. Die Größe einer Einrichtung wird nicht allein von ihren absoluten Maßen bestimmt, vielmehr auch von den Maßen ihrer zahlreichen Komponenten.

Familiäre Umgebung

Eine familiäre Umgebung hat das Ausmaß und bis in die Details den Charakter einer privaten Wohnung. Sie weckt Erinnerungen an zu Hause und ermöglicht betagten Menschen, ihre gewohnten Aktivitäten weiterzuführen und ihre verbliebenen Fertigkeiten zu nutzen. Merkmal einer familiären Umgebung ist, dass sie Wahlfreiheit und Unabhängigkeit gewährleistet. Sie kann recht unterschiedlich aussehen, je nach den Wünschen und früheren Lebensgewohnheiten einer Person.

Gemeindenähe

Der Kontakt zum Ort ist für beide Seiten wichtig: für die betagten Menschen im Heim und für die örtliche Bevölkerung draußen. Es gibt zahlreiche Möglichkeiten, Kontakte herzustellen, etwa indem die Einrichtung in ein Wohngebiet und in die Nähe von Einkaufsmöglichkeiten gelegt wird, durch rege Teilnahme an lokalen Ereignissen und kulturellen Angeboten, durch bestimmte Settings, etwa eine Gartenanlage, oder indem Leute von außerhalb eingeladen werden, das Haus zu besuchen.

Wegweisung und Orientierung

Das Design des Hauses soll es den Bewohnerinnen und Bewohnern möglichst leicht machen, sich zu orientieren und zurechtzufinden. Das ist eine ganz wesentliche Forderung an die Architekten. Wegweisungs- und Orientierungssysteme sind zwar überall unerlässlich, in einem Gebäude aber, das Menschen mit Demenz beherbergt, von besonderer Relevanz. Wichtige Stimuli sollen hervorgehoben werden, andere in

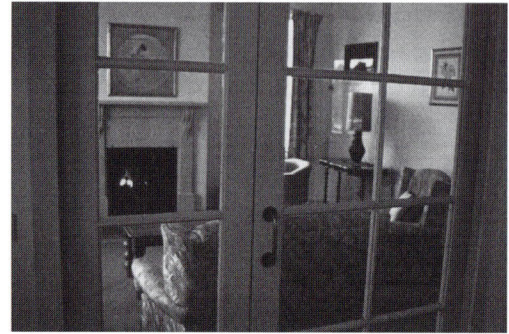

Abbildung 8-2: Der Ausblick in einen anderen Raum kann einer Person mit Demenz helfen, sich im Gebäude zu orientieren.

den Hintergrund treten. Auch gute Blickverbindungen sind wünschenswert, ebenso ein Setting, das nur klare und einfache Entscheidungen erfordert.

Wegweisungs- und Orientierungssysteme sind wichtig, weil sie Erkennungszeichen sind, die es demenziell erkrankten Menschen erleichtern, sich in einem Gebäude zurechtzufinden. So kann beispielsweise Tageslicht eingesetzt werden, um Stellen hervorzuheben, die eine Entscheidung erfordern, und um in einem unübersichtlich weiten Raum einen Akzent zu setzen. Der Blick in einen Aufenthaltsraum (s. **Abb. 8-2**) kann einer Person die örtliche Orientierung erleichtern.

Auch Geräusche, Düfte und Gerüche sind wertvolle Signale, die sich integrieren lassen, damit die Person einen Ort mit einem bestimmten Geruch (etwa mit Lavendel oder Minze) oder dem Klang eines Windspiels assoziiert. Türen können sich farblich voneinander absetzen, einzelne Gebäudeteile durch bestimmte Erkennungszeichen markiert und voneinander getrennt werden. Farbkontraste und unterschiedliche Materialien sind für jeden Raum eine Bereicherung, während eine creme- und beigefarbene Ausstattung weniger interessant wirkt.

Die in den 1980er-Jahren in Aldersgate (Adelaide, Australien) von Brian Kidd entworfenen Aufenthaltsräume bewiesen erstmals, dass es möglich und günstig ist, die Räume völlig unterschiedlich zu gestalten (s. **Abb. 8.3**). Farb-

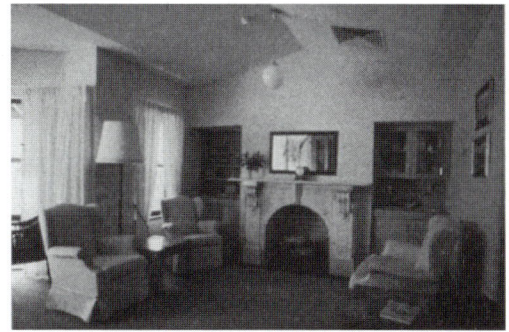

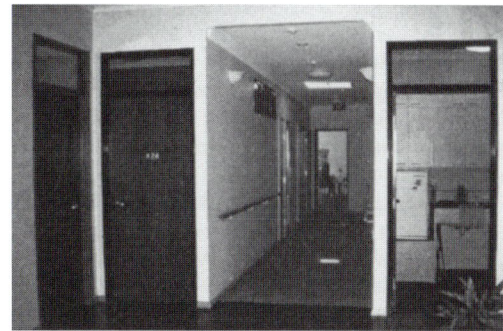

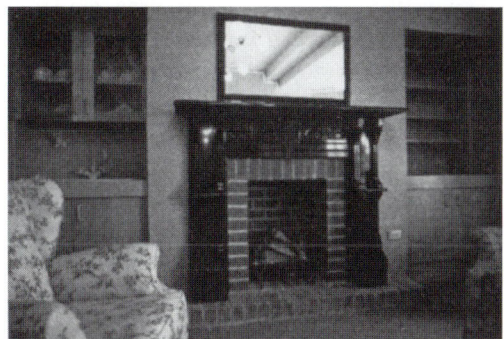

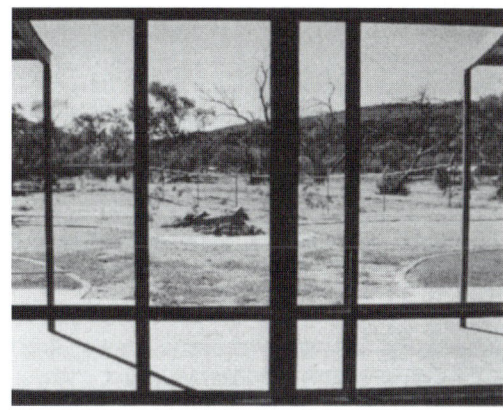

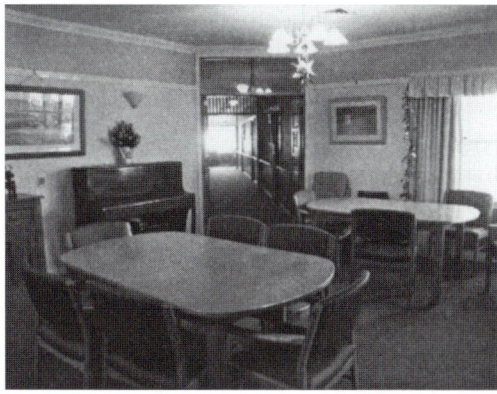

Abbildung 8-3: Foto links oben und Mitte: Die Aufenthaltsräume von Aldergate (Adelaide, Australia) zeigen, dass es möglich ist, die Settings ganz unterschiedlich zu gestalten.

Foto links unten: In The Meadows (New South Wales) wurde das Konzept der umfassenden Blickbeziehungen erfolgreich umgesetzt.

Fotos oben: Die Bewohnerinnen und Bewohner der Flynn Lodge (Alice Springs) können zwischen verschiedenen Zielen wählen, z. B. zum Aufenthaltsraum (oben) oder nach draußen gehen.

starke Tapeten, verschiedene Stoffe und unterschiedliche Deckengestaltungen sorgen in Kombination miteinander dafür, dass die Räume leicht zu erkennen und zu unterscheiden sind, obwohl alle die gleiche Funktion erfüllen.

Die Auswahl geeigneter Erkennungszeichen wird sehr stark von der früheren Lebensweise und dem kulturellen Hintergrund der Person abhängen. Für manche Menschen mag das Gebäude selbst völlig unwesentlich, ein Fels oder eine bestimmte Aussicht dagegen von großer Bedeutung sein.

Gute Blickverbindungen helfen Menschen mit Demenz, sich zu orientieren: Sie sehen, woher sie kommen und wohin sie gehen. Das Gebäude kann so angelegt werden, dass die Bewohnerinnen und Bewohner darin umhergehen und von einem zentralen Punkt aus beobachtet werden können. So ein Entwurf erfordert Feingefühl und Augenmaß, damit nicht der Eindruck einer Gefängnisarchitektur entsteht. Das Prinzip völlig ungehinderter Blickbeziehungen wurde von der Pflegeheimbetreibergesellschaft Hammond Care in The Meadows, New South Wales sehr erfolgreich umgesetzt (s. Abb. 8-3, beschrieben von Judd et al., 1998).

Die gemütliche Küche ist der Mittelpunkt der Station; hier werden die Mahlzeiten zubereitet, hier hält sich das Personal häufig auf. Die Küche öffnet sich zu den Speise- und Aufenthaltsräumen, zwei Flure gehen von der Küche ab. Von hier aus ist der rückwärtige Garten des Hauses deutlich zu sehen. In der Küche beschäftigte Pflegekräfte können mit einem Blick aus dem Fenster unauffällig beobachten, wer sich im Garten aufhält. Auf der anderen Seite haben alle, die im Haus unterwegs sind, stets die Küche und andere Menschen im Blick.

Eine herumgehende Person muss vor allen Dingen wissen, wo sie sich befindet, wo sie gewesen ist und wo sie hingehen kann. Dies lässt sich zwar unschwer durch die Schaffung klarer Blickachsen bewerkstelligen, ist allerdings nicht immer möglich oder wünschenswert. Manchmal ist eine interessantere, abwechslungsreichere Wegführung besser.

In solchen Situationen brauchen die Menschen einfache Hinweise, damit sie sich entscheiden können und wissen, was sie am Ziel vorfinden. In der Flynn Lodge in Alice Springs beispielsweise können die Heimbewohnerinnen und Heimbewohner überlegen: «Soll ich ins Wohnzimmer oder nach draußen gehen?» (s. Abb. 8-3). Ein Weg innerhalb führt direkt von den Schlafzimmern zu den Gemeinschaftsräumen, ein zweiter ins Freie (und dann zu den gleichen Gemeinschaftsräumen, aber auf einem kleinen Umweg, der ganz andere Wahrnehmungen bietet).

Vertrautheit

Findet die Person mit Demenz in ihrer Umgebung wenigstens ein paar vertraute Elemente vor, fühlt sie sich sicherer und kann sich daher problemloser bewegen. Diese Überlegung bezieht sich nicht nur auf Möbel und Einrichtungsgegenstände innerhalb des Hauses, vielmehr auf alle Aspekte eines Settings, etwa den Gebäudezuschnitt, die Zimmergröße, die Aussicht und den äußerlichen Gesamteindruck.

Das kann bedeuten, die Flure nicht allzu breit anzulegen, damit sich die Bewohnerinnen und Bewohner sicherer fühlen, oder eine normale Deckenhöhe zu wählen. Empfinden sie beim Umhergehen ihr Umfeld als vertraut, werden sie sich wohlfühlen, nicht etwa verloren und ungeschützt. Wohlbekannte Gegenstände, etwa das Lieblingsfoto, ein bestimmter Lehnstuhl oder eine Frisierkommode, können Menschen mit Demenz die Orientierung erheblich erleichtern.

Dabei dürfen wir nicht vergessen, dass der kulturelle Hintergrund einer Person bestimmt, was diese als vertraute Umgebung empfindet. Nicht alle haben die gleichen Bedürfnisse. So kann, um ein Beispiel zu nennen, das Gefühl für Größe und die Beziehung zu Eigentum von Mensch zu Mensch enorm variieren.

Privatsphäre und Gemeinschaftsleben

Unsere Aufgabe besteht darin, ein Gleichgewicht zwischen Privatsphäre und Gemeinschaftsleben herzustellen. Jedes Setting sollte betagten Menschen Gelegenheit bieten, sich mit anderen zu treffen oder sich zurückzuziehen. Manchen mag besonders daran gelegen sein, ihre Individualität zu erhalten und zu leben, anderen ist es wichtiger, Teil einer Gemeinschaft zu sein.

Sicherheit

Sicherheitsaspekte haben in jedem Setting eine hohe Priorität. Die alten Menschen sollen ihren Alltag leben und ihren Interessen nachgehen können, ohne sich unnötig zu gefährden. Sie brauchen deshalb eine Umgebung, die sicher ist, zugleich aber Bewegungsfreiheit zulässt.

Barrierefreiheit

Die Umgebung muss barrierefrei, d. h. leicht zugänglich sein. Demenzbetroffene besitzen viele Fähigkeiten, die im Laufe der Zeit vermutlich abnehmen. Nur eine barrierefreie Umgebung garantiert, dass sie ihre verbliebenen Fähigkeiten tatsächlich nutzen können. Die baulichen Gegebenheiten sollen ihnen dazu verhelfen, indem sie den Menschen diskret die notwendigen Unterstützungen bieten, damit sie möglichst lange unabhängig bleiben.

8.3.2
Bewegungsmöglichkeiten anbieten

Die oben angeführten Punkte geben eine Vorstellung vom Umfang der Themen, die bedacht sein wollen, wenn für Menschen mit Demenz geplant und gebaut wird. Es kommt insbesondere auf Blickbeziehungen, Wegweisung, Orientierung und Vertrautheit an, ebenso auf Schutz, Sicherheit und Barrierefreiheit.

Wenn wir überlegen, wie sich Bewegungsmöglichkeiten schaffen lassen, ist Ursachenforschung der erste Schritt. Nur wenn wir verstehen, warum sich die Leute bewegen, können wir auf den Bewegungsdrang angemessen reagieren. Wonach halten sie Ausschau? Kann ihnen die Umgebung das Gesuchte anbieten?

Eine der architektonischen Hauptaufgaben besteht darin, das Gebäude so zu konstruieren, dass sinnvolles «Wandering» möglich ist. Unser vorrangiges Ziel sollte nicht sein, die Person irgendwie zu beschäftigen, damit die Zeit vergeht. Unser Ziel soll sein, das Leben unserer Schützlinge zu bereichern. Unsere Entwürfe dürfen keinesfalls der Zeitverschwendung Vorschub leisten. Zeit ist für alle ein kostbares Gut.

Geplante Bewegung
Wohin gehen die Leute? Es gibt viele Möglichkeiten, die Umgebung so zu gestalten, dass sie Bewegungsfreiheit ermöglicht und Menschen mit Demenz interessante Erlebnisse beschert. Wir müssen uns der Innenausstattung und der äußeren Gestaltung widmen und uns deren Wechselbeziehungen vor Augen halten, aber auch Zeit für die Gestaltung der Plätze und Orte nehmen, die von den Bewohnerinnen und Bewohnern angesteuert werden.

Bewegungsfreundlich planen heißt auch, an Ruheplätze zu denken und den Leuten Gelegen-

heiten anzubieten, etwas anderes zu tun. Das Herumgehen steht zwar im Mittelpunkt unserer Überlegungen, dennoch sind Bereiche vorzusehen, die dazu einladen, Gehpausen einzulegen. Solche Plätze können drinnen oder draußen liegen, charakteristische Merkmale aufweisen (etwa einen wohnzimmerartig gestalteten Aufenthaltsraum) oder einfach Orte sein, an denen es etwas zu sehen gibt, etwa eine besonders interessante Aussicht.

Die Planung soll Bewegung ermöglichen, ohne jedoch Bewegung als Ziel an sich zu fördern. Wir müssen überlegen, wie es sich bewerkstelligen lässt, dem Bewegungsbedürfnis durch geeignete Wegführung im Innen- und Außenbereich Rechnung zu tragen und den Drang in die richtigen Bahnen zu lenken.

Die Wege im Hausinnern müssen deutlich markiert und so angelegt sein, dass sie zu den wichtigsten Orten führen. Auch die Außenbereiche erfordern eine klare Linienführung, damit es den Leuten leichter fällt, den Weg zu finden und das gewünschte Ziel anzusteuern, etwa den Hinterausgang (s. **Abb. 8-4**). Interne und externe Wege müssen verknüpft sein und sind planerisch als Teil des Gesamtwegesystems eines Hauses zu betrachten. Durchgänge und Wege müssen zu einem Ziel führen, nicht etwa als Sackgasse enden. Die Route soll klar erkennbar sein, damit sie Aufforderungscharakter hat und die Leute in eine bestimmte Richtung auf ein bestimmtes Ziel hin lenkt.

Auch der Geh-Vorgang selbst ist einiger Überlegungen wert. Wie fühlen sich die Menschen dabei? Was empfinden sie? Werden ihre Sinne angeregt? Was sehen, riechen, hören sie beim Gehen? Was können sie auf ihrem Weg erleben? Was haben sie gewonnen, indem sie diesen Weg einschlugen?

Vielfältig anregen
In den meisten Fällen empfiehlt es sich, das Gebäude mit verschiedenen Signalen, Wegweisern und Orientierungshilfen auszustatten. Vielfältig anregen bedeutet, an jedem Ort jeweils mehr als einen Reiz anzubieten, weil davon auszugehen ist, dass jeder Mensch anders reagiert. Einer be-

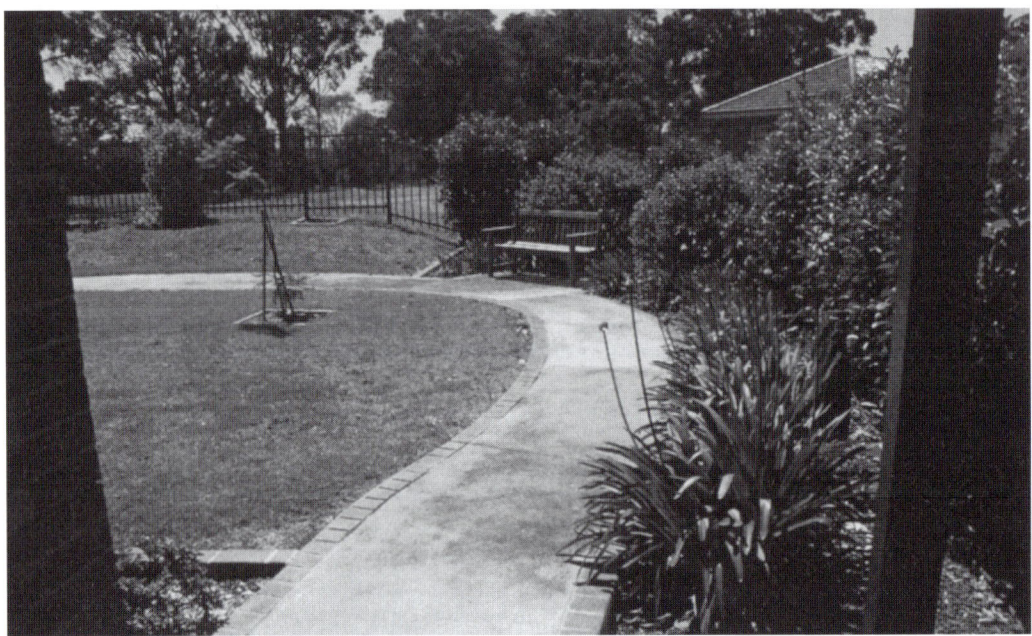

Abbildung 8-4: Ein äußerer Weg kann Teil eines Rundwegs sein, der auf einer anderen Route wieder zurück zu den anderen Leuten führt.

merkt vielleicht einen bestimmten Geruch, ein anderer fühlt sich von einer Pflanze oder einem Wandbild angesprochen. Auch Farbkontraste und Ausblicke sind wichtige, sehr wirksam einsetzbare Signale.

Anregende Signale dürfen allerdings nicht wahllos verteilt werden, schließlich sollen sie der Person helfen, sich zurechtzufinden, und sie nicht noch mehr verwirren oder ihr das Leben erschweren. Durch Signale im Übermaß wird ein Raum allzu komplex, was Menschen mit Demenz überfordert. Man erreicht damit genau das Gegenteil dessen, was eigentlich geplant war. Anregende Signale müssen deshalb vorsichtig dosiert und sehr behutsam eingesetzt werden.

8.3.3
Bewegungsfreundlich bauen und einrichten

Wir müssen uns ferner die Frage stellen: «Wie bewegen sich die Leute»? Gehen sie, benutzen sie Gehhilfen, schleppen sie sich daher, humpeln, schlurfen oder huschen sie? Wie breit muss ein Durchgang oder Flur sein, damit sie sich bewegen können?

Neigungen und Breiten

Eine Person, die eine Gehhilfe benutzt, wird sich auf einer 1 m breiten Fläche bewegen können. Wer im Rollstuhl sitzt, an Krücken geht oder nur mit einem Stock mobil ist, braucht 1,2 m. Bei einer Breite von 1,5 m können sich ein Kinderwagen und ein Rollstuhl problemlos begegnen; 1,8 m Breite sind erforderlich, wenn zwei Rollstuhlfahrer bequem aneinander vorbei kommen wollen.

Auch Höhenunterschiede müssen sorgfältig überbrückt werden. Rampen sind nur bei Bedarf anzubringen, und jede Neigung soll gleichmäßig sein und nur leicht ansteigen oder abfallen. Für den Neigungsgrad von Rampen gibt es genaue Vorschriften. Die in Australien gültige Norm AS1428.1 beispielsweise setzt auf eine Länge von über 1,52 m eine maximale Neigung von 1:14 fest.

Beläge, Oberflächenbeschaffenheit

Nur bei geeigneter Oberflächenbeschaffenheit können die Wege leicht und gefahrlos begangen werden. Kieswege z.B. sind gefährlich, besonders für Leute mit eher schlurfendem Gang, ohne klare Schrittfolge.

Ideal sind rutschfeste, homogene Außenwege, die Steigungen oder Gefälle langsam überwinden und keinen hohen Pflegeaufwand erfordern. Die Oberflächen müssen fest und stabil sein; Asphalt und Beton o.ä. sind meist die beste Wahl. Dieses Material lässt verschiedene Farbtöne zu, um die Strecken interessanter zu machen, sie voneinander abzusetzen und Ecken zu markieren. Ziegel- und Keramikplatten sind sorgfältig auszuwählen, weil sie mit der Zeit rutschig werden können. Entschließt man sich für dieses Material, müssen die Platten auf einem festen Untergrund glatt und fugenfrei verlegt werden, damit keine Stolperstellen entstehen. Unregelmäßige Oberflächen wie Kopfstein, Natursteinplatten und Holzbohlen sind ungeeignet.

Die Auswahl der Böden innerhalb des Hauses soll sich an ihrer Gehfreundlichkeit orientieren. Deshalb sind Holzböden Steinböden vorzuziehen. Werden Teppiche verwendet, sollen sie einen dichten, niedrigen Flor haben, damit sie den Einsatz von Gehhilfen nicht behindern. Es können auch rutschfeste Fliesen verlegt werden, dann allerdings muss sorgfältig darauf geachtet werden, ob sich diese Oberflächeneigenschaft nicht im Laufe der Zeit abnutzt.

Vielen Menschen mit Demenz fällt es schwer, mit den Kontrasten und unterschiedlichen Mustern eines Gehwegs oder Bodenbelags zurechtzukommen. Oft sehen sie ein Muster oder eine Farbveränderung als Hindernis, das sie überschreiten oder gar entfernen müssen.

Muster und kontrastierende Oberflächen sollen vorsichtig verwendet werden, damit die Leute nicht etwa einen Weg vorfinden, der ihnen wie ein vermintes Gelände vorkommt, das voller Gefahren steckt.

Man kann die Bewohnerinnen und Bewohner aber auch gezielt zu bestimmten Bereichen hin und von anderen weglenken, z.B. durch ein durchgehendes, farblich abgesetztes Teppich-band, das an einer Tür vorbei zu einem Gemeinschaftsraum führt. Unregelmäßige Bodenbeläge, wie Kopfstein, Natursteinplatten und Holzbohlen sollten jedoch nie mit dem Ziel eingesetzt werden, die Leute in ihrer Bewegungsfreiheit einzuschränken.

Gefahren

Gehwege und Flure sind frei zu halten; sie dürfen nicht mit Gegenständen verstellt sein, die zu Unfällen oder Verletzungen führen können. Im Außenbereich bedeutet dies: über den Weg hängende Äste zurückschneiden, an Wegen entlang keine Laubbäume pflanzen, deren Blätter im Herbst abfallen, feucht werden und eine Rutschgefahr darstellen, auf Gitterroste verzichten.

Demenzbetroffene werden beim Gehen nicht immer nach oben blicken und einer Gefahr ausweichen können. Auch das Quergefälle der Wege will bedacht sein. Einerseits soll es das Regenwasser ableiten, damit sich keine Pfützen bilden, andererseits sollte die Querneigung nicht über 1:40 liegen, damit sie nicht zu einer weiteren Gefahrenquelle wird.

Rastplätze

Wir müssen uns vor Augen halten, dass manche Menschen mit Demenz einen starken Bewegungsdrang haben, obwohl sie relativ gebrechlich und nur begrenzt belastbar sind. Deshalb sollen sie in regelmäßigen Abständen geeignete Rastplätze vorfinden (s. **Abb. 8-5**). Hier können sie sich auszuruhen und müssen sich nicht an ein Geländer klammern, um wieder zu Atem zu kommen. Im Haus können Sitzecken (vielleicht mit Blick in den Garten), draußen ein Rastplatz unter einer Veranda oder unter einem Baum eingerichtet werden. Plätze im Freien brauchen einen Sonnenschutz.

8.3.4

Für eine sichere Umgebung sorgen

Bewegungsfreundliches Bauen und Einrichten bedeutet auch, eine Umgebung zu schaffen, die Schutz bietet und sicher ist. Sicherheitsüberlegungen sind wesentlicher Bestandteil jeder Planung.

Bauliche Barrieren

Wer überlegt, wie für Menschen mit Demenz eine sichere Umgebung geschaffen werden kann, denkt wohl zuerst an eine Einzäunung. Es gibt jedoch selbst für dieses relativ einfache Gestaltungselement mehrere Möglichkeiten.

Am naheliegendsten ist wohl die Idee, am Zaun entlang Hecken und Büsche anzupflanzen, damit er nicht so ins Auge sticht. Dieses Konzept wurde im Haus «Parkside» in Elsternwick (Victoria) umgesetzt; hier wird der Zaun fast ganz von Buschwerk verdeckt (s. Abb. 8-5). So ist ein geschützter Bereich entstanden, dessen Grenzen kaschiert, nicht hervorgehoben wurden.

In «The Meadows» im ländlichen New South Wales bildet der Gang des Versorgungstrakts, der die Stationen miteinander verbindet, die Grenze

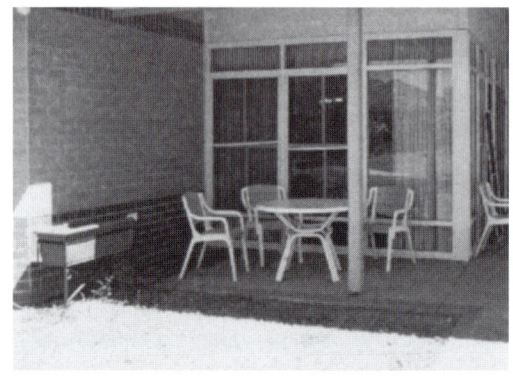

zu den Gartenanlagen, die von Mauern umgeben und dadurch deutlich abgegrenzt sind.

Dass sich der Zaun auch so anlegen lässt, dass er praktisch in der Landschaft verschwindet, zeigt das Beispiel der «Flynn Lodge» in Alice Springs. Dort geht der Blick durch den Zaun zum Todd River hinaus. Die meisten Bewohne-

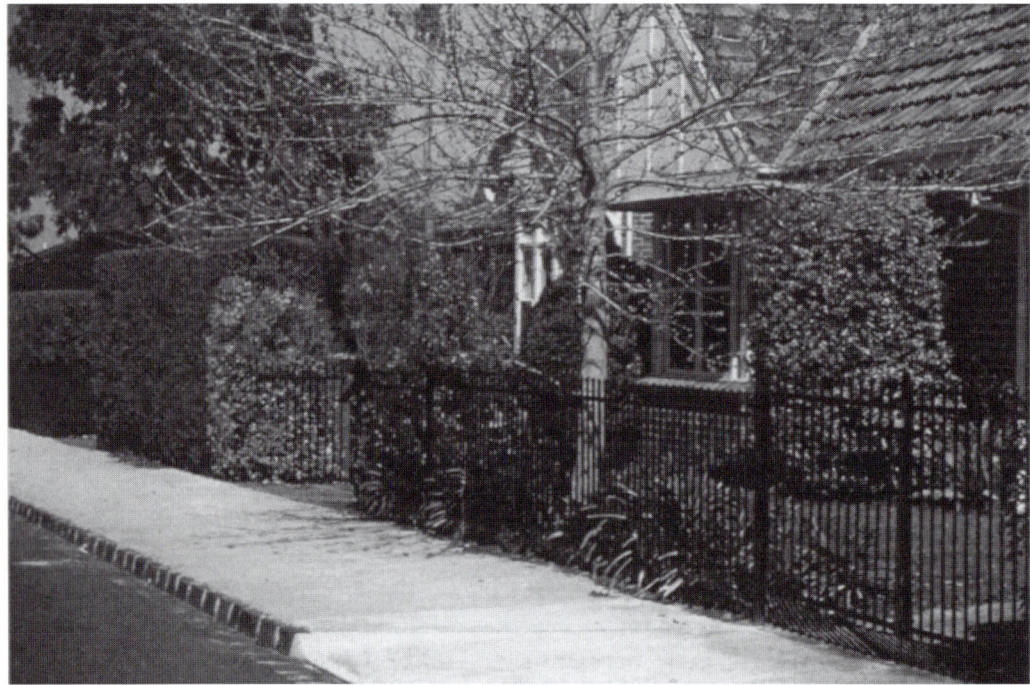

Abbildung 8-5: Foto oben: Beispiel eines «Rastplatzes»; solche Sitzplätze sollen an den Gehwegen entlang in regelmäßigen Abständen angeboten werden.
Foto unten: Begrenzungen sollen nicht hervorgehoben, sondern eher kaschiert werden; Zäune z. B. lassen sich durch Büsche verdecken.

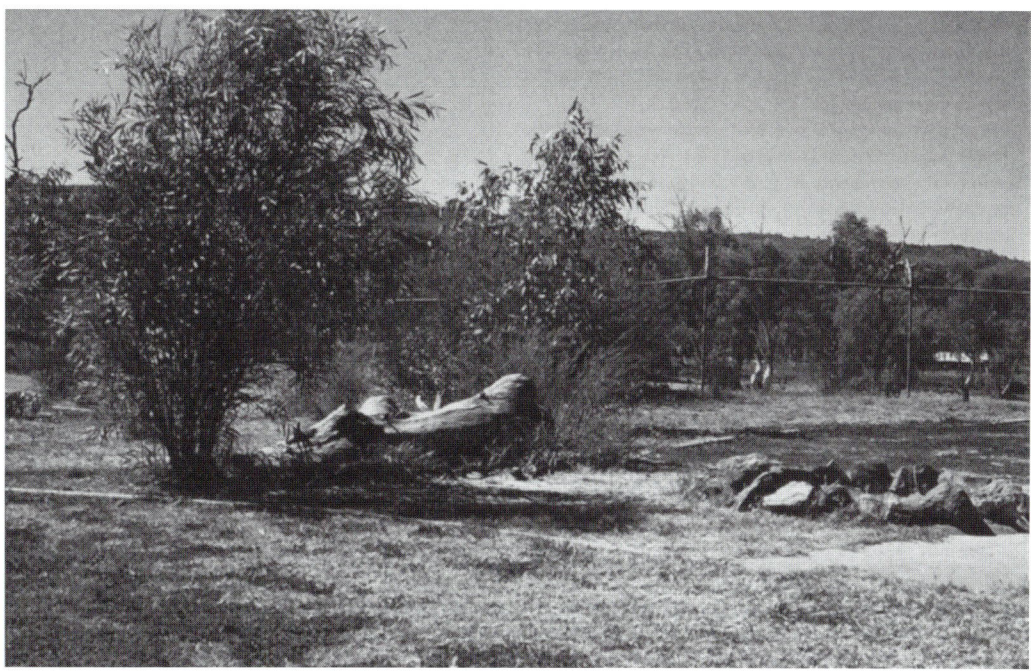

Abbildung 8-6: Eine weitere Möglichkeit besteht darin, den Zaun so zu gestalten, dass er den freien Blick in die Landschaft ermöglicht und dabei «verschwindet».

rinnen und Bewohner haben ihr Leben lang ungehindert in die Landschaft schauen können, weshalb es ratsam schien, den Zaun «verschwinden» zu lassen und ihnen den freien Blick nicht zu verwehren (s. Abb. 8-6).

Die Zäune müssen selbstverständlich eine gewisse Höhe haben, damit niemand so leicht drüberklettern kann, und bis zum Boden reichen, damit niemand darunter durchschlüpfen kann. Querstreben sind sparsam und an der Außenseite anzubringen, weil sie sonst als Fußstützen zum Hochklettern benutzt werden. Der obere Rand des Zaunes muss die Leute vom Drübersteigen abhalten, allerdings auch berücksichtigen, dass manche vielleicht tatsächlich versuchen, am Zaun hochzuklettern. Um Schnittverletzungen zu verhindern, darf der obere Rand keine scharfen Kanten haben. Wir dürfen nie vergessen, dass ein Zaun den Menschen auf beiden Seiten eine sehr sichtbare Botschaft vermittelt, und müssen ihn deshalb so gestalten, dass er natürlich und nicht bedrohlich wirkt.

Wir sollten uns ferner bewusst sein, dass unsere Einstellung Zäunen gegenüber auch kulturell beeinflusst ist. Für manche Menschen ist ein Zaun eine Barriere oder ein Hindernis, das es zu überwinden gilt. Anderen dagegen ist ein Zaun wichtig, weil er Besitz signalisiert und ihr Eigentum schützt. Er kann demnach als sehr positives Element gelten, das einen Bereich markiert und einen Raum definiert. Dazu ein Beispiel: In der «Flynn Lodge» gibt es einen offenen und einen geschlossenen Bereich. Die Bewohnerinnen und Bewohner der offenen Abteilung des Pflegeheims beklagten sich beim Einzug darüber, dass ihr Bereich keinen Zaun hat!

Vergessen wir nicht, dass nicht alle Menschen die gleichen negativen oder positiven Assoziationen haben. Als wir mit einer Gruppe Architekten in der Nähe von Alice Springs an einem Zaun entlang fuhren, rief eine der Mitfahrerinnen aus: «Ist das nicht ein phantastischer Zaun?». Während ich nur ein riesiges, hohes, beeindruckendes Stahlgitter sah, dachte meine

Kollegin an die Leute, die ihn gemeinsam gebaut hatten, um ihr Land abzustecken und deutlich gegen die Straße abzugrenzen.

Technische Hilfsmittel einsetzen

Wenn es darum geht, eine sichere Umgebung zu schaffen, ist die Bewegungsüberwachung und -regulierung innerhalb der Anlage ein weiterer wichtiger Aspekt. Durch den Einsatz technischer Hilfsmittel lassen sich viele Bewegungsmöglichkeiten herstellen und Einschränkungen minimieren.

Die Auswahl und das Design geeigneter technischer Vorrichtungen ist enorm, was einen flexiblen Einsatz erlaubt. Elektronische Türschließsysteme beispielsweise lassen zu, dass an mehreren Stellen des Hauses und des Grundstücks Türen angebracht werden, die nach draußen führen, weil sie leicht zu überwachen sind. Diese Methode wurde in der «Flynn Lodge» von Alice Springs gewählt.

Die Mehrzahl der Bewohnerinnen und Bewohner dieses Hauses hat früher in kleinen Ansiedlungen, abgelegenen Farmen oder Busch-Gemeinschaften gelebt. Deshalb ist davon auszugehen, dass sie eng mit dem Land verbunden sind und das starke Bedürfnis haben, Kontakt mit der Natur aufzunehmen. Bei den Aborigines gibt es aber auch bestimmte Leute, die Kontakt mit anderen meiden müssen. Es war deshalb unerlässlich, dem Klientel des Hauses einen direkten Zugang nach draußen anzubieten, dabei jedoch die Sicherheit zu gewährleisten. Der Einbau eines elektronischen Türschließsystems, mit dem viele verschiedene Erfordernisse abgedeckt werden können, war ein wichtiger Bestandteil der Planung.

Auch die Wahl des Personalrufsystems kann erhebliche Auswirkungen auf die Umgebungssicherheit und den Schutz Demenzbetroffener haben. Werden beispielsweise die Türen mit Bewegungsmeldern versehen, können die Leute ungehindert kommen und gehen, während das Personal den Überblick behält. Bewegungsmelder werden eingebaut, um das Personal zu alarmieren, falls eine bestimmte Tür geöffnet wird. Sind die Betreuungskräfte mit Piepsern ausgestattet, empfangen sie die Nachricht unverzüglich, wo immer sie sich gerade aufhalten, und können sofort reagieren.

8.3.5
Schlussgedanken

Wer Gebäude, Anlagen und Räume für Menschen mit Demenz baut und einrichtet, muss wissen, dass in deren Leben das Gehen oft keine geringere Rolle spielt als im Leben vieler gesunder Menschen.

Wie reagieren wir auf diese Erkenntnis? Es gibt verschiedene Möglichkeiten, Bewegungsräume und -angebote zu schaffen. Die Planung soll das Gehen integrieren und folgende Gesichtspunkte berücksichtigen: Blickbeziehungen, Wegweisung, Orientierungshilfen, vertraute Gestaltungselemente, vielfältige Anregungen und Umgang mit Stimuli. Werden Rundwege angelegt, ist darauf zu achten, dass sie die richtige Neigung und Breite aufweisen, keine Gefahren bergen und geeignete Beläge und Oberflächen haben. Der Sicherheitsaspekt ist stets zu bedenken, doch der kreative Einsatz technischer Hilfsmittel kann zu guten Lösungen führen, die einerseits die Sicherheit gewährleisten, andererseits das Bewegungsbedürfnis befriedigen.

Bewegungsfreundliches Planen, Bauen und Einrichten sollte als Chance betrachtet werden, ein interessantes Lebensumfeld zu schaffen. Es bietet die Chance, das Leben von Menschen mit Demenz zu bereichern, ihnen Erfahrungen zu vermitteln, die ihnen immer noch Freude machen, die voller Potenzial stecken und Sinn stiften.

Literatur

Judd S, Marshall M, Phippen P (eds) (1998) *Design for dementia.* London: Hawker Publications.

8.4

Aus dem Haus gehen: Wie Hilfen helfen

Christine Calder

Wir gehen davon aus und begrüßen es, dass uns die Technologie wertvolle Instrumente an die Hand gibt, die den Menschen helfen, unabhängig zu bleiben und ihre Bewegungsfreiheit zu erhalten, ohne sie ungebührlichen Gefahren auszusetzen.

Mental Welfare Commission (S. 1, 2004)

Technische Hilfsmittel sind «jedes Objekt, Gerät, Produkt oder System – ob als Standardausführung im Handel erworben, modifiziert oder individuell angefertigt – das eingesetzt wird, um die funktionellen Fähigkeiten von Personen mit kognitiven, körperlichen oder kommunikativen Defiziten zu steigern, zu erhalten oder zu verbessern.»

Astrid Guide (S. 9, 2000)

Auch demenziell erkrankte Menschen sollen aus dem Haus gehen und ihrem lokalen Umfeld verbunden bleiben. Das ist für sie nicht weniger wichtig als für andere Leute, nur dass sie vermutlich Hilfestellung benötigen. Ein Assessment soll klären, in welchem Ausmaß sie unterstützt werden müssen, und was sie noch problemlos alleine bewältigen können. Es gibt beispielsweise Personen, die sich leicht verirren, sich nicht angemessen kleiden, vergessen, wie man eine Straße überquert, ohne sich zu gefährden, die sich bei allzu ausgedehnten Spaziergängen überanstrengen oder von anderen gerne als Opfer ausgesucht werden.

Alle Gefahren müssen realistisch erwogen werden. Manche sind vom Wohnort abhängig – z. B. wie gut man die Person dort kennt, ob die Nachbarschaft unterstützend ist oder nicht.

Der oft negativ besetzte Begriff «Wandering» bezeichnet eine meist positive Handlung, die für die überaus notwendige körperliche Bewegung sorgt. Es ist vielfach bewiesen, dass körperliche Bewegung den allgemeinen Gesundheitszustand alter Menschen verbessert und ihr Sturzrisiko mindert. Ermöglicht ein technisches Hilfsmittel, das Wanderverhalten einer Person dahingehend zu beeinflussen, dass sie öfter Gelegenheit bekommt, ihre vorhandenen Fertigkeiten einzusetzen und neue zu erwerben, soll dessen Einsatz ernsthaft erwogen werden.

Mental Welfare Commission (S. 2, 2004)

Neigt eine Person dazu, sich zu verirren, sollte man sich die Orte notieren, die sie bevorzugt ansteuert. Manchmal kann auch die lokale Polizeidienststelle entsprechende Informationen liefern. Bestimmten Ladeninhabern fällt eine Schlüsselrolle zu, wenn es darum geht, die Person daran zu erinnern, wie sie wieder nach Hause findet. Kleine Schildchen an der Kleidung können hilfreich sein, ebenso Identifizierungsarmbänder mit der Telefonnummer zuständiger Betreuungspersonen (jedoch ohne Privatadresse).

Was immer unternommen wird, jede Maßnahme ist mit den Angehörigen und Pflegefachleuten abzusprechen. Die Person mit Demenz soll ihr Einverständnis erklären, sofern dies möglich ist.

Bevor man zu technischen Hilfsmitteln greift, sollen andere Interventionen erwogen werden, etwa leicht lesbare Uhren, ein Zettel an der Tür, der die Person daran erinnert, dass sie nicht rausgehen darf oder sie ermahnt, vorher einen Mantel oder passendes Schuhwerk anzuziehen.

8.4.1

Technische Hilfsmittel im praktischen Einsatz

In South Lanarkshire gab es ein Projekt für zehn Demenzbetroffene, anhand dessen herausgefunden werden sollte, ob und wie technische Hilfsmittel ihnen helfen können, zu Hause wohnen zu bleiben. Es ging darum, bestimmte Gefahren zu reduzieren, die Betreuungskräfte, das Wohnumfeld oder Fachleute ermittelt hatten – etwa Brände, Wasserschäden und «unangemessenes Umherwandern». Fünf der Studienteilnehmer waren in der Vergangenheit gewandert, liefen Gefahr, Wanderverhalten zu entwickeln, oder ihre Angehörigen, die Nachbarschaft oder eine Sozialbetreuerin hatten sich besorgt über ihr «Wandering» geäußert.

Vier Personen waren von Anfang an dabei, eine schloss sich dem Projekt auf Bitte der Angehörigen und der Sozialbetreuerin in der Halbzeit an. Die ersten vier hatten gemeinsam, dass ihr Hauptproblem das Umherwandern war, meist in der Zeit zwischen 22:00 Uhr abends, nachdem die letzte Person (eine Betreuungskraft) gegangen war, und 8:00 Uhr morgens, bis die nächste Person (eine weitere Betreuungskraft) eintraf.

Diese vier Teilnehmer wurden mit einem öffentlichen Alarmsystem ausgestattet; die Haustüren bekamen eine elektrische Alarmanlage, die von der letzten Betreuungskraft abends beim Rausgehen ein-, von der ersten morgens wieder ausgeschaltet wird.

Wenn die Tür innerhalb des festgelegten Zeitraums von innen geöffnet wird, schickt sie ein Signal ans öffentliche Alarmsystem, das wiederum die rund um die Uhr besetzte Einsatzzentrale alarmiert und dort die zuvor vereinbarte Reaktion auslöst.

Der Schlüssel liegt in einem Schlüsselsafe, der mit einem fünfstelligen Zifferncode geöffnet wird. Der Safe ist an der Außenwand befestigt und mit einer schwarzen Abdeckung versehen, wodurch er aussieht wie eine Einbruchsicherung. Diese Methode hat sich sehr bewährt, weil das Klientel meist eine hohe Pflegestufe erreicht hat, und es nicht angemessen wäre, alle Betreuungskräfte, die ins Haus kommen müssen, mit einem eigenen Schlüssel auszustatten.

Die vereinbarten Reaktionen variieren. Bei einem Teilnehmer werden die Alarmsignale auf das Handy seines Sohns geleitet, und dieser reagiert, wenn die Türkontakte aktiviert werden. Die anderen sind mit einem ambulanten Pflegedienst verbunden, der auf Türkontaktsignale hin in Aktion tritt. Bei manchen körperlich sehr beweglichen Leuten ist es besser, auf Nachbarschaftshilfe zu setzen – oft können Nachbarinnen und Nachbarn einspringen und die Person nach Hause bringen, bevor sie sich allzu weit entfernt hat, und oft noch bevor die offiziell beauftragte Betreuungskraft eintrifft.

Frau A

Aufgrund der unterschiedlichen Bedürfnisse der an diesem Projekt teilnehmenden Personen, mussten die technischen Lösungen auf den individuellen Fall zugeschnitten sein. Frau A hält ab 7:00 Uhr morgens gerne nach dem Milchlieferanten Ausschau. Sie öffnet alle fünf Minuten die Tür und sieht nach, ob er bereits unterwegs ist. Weil ihre Haustür bis zum Eintreffen der ersten Betreuungskraft um 8:00 Uhr überwacht ist, wird bei jedem Öffnen der Alarm aktiviert und sofort eine Pflegeperson losgeschickt. Das Problem wurde durch den Einbau eines Zeitschalters gelöst, der erst nach fünf Minuten reagiert. Jetzt kann Frau A kurz auf die Straße treten, nach dem Milchlieferanten sehen und zurück ins Haus gehen, ohne jedes Mal den Alarm zu aktivieren. Kommt sie nicht innerhalb von fünf Minuten wieder herein, erhält die Notrufzentrale ein Signal.

Frau B

Zwei weitere Projektteilnehmer hatten völlig unterschiedliche «Wandermuster». Die eine, Frau B, ist körperlich sehr fit, geht oft nachts aus dem Haus und wird dann regelmäßig von der Polizei wieder zurückgebracht. In diesem Fall waren Türkontakte nur begrenzt nützlich. Obwohl die Notrufzentrale alarmiert wurde, sobald sie das Haus verließ, hatte sie bereits eine erhebliche Strecke zurückgelegt, bis die offiziellen Hilfskräfte zur Stelle sein und sie nach Hause bringen konnten.

Frau B war früher schon sehr aktiv und mit ihren kleinen Kindern viel unterwegs gewesen. Sie hatte sich immer gewünscht, auch im Alter zu Hause bleiben zu können. Ihr Sohn – und gesetzlicher Betreuer – war sehr daran interessiert, seiner Mutter diesen Wunsch zu erfüllen. Nach Überprüfung des Versorgungspakets wurden ihre täglichen Pflegestunden erhöht. Ferner wurde nach einer Möglichkeit gesucht, ihr auch an den Tagen, an denen sie nicht in die Tagespflegestätte ging, Ausgang zu verschaffen. Das alles wirkte sich positiv auf ihre Lebensqualität aus, hielt sie jedoch keineswegs vom Umherwandern ab.

An diesem Punkt trat eine interessante Veränderung ein. Aus unbekannten Gründen fing sie an, die Tür hinter sich zu schließen, wenn sie aus dem Haus ging. Weil der Türalarm erst mit 5-minütiger Verzögerung ausgelöst wurde, konnte sie unbemerkt weggehen. Dies kam ans Licht, als sie wie früher wieder von der Polizei nach Hause gebracht wurde.

Wir setzten uns mit der Technikfirma in Verbindung und fragten, ob ein Überwachungssystem im Handel sei, das auch einen Alarm auslöst, wenn sie bei ihren nächtlichen Ausflügen die Tür hinter sich wieder ins Schloss zieht. Daraufhin wurde ein neues, allerdings noch nicht serienreifes Gerät eingebaut, ein Türkontakt mit Sensoren.

Jetzt meldete der Sensor, dass Frau B aus dem Haus gegangen und wann sie wieder zurückgekommen ist, egal, ob die Haustür offen gelassen oder geschlossen wurde. Kam sie nicht innerhalb von fünf Minuten wieder herein, trat der Alarm in Aktion. Sie konnte also kurz in den Garten gehen, auch während der Nacht, doch nur für fünf Minuten, denn auf diesen Zeitraum hatten sich alle Betreuungskräfte geeinigt.

Frau B lebt zwar immer noch zu Hause, doch ihr ruheloses Umhergehen sorgt täglich für Anspannung. Ihr Sohn und ihre Tochter nehmen ihre Pflegeverantwortung sehr ernst und unterstützen ihre Mutter weiter nach Kräften. Frau B ist weiter bei guter Gesundheit, und das Pflegeprogramm klappt, dennoch haben alle Interventionen, die ausprobiert werden, um zu verhindern, dass sie zu unangemessenen Zeiten das Haus verlässt, das ständig präsente Risiko nur minimal reduziert.

Im vorigen Jahr hat ihr Sohn den örtlichen Hauspflegedienst kontaktiert, um sein Interesse an einem Gerät zur Personenortung zu bekunden. Er hatte durch eine Fernsehsendung davon erfahren und hielt dieses Gerät für eine gute Idee. Vielleicht konnte es seiner ruhelos umhergehenden Mutter helfen? Das Gerät wird am Körper getragen und ist per GPS (Global Positioning Systems) mit einem Satelliten verbunden. Der lokale Anbieter versuchte längere Zeit, ein für diesen Zweck geeignetes System zu entwickeln. Leider bislang ohne Erfolg, weil es gewisse Schwierigkeiten gab, etwa die Bedingung, dass das Ortungsgerät keine Signale aussendet, wenn die damit ausgestattete Person ein Gebäude betritt. Somit war es für Frau B nicht geeignet. Das Personenortungssystem wird derzeit perfektioniert, könnte dann aber Frau B die notwendige Unterstützung bieten und ihr helfen, zu Hause wohnen zu bleiben.

Herr C

Herr C stieß als letzter zu unserer Projektgruppe. Er wohnt daheim, wird aber täglich von seinen zwei Töchtern unterstützt. Wie Frau B ist auch er sehr aktiv und geht gerne zu Fuß. Die Töchter befürworten seine Aktivitäten und helfen ihm dabei. Herr C war Werftarbeiter und ist in den Jahren seiner Berufstätigkeit sehr früh aus dem Haus gegangen. Er lief jeden Tag die gleiche Strecke. Die Angehörigen kannten seine Lieblingswege und konnten gut mit dem «Risiko» leben, weil er immer wieder nach Hause zurückfand und nur selten während der Nacht rausging. Die Sorgen fingen an, als er ein ganzes Wochenende verschwunden war. Am dritten Tag wurde er von einem Familienmitglied bei einer nahegelegenen Kirche entdeckt und nach Hause gebracht. Jetzt reagierten die Angehörigen mit dem dringenden Wunsch, Türkontakte zu installieren und diese tagsüber und nachts aktiviert zu halten, um jedes Mal alarmiert zu werden, wenn ihr Vater aus dem Haus geht.

Nach einigen Diskussionen mit dem Sozialdienst wurde beschlossen, das auch bei Frau B eingesetzte System auszuprobieren, die Zeitverzögerung jedoch auf 30 Minuten zu programmieren. In dieser Zeit kann Herr C die Hälfte seiner üblichen Wegstrecke zurücklegen. Meldet der Türsensor nach Ablauf dieser Zeit nicht, dass er wieder heimgekommen ist, informiert die Notrufzentrale eine seiner Töchter. Diese macht sich dann auf den Weg, um nach ihm zu sehen und ihn gegebenenfalls zurückzubringen. Ist keine der Töchter erreichbar, schickt die Notrufzentrale eine eigene Pflegekraft los. Im Falle von Herrn C funktioniert dieses System recht gut. Er war seither nur einmal einen ganzen Tag abgängig, wurde aber auch diesmal von einer Tochter aufgefunden, auf dem «Weg zur Arbeit in der Werft». Auch diese Familie bat um mehr Informationen über technische Hilfen, etwa ein Gerät zur Personenortung. Schließlich soll ihr Vater rausgehen können, ohne dass ihm jemand nachlaufen und ihn nach Hause bringen muss. Ein solches Gerät böte die notwendige zusätzliche Sicherheit, dass er gefunden werden kann, wenn er zu lange weg ist.

8.4.2
Beruhigungseffekt

Pflegende Angehörige, die die projektbezogenen Fragebögen ausgefüllt haben, berichteten, dass die technischen Hilfsmittel durchaus beruhigend wirkten, obwohl sie ihren Betreuungsaufwand nicht unbedingt reduziert haben. Sie stellten fest, dass sich mit technischen Vorrichtungen einige Gefahren reduzieren lassen, denen ihr Schützling ausgesetzt ist, wenn er alleine zu Hause wohnen bleibt. Eine Betreuerin meldete, dass sie den Abendbesuch bei ihrem Vater einstellen konnte, weil das Gerät installiert war. Sie hatte das Gefühl, dass er abends und während der Nacht sicher aufgehoben war und empfand ihre Pflegeaufgaben als weniger belastend. Alle pflegenden Angehörigen, die an diesem Projekt teilgenommen hatten, würden auch anderen

empfehlen, technische Hilfsmittel in Anspruch zu nehmen.

Die rund um die Uhr besetzte Notrufzentrale erstellte für jede Person, die an diesem Projekt teilnahm, einen Monatsbericht über die stattgefundenen Alarmierungen, was der Projektleitung ein klares Bild sämtlicher von den Geräten veranlassten Aktivitäten vermittelte. Im Laufe der Zeit wurde ein Muster der Wanderbewegungen erkennbar. Die Pflegeverantwortlichen konnten das individuelle Betreuungsangebot nun pro-aktiver gestalten und überlegen, welche weiteren Unterstützungsangebote zu den identifizierten Hauptwanderzeiten notwendig sind.

Um sicherzustellen, dass die Gerätschaften auch weiterhin den individuellen Bedürfnissen entsprechen, müssen die Bedürfnisse regelmäßig überprüft und Veränderungen mit den Pflegeverantwortlichen abgesprochen werden.

Literatur

Mental Welfare Commission for Scotland (2004) *Draft principles and guidance on good practice in caring for residents with dementia and related disorders and residents with learning disabilities where consideration is being given to the use of wandering technologies in care homes and hospitals.* Edinburgh: MWCS.

Astrid (2000) *A social and technological response to meeting the needs of individuals with dementia and their carers.* London: Hawker Publications.

Als ich noch nicht lange in Großbritannien lebte, ging ich einmal in eine Buchhandlung und sah überrascht, dass eine ganze Abteilung «Wanderführern» vorbehalten war. Das fand ich recht ulkig, ja, bizarr, denn wo ich herkam, brauchten die Leute in der Regel keine schriftlichen Instruktionen, um sich von einem Ort zum anderen zu bewegen. Aber dann lernte ich allmählich, dass es in Großbritannien, grob gesagt, zwei Arten von wandern gibt, nämlich das alltägliche, das einen in Pubs, und, wenn alles gut geht, auch wieder nach Hause bringt, und das ernsthaftere, bei dem festes Schuhwerk, topographische Karten in Plastikhüllen, Rucksäcke mit Sandwiches und Thermosflaschen mit Tee und im letzten Stadium das Tragen von khakifarbenen Shorts auch bei unmöglichem Wetter unerlässlich sind.

Jahrelang hatte ich beobachtet, wie sich diese Wandervögel bei nasser, widrigster Witterung wolkenverhangene Berge hinaufschleppten, und sie für echt wahnsinnig gehalten. Doch dann fragte mich mein alter Freund John Price, der in Liverpool aufgewachsen ist und seine Jugend damit verbracht hat, Kletterpartien in felsigen Steilwänden im Lake Distrikt zu veranstalten, ob ich nicht mal mit ihm und ein paar Freunden an einem Wochenende einen Spaziergang – das Wort benutzte er – auf den Haystacks machen wollte. Ich glaube, die beiden harmlosen Worte «Spaziergang» und «Haystacks», verbunden mit dem Versprechen, dass wir uns danach ordentlich einen hinter die Binde kippen würden, veranlassten mich, meine natürliche Vorsicht aufzugeben.

«Bist du sicher, dass es nicht zu schwer ist?» fragte ich.

«Naah, nur ein Spaziergang», wiederholte John.

Es war natürlich alles andere als das. Stundenlang kraxelten wir gewaltige, senkrechte Abhänge hoch, über rumpelnde Geröllhalden und dicke Grasbüschel, um hochaufragende Felszitadellen herum und gelangten hoch oben schließlich in ein kaltes, trostloses Totenreich, das so einsam und unwirtlich war, dass sogar die Schafe bei unserem Anblick erschraken. Dahinter lagen noch höhere und entferntere Gipfel, die von der schmalen, schwarzen Straße Hunderte von Metern unter uns völlig unsichtbar gewesen waren. John und seine Freunde spielten in der allerbrutalsten Weise mit meinem Lebenswillen. Wenn sie sahen, dass ich zurückblieb, lümmelten sie sich auf

Felsbrocken, rauchten und schwatzten und ruhten sich aus, doch in dem Moment, in dem ich sie in der Absicht, zu ihren Füßen niederzusinken, einholte, sprangen sie erholt auf und marschierten mit ein paar aufmunternden Worten und großen männlichen Schritten weiter, so dass ich hinter ihnen herstolpern musste und mich nie ausruhen konnte. Ich keuchte und geiferte und ächzte vor Schmerzen. Etwas auch nur entfernt so Widernatürliches hatte ich noch nie gemacht, und ich schwor mir, eine solche Dummheit nie wieder zu begehen.

Und als ich mich dann gerade hinlegen und nach einer Bahre rufen wollte, erklommen wir eine letzte Erhebung und befanden uns urplötzlich, wie durch Zauber, auf dem Gipfel der Erde, auf einer Terrasse im Himmel inmitten eines Ozeans wogender Bergkuppen. Ich hatte noch nie etwas auch nur halb so Schönes gesehen. «Ja, leck mich!» sagte ich in einem Augenblick besonderer Eloquenz: Ich war hin und weg. Seitdem war ich jedes Mal mitgegangen, wenn sie mich mitnahmen, und hatte nie gemeckert und sogar angefangen, meine Hosenbeine in die Socken zu stopfen. Und konnte es nun bis zum nächsten Morgen gar nicht abwarten.

Byrson, Bill (1995) Reif für die Insel,
Deutsch von Sigrid Ruschmaier

8.5
Dank der Technik weiter mobil

Fiona Taylor

Frau Anne B., 78 Jahre, wurde in ein Pflegeheim aufgenommen, nachdem man sie in ihrem mit Gas gefüllten Haus angetroffen hatte. Das war bereits mehrmals vorgekommen, weshalb sich Angehörige und Nachbarschaft große Sorgen um ihre und die eigene Sicherheit machten.

Obwohl ihre Demenzerkrankung schon vor ein paar Jahren diagnostiziert worden war, erfreute sie sich bester körperlicher Gesundheit und konnte mit etwas Unterstützung seitens ihrer Angehörigen und ambulanter Dienste zu Hause wohnen bleiben. Die örtlichen Geschäfte suchte sie regelmäßig zu Fuß auf, die nahegelegene Stadt mit dem Bus. Meist kam sie irgendwann auch wieder nach Hause, wenngleich manchmal recht spät.

Weil Anne B. an drei Tagen der Woche die ans Seniorenheim angeschlossene Tagespflegestation besuchte, waren ihr die Betreuungskräfte, andere Gäste der Tagesstätte sowie das Gebäude und dessen Umfeld sehr vertraut.

Die Aufnahme erfolgte am späten Abend, und Anne B. war ziemlich verzweifelt. Trotz des Zuspruchs ihrer Angehörigen und des bereits bekannten Personals war sie offensichtlich höchst unglücklich darüber, dass sie für nicht absehbare Zeit ihr Zuhause verloren hatte.

8.5.1
Die Angst nimmt zu

Im Laufe der folgenden zwei Wochen wurde Anne B. immer ängstlicher. Sie verließ regelmäßig das Haus, um hinaus in die Natur zu gehen. Mehrmals wurde sie von der Polizei zurückgebracht. Ihre früher so guten Beziehungen zum Personal und zu den Gästen der Tagesstätte verschlechterten sich rapide.

Die Betreuungskräfte hielten es für ihre Pflicht, sie nicht aus den Augen zu lassen und folgten ihr nach, wenn sie sich entfernte. Das hieß, dass sie ihre anderen Schützlinge immer wieder alleine lassen und jedes Mal zum Ausgang rennen mussten, wenn der Türalarm ging, falls Anne B. sich anschickte, das Gebäude zu verlassen.

Auch ihre Mitbewohner und Mitbewohnerinnen sowie die Gäste der Tagesstätte ärgerten sich zunehmend über sie. Jetzt waren nämlich die früher offenen Türen zum Garten alarmgesichert, was ihre Bewegungsfreiheit einschränkte. Es dauerte nicht lange, da galt Anne B. als lästiger Störenfried.

Die Psychiatriefachpflegekraft des örtlichen Gesundheitsamts und der Hausarzt schlugen vor, Anne B. medikamentös zu behandeln und in einem Pflegeheim unterzubringen.

Ihre Angehörigen bekamen es zunehmend mit der Angst zu tun und schrien sie oft an, wenn sie erfuhren, dass sie wieder einmal weggelaufen war. Ihre vorher so herzliche Beziehung kühlte zunehmend ab.

Schließlich wurde eine Fallkonferenz einberufen und über die Möglichkeit eines «Wanderarmbands» diskutiert. Auch Anne B. wusste, dass sie sich gefährdete, aber auch, dass sie einfach rausgehen musste, wenn sie niedergeschlagen war.

Nachdem sich alle Beteiligten auf diese Intervention geeinigt hatten, wurde das Armband gekauft und das System installiert.

Sinn und Zweck der Maßnahme wurden schriftlich fixiert und dem Pflegepersonal erklärt: Ziel sei es, die Sicherheit zu erhöhen, wenn Anne B. rausging, Ziel sei nicht, sie am Rausgehen zu hindern. Das «Wanderarmband» wurde auf den Piepser einer bestimmten Pflegekraft programmiert. Damit erreichte man, dass nicht die gesamte Belegschaft informiert wurde, wenn sich Anne B. auf den Weg machte. Jetzt mussten die Pflegenden nicht jedes Mal ihr anderes Klientel alleine lassen, um nach ihr zu sehen.

Ferner wurde das Personal aufgestockt, um sicherzustellen, dass die alarmierte Pflegekraft jederzeit frei war, und Anne B. nachgehen konnte, wenn sie das Gebäude verließ. In den ersten paar Tagen hielt die Pflegekraft diskreten Abstand und bot ihre Hilfe erst an, wenn sie den Eindruck hatte, Anne B. sei müde, verwirrt oder gefährdet. Meist bestand die Hilfe darin, ein Taxi zu rufen, das dann beide ins Seniorenheim zurückbrachte.

Im Laufe der Woche ging Anne B. dazu über, die hinter ihr her gehende Pflegekraft anzusprechen, sie zu bitten aufzuschließen und sich mit ihr zu unterhalten. Um zu verhindern, dass sie sich beeilen mussten, um pünktlich zur Essenszeit wieder zurück zu sein, gab ihnen die freundliche Köchin oft Suppe in einer Thermosflasche mit und versorgte sie mit Mänteln. Jetzt konnten die beiden problemlos auch länger unterwegs sein.

Nach einem Monat fing Anne B. an, sich zu erkundigen, wer an dem Tag Begleitdienst hatte, um diese Person zu rufen, wenn sie rausgehen wollte.

8.5.2
Ein Happy End

In einer weiteren Fallkonferenz wurde einstimmig festgestellt, dass die Krisensituation überstanden war und Anne B. das Armband nicht mehr benötigt. Inzwischen wusste das Pflegepersonal recht genau, wann sie rausgehen wollte, wie weit sie gehen konnte, bis sie ermüdete, und wohin sie am liebsten ging.

Daraufhin wurde ihr Pflegeplan entsprechend geändert. Jetzt wurden ihre Hauptgehzeiten mit den Aktivitäten des Personals verknüpft, d. h. sie ging täglich zusammen mit einer Pflegekraft die Zeitungen holen, Post verteilen und zum Entenfüttern an den nahegelegenen Teich.

Ihr Verhältnis zu den Pflegenden, zu den Mitbewohnerinnen und Mitbewohnern und ihren Angehörigen verbesserte sich signifikant. Anne B. wurde als Mitbewohnerin geschätzt, die sich für das Gemeinschaftsleben engagiert, und galt nicht mehr als störendes Element. Sie betrachtete ihre Betreuungskräfte nun nicht länger als «Aufpasser» und ging freundlich auf sie zu.

Nach einigen Monaten kannte sie den Weg zu den Geschäften, fand auch immer wieder zurück und brauchte schließlich keine Begleitung mehr. Sie lebte bis zu ihrem Tod im vergangenen Jahr in diesem Altenheim.

9 Therapie

9.1
George: Mit den Füßen denken

Stephen Wey

George wirkte wirklich wie ein Getriebener. Wie er im Nieselregen die Straße entlang schlurfte, in schmuddeligen nassen Klamotten, leicht hinkend wegen der Blasen an den Füßen und der Müdigkeit, den Blick fest auf den Weg gerichtet und ein Ziel anstrebend, das wohl eher vor seinem inneren Auge stand und nicht real war. Gehen – einfach nur gehen. Er wurde seit fast 36 Stunden vermisst – nicht zum ersten Mal (aber erstmals so lange). Obwohl ich zusammen mit meinen Kolleginnen und Kollegen sowie der Polizei immer wieder rausgegangen war und ihn gesucht hatte, ist es schlicht Zufall gewesen, dass ausgerechnet ich ihn entdeckte. Ich war auf dem Weg zu einem anderen Klienten und meilenweit von zu Hause entfernt. Es gelang mir, ihn zum Stehenbleiben zu bewegen und zu einer Tasse Tee einzuladen. Ich sorgte dafür, dass er von einer Pflegekraft abgeholt, nach Hause gebracht und dem Arzt vorgestellt wurde. Er wirkte recht erleichtert, dass er einem freundlichen Gesicht begegnete. Ganz tief im Innern wusste er vielleicht, dass er anhalten musste – nur wie? Das war ihm entfallen. Er wäre vermutlich bis zum Umfallen weitergegangen, wenn ich ihn nicht rechtzeitig gefunden hätte.

George war erst vor einer guten Woche aus dem Krankenhaus entlassen worden. Dort wurde er drei Wochen lang beobachtet und auf eine De-menzerkrankung hin untersucht, weil sich sein Zustand zu Hause rapide und gravierend verschlechtert hatte, nachdem er dort bislang recht gut zurechtgekommen war. Schließlich wurde eine Multiinfarktdemenz diagnostiziert. Während seines Krankenhausaufenthaltes verschlechterte sich sein Zustand deutlich. George hasste es, mit anderen Leuten zusammengepfercht zu sein, das war ganz offensichtlich. Dreimal gelang es ihm, die Station unbemerkt zu verlassen, dreimal brachte ihn die Polizei wieder zurück. Das Krankenhaus war einfach nichts für ihn; es trug lediglich dazu bei, seine Situation zu verschärfen, denn bei jedem Fluchtversuch entfernte er sich weiter vom Haus, und nach jeder erzwungenen Rückkehr wirkte er noch unglücklicher.

9.1.1
Schwierige Entscheidungen

Deshalb wurde beschlossen, George probeweise nach Hause gehen zu lassen, wo er beobachtet und von meinem Team unterstützt werden sollte. Unser erst vor kurzer Zeit gebildetes Team hatte den Auftrag, intensiv und energisch mit Menschen wie George zu arbeiten, die «auf der Kippe» stehen zwischen stationärer und ambulanter Betreuung. Wir sollten Menschen mit

Demenz in ihrer häuslichen Umgebung einschätzen und behandeln, als Alternative zum Krankenhaus.

Jetzt sah es allerdings so aus, als bliebe uns keine andere Wahl. Wir würden ihn wieder ins Krankenhaus einweisen müssen, womöglich durch Gerichtsbeschluss. Er war immer wieder «weggelaufen» und hatte sich seit seiner Entlassung fast täglich verirrt – er war jedes Mal in eine andere Richtung gegangen und hatte viele Meilen zurückgelegt, bis er schließlich aufgegriffen wurde. Wir mussten wohl oder übel erkennen, dass George stark gefährdet war. Es würde sicher schwierig werden, sein Verbleiben zu Hause zu rechtfertigen. Ich als seine Bezugsperson und hauptverantwortlicher Betreuer stand vor einer der schwersten Entscheidungen meines Lebens.

Das Problem bestand darin, dass es für George in dieser Situation offenbar keine «beste» Lösung gab. Blieb er zu Hause wohnen, gefährdete er sich zunehmend, andererseits hatten wir bereits erlebt, wie heftig er Krankenhausbetreuung ablehnte. Wir wollten eine erneute Krankenhauseinweisung unter diesen Umständen um jeden Preis vermeiden, zumal dies vermutlich bedeutet hätte, dass man dort sein «Verhalten» medikamentös «behandelt» und er letztlich auf Dauer in einer geschlossenen Pflegeabteilung landen würde. Wir mussten eine Alternative ausfindig machen.

9.1.2
Patientenwohl im Mittelpunkt

Folgende zwei Instrumente halfen uns bei der Suche nach den Motiven hinter Georges Verhalten: das vom Dementia Services Development Centre der Universität von Stirling (Allan, 1994) entwickelte «Wandering-Assessment» sowie der von der Bradford Dementia Group (Bruce, 2000) erstellte Fragebogen zum Assessment der Befindlichkeit, «Well-/ill-being» (WIB). Wir kannten das WIB-Profil bereits und wandten es bei allen Personen an, deren Betreuung wir übernahmen. Weil wir uns Zeit genommen hat-

ten, George im Krankenhaus näher kennen zu lernen (so weit unter diesen Voraussetzungen eben möglich – wir versuchten dies mit allen unseren Klientinnen und Klienten), konnten wir seine im WIB-Test während des Krankenhausaufenthalts erreichten Werte mit denen nach seiner Entlassung leidlich verlässlich miteinander vergleichen.

Ich hatte das «Wandering-Assessment-Instrument» bereits bei anderen Personen eingesetzt und wusste deshalb von Anfang an, welche Fragen wir uns hinsichtlich Georges Verhalten zu stellen hatten. Wir orientierten uns zudem an einer person-zentrierten Pflegephilosophie und gingen davon aus, dass sogenannte «herausfordernde Verhaltensweisen» – etwa das «ruhelose Umhergehen/Wandern» eines demenzkranken Menschen – eine Bedeutung haben und keine Verhaltensstörungen und nicht unmittelbare Folgen des hirnorganischen Abbauprozesses sind. Wir benutzten also die beiden oben genannten Instrumente, um uns besser in Georges Welt hineinversetzen, seine Handlungen besser erklären und seine Motive besser erkennen zu können.

9.1.3
Assessment auf Achse

Bei George ein Assessment durchzuführen war jedoch gar nicht so einfach. Er hatte nämlich keine große Lust, sich im Sitzen mit uns zu unterhalten, zumal auch sein Sprechvermögen eingeschränkt war (wobei er mehr verstehen als sagen konnte). Kurze, direkte Antworten auf unsere Fragen waren ihm möglich, ausgedehnten Gesprächen war er kaum gewachsen, und natürlich wollte er dauernd auf Achse sein. Wir hielten es für die beste Strategie, uns nach ihm zu richten und seinen Wünschen anzupassen. In der Praxis bedeutete dies, dass wir ihn auf seinen Wanderungen zu begleiten versuchten, wenigstens täglich ein Stück. Das war jedoch schwierig, weil er sich oft recht früh auf den Weg machte, noch bevor ihn jemand aufsuchen konnte. Ein gemeinsamer Aufbruch war also kaum zu bewerkstelligen (wenn dies manchmal doch gelang, war er recht aufgeschlossen und hatte nichts gegen die Begleitung einzuwenden). Von den Teammitgliedern erforderte dieser Ansatz sowohl Disziplin als auch Flexibilität.

Wir entwickelten Richtlinien für alle Teammitglieder, denen es gelang, George unterwegs aufzuspüren oder mit ihm einen Spaziergang zu unternehmen. Ihr Auftrag lautete nicht, ihn nach Hause zu bringen – Hauptziel war vielmehr, das begleitete Gehen zur zwischenmenschlichen Begegnung werden zu lassen und eine freundliche Beziehung herzustellen. Wir mussten sein Vertrauen gewinnen. Wir waren fest davon überzeugt, dass es langfristig gesehen besser sei, uns auf seine Bedingungen einzulassen, und nicht irgend ein standardisiertes Assessment-Instrument anzuwenden oder zu versuchen, ein kurzfristiges Ziel zu erreichen, etwa George dazu zu bewegen, wieder nach Hause zu gehen. Seine Begleitpersonen sollten – doch nur, wenn das primäre Ziel dadurch nicht gefährdet wurde – nach Möglichkeit herausfinden, was ihn auf seinen Wanderwegen antrieb, welche Ziele er ansteuerte, ob seine Wege bestimmte Muster hatten, wie oder woran er sich orientierte, und darauf achten, ob er auf bestimmte Orientierungspunkte reagierte, welche Themen in seinen Äußerungen auftauchten und ob er Risiken und Gefahren erkannte, etwa im Straßenverkehr usw.

Die auf der Station und zu Hause erstellten WIB-Profile ließen erkennen, dass sich Georges Befindlichkeit während des Krankenhausaufenthalts gravierend verschlechtert hatte und sich dieser Trend auch zu Hause fortsetzt. Er war wütend, fühlte sich machtlos und wies deutliche Anzeichen von Agitation und Anspannung auf. Eigentlich hätte man erwarten können, dass sich sein Wohlbefinden nach der Krankenhausentlassung bessert, doch wäre dieser Gedanke naiv gewesen. Aufgrund der gemeinsamen Spaziergänge und weil wir seinen Äußerungen genau zuhörten, wussten wir, dass er in seinen vier Wänden zwar praktisch zu Hause war und sich orientieren konnte (er fand sein Bett, die Toilette etc.), sich jedoch auf der emotionalen Ebene dort zunehmend weniger «heimisch» fühlte. Dies hing wohl hauptsächlich damit zusammen, dass ihm die vielen Hausbesuche lästig waren, etwa der auf Veranlassung des Krankenhauses dreimal am Tag erscheinende Pflegedienst.

Etwa zehn Tage nach der Entlassung war seine Stimmung auf dem Nullpunkt. Körperlich erschöpft von seinen endlosen Wanderungen (bald nach dem oben geschilderten Zwischenfall, als ich ihn zufällig fand) und emotional erschöpft von seiner Lebenssituation, fing er nun an, deutliche Symptome von Verzweiflung und Depression zu zeigen. Er hatte sich im Krankenhaus wie in einer Falle gefühlt, doch in gewisser Hinsicht war jetzt alles noch viel schlimmer: Sein Zuhause fühlte sich an wie ein Krankenhaus. Welche Hoffnung blieb ihm noch?

9.1.4
Radikale Schritte

George war seit einer Woche wieder zu Hause und alle Zeichen standen auf Sturm. Wir mussten erkennen, dass die Sache dabei war, schief zu gehen. Um nicht zum allerletzten Mittel greifen zu müssen – zur Wiedereinweisung ins Krankenhaus – entschlossen wir uns zu radikalen Schritten.

Erstens: George bekam einen Rechtsbeistand. Wir hatten den Eindruck, dass George unbedingt eine Person braucht, die ihn wirklich ernst nimmt und ausschließlich seine Interessen vertritt, insbesondere im Falle eines weiteren, von uns möglicherweise zu veranlassenden Krankenhausaufenthalts. Wie alle im Sozialbereich tätigen Fachleute beschönigen wir gerne und behaupten, allein im Sinne unseres Klientels zu arbeiten, wohlwissend, dass wir nicht frei von widersprüchlichen Anforderungen und sich gegenseitig ausschließenden Betreuungsverpflichtungen sind. Wir wollten ferner eine Instanz haben, die jeden unserer Schritte kritisch hinterfragt, um sicherzugehen, dass wir wirklich nur im äußersten Notfall eine Wiedereinweisung veranlassen.

Zweitens fragten wir uns: «Sind wir Teil der Lösung oder Teil des Problems?» Anders gesagt, wir mussten unser Dienstleistungsangebot sehr genau ansehen und überlegen, ob es George tatsächlich nutzt. Wir sorgten insbesondere für eine Reduzierung der Hausbesuche und verstärkten noch einmal den zwischenmenschlichen Aspekt unserer Treffen, um sie weniger aufgaben- oder zielorientiert zu gestalten. Aus diesem Grund strichen wir bis auf Weiteres auch den ambulanten Pflegedienst. Obwohl drei Besuche täglich auf dem Papier standen, bekam er praktisch lediglich einmal eine Betreuungsperson zu Gesicht, weil er selten zu Hause anzutreffen war (am frühen Morgen standen die Chancen am besten).

Angesichts der Tatsache, dass George fast täglich unterwegs war und sich verlief, mögen diese Maßnahmen sehr riskant, ja geradezu tollkühn wirken. Eigentlich wäre eher der Gedanke naheliegend, ihn möglichst genau zu beobachten und zu überwachen. Das war ja auch das Ziel des Entlassungsplans gewesen. Weil aber dieser Betreuungsplan offensichtlich nicht funktionierte, sogar mehr noch, zur Verschlechterung beitrug, beschlossen wir, ein paar Schritte zurückzugehen. Es war ein Risiko, das wir aber erst nach ausführlichen Gesprächen mit George selbst sowie seinem Sohn und seiner Tochter eingingen. Beide waren fest entschlossen, ihrem Vater einen weiteren Krankenhausaufenthalt zu ersparen. Wir hielten das Risiko für vertretbar. Was wären die Alternativen? Welche gesundheitlichen Risiken wären mit einer Wiedereinweisung ins Krankenhaus oder einem Platz in einer Langzeitpflegeeinrichtung verbunden? Es galt, das Wohl des Patienten in den Mittelpunkt zu stellen.

Wir veränderten nicht nur Georges Versorgungspaket, baten vielmehr auch seinen Hausarzt, ihn körperlich zu untersuchen, seine Medikation auf das unbedingt notwendige Minimum zu beschränken, um mögliche unerwünschte Arzneimittelwirkungen auszuschließen, und ihm eine «Medikamentenauszeit» zu verschaffen. Diese Maßnahme wurde regelmäßig evaluiert. In den darauffolgenden Wochen verordnete der Arzt das eine oder andere Medikament erneut oder veränderte schrittweise die Medikation, um deren Wirkungen besser überwachen zu können.

Wir hatten aber noch ein weiteres Anliegen: George sollte sich in seinem Zuhause wieder wohler fühlen. Ein Freund der Familie erbot sich, für etwa eine Woche herzukommen und George Gesellschaft zu leisten. Daraufhin konnten wir die Zahl unserer Hausbesuche reduzieren und damit die Zahl der relativ fremden, an seiner Haustür auftauchenden Gesichter.

9.1.5
Auf der Suche nach Sinn

Inzwischen hatten wir eine etwas klarere Vorstellung von den Ursachen seines Bewegungsdrangs. Es war uns nicht gelungen, das Muster seiner Spaziergänge zu entschlüsseln; er wanderte nicht bevorzugt in eine Richtung, er steuerte keine besonders markanten Punkte an und zeigte sich nicht an früher gern frequentierten Orten interessiert. Was wir feststellen konnten war, dass er bei einem kurzen, gezielten Spaziergang, etwa zu den Geschäften am Ort, stets wieder sicher nach Hause fand. Die Landkarte in seinem Kopf war also noch relativ intakt; solange er sich in den Grenzen seiner unmittelbaren Umgebung aufhielt, konnte er sich einigermaßen zurechtfinden. Weil er aber psychisch so belastet und verzweifelt war, trieb es ihn über diese Grenzen hinaus, worauf er dann unweigerlich die Orientierung verlor.

Wir kamen zu dem Schluss, dass er möglicherweise eher innerhalb seiner Grenzen bleiben würde, wenn es uns gelänge, sein seelisches Wohlbefinden zu verbessern und sein Stressniveau zu senken. Ferner stellten wir fest, dass in seinen Gesprächen ein Thema immer wieder auftauchte (oft redete er beim Gehen mit sich selbst), nämlich sein früherer Beruf als Elektriker. Er wollte also vermutlich nicht nur dem Gefühl der Machtlosigkeit und des Eingesperrtseins entkommen, da war auch eine positivere Motivation, nämlich die Suche nach einer Beschäftigung und einem sinnvollen Platz in der Gesellschaft.

Folgendes ist besonders interessant: Georges Verhalten enthielt nicht nur Hinweise auf die Gründe seines schier unstillbaren Drangs, so lange zu gehen, bis er sich verirrte, vielmehr auch Hinweise auf Faktoren mit dem Potenzial, sein Wohlbefinden zu verbessern. Als stark vom humanistischen Gedankengut beeinflusster Praktiker sah ich darin einen Beweis, dass sich der Mensch selbst in höchster Verzweiflung und Verwirrtheit einen positiven Kern bewahrt, der nach Integration und Entwicklung strebt. Georges Handlungen («schwierige Verhaltensweisen»), die man mit einem schlichteren Pflegemodell zu unterbinden und zu «behandeln» versuchen würde, enthielten also – und das ist paradox – den Keim für seine künftige Entwicklung.

9.1.6
Zum Wohle des Patienten?

Dank all dieser Veränderungen wandten sich die Dinge langsam zum Besseren. Die ersten Anzeichen stellten wir sehr bald fest, als nämlich sein Freund bei ihm wohnte und der ambulante Pflegedienst nicht mehr so oft auftauchte. George wirkte wesentlich entspannter, er lächelte öfter und blieb häufiger zu Hause. Weil wir wussten, dass sein Freund nur etwa eine Woche da sein würde, versuchten wir in dieser Zeit, den Grundstein für ein längerfristiges Wohlfühlprogramm zu legen.

Teil dieses Plans war, George mit einer Tagesstätte bekannt zu machen. Es wurde zunehmend deutlich, dass er den Kontakt mit Leuten, die er zu seinem Freundeskreis zählte, durchaus genießen konnte, und das wollten wir ihm ermöglichen, nachdem sein Freund wieder abgereist war. Einen weiteren Grund sahen wir darin, dass eine Tagesstätte sein Bedürfnis nach Beschäftigung und dem Gefühl, eine soziale Rolle einzunehmen, befriedigen könnte. Wie so oft, erwies sich die praktische Umsetzung dann schwieriger als gedacht. Mehrmals versuchten wir George zu bewegen, sich die Tagesstätte anzusehen, jedes Mal weigerte er sich, das Gebäude zu betreten. Vielleicht brachte er es mit dem Krankenhaus in

Verbindung, vielleicht glaubte er, wir wollten ihn ins Krankenhaus oder gar in ein Pflegeheim bringen. Wir mussten also auch hier einen neuen Ansatz ausprobieren.

George war nicht nur von Beruf Elektriker gewesen, vielmehr auch begeisterter Modellbauer. Noch immer standen in seinem Haus außerordentlich detailgenau und sauber gearbeitete Schiffs- und Flugzeugmodelle aus Holz, die er seinen Besucherinnen und Besuchern gerne vorführte; er war, völlig zu Recht, sehr stolz auf sie. Ich überlegte hin und her: Gab es eine Möglichkeit, George eine Aktivität anzubieten, die mit Holz zu tun hat? Die Arbeit durfte jedoch nicht zu schwierig sein, um ihm Enttäuschungen zu ersparen, andererseits aber auch nicht zu simpel, denn das hätte ihn beleidigt. Schließlich kam uns die Idee, Vogelfiguren und andere Figuren aus Holz herzustellen – Dinge, die er bereits in der Vergangenheit für seinen Garten angefertigt hatte. George war im Stande, die von mir ausgesägten Teile mit Sandpapier abzuschmirgeln und anzumalen; er fand diese Tätigkeit akzeptabel und erfreulich. Mit mir schien er besonders gerne zusammenzuarbeiten. Wenn Menschen gemeinsam etwas unternehmen oder zusammen etwas herstellen, entsteht eine Bindung zwischen ihnen, die keiner Worte bedarf. Die Kommunikation kommt durch die Aktivität in Fluss, Medium ist die Tätigkeit an sich, und solche «Begegnungen» stärken das Wohlbefinden ungemein.

Anfangs arbeiteten wir bei George zu Hause an unseren Modellen. Bei diesen Gelegenheiten kam ein Betreuer aus der Tagesstätte zu Besuch, um eine Beziehung zu seinem zukünftigen Schützling aufzubauen. Die Tagesstätte war glücklicherweise gut zu Fuß zu erreichen, weshalb wir mit ihm zusammen hingehen konnten, wann immer wir meinten ihm vorschlagen zu können, die Holzarbeiten in der Tagesstätte fortzusetzen. Wir wollten George soweit bringen, dass er den Weg zur Tagesstätte mit einer berufsähnlichen Tätigkeit assoziierte. Weil er dort ein wenig in seine frühere Rolle schlüpfen konnte und bereits jemanden kannte, ging er nun gerne mit und ging immer wieder hin, auch nachdem sein Freund abgereist war. Nach einiger Zeit war er mit mehreren Leuten recht gut befreundet und kam hauptsächlich ihretwegen her, weniger um «zur Arbeit zu gehen».

Georges guter psychischer Zustand hielt bis lange nach dem Ende des Freundesbesuchs an. Abgesehen von einem kleinen Rückschlag unmittelbar danach blieben seine guten WIB-Werte über längere Zeit hinweg relativ stabil. Wie zu vermuten war, blieb George zwar ein aktiver und unabhängiger Mensch, der gerne unterwegs war und seinen Bewegungsspielraum brauchte, doch beschränkte er seine Ausflüge immer öfter auf die unmittelbare Umgebung, der er noch gewachsen war. Die Häufigkeit seiner Grenzüberschreitungen hielt sich in einem akzeptablen Rahmen. Auch als er aus unserer Betreuung entlassen wurde, ging er weiter in die Tagesstätte und bekam schließlich das Angebot, mehrere Tage dort zu verbringen. George lebte noch zweieinhalb Jahre zu Hause und besuchte während dieser Zeit stets die Tagesstätte, bis er leider nach einem weiteren, noch schwereren Schlaganfall starb.

9.1.7
Einen Schritt zurücktreten

George hat mich mehrere Dinge gelehrt. Erstens habe ich gelernt – und zwar durch bittere Erfahrung – dass, wer zu nahe dran ist, oft den Wald vor lauter Bäumen nicht sieht. Man muss ein paar Schritte zurücktreten, auch wenn das manchmal heißt, Risiken einzugehen. Die Leute sind wie sie sind, und das haben wir zu akzeptieren. Darüber hinaus hat George dazu beigetragen, die Theorie von Tom Kitwood und anderen Verfechterinnen und Verfechtern eines person-zentrierten Ansatzes zu belegen, welcher besagt, dass das, was wir «herausfordernde Verhaltensweisen» nennen, für die Person sehr oft die einzige Möglichkeit ist, sich anderen mitzuteilen. Im Falle von George ging es um die Mitteilung, dass er Situationen vermeiden musste, in denen er sich machtlos und gefangen fühlte. Eigentlich eine ganz normale Sache.

Zugleich suchte er nach Wegen, sein Leben sinnvoller zu gestalten und sich die Aktivitäten und Rollen wieder anzueignen, die ihn früher in der Welt verorteten und ihm Status, Macht, Selbstwertgefühl, ja sogar Hoffnung eingebracht hatten. Alles Dinge, die jeder Mensch haben muss, ihm jedoch weggenommen wurden, nicht lediglich durch die Krankenhauseinweisung – sie war nur einer von mehreren Faktoren dieser Negativspirale, die seinem Selbstwertgefühl zugesetzt und der Hoffnung schwer geschadet haben. Weitere Faktoren waren seine eigenen Reaktionen auf die Unfähigkeit, gewohnte Tätigkeiten fortzusetzen, auf seine Sprechbehinderung und die Reaktionen seiner Mitmenschen.

9.1.8
Handeln und Chancen sehen

Ich selbst bin der Ansicht, dass wir Phänomene wie das Umhergehen und ähnliche Herausforderungen transformieren, d.h. «Verhalten» zu «Handlungen» und «Probleme» zu «Chancen» umdefinieren müssen. Punkt eins: Menschen handeln, sie «verhalten» sich nicht. Unsere Handlungen sind gesellschaftlich vermittelt und gesellschaftsprägend – sie bedeuten nicht nur etwas für die handelnde Person und ihr «Publikum», sie sind darüber hinaus ein Mittel, der Welt ein Zeichen zu setzen, eine Möglichkeit, die Welt zu verstehen und sie so zu verändern, dass sie unseren Bedürfnissen und Wünschen besser entspricht.

Gehen beispielsweise ist eine Aktivität reich an Bedeutung und Symbolgehalt. Es vermittelt uns das Gefühl von Bewegungsfreiheit, ja einfach das schöne Gefühl, eine wirkliche Person zu sein, die sich bewegen kann. Es ermöglicht uns, an Orte zu gehen, die wir lieben oder wegzugehen, wenn uns etwas nicht gefällt. Es dient dem Erhalt der physischen und psychischen Gesundheit, weil wir uns dabei körperlich fit halten und mit anderen Menschen in Kontakt treten. Wenn ich davon spreche, dass wir die Welt «verstehen» indem wir sie handelnd prägen, meine ich, dass wir Verstehen und Kognition (auch Erinnerungsvermögen) nicht allzu stark «psychologisieren» sollten. Wir begreifen Dinge meist zuerst mit den Händen, bevor wir sie im Kopf begreifen; Menschen denken und nehmen wahr indem sie handeln – indem sie sich aktiv, mit ihrem ganzen Körper, einlassen auf die umgebende Welt, sich an gesellschaftlichen Prozessen beteiligen und mit Dingen wie Gehen oder Arbeiten beschäftigen, nicht indem sie passiv dasitzen und zuschauen, wie die Welt vorüberzieht (Wertsch, 2000).

Körperliche Wahrnehmung bedeutet auch, dass wir uns durch unsere Handlungen und unseren Körper an etwas erinnern. Ein Spaziergang z. B. kann Dinge ins Gedächtnis rufen, die beim Herumsitzen oder im Gespräch nicht aufgetaucht wären. Wenn ich auf einer Kirchenbank Platz nehme, fühle ich mich sofort wieder in meine Kindheit versetzt – mein ganzer Körper ist mit Sensoren ausgestattet, welche diese Erinnerungen aktivieren. Bei George weckte das Gehen Erinnerungen an sein Berufsleben, Erinnerungen an eine Zeit, in der er sein Leben vermutlich selbstbestimmter leben konnte oder rundum glücklicher war. Er versuchte, sich durch seine Handlungen zu stärken und in die Lage zu versetzen, seine Gefühle zu verarbeiten und seine schwierige Lebenssituation zu bewältigen.

Ich halte Georges anhaltendes Bewegungsbedürfnis für den Versuch, sich die Welt zu erklären. Er gab nicht lediglich uns etwas zu verstehen; auf einer tieferen Ebene versuchte er, die Probleme zu bewältigen, die sich ihm in den Weg stellten, und zwar aktiv, handelnd und gehend. Wir mussten uns der schwierigen Aufgabe stellen, nicht vorrangig das mit seinen Handlungen verbundene «Problem» und seine Gefährdung zu sehen, vielmehr ihn selbst in die Lage zu versetzen, einige dieser «Probleme» alleine zu überwinden, indem wir geeignete Voraussetzungen schufen.

Probleme in Chancen umzuwandeln bedeutet, hinter all diesen Handlungen das positive Bestreben zu erkennen und diesen positiven Prozess zu befördern – mehr noch: Ich finde, wir sollten so etwas wie einen therapeutischen Vertrag mit unserem Schützling eingehen. Dazu ein Beispiel: Halten wir das Gehen für ein «Problem», müssen wir uns überlegen, wie wir es unterbinden oder beschränken. Wenn wir aber hinter solchen Handlungen das Bestreben dieses Menschen sehen, sein Leben zu gestalten und zu begreifen – ein Leben, das sich vielleicht drastisch verändert hat und nicht mehr in den gewohnten Bahnen verläuft – erkennen wir darin die Chance, einen wirkungsvollen therapeutischen Kontakt herzustellen. Unterbinden wir solche Handlungen, erweisen wir nicht nur unseren Klientinnen und Klienten einen schlechten Dienst, weil wir ihre Wachstumstendenzen, ihren Integrationswillen und ihre Entschlossenheit blockieren, wir leisten auch uns selbst einen Bärendienst, weil wir einen Prozess behindern, den wir als therapeutisch und praktisch erfahrene Fachleute und Betreuungskräfte eigentlich tatkräftig fördern sollten.

Literatur

Allan K (1994) *Wandering.* Stirling: Dementia Services Development Centre.

Bruce E (2000) Looking after well-being – A tool for evaluation. *Journal of Dementia Care* 8(6) 25–28.

Wertsch J (2000) *Mind as action.* London: Oxford University Press.

Umherwandern und Ruhelosigkeit ist eines der mit einer Alzheimer-Krankheit einhergehenden Phänomene. Viele haben sich bereits mit der Frage befasst, warum Alzheimerkranke so unruhig sind und zu jeder Tages- oder Nachtzeit umhergehen wollen. Ich glaube, einen Hinweis geben zu können. Wenn sich mein Geist verdunkelt und sich in meinem Kopf die Leere ausbreitet, bekomme ich entsetzliche Angst. Ich finde einfach keinen Ausweg. Dieser Zustand hält an, und manchmal nisten sich die Bilder in meinem

Kopf ein. Bestimmte Gedanken verfolgen mich geradezu. Nur durch Bewegung gelingt es mir, den schlimmen Kreislauf zu unterbrechen. Wenn ich mich körperlich bis zur Erschöpfung verausgabe, kommt mein Kopf wieder zur Ruhe und das schwarze Loch verschwindet.

Davis, R. (1993) My journey into Alzheimer's disease. Amersham-on-the-Hill: Scripture Press Foundation. (S.108–109)

9.2

Gehen: Last oder Lust?

James McKillop

Ich habe meine Gehwerkzeuge über die Jahre hinweg immer wieder für ganz unterschiedliche Aktivitäten benutzt. Es begann mit den ersten unsicheren Schritten, bald hüpfte ich neben meiner Mutter her, dann rannte ich bei wilden Kinderspielen um die Wette, schoss in Hampden beim Rugby das entscheidende Tor (in meinen Träumen), trainierte meine Beine beim Schwimmen oder radelte eine Schnellstraße entlang, jagte dem schönen Geschlecht hinterher, tanzte Rock'n Roll, quetschte meine armen Füße erbarmungslos in (damals) moderne, vorne spitz zulaufende Schuhe, wofür sie mich mit Schmerzen bestraften, ich unternahm Bergtouren, marschierte gegen Atomkraft, schwebte auf Wolken zum Traualtar, stapfte hinter einem Kinderwagen her, aus dem Babygeschrei drang, hetzte über Sportplätze meinem kreischenden Nachwuchs hinterher, legte mir dann einen gemesseneren, reiferen Schritt zu, der inzwischen zu einem schwerfälligen, schmerzhaften Gang geworden ist, der mich zwar einschränkt, jedoch keineswegs immobilisiert.

Die Liste der Unternehmungen, die mit der Benutzung beider Beine verbunden sind, lässt sich endlos fortsetzen. Jeder und jede wird andere Lieblingserinnerungen haben. Manche Leute (Postbotinnen, Fußballspieler) verdienen mit den Beinen gar ihren Lebensunterhalt, wofür sie ihnen danken sollten.

Wohin ich mich auch wagte, was immer ich unternahm, meine Füße waren bereit – wahre Freunde in der Not. Wir hatten eine stillschweigende Vereinbarung getroffen: Ich kümmere mich um sie und sie kümmern sich um mich. Sie spürten meine jeweilige Seelenlage, bekamen sofort Flügel, wenn ich strahlender Laune war und trugen mich eilends davon, wenn die Strecke allzu schwierig wurde.

Heute, nachdem ich meine Füße in fast jeder denkbaren Weise eingesetzt habe, begrenzen sie meinen Horizont und schränken meine Mobilität ein – eine bedauerliche aber unerbittliche Tatsache. Dennoch sind sie dankenswerterweise nach wie vor willig und funktionsfähig. Was können meine Füße denn noch tun? Können sie mir eine mentale Arznei und seelische Stütze sein? Was bedeutet mir das Gehen heute?

Es ist ein allgemein anerkanntes Axiom (der Spezialisten, die sich mit unseren grauen Zellen befassen), dass das Gehirn atrophiert, wenn es nicht beansprucht wird, genau wie nicht benutzte Muskelmasse atrophiert. Das kann ich aus eigener Erfahrung bestätigen. Als ich wegen eines Rückenleidens einen Monat lang flach lag und keinen Schritt gehen konnte, ließen mein Kurzzeitgedächtnis, mein logisches Denkvermögen und meine Fähigkeit, Schlussfolgerungen zu ziehen, deutlich nach. Die Beine müssen mich in Bewegung halten und mit anderen Dingen und Leuten in Kontakt bringen, weil das meinen Geist stimuliert.

Neben dem offensichtlichen Zweck, mich von A nach B zu tragen, hat das Gehen inzwischen auch einen kathartischen Effekt auf mein von Demenz beeinträchtiges Denken, wenn ich mich mit einem Problem herumschlage. Beim Gehen gelingt es mir eher, die Spinnweben wegzublasen, mein Unterbewusstsein wird freier und kann sich mit einem Problem befassen und/oder meiner Kreativität gestatten, sich wieder zu melden.

Wenn ich einen Song schrieb, musste ich stets Reime finden und mir dafür das Gehirn zermartern. Wenn ich dann ziellos in der Gegend herumstreifte, fiel mir das richtige Wort irgendwann zu. Problematisch dabei ist lediglich, dass ich eine Möglichkeit haben musste, das Wort festzuhalten, auf Papier, mit einem Recorder etc., damit ich es nicht vergesse, was jammerschade gewesen wäre.

Manchmal frage ich mich, ob ich nicht die Verkörperung, der Inbegriff eines demenziell erkrankten Menschen bin. Der Gedanke gefällt mir. Vor Jahren wurden «wir» abgesondert und durften mit anderen Demenzbetroffenen keinen gesellschaftlichen Umgang pflegen. Das hat sich geändert. Ich begegne Leuten mit meiner Erkrankung und nehme dankbar zur Kenntnis, dass hier unentdeckte Talente schlummern.

Meinen Mitreisenden empfehle ich – einen einfachen Spaziergang.

10 Gemeinsam gehen

10.1
Die Kunst des Gehens: eine Begegnung mit Edith

Claire Craig

Gehen ist ein kreativer Akt, eine Kunstform. Schrittlänge und Körperbewegung, das Gangbild, der Armschwung, Tempo und Rhythmus der Schritte unterscheiden sich von Mensch zu Mensch. Es ist ein Medium, das Innen und Außen verbindet, Zugang zu Gefühlen ermöglicht, Empfindungen kommuniziert (wie oft haben Sie vor Wut mit dem Fuß aufgestampft?). Ich habe einmal einen Herrn gefragt, warum er in jedem wachen Moment auf dem Flur des Krankenhauses auf und ab geht. Er antwortete schlicht: «Weil es mir das Gefühl gibt, ich selbst zu sein.» Jeder Schritt, den wir tun, kann Ausdruck einer tieferen Regung sein: Wir haben den Wunsch, woanders zu sein, uns zu bewegen, uns Raum zu verschaffen, etwas zu erforschen, zu erobern, zu erreichen oder nachzudenken.

Kreative Betrachtungsweisen blicken stets über den mechanischen Ablauf unserer Gehbewegung hinaus. Sie halten Ausschau nach der Person und nach Möglichkeiten, den Sinn, die individuelle Bedeutung ihrer Schritte zu erfassen, sei es die spirituelle, physiologische oder emotionale Bedeutung. Wenn wir nun diese Person auf ihrem Weg begleiten, sollten wir auch an ihre Rollen, Gewohnheiten oder Erinnerungen denken. Wir müssen ferner darauf achten, wo das Gehen stattfindet, weil es nicht im luftleeren Raum passiert, vielmehr immer in einem Kontext, der dem Menschen etwas bedeutet und individuelle Reaktionen und Emotionen auslöst.

Dieses Kapitel widmet sich all diesen Aspekten. Ich werde aber vornehmlich meine Begegnung mit einer demenzkranken Dame schildern, für die das Gehen ganz besonders große Bedeutung hatte. Dabei wird klar werden, dass unser Gehen – wie, warum und wohin wir gehen – ebenso viel über unsere Persönlichkeit aussagt wie unser Aussehen, Denken und Atmen.

10.1.1
Beschränkte Horizonte

Welches Bild taucht vor Ihrem inneren Auge auf, wenn Sie das Wort «gehen» hören? Ein Lieblingsplatz, eine Freizeitaktivität, eine bestimmte Erinnerung, eine Empfindung, das Gefühl, mit weit geöffneten Sinnen an der frischen Luft zu sein, eine gemeinsame Unternehmung mit Freundinnen, Freunden oder Angehörigen, Zeit zum Nachdenken?

Das Gehen in einem Krankenhaus- oder Pflegeheimsetting ist oft etwas völlig anderes. Stationen, die verschlossen sind, um der Sicherheit der Bewohnerinnen und Bewohner willen, können einschränken, einengen. Oft habe ich gehört, dass das Pflegepersonal von einem ihrer Schützlinge sagte, er oder sie ginge «immer nur auf und ab», wo doch der begrenzte Raum kaum eine andere Möglichkeit ließ. Der Flur ist vielleicht der einzige Ort zum Gehen.

In einer unpersönlichen Umgebung, die nicht stimulierend wirkt, kann der Sinn des Gehens abhanden kommen. Es ist eben ein Unterschied, ob jemand in einem langweiligen, sterilen Raum auf einem Laufband geht oder aber draußen in der Natur, in einer Kunstausstellung, ja sogar einem Supermarkt herumgeht. Beim Laufband konzentriert sich alles auf die körperliche Bewegung, andere Settings dagegen berühren die Sinne, bieten ein Ziel und vermitteln das gute Gefühl von Sinn und Bedeutung.

Die folgende Geschichte illustriert, dass es beim Gehen vor allem auf den Sinn und Zweck ankommt, zumindest war es bei dieser alten Dame so. Sie hat einmal zu mir gesagt: «Wenn es kein Ziel gibt, weshalb sollte man sich dann auf den Weg machen?»

10.1.2
Ein arbeitsreiches Leben

Edith war eine Persönlichkeit, die niemand so schnell vergisst. Sie fiel wirklich auf – schlank, mit einem hochgetürmten grauen Schopf und Augen von hellstem Blau. Alles an ihr wirkte geordnet: die Sitzhaltung, auch die Art, ihre Hände zu platzieren. Obschon sie in einem übergroßen Krankenhaus-Morgenmantel dasaß, gelang es ihr, eine gewisse Eleganz auszustrahlen. Wenn sie redete, klang es wie ein Singen, obgleich Demenz ihre Sprache deutlich beeinträchtigt hatte. Einmal hat sie mir anvertraut, dass sich ihre Worte weigerten zu tun, was sie ihnen auftrug, und ich verstand sehr gut, was sie damit meinte.

Edith bleibt mir aus mehreren Gründen im Gedächtnis. Sie war einer dieser Menschen, die andere inspirieren, einfach durch ihr Wesen. Wenn ich über das Gehen nachdachte und kreative Ansätze suchte, kam mir stets Edith in den

Sinn. Kennengelernt habe ich sie bei meiner Tätigkeit auf der lebhaften Aufnahmestation eines Krankenhauses. Ich sollte sie für Aktivitäten interessieren, die ihr helfen würden, sich zu bewegen, sie sollte «mobilisiert» werden – und gehen. Zur Krankenhauseinweisung war es gekommen, weil sich ihr körperlicher Zustand verschlechtert hatte. Ihr Bronchialinfekt war besorgniserregend, obwohl sie intensiv physiotherapeutisch behandelt wurde. Sie musste sich unbedingt mehr bewegen, weil die Gefahr womöglich lebensbedrohlicher Komplikationen bestand. Gehen war daher für Edith kein Luxus, es war eine Notwendigkeit.

Wir hatten keinen besonders guten Start. Ich war wohl so damit beschäftigt, ihr die Wichtigkeit des Gehens nahe zu bringen und legte soviel Nachdruck in meine Stimme, dass ich ihr nicht richtig zuhörte. Auf die Bitte, aufzustehen und mit mir zusammen ein wenig herumzugehen, blickte sie mir in die Augen, hob die Brauen und sagte:

> «Warum sollte ich?
> Es gibt doch nichts zu sehen.»

Was konnte ich ihr entgegenhalten? Edith hatte recht, es gab tatsächlich nichts zu sehen, und das war das Problem. Die Station sah aus, wie eine Krankenhausstation eben aussieht: eine Sitzgruppe, ein mit Tischen ausgestatteter Essbereich und Abstellplätze für die Betten. Es gab einen Flur, der zum Pflegestützpunkt führte und mit ein paar Bildern geschmückt war – die üblichen Kalender- oder Geburtstagskartenmotive – sonst nichts.

Auch die längste Reise beginnt mit dem ersten Schritt, heißt es. Dies war der erste Schritt einer sehr viel längeren Reise mit Edith. Sie ließ sich nicht dazu bewegen, nur um des Gehens willen zu gehen. Alles Schmeicheln, alle meine Überredungskünste waren vergeblich. Im Laufe der nächsten Wochen erfuhr ich viel über Edith, über mich und über kreative Ansätze.

Gleich beim ersten Treffen gab mir Edith mit durchaus deutlichen Worten zu verstehen, dass Gehen nicht einfach bedeutet, vergnügt von A nach B zu gelangen. Meinen Vorschlag, einen

Spaziergang auf dem Gelände zu machen, quittierte sie mit einer spöttischen Bemerkung und geschürzten Lippen. Sie verdrehte die Augen und sagte: «Herumspazieren, wohl eher faulenzen, solche Leute kenne ich.»

Das tat weh, aber so wusste ich zumindest, wo ich ansetzen konnte. Ich dachte mir ein kleines Programm mit unterschiedlichen «Aufträgen» aus – so nannte ich die Unternehmungen. Ein Rundgang durch den Garten beispielsweise wurde zu einer Gartenaktivität umdefiniert oder mit dem Ziel unternommen, Blumen für den Speisesaal zu pflücken. Ein Bummel über den Flur wurde zu einem Botengang, um die Post von der Rezeption abzuholen (Sie nannte es «Meine Pension abholen»). Der Weg zur Küche wurde zurückgelegt, um für die anderen Leute auf der Station Kekse auszuwählen.

Entscheidend war, wie die Sache beschrieben wurde. Je stärker sie nach Arbeit klang, desto eher war Edith bereit, sich auf den Weg zu machen. Manchmal hatte sie großen Spaß daran, mir Aufträge zu erteilen, mich auf immer längere und schwierigere Wege zu schicken und das Gefühl zu genießen, über mich bestimmen zu können.

Später erzählte mir ihre Tochter, dass sie bereits mit vierzehn Jahren angefangen hatte erwerbstätig zu sein, dass sie eine Person mit festen moralischen Grundsätzen war und ihr Arbeitsethos tief verinnerlicht hatte. Gehen war für Edith gleichbedeutend mit Rollenerfüllung. Gut, sie lebte derzeit in einer anderen Umgebung, deshalb veränderte sich aber weder ihre Persönlichkeit noch das, was ihr im Leben wichtig war. Zuhause bedeutet Gehen, Arbeiten zu erledigen, das Gefühl zu haben, über ihr Tun und letztlich auch über sich selbst zu bestimmen.

Einmal wischten wir gemeinsam in der Ergotherapieabteilung Staub. Tage zuvor hatte Edith in einer Physiotherapiestunde bei der Stuhlgymnastik kaum die Arme gehoben. Mit einem Staubtuch in der Hand dagegen ging sie kreuz und quer durch die Abteilung, streckte und bückte sich in geradezu akrobatischer Beweg-lichkeit, um jedes auch noch so winzige, für das menschliche Auge kaum erkennbare Staubkörnchen zu erwischen. Ihr Pflichtbewusstsein und ihre Arbeitsmoral waren offensichtlich; allerdings beklagte sie sich dabei bitter über meinen bescheidenen Einsatz.

10.1.3
Verantwortung und Gewohnheiten

Ich stellte fest, dass Edith gerne Verantwortung übernahm und versuchte, diesen Aspekt in ihr Geh- und Bewegungsprogramm einzubauen. Wir dekorierten die ganze lange Wand des Flurs mit einem gemalten Fries, und ich konnte dann zu meiner großen Freude beobachten, wie Edith auf und ab spazierte, dabei die künstlerischen Bemühungen des Personals und der Mitbewohnerinnen und Mitbewohner kommentierte und die Arbeit überwachte. Als der Fries fertig war, ging sie gern den Flur entlang, um «die Arbeit zu inspizieren», wobei wir uns oft über die Farben und über ihre Jugenderinnerungen unterhielten; die Darstellungen auf dem Wandbild faszinierten sie und verliehen ihrem Gehen einen Sinn.

Aber ich erfuhr noch mehr über diese bemerkenswerte Frau, etwa dass ihr Gewohnheiten und Routine wichtig waren. Es machte ihr wirklich Spaß, gleich früh am Morgen mit mir zur Rezeption zu wandern, um die Post und Stationsunterlagen zu holen. Sie schlug besonders gerne den Weg durchs Gelände ein, die labyrinthischen Korridore und Flure im Innern des Gebäudes mied sie. Ich war mir bald sicher, dass sie die wunderbaren Düfte und Farben, die Eindrücke und frische Luft genoss, den krassen Gegensatz zur sterilen Krankenhausatmosphäre. Oft legten wir den Weg schweigend zurück, blieben hin und wieder stehen, um an einer Blume zu riechen, einen Busch zu berühren und die Sinneseindrücke in Ruhe auf uns wirken zu lassen. Wenn ich jetzt zurückdenke frage ich mich, ob ihr der Weg Freude machte, weil sie ihn kannte und gewohnt war – ob ihr diese Route irgendwie «sicher» zu sein schien.

Gerne hätte ich mit Edith längere Wanderungen außerhalb des Krankenhausgeländes unternommen, zu Orten in der Nähe ihrer früheren Wohnung, von denen sie mir oft erzählte. Ihre Tochter brachte ein Fotoalbum mit, das wir uns zusammen ansahen. Sie zeigte mir die Orte, die sie oft besucht hatte, und schließlich begriff ich, welchen hohen Stellenwert das Gehen in ihrem Leben eingenommen hatte. Sie schilderte mir ihre lange Strecke zur Arbeit, dass sie im Morgengrauen vom Klappern der Holzschuhe auf dem Kopfsteinpflaster geweckt wurde, wenn die Bergarbeiter von der Nachtschicht nach Hause und zu Bett gingen. Sie erzählte, dass sie einmal auf der Suche nach einer Arbeitsstelle zu Fuß nach Scarborough gegangen sei. Die Beine waren ihr einziges Transportmittel. Gehen war Teil ihres Lebens.

10.1.4
Ein Gemeinschaftserlebnis

Edith erzählte mir von den Pfingstprozessionen, großen religiösen Festlichkeiten, an denen sie – stets schön zurechtgemacht – teilgenommen hatte, und vom Vergnügen, mit vielen anderen Leuten zusammenzusein. Wir nahmen ihre Anregung auf und organisierten einen Ausflug innerhalb des Krankenhauses. Alle kannten zwar den Weg zur Kantine, doch diesmal wurde er zu einem Ereignis. Die Leute kamen in ihrem «Sonntagsstaat», und die Angehörigen gesellten sich für Tee und Kuchen zu uns. Man erzählte sich reichlich Geschichten und unterhielt sich bestens.

Mir wurde dabei zum ersten Mal bewusst, wie wichtig es für viele meiner Klientinnen und Klienten war, ordentlich gekleidet zu sein – einen Mantel, richtige Schuhe, Hut oder Schal zu tragen. Der Anlass war eigentlich egal; ob es ein Spaziergang auf dem Krankenhausgelände war oder einer außerhalb, oder ob es lediglich darum ging, die Station zu verlassen und die kurze Strecke zur Kantine zurückzulegen, stets wollte man möglichst gepflegt aussehen. Plötzlich wurden alte Erinnerungen in mir wach; ich dachte

wieder an meine Großmutter, die nie anders aus dem Haus ging als mit perfekter Frisur und einem hübschen Kleid.

Dank Edith habe ich wieder neu entdeckt, welche Bedeutung das Gehen fürs Gemeinschaftsgefühl hat. Ich denke, dass sie den Kontakt genossen hat, das Gefühl der Verbundenheit. Oft hakte sie sich bei mir unter, und wenn noch jemand dabei war, tat sie es auch bei dieser Person. Manchmal, wenn wir zu mehreren waren, bildeten wir eine Art Menschenkette. Es war einfach schön, so dahinzuwandern. Dabei stellte sich nach einiger Zeit immer das Gefühl ein, mitgetragen zu werden. Oft, wenn auf der Station im Hintergrund Musik lief, bewegte ich mich im Takt der Melodie. Manchmal tanzten die Leute im Walzerschritt mit mir durch den Speisesaal oder schlossen sich meinen Tanzfiguren an. Solche Augenblicke waren kostbar, weil allein durch die Art, wie sich die Person bewegte, für einen Moment ihr innerstes Wesen aufschien.

Bevor ich Ediths Bekanntschaft machte, war ich sehr auf Tagesaktivitäten fixiert. Alles, auch das Gehen, sollte tagsüber stattfinden. Edith jedoch liebte Abendspaziergänge. Dann war es auf dem Gelände ruhig und friedlich, die Blumen dufteten stärker und unsere Sinne waren wacher. Das Licht warf andere Schatten und ließ den Garten tanzen. Bei unseren Abendspaziergängen erzählte sie mir von ihrem Mann, und dass sie als jung verliebtes Paar viel miteinander gewandert sind. Manchmal verwischten sich ihre Erinnerungen und Worte und wurden «neblig», wie sie es nannte, doch dann schob sie ihren Arm unter meinen und wir wanderten schön langsam durchs Gelände, wie zwei alte Freundinnen, die in einem vertrauten Garten herumspazieren.

10.1.5
Wertvolle Erkenntnisse

Zu unser aller Freude konnte Edith schließlich nach Hause entlassen werden und bei ihrer Tochter wohnen. Das ist nun schon viele Jahre her, doch sie bleibt unvergessen. Sie war eine wirklich inspirierende Persönlichkeit, der ich wertvolle Erkenntnisse verdanke. Vor allen Dingen hat sie mich gelehrt, die Suche nach kreativen Ansätzen bei der Person selbst zu beginnen. Es geht um Individualität, weshalb kein kreativer Ansatz dem anderen gleicht. Bei manchen Menschen überwiegt die Komponente der Sozialkontakte, andere lieben die Leistung, erkunden gerne die Umgebung, schätzen den Erholungsaspekt und den damit verbundenen «Tapetenwechsel». Doch was immer die Begründung sein mag, wenn wir uns die Zeit nehmen und herausfinden können, was das Gehen für die betreffende Person tatsächlich bedeutet, sind wir in der Lage, Situationen zu arrangieren, die sich hervorragend dazu eignen, miteinander zu kommunizieren, einander auf Augenhöhe zu begegnen, sich auf die demenzkranke Person einzulassen und letztlich zu erreichen, dass sich unsere Welten überschneiden.

10.2
Den Hund ausführen: eine alternative Therapie

Gillian McColgan

Man mag sie lieben oder hassen, Hunde sind nun mal Teil unserer Gesellschaft. Ihr Verhalten und ihre Rollen reflektieren kulturelle Aspekte; manche wünschenswerter als andere. Je nachdem, welche Erfahrungen wir mit Hunden gemacht haben und was wir generell von Hunden halten, wird unser Fokus auf dem einen oder anderen Aspekt liegen. Ich selbst bekenne mich zum positiven Blick, weil es für mich kaum etwas Schöneres gibt, als einen Hund auszuführen.

Hunde werden vielfach eingesetzt, um Menschen mit sensorischen Problemen und Gehbehinderungen zu helfen. Sie können trainiert werden, Objekte zu holen und zu tragen, Waschmaschinen zu beladen und auf Gefahren, Alarmzeichen, Telefonklingeln und Türglocken zu reagieren. In Großbritannien wurde vor kurzem ein Hund speziell dafür abgerichtet, eine völlig taube Klientin mit nachlassender Sehkraft zu unterstützen (Menteith, 2004). Dank ihm kann sie weiter unabhängig leben und wieder nach draußen gehen. Es gibt Studien, die den gesundheitsförderlichen und therapeutischen Nutzen von Hundekontakten belegen. Beispielsweise ist die Ein-Jahres-Überlebensrate von Infarktpatienten und Infarktpatientinnen, die einen Hund haben, höher als bei anderen (Friedmann et al., 1980); ferner ist erwiesen, dass in Anwesenheit eines Hundes die Blutdruckwerte sinken (Katcher et. al., 1983; Friedmann et al., 1983).

Es ist zweifellos gesundheitsförderlich, sich beim Hundeausführen körperlich zu betätigen. Leute, die einen Hund ausführen, legen erwiesenermaßen weitere Strecken zurück als solche, die alleine unterwegs sind (Serpell, 1991). Sie berichteten ferner, dass ihre Hunde Freundschaften angebahnt und ihnen Gelegenheiten verschafft haben, mit anderen Menschen Kontakt aufzunehmen (Adell-Bath et al., 1979). Spaziergänge mit einem Hund sorgen für Bewegung und Gesellschaft. Das haben auch meine, zu Forschungszwecken durchgeführten Interviews bestätigt (McColgan, 1996).

Ich habe sechs Personen jeweils einzeln zu Hause befragt, um das Verhältnis zu ihrem Hund zu ergründen. Sie nannten neben anderen positiven Aspekten: Gesellschaft, Sicherheit und verstärkte Aktivität. Fast alle Interviewpartnerinnen und -partner sagten, dass sie beim Hundeausführen anderen Leuten begegnen und die Hunde oft als Gesprächsanlass dienen. Eine Frau berichtete:

> Weil ich in einer Wohnung lebe, muss ich den Hund oft ausführen. Bevor ich einen Hund hatte, bin ich manchmal das ganze Wochenende keinem Menschen begegnet. Wenn ich in die Stadt ging, habe ich selten mit jemandem geredet. Jetzt kommen die Leute her,

wenn ich mich mit Brand im Park aufhalte, und reden mit ihm, dann bemerken sie mich und reden auch mit mir.

[Interview mit Julie, 22 Jahre]

Als ich auf dem Dorf wohnte und einen Hund hatte, habe ich die gleiche Erfahrung gemacht. Ich kannte die Namen beinahe sämtlicher Hunde, denen ich regelmäßig begegnete. Ich erfuhr fast alle lokalen Neuigkeiten durch Gespräche mit Leuten, die wie ich ihren Hund ausführten. Auch bei einem anderen Interviewpartner spielt das Gehen eine Rolle:

> Ich habe einfach keine Lust, alleine rauszugehen, obwohl ich weiß, dass ich mich mehr bewegen sollte; der Arzt hat es mir geraten, wegen meines Herzens. Na ja, der Hund will aber immer raus, da führe ich ihn eben spazieren und dann bin ich auch gerne draußen. Es ist, als wüsste er ganz genau, dass es mir schließlich gefällt. Er bringt mich auf die Beine.
>
> *[Interview mit Bruce, 70 Jahre]*

Von ihm stammt auch eine kurze Geschichte, die er im Gedenken an seinen vorigen Hund verfasst hat. Die Streiche seines verstorbenen Hundes wurden hier zu lustigen Anekdoten. Bruce erzählte mir auch, was er an seinem Hund so geschätzt hat: «Tiger war wirklich etwas Besonderes … Ich war sein Herrchen, und er begleitete mich stets, wohin ich auch ging. Wenn ich irgendwo hin wanderte, hing er immer an meinen Fersen.» Später, als seine Frau eine Demenz entwickelte und noch zu Hause leben konnte, begleitete sie Bruce und Tiger oft auf ihren Spaziergängen. Diese Spaziergänge waren wohl eine Möglichkeit, in ihrer von der Demenz auf den Kopf gestellten Welt ein Stück Gewohnheit zu erhalten und Gemeinsamkeit zu pflegen.

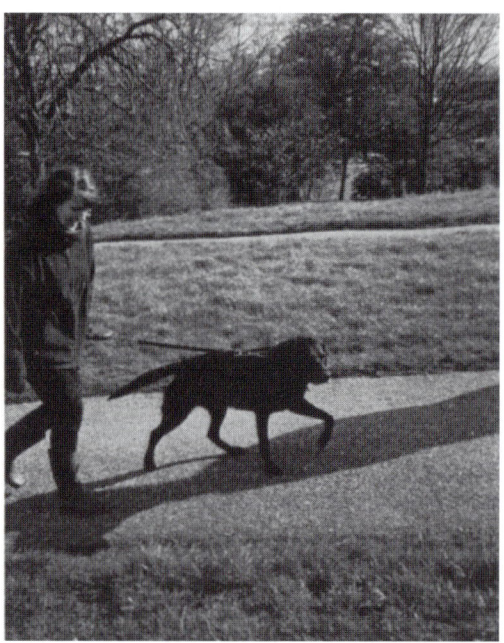

Abbildung 10-1: Hunde bieten Menschen mit und ohne Einschränkungen praktische und emotionale Unterstützung. Sie fördern die körperliche Bewegung und den Kontakt mit anderen Menschen.

10.2.1
Unabhängigkeit und Begleitung

Betagte Menschen mit Demenz haben oft darauf verzichtet, sich wieder einen Hund anzuschaffen, nachdem ihr alter gestorben war, weil sie ihn nicht mehr versorgen und ausführen können. Nun bleiben Demenzkranke aber oft körperlich fit und können regelmäßige Spaziergänge durch-

aus noch genießen. Rikki Fulton, ein schottischer Komiker – er ist Anfang 2004 gestorben – litt an der Alzheimer-Krankheit und hatte das Glück, von seiner Frau daheim versorgt zu werden und einen West Highland Terrier zu besitzen, der ihm Gesellschaft leistete. In einem Dokumentarfilm über sein Leben mit dieser Erkrankung scherzte Rikki, dass er oft von seinem Hund nach Hause gebracht wird, wenn er den Weg vergisst (Wark Clements 2003).

Im Rahmen meiner gerontologischen Forschungsarbeiten erfuhr ich von einem weiteren Mann mit einer Demenzerkrankung, der auch gerne mit seinem Hund unterwegs war. Er wohnte in seiner Heimatgemeinde, die Angehörigen lebten in unmittelbarer Nähe, und die Nachbarschaft kannte ihn gut. Die Nachbarinnen und Nachbarn wussten, dass er auf dem Nachhauseweg vielleicht hin und wieder Hilfe benötigte und waren sehr gerne bereit, ihn zurückzubegleiten oder ihm den Weg zu weisen.

Dadurch konnte er seine Unabhängigkeit erhalten, weiterhin eine Wahl treffen und die seit vielen Jahren gewohnten Spaziergänge mit seinem Hund fortsetzen.

Dass der Kontakt mit einem Hund, besonders aber das Ausführen eines Hundes, einen therapeutischen Effekt hat, wird vom tiergestützten Therapieschema belegt, das in Essex angewandt wird (Society for Companion Animal Studies, 2003). Dieses Element ist Bestandteil des jeweiligen Hilfeplans und bedeutet, dass Hunde eingesetzt werden, um Menschen mit unterschiedlichen psychischen Erkrankungen zu unterstützen, darunter auch eine demenzkranke Frau. Das Ausführen der Hunde gehört ebenfalls zum Programm. Alle Teilnehmerinnen und Teilnehmer waren mit Begeisterung dabei, genossen den Kontakt zu den Tieren, übernahmen einen Teil der Betreuungsverantwortung und gingen mit ihnen spazieren.

Manche Leute kamen durch die Teilnahme an diesem Betreuungsschema seit vielen Jahren erstmals wieder aus dem Haus; jetzt bewegten sie sich an der frischen Luft, schlossen mit Hunden Bekanntschaft und knüpften Kontakte mit Menschen, denen sie unterwegs begegnen. Für die demenzkranke Klientin war das Angebot besonders hilfreich, weil sie früher, ohne Therapiehund, mit ihrem Mann zusammen in sehr flottem Tempo unterwegs gewesen war. Ihrem Mann war dieses Tempo zu anstrengend, für sie vermutlich ebenfalls. Wenn sie nun den Hund ausführte, passte sie ihre Schritte der Geschwindigkeit des Hundes an, wodurch sich auch der Stress ihrer Begleitpersonen reduzierte.

Nicht alle Menschen können und wollen einen Hund spazieren führen. Manche mögen keine Hunde, andere mögen keine Spaziergänge und würden freiwillig nie zu Fuß gehen, eine nicht unerhebliche Anzahl kann nicht gehen, weil ihre Mobilität eingeschränkt ist. Alle anderen aber, die gehen können und wollen, scheinen von Spaziergängen mit Hunden tatsächlich zu profitieren. Alleine wäre Bruce keinesfalls raus gegangen, um sich an der frischen Luft zu bewegen, mit seinem Hund aber schon. Julie wäre einsam geblieben, hätte sie nicht regelmäßig ihren Hund ausgeführt. Wie alle anderen, die am hundegestützten Therapieschema von Essex teilgenommen hatten, lernte Julie durch ihren Hund andere Leute kennen und hatte Gesprächsstoff.

Hunde sind für Menschen mit und ohne gesundheitliche Einschränkungen eine praktische und emotionale Stütze. Sie bieten Personen, die gehen können und wollen, Gelegenheiten, sich körperlich zu bewegen und andere Menschen kennen zu lernen. Demenzbetroffene sind oft körperlich fit und wollen gehen. Ein Hund regt zum Spazierengehen an, er verleiht dem Spaziergang einen Sinn und stellt für Menschen mit Demenz möglicherweise eine alternative oder zusätzliche Therapie dar.

Literatur

Adell-Bath M, Krook A, Sandquist G, Skantze K (1979) *Do we need dogs? A study of dogs' social significance to man.* Gothenburg: University of Gothenburg Press.

Friedman E, Katcher AH, Lynch JJ, Thomas SA (1980) Animal companions and one year survival of patients after discharge form a coronary care unit. *Public Health Reports* 95, 307–312.

Friedman E, Katcher AH, Thomas SA, Lynch JJ and Messent PR (1983) Social interaction and blood pressure: Influence of animal companions. *Journal of Nervous and Mental Disease* 171, 461–465.

Katcher AH, Friedmann E, Beck AAM, Lynch J (1983) Looking, talking, and blood pressure: the physiological consequences of interaction with the living environment. In Katcher AH and Beck AM (eds) *New perspectives on our lives with companion animals.* Philadelphia: University of Pennsylvania Press.

McColgan GM (1996) Dogs as significant others: an exploration into the relationships between people and dogs. University of Stirling: Unpublished dissertation.

Menteith C (2004) Two minds are better than one. *Dogs Today* May publication, Chobham, Surrey: Pets Subjects.

Serpell JA (1991) Beneficial effects of pet ownership on some aspects of human health and behaviour. *Journal of the Royal Society of Medicine*, 84, 717–720.

Society for Companion Animal Studies (2003) ‹Animal assisted therapy in Essex›, *Society for Companion Animal Studies Journal*, XV(4).

Wark Clements (Producers) (2003) ‹Kristy meets Kate and Rikki Fulton›, in series *Lives Less Ordinary*, BBC Scotland, transmitted 3rd March 2003.

10.3
Beseeltes Gehen

Rosalie Hudson

Das Wort «Wandering» hat – in Verbindung mit Demenz – einen unglücklichen Klang. Dieses Kapitel über «beseeltes Wandern» konzentriert sich nicht auf «ruheloses Umhergehen» als Problem, das gelöst werden muss, sondern will vielmehr einen hoffnungsvolleren und hilfreicheren Ansatz bieten.

Zu Beginn zeigt ein kurzer Exkurs in die heiligen Schriften der Juden und Christen auf, dass hier dem Wandern als spirituelle Reise besondere Bedeutung beigemessen wird. Die Danksagungen und Responsorien vor dem Altar in der jüdischen Liturgie haben ihre Wurzeln in folgender Stelle des Alten Testaments:

> Meine Eltern waren umherirrende Aramäer. Sie stiegen hinab nach Ägypten und lebten dort als Fremde in der Minderheit. Dort wurden sie zu einem zahlreichen, großen und starken Volk … Da schrien wir zu Adonaj, der Gottheit unserer Vorfahren. Adonaj hörte unsere Stimme und sah die Last, unter der wir litten, unser Elend und unsere Qualen. Adonaj führte uns mit starker Hand, mit ausgestrecktem Arm, durch große Ereignisse, durch Zeichen und Wunder aus Ägypten heraus …

Die Wanderungen der Israeliten sind ihre Geschichte – ihre Erinnerung daran, wer sie sind als Volk, als Nation. Der Theologe Robert W. Jenson schreibt:

> … im Gedächtnis Israels war der Exodus untrennbar mit der vierzigjährigen Wüstenwanderung verknüpft, bei welcher Gott der Herr als bedrohlicher Anführer einer Reise vorkommt, deren Endziel geographisch unbestimmt und zeitweise unbekannt war, und deren Gelingen jeden Morgen von Gottes neuer Gnade abhing (Jenson, 1997, S. 67).

Wer diese Textstelle aus dem Alten Testament und den Kommentar liest, macht sich vielleicht Gedanken über die Bedeutung des «Wanderns» ins fremde Land der Demenz. Erstens: Die Reise der Israeliten war nicht ungefährlich, auch ihr Ziel war nicht immer klar. Zweitens: Sie waren oft niedergeschlagen und frustriert und fragten sich, wer ihnen den rechten Weg weisen würde. Drittens: Es war ihnen zwar nicht ständig bewusst, aber sie waren nie völlig verlassen und hatten stets einen Hoffnungsschimmer. Schließlich erkannten sie, dass sie von einer höheren Macht, von Gott abhängig waren, der sich als treuer Gott erwies. Die Wanderung der Israeliten war eine «spirituelle Wanderung» mit einem, wenngleich dem Volk verborgenen, Ziel und Zweck. Man mag das jüdisch-christliche Verständnis dessen, was Wandern bedeutet, teilen oder nicht, die Erzählung enthält wertvolle Metaphern für die Betreuung demenzkranker Menschen.

Dieses Kapitel trägt die Überschrift «Beseeltes Gehen», um eine Assoziation herzustellen zwischen Gehen und einem Blick ins Herz, in die Seele oder den Geist des gehenden Menschen. Beseeltes Gehen findet in Begleitung statt, weshalb gezeigt wird, dass in diesem Kontext die Essenz von Spiritualität in der zwischenmenschlichen Begegnung liegt.

10.3.1
Weiter gehen, tiefer gehen – spirituelles Assessment

Viel von dem, was über Spiritualität in der Gesundheitsversorgung geschrieben wird, handelt von Assessment-Instrumenten, Pflegedokumentationen und quantitativen Pflegeergebnissen. Wenn es um einen Menschen mit Demenz geht, muss die Exploration die oberflächliche Ebene verlassen und zur tieferen Ebene von Einfühlungsvermögen, Verständnis, Vorstellungskraft, Intuition und Kreativität vordringen. Wird unter Spiritualität lediglich die äußerlich sichtbare religiöse Lebenskomponente verstanden, werden Pflegende versucht sein, nur auf die eingetragene Religionszugehörigkeit zu schauen und/oder den Geistlichen verständigen. Wird aber Spiritualität als Essenz einer Person, als ihr innerster Wesenskern verstanden, öffnen sich andere

Wege, welche die Betreuungsperson einladen, an der Seite ihres demenzkranken Schützlings zu gehen und gemeinsam dessen Einmaligkeit zu entdecken. Dieser Pflegefokus wird durch das folgende persönliche Beispiel erläutert.

10.3.2
Flo's Reise

Da ich ein paar Tage verreisen wollte, rief ich das Pflegeheim an, um mich zu erkundigen, wie meine Schwiegermutter in ihrer neuen Umgebung zurechtkommt. Weil sie sich telefonisch nicht mehr verständlich machen konnte, war ich auf den Bericht der Pflegekraft angewiesen: «Nun, es freut mich sehr, Ihnen mitteilen zu können, dass sie am Arm der Krankenschwester soeben ihre dritte Runde durchs Haus unternimmt. Ich habe einen Teil ihrer Unterhaltung aufgeschnappt. Florence erzählte Margot (der Krankenschwester), wie sehr sie ihren Vornamen verabscheut, und dass ihr «Flo» viel lieber sei als «Florence». Wir sind alle verblüfft, weil wir nicht davon ausgegangen sind, dass Florence so gut gehen oder reden kann. Wir haben bislang immer ihren vollen Namen benutzt, aber jetzt werde ich veranlassen, dass sie mit Flo angeredet wird. Es ist so schön, sie mit Margot Arm in Arm gehen zu sehen, fröhlich plaudernd, als wären sie alte Bekannte.»

Ich war hoch erfreut über diese Auskunft. Flo's Weg bis zum Umzug ins Pflegeheim war steinig gewesen, um es milde auszudrücken. Nachdem ich den Hörer aufgelegt hatte, fiel mir auf, dass ich weder eine einzige Frage über ihre verschiedenen medizinischen Probleme gestellt, noch eine einzige Information über ihren körperlichen Gesundheitszustand bekommen hatte. Mir war etwas über Flo's Reise vermittelt worden. Das waren wirklich sehr willkommene Nachrichten.

Obwohl die Pflegekraft in dieser Episode vielleicht nicht von sich gesagt hätte, dass sie eine spirituelle Betreuung durchführt, kommt einem unwillkürlich der Gedanke einer spirituellen Wegbegleitung in den Sinn. Mit unserer Vorliebe für schnelles Reisen und technische Transportmittel entspricht die Vorstellung, mit

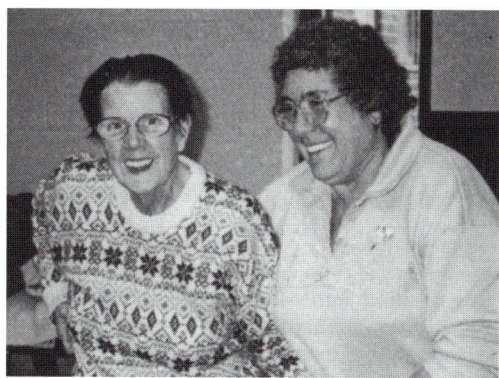

Abbildung 10-2: Beseeltes Gehen kann nur stattfinden, wenn Pflegende von sich aus ihre Gesellschaft anbieten und nicht warten, bis sie gebeten werden.

einer anderen Person eine Straße entlang zu gehen, nicht dem, was wir eine effiziente Fortbewegungsart nennen. Dennoch: Angesichts der Länge der Reise in die Demenz mag die Metapher «Wegbegleitung» vielleicht doch angemessen sein. Jemanden auf seinem oder ihrem Weg begleiten bedeutet unter anderem auch zusammen «verweilen» – wofür in unserem stressigen Alltag kaum Platz ist. Diese Krankenschwester hat – wenigstens für ein paar Minuten – den bequemen vertrauten Pfad der Pflegepläne und Pflegemaßnahmen verlassen und Flo's Agitiertheit und Unruhe als Aufforderung verstanden, sie ein Stück auf ihrer Reise zu begleiten und gemeinsam einen Weg zu gehen, der einen Blick in den Kern ihres Wesens erlaubte.

In der kurzen Zeit ihres beseelten Gehens hat die Pflegekraft ihren Schützling (unbeabsichtigt) eingeladen, über sich zu erzählen. Die Route und das Ziel mögen nicht recht klar gewesen sein, was zählte, war das Zusammensein. Meiner Schwiegermutter war vermutlich nicht bewusst, dass sie mit einer professionellen Pflegekraft unterwegs ist; spirituell war der Weg wegen seines persönlichen und freundschaftlichen Charakters. Margot erfüllte nicht lediglich ihre berufliche Pflicht; sie bot einfach ihre persönliche Präsenz an. Sie gewährte in dieser speziellen Situation auch Einblick in ihr Seelenleben und wurde für ein paar Augenblicke Flo's Partnerin, Kameradin und Freundin, also weit mehr als die Hüterin ihrer Sicherheit. Sie hielt sich nicht abseits, um jeden Moment zu analysieren und für jedes wahrgenommene Problem eine Lösung zu suchen, nein, sie begleitete Flo auf ihrer «Reise in die Demenz», wie Menschen eben Seite an Seite gehen.

10.3.3
Spirituelle Präsenz

Helen C. Orchard stellt die Frage: «Was geschieht, wenn es keine Präsenz gibt?» (Orchard, 2001, S. 147). Drehen wir die Sache um und betrachten Präsenz von der anderen Seite, drängt sich die Frage auf, was es für eine Person mit Demenz bedeutet, den Weg alleine gehen oder wandern zu müssen. Orchard ist davon überzeugt, dass spirituelle Bedürfnisse allgemeiner, nicht individueller Natur sind. Beseeltes Gehen ist daher Sache aller Pflegenden und sämtlicher Demenzpflegesettings; ob in der häuslichen Betreuung, in der Tagespflege oder im Langzeitpflegeheim. In einer Pflegekultur, die spirituellen Bedürfnissen den gleichen Stellenwert einräumt wie körperlichen, werden Demenzbetroffene ganzheitlich gesehen und umfassend betreut. Wird auch die spirituelle Dimension berücksichtigt, werden professionell Pflegende und pflegende Angehörige eine andere Haltung einnehmen und «umherwandernde» Leute nicht ausschließlich unter den Aspekten der Pflegepflichten, Effizienz und Supervision betrachten. In dieser veränderten Pflegekultur wird «Wandering» nicht missbilligt, vielmehr in einen größeren Zusammenhang gestellt. Die Essenz dieser Kultur ist, Terence A. Seedsman zufolge, unser gemeinsames Menschsein:

> Jede Managementphilosophie und jede andere Regel für die Betreuung gebrechlicher alter Menschen muss die Verantwortung für deren menschliche Folgen voll und ganz übernehmen. Effizienz ist nie das einzige Kriterium und wird auch künftig nicht das wichtigste Kennzeichen einer humanen Pflege sein … *Personen, die aufrichtigen Herzens mit und für gebrechliche alte Menschen arbeiten, sind aufgrund der beruflichen Sozialisation und Gewöhnung stets in Gefahr, Zuschauer und Zuschauerinnen zu werden, anstatt sich aktiv an den Prozessen zu beteiligen, die den Menschen in ihrer Obhut weiter ein sinnvolles Lebens ermöglichen. Der Wert eines menschlichen Lebens wird gewürdigt, wenn*

> *sich alle, die dazu in der Lage sind, die Mühe machen, den ganzen Menschen zu verstehen und mit der ganzen Persönlichkeit zu arbeiten – mit Leib und Seele.*
>
> *(Seedsman, 1994)*

Seedsmans Ruf nach einer humanen Pflege und sorgender Zuwendung ist aber auch der Ruf, sich auf die Essenz oder die Seele unseres eigenen Berufsstands zu besinnen. Wer den spirituellen Kern entdeckt, betrachtet Demenzpflege auf andere Weise. Diese Haltung ist meilenweit entfernt von der Aufbewahrungsmentalität, die Pflegende hauptsächlich als Überwachungspersonal und in der Beschützerrolle sieht. Während diese Faktoren zweifellos ihren Platz haben und das Thema Sicherheit selbstverständlich immer Teil des Pflegeauftrags ist, lädt beseeltes Gehen Betreuende zur aktiven Teilnahme ein. Im Kontext von Demenzpflege lässt sich sagen, dass es wesentlich wichtiger ist, ein Leitbild über den eigentlichen Sinn und Zweck von Pflege zu haben, als eine Liste von Interventionen und Beschäftigungsangeboten sowie ein kostspieliges Gutachten über die baulichen Gegebenheiten. Diese Faktoren spielen sicher eine Rolle, besonders in Langzeitpflegeeinrichtungen, sind aber letztlich der humanistischen Pflegephilosophie nachgeordnet. «Übertrieben eifriges Risikomanagement mag den Leib vor Verletzungen bewahren, kann aber zugleich der bereits angeschlagenen menschlichen Seele irreparablen Schaden zufügen.» (Nay, 2002).

10.3.4
Riskantes Gehen

Welche Risiken sind mit beseeltem Gehen verbunden? Betrachten Pflegende das Gehen als problematisches Verhalten, riskieren sie nichts, weil sie lediglich ihre Pflicht tun. Geschützt von einer Mauer aus Macht und Status, unterstützt von gesetzlichen Vorgaben, übernimmt die Pflegeperson Polizeiaufgaben, indem sie überwacht, kontrolliert, Gefährdungen erkennt, ja sogar versucht das Problem zu «lösen». Beseeltes Gehen dagegen bedeutet in der Regel, protektives Verhalten abzulegen und gemeinsam zu gehen, um Hand in Hand, Arm in Arm, den Augenblick zu leben.

Bei der Betreuung einer Person mit Demenz kommt es natürlich vor allem auf einwandfreie pflegerische Versorgung und Gefahrenabwehr an. Doch nicht nur materielle Hindernisse können eine Gefahr darstellen. Was ist mit den Befürchtungen und Ängsten des demenzkranken Menschen? Ist er nicht gefährdet, wenn er damit alleine gelassen wird, wenn ihm niemand zur Seite steht? Besteht nicht die Gefahr der Einsamkeit, Isolation und Langeweile, wenn dieser Mensch alleine umhergehen muss oder gar daran gehindert wird?

Und was ist mit der Betreuungsperson? Welcher Gefahr ist sie ausgesetzt, wenn sie beseeltes Gehen praktiziert? Sie riskiert, lächerlich zu wirken, wenn sie mit allerhand Tricks versucht, eine Person mit Demenz von ungeeigneten Routen abzubringen. Gut möglich, dass andere ihre Unterhaltung gerade dann mithören, wenn sich das Gespräch in Fantasiewelten aufschwingt. Sie ist ferner gefährdet, wenn ihr demenzkranker Schützling alle Hemmungen ablegt, sich taktlos verhält und gegen die Regeln des Anstands verstößt. Dann muss die Betreuungsperson «standhalten», nicht etwa aufgeben: eine echte Herausforderung! Geht sie auf Distanz, stellt sie sich abseits und bleibt unberührt. Geht sie aber ein gewisses Risiko ein, vermitteln ihre Worte und Gesten «Ich bin bei dir.»

10.3.5
Von Frau zu Frau

Im folgenden Beispiel ist die Pflegekraft Jana L. im Nachtdienst ein Risiko eingegangen. Sie selbst hätte diese Episode wohl nicht als spirituelle Pflege bezeichnet. Sie hätte vermutlich erzählt, wie frustriert sie war, weil sie vergeblich versucht hatte, mit dem «beseelten» Gehen der Bewohnerin Alice M. zurechtzukommen, die den Flur auf und ab, ins Stationszimmer rein und wieder raus ging, Stunde um Stunde, Nacht für Nacht. Sie hatte alle Überredungskünste aufgeboten, um Alice M. von ihren anhaltenden Fußmärschen abzuhalten, jedoch ohne Erfolg. Schließlich hatte sie sich gestattet, ihrer Intui-

tion zu folgen – und damit vermutlich die seelische Wellenlänge ihres Schützlings erfasst:

«Alice, bitte kommen Sie mit. Ich habe Ihnen ein schönes warmes Bad einlaufen lassen.» Duftöl und leise Musik sorgten um 2:00 Uhr morgens für ein angenehmes Ambiente, in dem nun etwas Außergewöhnliches geschah. Die sonst unverständliche Sprache der demenzkranken Frau wurde mit einem Mal klar und deutlich. «Sie haben einen schönen Busen», sagte sie zu ihrer Betreuerin, als ihr eigener Körper so völlig nackt war. «Meiner ist zu groß, ich hab' ihn nie gemocht», fügte sie hinzu. Schon war Jana L. in ein intimes Gespräch verwickelt, was sie einigermaßen verwirrte, weil sie sich auf unvertrautem Terrain bewegte.

Alice M. brauchte nur wenig Ermunterung, da erzählte sie über ihre Ehe, über die Kleidung, die sie stets mit Stolz getragen hatte, über den schlimmen Verlust der Tochter, ihres einzigen Kindes; berührte also intime Themen und Bereiche, deren Grenzen üblicherweise nicht überschritten werden. Alle Schranken zwischen der professionellen Pflegekraft und der gebrechlichen Pflegeheimbewohnerin fielen in sich zusammen, als Jana L. ihrer Eingebung folgte. Sie betraten für einen Moment eine andere Welt – und begegneten sich von Frau zu Frau.

Wenn wir uns auf die Lebensreise eines anderen Menschen einlassen, müssen wir möglicherweise aus unserer Deckung kommen, uns öffnen und bereit sein für neue, tiefere mitmenschliche Begegnungen.

10.3.6
Spirituelle Begleitung: «Mitgehen»

Als selbst von einer Demenzerkrankung betroffener Mensch schreibt Christine Boden über die Vorzüge einer Begleitperson, die unaufgefordert «mitgeht»:

> Wenn nicht jemand direkt neben mir steht, denke ich nicht daran, dass hilfsbereite Menschen da sind, an die ich mich wenden könnte … Ich denke nicht daran, dass meine Nachbarin bereit wäre, mit mir spazieren zu gehen, ich denke nicht daran, dass ich

alleine einen Spaziergang unternehmen könne; ich komme nicht auf die Idee, jemanden um Hilfe zu bitten, weil ich vergesse, dass ich von Freundinnen und Freunden umgeben bin, die mir bereitwillig in allen Dingen behilflich sind, wenn ich darum bitte. Das ist das Problem: Ich muss daran denken, sie zu bitten!

(Boden, 1998, S. 63)

Beseeltes Gehen braucht Pflegende, die ihre Begleitdienste anbieten und nicht warten, bis sie gebeten werden. Viele Autorinnen und Autoren interpretieren demenzbedingtes «Wandering» als Suche nach Sicherheit und Vertrautheit oder einfach den Wunsch, die Welt einmal anders zu sehen (Lai/Arthur, 2003, S. 78). Wer an der Seite dieser Menschen geht, hat verstanden, dass «die soziale Identität unangetastet bleibt, auch wenn das Gedächtnis versagt» (Kimble, 2003). Es tauchen Fragen auf wie: «Bin ich noch eine Person, auch wenn ich meinen Namen vergessen habe und nicht erklären kann, wohin ich gehe? Werden sie versuchen, mich wieder zurück zu holen und an dieser Reise zu hindern oder werden sie mich den Weg gehen lassen und an meiner Seite bleiben?» Dieses Kapitel soll belegen, dass es vor allen Dingen auf freundschaftliche Begleitung ankommt, weil aus diesem Geist heraus soziale Identität und Sicherheit erwachsen. Wir betreten Neuland, wenn wir den Begriff «spirituell» mit anderen Pflegeaspekten verknüpfen, etwa mit «umhergehen». Susan Ronaldson (1997) hat festgestellt, dass über die spirituelle Betreuung von Menschen mit Demenz bislang kaum geschrieben und geforscht worden ist. Es gibt jedoch persönliche Erfahrungsberichte, die uns helfen, diesen neuen Weg einzuschlagen. Seine Rolle als Seelsorger für Menschen mit Demenz hat Malcolm Goldsmith mit folgenden Worten beschrieben:

Wer bist du – der alle paar Minuten zur Toilette geht? Wer bist du – die ihre Schützlinge sauber macht und immer wieder die gleichen Fragen beantwortet, Weinende tröstet und die Wut und Frustration derer erträgt, die nicht wissen wer sie sind? Wer bin ich? Ich bin Verkünder des Evangeliums der Liebe, und diese wütende Frau ist meine Schwester, dieser weinende Mann mein Bruder.

(Goldsmith, 2000)

Goldsmith fordert alle Pflegenden auf, nicht zu fragen: «Was stimmt nicht mit dieser Person?», sondern «Wer bin ich für diese Person?» Beseeltes Gehen fragt: «Wer sind wir beide zusammen? Wie können wir das Beste aus dieser seltsamen, unberechenbaren Beziehung machen? Wie schaffen wir es, miteinander Schritt zu halten, wenn der Weg mühsam wird? Wie erfahren wir, welche Richtung wir einschlagen müssen, wenn die Wegweiser unklar sind?»

«Mitgehen» erfordert ein Wertesystem, das sich vom «Tun für» unterscheidet; dieses Wertesystem orientiert sich nicht an Fertigkeiten oder Techniken, es geht vielmehr darüber hinaus und transzendiert beides. Einen Menschen auf dem Demenzpfad begleiten bedeutet, ihm auf einer anderen Ebene zu begegnen, keineswegs auf einer ätherischen, «außerirdischen» Ebene, vielmehr mit beiden Beinen fest auf dem Boden, Schritt für Schritt, nahe beisammen, mit ihm gemeinsam manchmal völlig wegloses Gelände zu durchqueren. Vielleicht gibt es keinerlei Hinweis, dass ein bestimmtes Ziel näherrückt. Die Reiseroute mag manchmal mehr einer Einbahnstraße gleichen als einer breiten, offenen Landstraße; dennoch kann es eine Entdeckungsreise sein. Die Reise ist vielleicht nicht immer unbeschwert, nicht jederzeit angenehm, vielleicht sogar ein großer Reinfall. Eine Reise in die Demenz hält Enttäuschungen bereit, die es auszuhalten, und Siege, die es zu feiern gilt. Aber auch Zeichen der Hoffnung sind möglich – ungeachtet aller Ungewissheiten und Unklarheiten – weil es sich um eine Reise handelt, die nach beiden Richtungen beschildert ist: Die Richtungsschilder erinnern an die Vergangenheit und weisen in die Zukunft. Es gibt immer wieder einen Aufbruch und einen neuen Tag mit einem neuen Weg.

10.3.7
Spirituelle Erkenntnis

Pflegende müssen sich einer Person mit Demenz stets so nähern, dass sie nicht erschrickt oder Angst bekommt; dieser Punkt ist in der Literatur bereits häufig erwähnt. Betrachten wir das Feld der zwischenmenschlichen Beziehungen eingehender, können wir uns mit Tony Bush die Frage stellen: «Was sehe ich wirklich?» (1997, S. 91–92). Vielleicht sehen wir eine ziellos umherwandernde Gestalt, die sich selbst gefährdet, anderen im Weg steht, logischen Argumenten nicht zugänglich und nicht zu überreden ist. Wir können aber auch tun, was Bush empfiehlt und uns ruhig und selbstsicher fragen: «Wie kann ich diesem Menschen begegnen?» Und was sieht dieser Mensch mit Demenz in seiner Betreuungskraft? «Ein nervöses, ungeduldiges Wesen, das unter Zeitdruck steht, oder einen Menschen mit einem echten Lächeln, der Ruhe ausstrahlt und die Bereitschaft signalisiert, sich Zeit zu nehmen?»

Der demenzkranke Mensch muss seine Begleitperson nicht unbedingt erkennen oder genau wissen, wohin die Reise geht; viel wichtiger ist das Gefühl von Sicherheit und Geborgenheit, das durch die Begleitung entsteht. Spirituelle Erkenntnisse können sich auch einstellen, wenn es gelingt, frühe Erinnerungen zu wecken: «Ein schwer demenzkranker Mann konnte sich noch an seine Kindheit erinnern, als es seine Aufgabe war, Holz zu holen. Als er beim Gehen etwas Anfeuerholz in der Hand halten konnte, verbesserten sich sein Selbstbewusstsein und sein emotionaler Zustand dramatisch» (Post, 1995, S. 10). Diese mit Gehen verbundenen spirituellen Erkenntnisse sind auch recht praktisch: Sie lindern das Gefühl, verloren und alleine in einer Welt zu sein, die offenbar niemand versteht; spirituelles Gehen ist aber auch ein sehr konkretes, leibliches Tun.

10.3.8
Der leibliche Geist

Wer Geist und Körper voneinander trennt, unterliegt einem falschen Dualismus mit der Konnotation, dass die spirituelle oder seelische Dimension nicht Teil der realen Welt ist. Die spirituellen Aspekte von Pflege in den Fokus zu nehmen bedeutet nicht, Geist oder Seele abzu-

spalten und die Person nicht mehr ganzheitlich wahrzunehmen, es geht vielmehr darum, Unverbundenes wieder miteinander zu verbinden. Achtet eine Pflegekraft, die den Anspruch erhebt, ganzheitlich zu betreuen, auch auf die spirituellen Aspekte ihrer Tätigkeit, ist dies keineswegs eine freiwillige Zusatzleistung. Sie kann dieses Thema auch nicht einfach anderen überlassen, die «einen Sinn für so was haben». Wie bereits eingangs erwähnt, fällt spirituelle Pflege nicht ausschließlich in den Aufgabenbereich der Klinikseelsorgerin oder des Geistlichen. Spirituelle Pflege geschieht im Alltag, immer dann wenn zwei Menschen einander begegnen. Sie lässt sich nicht in eine andere Sphäre, an einen anderen Zeitpunkt oder Ort verbannen; spirituelle Pflege ist Teil des Ganzen.

Mit Demenzbetroffenen Schritt zu halten bedeutet nicht, herauszufinden was fehlt, sondern zu sehen was da ist, und sich darauf einzustimmen. Michael Ignatieff hat einen bewegenden Bericht über einen Sohn verfasst, der seine Mutter betreut, und zum Arzt sagt: «Sie berichten mir immer wieder, was verloren gegangen ist, ich berichte Ihnen immer wieder, dass etwas geblieben ist.» (1993, S. 58) Demenzbetroffene werden meist anhand ihrer Defizite definiert. Diese Sichtweise führt dazu, dass sich die Pflegeplanung an Bedürfnissen orientiert, an Bedürfnissen, die meist von der Betreuungsperson festgestellt werden. Spirituelle Bedürfnisse werden dann als ein individuell empfundenes Problem definiert, das die Pflegeperson lösen soll. Wer Spiritualität so versteht, reduziert die geistig-seelische Dimension eines Menschen auf definierbare Konzepte. Hier befassen wir uns jedoch mit beseeltem Gehen und führen einen anderen Diskurs: Es geht hier um Geschichte und Erzählung, um Hören und Reagieren.

10.3.9
Was ist zu tun?

Wir haben uns hier mit beseeltem Gehen befasst und nur einen sehr kleinen Teil dieses relativ neuen Terrains erforscht. Nun stellt sich die Frage nach den Konsequenzen dieses spirituellen Ansatzes, und wie er umzusetzen ist. Lassen Sie sich von folgenden Punkten anregen, die sich besonders auf Menschen mit Demenz beziehen, die in einer Langzeitpflegeeinrichtung leben:

- Bringen Sie in Erfahrung, welche religiösen Überzeugungen die demenzbetroffene Person hat, und ob es Leute gibt, z. B. Priester/Seelsorger oder Ehrenamtliche, die sie begleiten und «mitgehen» können. Gibt es mit Gehen verbundene Symbole und/oder wichtige Rituale?
- Sind Literaturstellen oder Gedichte bekannt, die während des Gehens Erinnerungen wecken könnten?
- Bauen Sie in den täglichen Betreuungsablauf eine besondere «Geh-Zeit» ein, um in den Genuss körperlicher Bewegung zu kommen.
- Achten Sie auf die lichten, klaren Momente Ihres demenzkranken Schützlings, die meist eine überraschende Kommunikation erlauben.
- Fühlen Sie sich ein und fragen Sie sich, was «verloren» bedeuten mag, wenn die Person etwas zu suchen scheint. Gibt es irgend etwas, einen realen Gegenstand, ein Andenken, das möglicherweise Erinnerungen an längst vergangene Zeiten weckt?
- Stellen Sie lieber keine Fragen, die eine logische Antwort erfordern, etwa: «Wo wollen Sie denn hingehen?»
- Vermeiden Sie Ermahnungen wie: «Sie dürfen nicht alleine über die Straße gehen. Das ist viel zu gefährlich.»
- Fragen Sie sich, was es bedeutet, mit dieser bestimmten Person zu diesem bestimmten Zeitpunkt «im Gleichschritt» zu gehen.
- Identifizieren Sie Aspekte, die den Empfindungen und der Orientierung dieser Person eindeutig zuwiderlaufen und sie «aus dem Tritt» bringen.
- Machen Sie sich Ihr eigenes Tempo und Ihren eigenen Gehstil bewusst und fragen Sie sich, ob Sie «mitgehen» und die Person mit Demenz tatsächlich einfühlsam begleiten, oder «gegen sie angehen».

10.3.10
Zusammenfassung

Schwerpunkt dieses Kapitels war das «beseelte Gehen» und die Einladung, «Wandering» nicht einfach als «herausfordernde Verhaltensweise» zu betrachten, vielmehr als eine Möglichkeit, das innerste Wesen, den Kern der Person mit Demenz zu erfassen. Es enthält ferner die Einladung an Pflegende, sich als spirituelle Verbündete zu sehen, die sich zusammen mit ihrem Schützling über den Demenzpfad verständigen. Wie lässt sich feststellen, ob der richtige Pfad eingeschlagen und das Ziel erreicht worden ist? Florida Scott-Maxwell hat aufgeschrieben, was sie über das Altern, über Behinderung und Tod denkt, und erwähnt den «Widerwillen vor dem, was wir möglicherweise werden» (Scott-Maxwell, 1968, S. 75 und S. 138). Wir unsererseits können versuchen, in die Schuhe der Person mit Demenz zu schlüpfen, um zu erfahren, wohin ihre Reise geht. Aus dieser Perspektive kann das Ziel etwa so aussehen:

> In den letzten Tagen meiner Reise kann ich ganz ich selbst sein und mit allen Leuten, die mich betreuen, einen kreativen Tango tanzen. Ich bin nun an einem Ort, an dem mein «ruheloses Umhergehen» nicht als Problem betrachtet wird, wo meine Eigentümlichkeiten respektiert und die Tatsache, dass ich «einen eigenen Kopf habe», nicht als abweichendes Verhalten gilt. Ich muss mich meiner wechselnden Stimmungen nicht schämen; sie werden mir nicht verübelt. Ich bin zwar auf andere Menschen angewiesen, werde aber nicht von anderen isoliert; meine Angehörigen und mein Freundeskreis sind jederzeit willkommen, mich auf meiner Reise zu begleiten. Hier kümmert man sich um mich, egal wie seltsam, durcheinander und desorientiert ich wirken mag. Meine innigsten Herzenswünsche werden erfüllt durch mitmenschliche Begleitung, Verständnis und Humor. Hier wird nicht nur mein Heute gesehen, vielmehr auch der Mensch, der ich war und zu dem ich vielleicht noch werde.

Literatur

Boden C (1998) *Who will I be when I die?* Sydney: Harper Collins.

Bush T (1997) Spirituality in care. In Ronaldson S (ed) *Spirituality: the heart of nursing.* Melbourne: Ausmed publications.

Goldsmith M (2000). Through a glass darkly: a dialogue between dementia and faith. Paper presented at the Ageing, spirituality and pastoral care conference, Canberra, Australia.

Ignatieff M (1993). *Scar tissue*. Toronto: Viking.

Jenson RW (1997). *Systematic theology: the Triune God* (Vol. 1). Oxford: Oxford University Press.

Kimble M (2003) The whole person. In R. Hudson (Ed.). *Dementia nursing: a guide to practice* (pp. 25–32). Melbourne: Ausmed Publications.

Lai C, Arthur D (2003) Wandering. In R. Hudson (Ed.), *Dementia nursing: a guide to practice* (pp. 70–82). Melbourne: Ausmed Publications.

Nay R (2002) The dignity of risk. *Australian Nursing Journal*, 9(9) 33.

Orchard H (ed) (2001) *Spirituality in health care contexts*. London: Jessica Kingsley Publishers.

Post SG (1995) *The moral challenge of Alzheimer disease*. Baltimore: The John Hopkins University Press.

Ronaldson S (ed) (1997) *Spirituality: the heart of nursing*. Melbourne: Ausmed Publications.

Scott-Maxwell F (1968) *The measure of my days*. New York: Alfred Knopf.

Seedsman TA (1994) The worth of a human life: a focus on the frail aged. *Australasian Journal on Ageing*, 13(2) 90–92.

10.4
Eine helfende Hand: Gehen mit Gordon

Paul Batson

Gordon war etwa 65 Jahre alt. Er litt seit über zehn Jahren an der Alzheimer-Krankheit, befand sich mittlerweile im fortgeschrittenen Stadium der Demenz und lebte auf einer Langzeitpflegestation, wo er bis zu seinem Tod bleiben würde. Er war groß, fast 1,90 m, etwas hager, weil er stark abgenommen hatte, aber noch immer ein kräftiger Mann. Meist saß er den ganzen Tag mit starrer, maskenhafter Miene auf der Station herum. Er wirkte missmutig, geradezu bedrohlich, als sei er verärgert, und war eine stets präsente, unheimliche Gestalt. Gordon hat mir eine wichtige Lehre erteilt.

Ob der Eindruck, den ich von Gordon hatte, tatsächlich seinen Gefühlen entsprach, weiß ich nicht, weil er seit langer Zeit nichts mehr gesagt hatte und immer die gleiche maskenhafte Miene trug. Niemand konnte ihm eine andere Reaktion entlocken. Selbst seine bewundernswerte Frau, die ihn täglich besuchte und so liebevoll versorgte, hatte inzwischen das Gefühl, dass er ihr zunehmend entglitt und sie nicht einmal mehr ahnte, was in seinem Kopf vorging. Gordon konnte nichts mehr alleine tun. Das Pflegepersonal wusch ihn, zog ihn an und reichte ihm das Essen, Tag für Tag, wobei er überwiegend kooperierte. Allerdings starrte er die Leute dabei stets mit diesem missmutigen Blick an, der mich anfangs so irritiert hatte.

Als Psychodramatherapeut arbeitete ich überwiegend mit Demenzbetroffenen im frühen oder mittleren Stadium, weshalb ich mich fragte, was ich wohl für Gordon tun könnte, angesichts seiner demenzbedingt starken Einschränkungen. Ich erfuhr, dass er zumindest eine Rolle übernehmen konnte, die eines «Wanderers». Er war oft auf der Station umhergegangen, tat es auch jetzt noch hin und wieder, inzwischen allerdings recht selten. Meine Reaktion war: «Gut, fangen wir da an, wo Gordon steht; tun wir, was Gordon tun kann: Gehen wir zusammen spazieren, wenn ihm das recht ist.»

Ich erklärte Gordon, dass ich gerne einen Spaziergang mit ihm machen würde, draußen im Freien, und dass er mir doch bitte irgendwie mitteilen soll, wenn er nicht mitkommen möchte. In diesem Fall sollte er einfach sitzen bleiben. Doch als ihm eine Pflegekraft Mantel, Handschuhe und Schal brachte, verhielt er sich sehr kooperativ, stand auf und zog sich die Sachen an, ohne dabei eine Miene zu verziehen. Wir brachen also zu einem Spaziergang im Gelände des Hauses auf. Es war Februar, ein kalter grauer Tag, keine ideale Jahreszeit für einen Spaziergang. Das Gelände war auch nicht sonderlich attraktiv oder anregend: die übliche Ansammlung alter Gebäude – frühere Armenhäuser – dazu ein paar Bäume und ein Stück Garten.

10.4.1
Ein kleines Zeichen

Während des Spaziergangs wies ich Gordon auf die Knospen an den Bäumen hin, auf die Vögel im Geäst, und kommentierte die Leute, denen wir begegneten. Ich redete ganz normal, als verstünde er alles – und manchmal schienen ihn meine Hinweise auch zu interessieren, doch sein Gesicht blieb völlig unbewegt. In den folgenden drei Monaten gingen wir jede Woche einmal zusammen spazieren. Während der ganzen Zeit blieb seine Miene fast immer starr, obwohl ich manchmal kurz den Eindruck hatte, er sei etwas zugänglicher – er sah sogar in meine Richtung – doch diese Augenblicke waren flüchtig. An einem Punkt jedoch ergriff Gordon tatsächlich die Initiative. Es war zwar nur ein kleines Zeichen, angesichts seiner Erkrankung und seines üblichen Verhaltensmusters erschien es mir allerdings sehr bemerkenswert.

Es fing gleich bei unserem ersten Spaziergang an. Wir brachen also auf, Hand in Hand – was Gordon recht gut zu gefallen schien, mir die Möglichkeit gab, Kontakt herzustellen und das Risiko des plötzlichen Weglaufens reduzierte. Er war ja ungeachtet seines Leidens ein großer Mann, der noch immer recht flott gehen konnte. Auf unserem Gang durchs Gelände kamen wir zu einem breiten Weg zwischen zwei Krankenhausgebäuden. Er war mit einem etwa 1,20 m hohen Metallpfosten in der Mitte gegen Durchfahrtsverkehr gesichert.

Um den Kontakt mit Gordon nicht zu unterbrechen, wollte ich auf der einen Seite vorbeigehen, Gordon sollte auf der anderen bleiben. Ich hob also beim Gehen seine Hand über den Pfosten, und wir setzten unseren Weg fort. Kurz danach kam mir plötzlich ein Gedanke: Warum hatte ich das getan? Warum hatte ich etwas für Gordon getan, was er womöglich selbst hätte tun können? Warum hatte ich seine Hand über den Pfosten gehoben? Natürlich wollte ich nicht, dass er mit der Hand dagegen stieß, aber ich hatte ihm die Entscheidung abgenommen. Ich hatte den klassischen Fehler begangen, anzunehmen, dass seine Hand nicht alleine über

den Pfosten heben kann und ihm die Gelegenheit vorenthalten, selbst die Initiative zu ergreifen.

Nachdem wir etwa eine Viertelstunde unterwegs waren, beschloss ich, den gleichen Weg wieder zurückzugehen, um zu sehen, wie er sich diesmal verhalten würde. Als wir uns dem Pfosten näherten, hielt ich Gordons Hand fest in meiner, machte aber keine Anstalten, sie hochzuheben, worauf Gordon spontan, ganz aus eigenem Antrieb meine Hand über den Pfosten hob. Ich wandte mich zu ihm und sagte: «Vielen Dank, Gordon.» Er blickte mich an wie immer – verzog keine Miene und gab keinerlei Signale.

Gordon und ich unternahmen etwa 15 Spaziergänge, und kamen jedes Mal beim Hin- und beim Rückweg an diesem Pfosten vorbei. Ausnahmslos immer ergriff Gordon die Initiative, ohne dass ich ein Wort sagte, und hob meine Hand über den Pfosten, jedes Mal sah ich ihn an und sagte: «Danke, Gordon», nie verzog er eine Miene.

Ich wollte, ich könnte berichten, dass Gordon bald besser mit anderen Menschen kommunizieren und auf andere besser reagieren konnte, was aber nicht der Wahrheit entspräche. Tatsächlich verschlechterte sich sein Gesundheitszustand und ein paar Monate später starb er; eine gnädige Erlösung für ihn und seine Angehörigen. Die Spaziergänge mit Gordon sind mir in lebhafter Erinnerung geblieben, weil er mich spüren ließ, dass in seinem Inneren etwas vorgeht: Er nahm Dinge wahr, konnte zumindest diese eine Situation erkennen und entsprechend reagieren, obwohl es nach außen hin überhaupt nicht so schien.

Von Gordon habe ich gelernt, beim Umgang mit demenzkranken Menschen auf festgefügte Annahmen zu verzichten. Er hat mich in meiner Meinung bestätigt, dass wir mit diesen Menschen Kontakt aufnehmen können, auch im fortgeschrittenen Krankheitsstadium, sofern wir den richtigen Moment erkennen und ihnen geeignete Interaktionsangebote machen. Gordon hat mir auf unseren gemeinsamen Spaziergängen eine helfende Hand gereicht, weit mehr als es ihm bewusst war.

Gehen ist aber auch beten. Alleine gehen ist beides: kontemplatives Gebet und Fürbitte. Ich bin kein kontemplativer Wanderer, irgend etwas treibt mich immer zu schnell voran, aber ich spreche beim Gehen Fürbitten. David hat beides gemacht. David war nie in Eile, wie sich auch die besten Betenden nie beeilen. Er ging kontemplativen Schrittes über die Berge und nahm dabei alles Geschaute tief in sich auf. Im tiefsten Kern ist Gehen jedoch eine Art Fürbitte oder Fürsprache, weil der Kopf des einsamen Wanderers voll ist mit Bildern und Gesichtern, mit Erinnerungsfetzen, mit Bedauern und Reue, nie vergessenen Freuden und Freunden. Man bewegt sich fort, denkt an sie, berührt allesamt in liebender Erinnerung und betrachtet den Film, der im Kopf abläuft. Gehen legt den Schalter um, und schon spielt der Film deines Lebens noch einmal.

Richard Holloway (Bischof von Edinburg)
(1996) Limping towards the sunrise, Edinburgh:
Saint Andrew Press.

11 Ruheloses Umhergehen aus pflege-diagnostischer und chronopflegerischer Sicht

11.1 Einleitung

Jürgen Georg

Der folgende Beitrag stellt das Pflegephänomen des «ruhelosen Umhergehens» aus pflegediagnostischer Sicht dar. Einleitende Beispiele verweisen auf die Vielgestaltigkeit des Phänomens, dessen Bedeutung im Folgenden epidemiologisch skizziert wird. Darüber hinaus wird das «ruhelose Umhergehen» anhand verschiedener Schlaglichter aus personzentrierter, künstlerischer, philosophischer und sprachlicher Perspektive erhellt. Orientiert am Pflegeprozess beschreibt der Beitrag, wie Pflegende ruhelos umhergehende Menschen einschätzen, ihren Pflegebedarf benennen, gemeinsame Ziele vereinbaren und pflegerische Aktivitäten planen können. Ein abschließender Exkurs verweist auf den wichtigen Beitrag, den chronobiologische Erkenntnisse zum Verständnis des «ruhelosen Umhergehens» leisten können. **Abb. 11-1**).

11.2 Beispiele

Das oftmals als «bettflüchtig», ruhelos, rastlos, umherirrend, unruhig oder ziellos beschriebene Verhalten von Menschen mit einer Demenz ist sehr vielgestaltig, wie die folgenden Beispiele illustrieren:

- Martha Wegner läuft mehrere Stunden am Tag auf dem langen Flur des Heims auf und ab, sie wirkt sehr angespannt. Die Aufforderung sich auszuruhen quittiert sie meist mit Schreien oder Schlagen. Geht man ein Stück des Weges mit ihr und bietet ihr einen Arm an, dann hakt sie sich ein und wirkt entspannter. Sie hat großen Appetit, isst die zweifache Portion, hat aber trotzdem in den letzten Wochen 8 Kilo an Gewicht verloren.

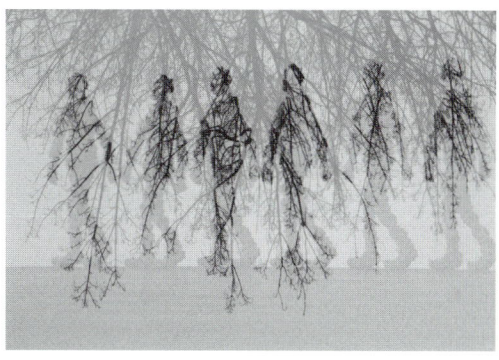

Abbildung 11-1: «Walking Men». Foto: Jürgen Georg

- Peter Watsch wurde auf eine geriatrische Rehabilitationsstation aufgenommen. In der Nacht ging er regelmäßig in das nächstgelegene Patientinnenzimmer. Die Nachtwache ging diesem Aufregung verursachenden Verhalten nach. Sie stellte fest, dass er nachts eine Uhr suchte, wenn er aufwachte, von der er wusste, dass eine im Nachbarzimmer hing.
- Die Bewohnerin Lisa Schatten folgt der Pflegefachfrau Martina auf Schritt und Tritt. Diese nimmt die «Beschattung» gelassen und sagt «der Mensch ist eben ein Herdenwesen, wenn er nicht mehr weiß, wo es lang geht, folgt er demjenigen, der die Richtung zu kennen scheint…».
- Frau Berger pflegte den ganzen Tag durch alle Räume zu wandern, nachzuschauen «ob alles in Ordnung ist», sich kurz mit den anderen zu unterhalten, vor das Haus zu gehen, um das Wetter zu betrachten oder zu überprüfen, ob die Angehörigen zufällig vorbeikommen. Meistens ging sie barfuss, «um die Schuhe zu schonen». Sie wirkte dabei immer sehr freundlich, ausgeglichen und gar nicht müde. Beim Versuch, ihr tägliches Laufpensum zum schätzen, haben sich die meisten Pflegenden auf «sehr viel, etwa 3 bis 5 Kilometer» geeinigt. Die mit einem Schrittzähler ermittelten Werte ergaben, dass die alte, fast 90-jährige Frau täglich Wege bis zu 46 Kilometer bewältigte, ohne das Haus zu verlassen. (nach Wojnar, 2007: 84)
- «Er hatte ohne Schuhe das Haus verlassen. Ich wusste nicht wohin er gelaufen war, die Polizei fand ihn Stunden später 8 km von unserem Haus entfernt. Seine Füße waren blutig und mussten im Spital behandelt werden.» (Aussage einer Angehörigen in: Silverstein et al. 2002: 110).

11.3
Bedeutung

Die Bedeutung von ruhelosem Umhergehen (Wandering) und gesteigertem Bewegungsdrang bei Menschen mit Demenz wird ersichtlich, wenn man sich vergegenwärtigt, wie häufig dieses Phänomen auftritt. Aussagekräftig ist außerdem die Betrachtung des Phänomens in einem größeren Kontext, indem man es mit Phänomenen des Gehens, Bewegens, und Schreitens vergleicht und in Zusammenhang setzt und aus der Perspektive der Kunst, Anthropologie, Philosophie und Sprachwissenschaft beleuchtet.

11.3.1
Epidemiologie – Vorkommen und Häufigkeit

Carpenito (2006: 823) beschreibt ruheloses Umhergehen (Wandering) als den häufigsten Einweisungsgrund in amerikanischen Altenheimen und als die nach Aggressionen zweithäufigste herausfordernde Verhaltensweise. In einer Befragung von 18 Zürcher Altersheimen benennt Kleiner 15 Heime, deren Vertreter angaben, dass «zielloses Herumwandern und Unruhe bei weniger als einem Viertel der Bewohner vorkomme». (Vgl. Kleiner, 2009: 29). Bis zu 39 % der kognitiv beeinträchtigten Bewohner eines US-Altenheims zeigten nach Angaben von Carpenito-Moyett (2008: 731) das Verhalten des «ruhelosen Umhergehens». Zwei amerikanische Studien beziffern das Vorkommen von «Wandering» in US-Pflegeheimen zwischen 11 und 24 %. (vgl. Silverstein et al., 2002: 31). Den Aufwand, unruhig umhergehende Bewohner (engl. «Wanderers») am Verlassen einer Station zu verhindern, illustriert eine Untersuchung von Gaffney (1986), die während 15 Stunden eine Gruppe von 28 unruhigen Bewohnern («Wanderers») beobachtete. Sie zählte 457 Versuche, die Station zu verlassen und 274 Versuche den Ausgang zu benutzen.

Das «Wandering» einer Person kann Angehörige, Freunde und Pflegende, die sich für die betroffene Person verantwortlich fühlen, stark belasten, wie das Beispiel im folgenden Kasten beschreibt. Wenn ein angehöriger, demenzkranker Mensch wegläuft und sich verirrt, kann das ebenso traumatisch sein, wie ein Kind zu verlieren (Marshall/AllenAllan, 2006: 12).

Ein Auszug des SPIEGEL-Interviews mit dem an Demenz erkrankten Psychologieprofessor Richard Taylor und seiner Frau Linda illustriert, wie unterschiedlich Betroffene und Angehörige «Weglaufen» erleben.

Linda: Hat er Ihnen schon erzählt, was an Weihnachten los war?

SPIEGEL: Nein, was denn?

Linda: (zu Richard) Erzähl das mal!

Taylor: Ich brauchte ein Teil für meinen Computer. Mein Sohn hatte versprochen, es zu besorgen, und mich dann immer wieder vertröstet … Deshalb bin ich einfach losgelaufen. In irgendeine Richtung.

Linda: Es war Heiligabend! Es war schon dunkel. Alles war zu. Es fror. Auf einmal war er weg. Wir sind alle ausgeschwärmt. Wir haben nach ihm gerufen, haben an alle Türen geklopft, ob er sich irgendwo festgeplaudert hat. Am Ende hat die halbe Nachbarschaft nach ihm gesucht.

Taylor: Irgendwann hielt mein Sohn mit seinem Auto neben mir und sagte: «Los Dad, steig ein, ich bringe dich heim.» Als wir ankamen, standen die Nachbarn hier rum. Ich hab gar nichts kapiert. Ich kam in die Küche, und meine Frau fragte mich, wo ich gewesen war. Ich habe ihr gesagt, dass ich nur ein Teil für den Computer kaufen wollte. Da fing sie an zu weinen. Sie schnitt gerade Zwiebeln. Und ich habe gesagt: «Wow, das sind ja wohl die schärfsten Zwiebeln, die ich je gesehen habe.» Aber da weinte sie nur noch mehr.

Aus: Taylor, R.; Lakotta, B. (2010): Ein Leben wie im Fegefeuer. DER SPIEGEL 9: 112 (Interview)

11.3.2
Personzentrierte Perspektive – Walking oder Wandering

Unter Sicherheitsaspekten wird ruheloses Umhergehen (Wandering) häufig als «herausfordernde, unvermeidliche und ziellose Verhaltensweise» klassifiziert. Die britische Professorin Mary Marshall (2006) setzt dieser sicherheitsorientierten und pathologisierenden Sichtweise eine stärker ressourcenorientierte und personzentrierte Perspektive entgegen. Sie kontrastiert das ruhelose Umhergehen (Wandering) mit dem Gehen und Wandern (Walking) und vergleicht positive und negative Effekte dieser Verhaltensweisen (Tab. 11-1).

Marshall fragt, warum wir eine normale Aktivität wie «sich bewegen» – etwas, was wir tun, um wohin zu gelangen, einen klaren Kopf zu bekommen, etwas zu entdecken, zu flüchten, zu entspannen, den Boden unter den Füssen zu spüren –, warum wir dies nicht auch Menschen mit einer Demenz zugestehen, sondern es als «Wandering» (ruheloses Umhergehen) oder die Betreffenden als «Wanderers» («unruhige Patienten») etikettieren. Sie vermutet folgende Gründe:

- weil wir Ereignisse und Erfahrungen aus praktischen Gründen einordnen müssen, um mit ihnen umzugehen.
- weil wir uns um die negativen Folgen des ruhelosen Umherlaufens (s. Tab. 1) sorgen.
- weil wir den gewohnten Lebensraum von Menschen mit einer Demenz eingrenzen oder sie gar einsperren.
- weil uns die vermeintliche Erklärung eines Verhaltens als «unabänderlich» oder «hirnabbaubedingt» von der Aufgabe entlastet, nach anderen Gründen zu suchen.
- weil es eine willkommene Abkürzung darstellt, Menschen mit einer Demenz als «unruhig» zu bezeichnen; einen Zustand der uns selbst unruhig macht, peinlich berührt oder Schuldgefühle angesichts des Umgangs mit den Betroffenen in uns weckt (vgl. Marshall/Allan, 2006).
- weil ein unruhig umhergehender Mensch, ein in gesteigertem Bewegungsdrang getriebener Mensch, einer auf Mobilität und Beschleunigung getrimmten Gesellschaft und

Tabelle 11-1: Positive und negative Auswirkungen von Gehen/Laufen («Walking») und ruhelosem Umhergehen («Wandering») nach Marshall/Allan (2006)

Positive Effekte	Negative Effekte
• eine gesunde, Freude bereitende Aktivität	• Erschöpfung
• fördert Kommunikation	• Gewichtsabnahme
• verbessert die Orientierung	• Mangelernährung (Volicer, 2007: 59)
• hilft, Druckgeschwüre zu vermeiden	• Gefahr der Dehydratation
• fördert die Darmmotilität, beugt Verstopfung vor	• Sturz-, Verletzungs-, Frakturgefahr (Volicer, 2007: 59)
• verbessert den Appetit	• Überlastung und Verletzungen der Füße
• ermöglicht, eine Wahl zu treffen, Kontrolle auszuüben	• zwischenmenschliche Konflikte zwischen Klient und Pflegenden/Angehörigen
• vertreibt Langeweile	• Rollenüberlastung pflegender Angehöriger (Volicer, 2007: 59)
• trägt zur Erhaltung der Mobilität bei (Volicer, 2007: 58)	• Gefahr des Verlaufens, Verirrens, Erfrierens
• erhöht den Schlafdruck und fördert das Einschlafen (Staedt/Riemann, 2007: 68)	• erhöhte Gesundheitskosten (Volicer, 2007: 60)
	• erhöhte Mortalität (Volicer, 2007: 60)

in Zeitkorridore gepressten Pflege auch einen Spiegel vorhält. Er spiegelt uns in seinem Unwohlsein ein Stück des Unbehagens, das einem beschleicht, wenn man darüber nachdenkt, ob wir in unserer beschleunigten, mobilen und flexiblen Welt noch das rechte Maß über die Dinge, Raum und Zeit inne haben oder nur noch selbst von außen Getriebene sind.

Die Autorinnen dieses Buches und Halek (2010) erweitern den Blick auf Menschen mit einem erhöhten Bewegungsdrang in Verbindung mit Demenz. Sie regen dazu an, auch positive Aspekte dieses Verhaltens wahrzunehmen, indem sie feststellen: «Das Wandern kann aber auch ein Ausdruck der Persönlichkeit und der Bewältigungsstrategien sein und so zur Aufrechterhaltung des Wohlbefindens der betroffenen Person beitragen. Damit kann Wandering ein natürliches Ergebnis einer Suche nach etwas Bekanntem, Sicherem und Angenehmen in einer für die Person mit Demenz fremden und bedrohlichen Welt sein. Insofern kann das Wanderverhalten eines Menschen mit Demenz eine zielgerichtete Verhaltensform sein, die per se nichts Negatives hat.» (Halek, 2010: 9).

11.3.3
Gehen, Schreiten, ruhelos Umhergehen in der Kunst

Einige der ältesten Skulpturen der Menschheit stellen die Stand-Schreitfiguren im alten Ägypten dar, die bereits um 3000 v.Chr. entstanden sind (Ägyptisches Museum Berlin, 2011). Sie symbolisierten in der ägyptischen Mythologie physische Kraft, Funktion und Handlungsfähigkeit des Körpers, als Voraussetzung für ein ewiges Leben. Thomas Mann beschrieb deren Gestus bildreich als «im Gehen stehend und im Stehen gehend». Die Haltung dieser Stand-Schreitfigur signalisiert nach Meinung der Ausstellungsmacher «Handlungsbereitschaft, sie stellt den Moment vor der Aktion dar und ist in ihrer sichtbaren Gespanntheit ein Ausdruck der Selbstbeherrschung, wie sie in ägyptischen Texten als Lebensideal geschildert wird». (Ägyptisches Museum Berlin, 2011) – Exemplare dieser Stand-Schreitfiguren finden sich in der ägyptischen Sammlung des «Neuen Museum» auf der Museumsinsel in Berlin

Der gehende und schreitende Mensch spielt auch in der bildhauerischen Kunst des 20. Jahrhunderts eine wichtige Rolle, wie die Betrachtung dreier Werke von Rodin und Giacometti zeigt (s. Kasten).

Gehen, Schreiten, ruhelos Umhergehen in der Kunst

Drei der bedeutendsten bildhauerischen Kunstwerke des 20. Jahrhunderts zeigen einen Menschen in einer schreitenden und gehenden Bewegung. Giacomettis «L'home qui marche I» (Schreitender I) sowie Rodins «Johannes der Täufer» und «Der Schreitende».

Alberto Giacomettis schreitende Menschen, die auch die 100-Franken-Banknote zieren (s. **Abb. 11-2**), werden nach Klemm (2001: 150) so gedeutet, dass «die Spannung zwischen der ‹hohen Haltung, dem fragilen Aufragen› und der amorphen Materialität [betont wird], die der ‹Bedingung des Menschen zwischen Würde, Ausgesetztheit und letztlicher Hinfälligkeit› entspreche. Die ‹schrundig aufgerissenen Figuren Giacomettis› lassen ihren Ursprung aus Ton und Erde nie vergessen, weshalb sie trotz einer gewissen Ferne und Entrücktheit ‹prekär der Vergänglichkeit, dem Niedrigen und dem Menschlichen› verhaftet bleiben. Der Schreitende Mann sei ‹immer suchend weiter schreitend›, wie sich Giacometti in seinem gestaltenden Bemühen selbst verstand.» (Giacometti, 2011). Diese Deutung von Giacomettis Schreitenden verweist zum einen auf mögliche Wandering-Motive und Einflussfaktoren, nämlich die der Suche und des Weitergehens. Letzteres greift auch Schiller als Lebensmotiv auf, wenn er sagt: «das Einzige, was es über das Leben zu lernen gibt, ist in drei Worte zu fassen ‹Es geht weiter›». Zum anderen verweist die Deutung der Schreitenden auf den Zusammenhang zwischen den zwei pflegerischen Phänomenen des «unruhigen Umhergehens» (Wandering) und der Gebrechlichkeit. Diese wird im Englischen auch als «Frailty» bezeichnet, sowie mit französischen Wurzeln als «Fragilität» (frz. fragilité) benannt (vgl. Georg, 2010c, 2011).

Pflegende könnten für Ihre pflegerische Beobachtung von ruhelos umhergehenden Menschen viel von Rodin lernen – von seinem Umgang mit seinen Modellen während der Arbeit. Seine Modelle ließ er völlig ungezwungen auf und ab gehen, um die echte Bewegung einzufangen. «Meine Modelle lasse ich für gewöhnlich […] in meinem Atelier *umherwandern*», «*sie gehen auf und ab* oder ruhen sich aus». Bei

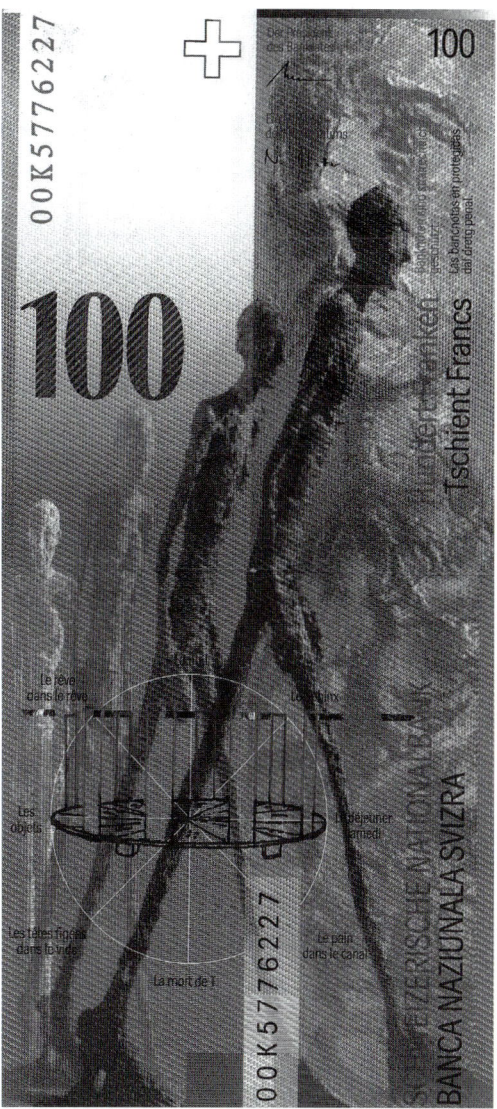

Abbildung 11-2: Die Schreitenden von Alberto Giacometti auf der 100-Franken-Banknote.

der Schaffung der Skulptur «Johannes der Täufer» (Abb. 11-3) stand ihm ein Bauer aus den Abruzzen Modell, bei dessen erster Begegnung er notierte: «Bei seinem Anblick wurde ich von Bewunderung erfasst; dieser wilde, ungeschlachte [grobschlächtige, Anm. d. Lek.] Kerl war in seinen Bewegungen, in seinen Gesichtszügen, in seiner Körperkraft Sinnbild nicht nur der gewaltigen Körperkraft seiner Rasse, sondern auch all des Mystischen, das ihr innewohnt. Sogleich dachte ich an Johannes den Täufer, an einen Naturmenschen, einen Erleuchteten, Gläubigen, einen Vorläufer, der gekommen ist, einen Größeren, als er selbst es ist, anzukündigen. Der Bauer entkleidet sich, besteigt den Drehtisch, als wäre er noch nie Modell gestanden, pflanzt sich auf, den Kopf hoch erhoben, den Oberkörper gerade, das Gewicht auf beide Beine verlagert, die geöffnet sind wie ein Zirkel. Die Bewegung

war so richtig, so ausdrucksstark und so echt, dass ich ausrief – *Das ist ja ein Gehender!*» (vgl. Masson/Mattiussi, 2004: 138).

Anhand Rodins Bronzefigur «der Schreitende» (Abb. 11-4) lässt sich auch pflegerisch der Blick für Wesentliches bezüglich menschlicher Bewegung schulen: «In Rodins Streben nach Perfektion läutete *Der Schreitende* eine neue Etappe ein, in der er ganz gezielt Elemente hinzufügte oder entfernte. So beraubte er seinen *Johannes den Täufer* kurzerhand des Hauptes und seiner Arme, um sich ganz auf das *Schreiten* und den kraftvollen Ausdruck zu konzentrieren. Die aus der schrägen Fläche emporgewachsene Figur veranschaulicht auf hervorragende Weise das Moment der *Bewegung*, während sie gleichzeitig eine unglaubliche *Willenskraft* ausstrahlt.» (vgl. Masson/Mattiussi, 2004: 138).

Was haben solche kunsthistorischen Betrachtungen mit Pflege zu tun? Sehr viel – sie schulen den pflegerischen, ästhetischen Blick und illustrieren das sogenannte «ästhetische Wissens» in

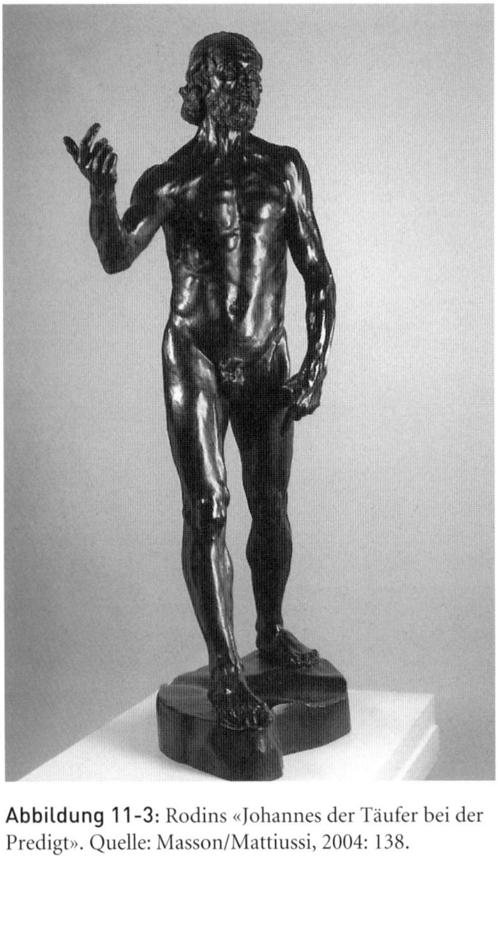

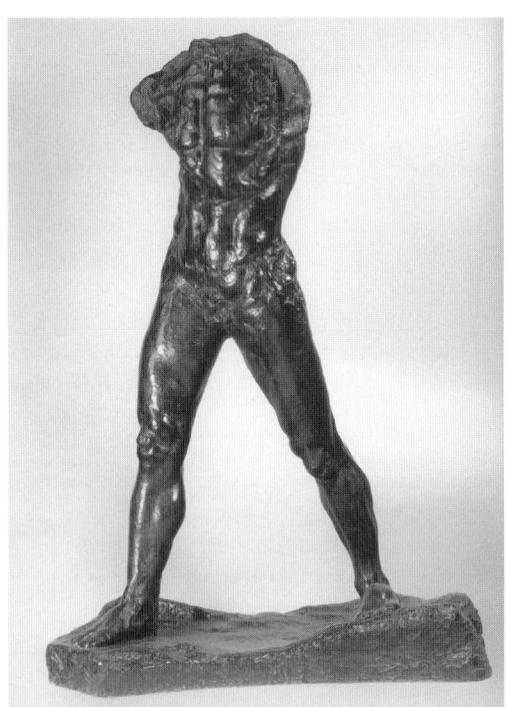

Abbildung 11-3: Rodins «Johannes der Täufer bei der Predigt». Quelle: Masson/Mattiussi, 2004: 138.

Abbildung 11-4: Rodins «Der Schreitende». Quelle: Masson/Mattiussi, 2004: 138.

der Pflege, das Chinn und Kramer (2011) in ihrem Modell und Werk über Wissensformen und zur Wissensentwicklung in der Pflege beschreiben (Georg, 2010a, **Abb. 11-5**). Pflegerische Momente – auch mit ruhelos umhergehenden Menschen – können dann «schön» oder «ästhetisch» sein, wenn Pflegende Augenblicke wahrnehmen, schaffen oder Situationen nutzen, in denen die Dinge, die Emotionen, die Talente und das Können passen, stimmig sind und wesentlich werden. Augenblicke, in denen Situationen eine tiefere Bedeutung verliehen, die tiefere Bedeutung einer Situation erfasst oder vorweggenommen wird (Georg, 2010b).

Warum nur haben sich zwei der Grosskünstler des vergangenen Jahrhunderts ausgerechnet einen «Schreitenden» ausgesucht …? Die der Kunstmarkt, nebenbei bemerkt, im Fall von Giacomettis «Schreitendem I», in einer Auktion bei Sotheby's mit 65 Millionen Pfund zur teuersten je versteigerten Bronzeplastik werden lässt. – Wird hier der Gestus des Schreitenden «walking wanderers» zur Kunstikone, und was bedeutet das für die Kunst der Pflege?

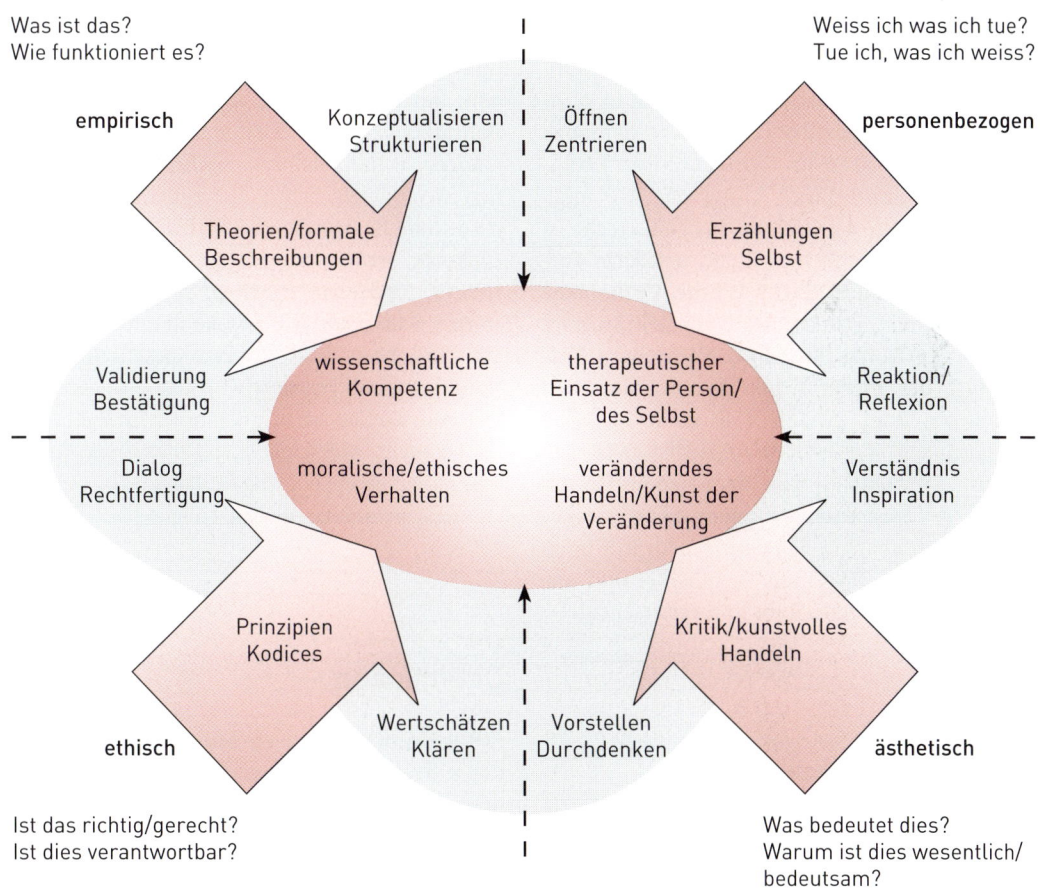

Abbildung 11-5: Chinn/Kramers Modell zu Wissensformen und zur Wissensentwicklung in der Pflege. Quelle: Chinn/Kramer (2011: 13).

11.3.4
Philosophie und Anthropologie des aufrechten Gangs

Anthropologisch betrachtet sind Laufen und Gehen, zu denen «Wandering» dem Wortstamm nach gehört, Handlungen mit wesensbegründendem Charakter, die sogar Elemente des Menschsein im Sinne eines aufgerichteten und aufrechten Ganges kennzeichnen. Unnachahmlich hat der deutsche Philosoph Ernst Bloch ein Ziel des Menschseins mit seiner Forderung nach dem «aufrechtem Gang» formuliert.

«Mit der Forderung nach aufrechtem Gang verbindet Ernst Bloch die Vorstellung eines Handelns des Menschen im Sinn der Entdeckung der menschlichen Würde und der Verantwortung gegenüber Mensch und Natur. Der Mensch soll sich nicht buckeln und vor der Obrigkeit klein machen, sondern stolz und in Würde seine Geschicke selbst in die Hand nehmen» (Vidal, 1997–2002). Im wortgewaltigen Originalton von Ernst Bloch klingt das wie folgt: «Der Zielinhalt, das Zielbild im Naturrecht ist nicht das menschliche Glück, sondern aufrechter Gang, menschliche Würde, Orthopädie des aufrechten Gangs, also kein gekrümmter Rücken vor Königsthronen usw., sondern Entdeckung der menschlichen Würde, die eben gleichwohl zum großen Teil nicht aus den Verhältnissen abgeleitet wird, denen man sich anpaßt, sondern (...) von dem neuen, stolzen Begriff des Menschen als einem nicht kriecherischen, reptilhaften, vielmehr einem mit hoch erhobenem Kopf, was uns verpflichtet und uns vor den Tieren auszeichnet und unterscheidet.» (Bloch, 1977: 85).

11.3.5
Gehen sprachlich bewegen

Ein Blick auf die Sprache zeigt und sensibilisiert ebenfalls dafür, wie facettenreich menschliche Bewegung und die Handlung des Gehens ist. Dessen Facetten lassen sich, gemeinsam mit Bezeichnungen rund um das Phänomen des «Wandering» in einer Wortwolke darstellen (Abb. 11-6). lassen. Auch wenn sich dieser Beitrag nur auf den «gesteigerten Bewegungsdrang» oder das unruhige Umhergehen des Menschen mit einer Demenz konzentriert. «Um das Grundverb *gehen* hat sich zur Unterscheidung vielfältigster Geharten ein ungemein reiches Wortfeld ausgebreitet, Zeichen eines fortschreitenden Differenzierungs- und Nuancierungsbedürfnisses und eines hohen Maßes an Aufmerksamkeit und genauer Wahrnehmung. Im Deutschen kommen die Linguisten, Mundartliches eingerechnet, auf nahezu einhundert Verben dieser Art. Sie bezeichnen Grade des Gehtempos vom langsamen (*trödeln, schlendern, bummeln*) über das zügige (*laufen*), bis zum schnellen und schnellsten (*springen, rennen, flitzen, sausen, rasen*); sie markieren Gehweisen, die von der Beschaffenheit des Weges oder von der körperlichen Befindlichkeit des Gehenden bedingt sind (*steigen, waten, stolpern, hinken, [ruhelos umhergehen]*); viele richten ihr Augenmerk auf die besondere Bewegung und Haltung des Körpers (*latschen, schlurfen, staken, stapfen, stelzen, stiefeln, stolzieren, storchen, tappeln, trippeln, trotten, watscheln, zotteln*); noch andere deuten auf Absichten und Zwecke, gesellschaftliche Vorgaben und subjektive Einstellungen, die mit dem Gehen verbunden sind (*sich ergehen, lustwandeln, marschieren, promenieren, flanieren, spazieren gehen, streunen, vagieren, herumstreifen, wandern, wallen, pilgern*).» (Wölfel, 2009: 5).

11.4
Definitionen

Pflegediagnostisch wird «ruheloses Umhergehen» (Wandering) als «zielloses oder sich wiederholendes Hin- und Hergehen und sich Fortbewegen [beschrieben], das die betreffende Person einem Verletzungsrisiko aussetzt; häufig unvereinbar mit Barrieren, Abgrenzungen oder Hindernissen.» (NANDA, 2005, 2010: 181). – Soziale Aspekte des Problems skizziert Morishi-

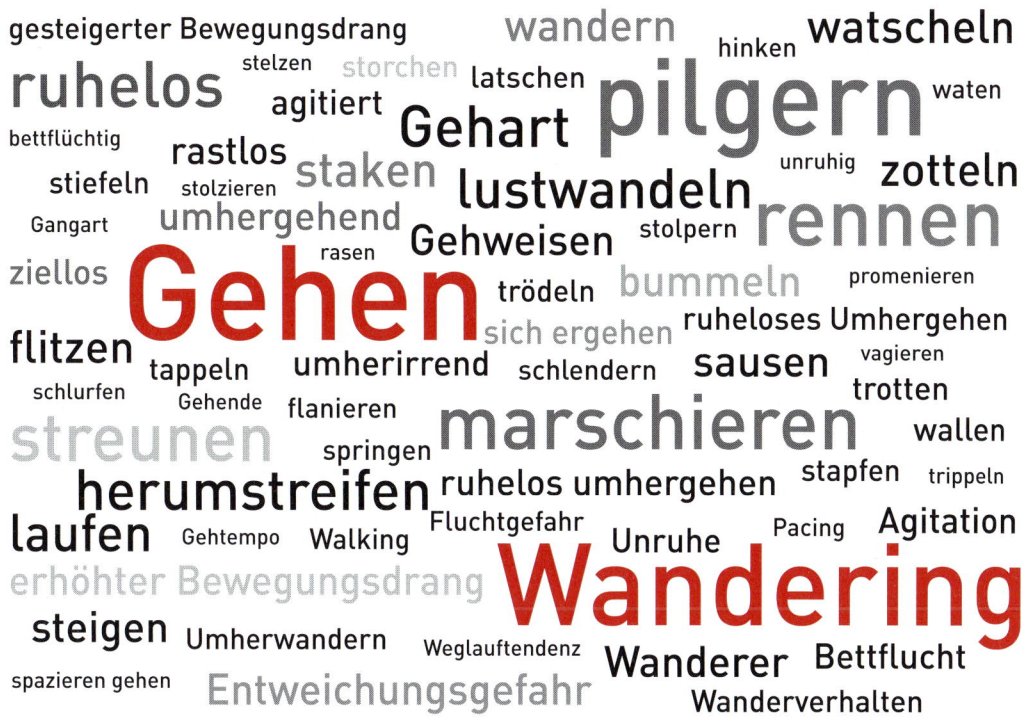

Abbildung 11-6: Wortwolke aus dem Wortfeld von «Gehen» und deutschen Übersetzungen von «Wandering» nach: Wölfel (2009: 5) und Georg (2007).

ta in Silverstein et al. (2002: 33) mit ihrer Definition von «Wandering» als «absichtliche oder ziellose motorische Aktivität, die ein soziales Problem verursacht wie z.B. verloren gehen, eine sichere Umgebung verlassen oder in unangemessene Orte eindringen». Silverstein et al. grenzen den Begriff stärker ein und definieren «Wandering» als «absichtliche oder ziellose Fortbewegung einer Person mit Demenz, zu Fuß oder mit anderen Mitteln, die auftritt, wenn bestimmte kognitive Defizite und Umgebungsfaktoren zusammentreffen, und die dazu führt, dass die Person sich in einer unbeaufsichtigten, potenziell unsicheren Umgebung verirrt, verläuft oder verfährt.» (Silverstein et al. 2002: 35). Als Beispiel einer deskriptiven Bestimmung und Differenzierung verschiedener Bewegungsmuster kann die Definition der amerikanischen Forscherin Donna Algase angeführt werden, die

Halek (2010: 8) zitiert. Demnach ist «Wandering»

«… ein Syndrom eines demenzbezogenen Bewegungsverhaltens, welches durch Häufigkeit, Wiederholbarkeit, zeitliche Störungen und/oder räumliche Desorientierung charakterisiert ist und sich als Runden drehen (lapping), zufällige Muster oder Hin- und Herschreiten (pacing) manifestiert, manchmal mit Weglaufen, Weglaufversuchen oder sich ohne Begleitung verlieren/verirren assoziiert wird». Im deutschsprachigen Raum ist die Übersetzung von «Wandering» und die Bezeichnung von Personen, die dieses Verhalten zeigen, nach wie vor uneinheitlich. Die Rahmenempfehlungen zum Umgang mit herausfordernden Verhaltensweisen verwenden den Begriff «gesteigerter Bewegungsdrang» bei Menschen mit Demenz (Bartholomeyczik, 2006).

11.5
Pflegeassessment

Im Rahmen des Pflegeprozesses (Abb. 11-7) von ruhelos umhergehenden Menschen mit erhöhtem Bewegungsdrang ist es wichtig, den aktuellen Status des Bewegungsverhaltens zu beschreiben. Es ist wesentlich, die Ursachen, Einflussfaktoren und Bedeutungen dieses Verhaltens zu verstehen, zu deuten und zu ergründen sowie mögliche Folgen und Risiken des ruhelosen Umhergehens einzuschätzen und geeignete Ziele zu vereinbaren. Algase (2007: 75) fasst diesen Assessment-Ansatz (AP = Assessment Protocol) mit dem Akronym «WING-AP» zusammen. Dieser aus den Anfangsbuchstaben verschiedener Worte gebildete Begriff steht für:

- W (wandering status) – Bestimmen des «Wanderstatus» und Bewegungsverhaltens

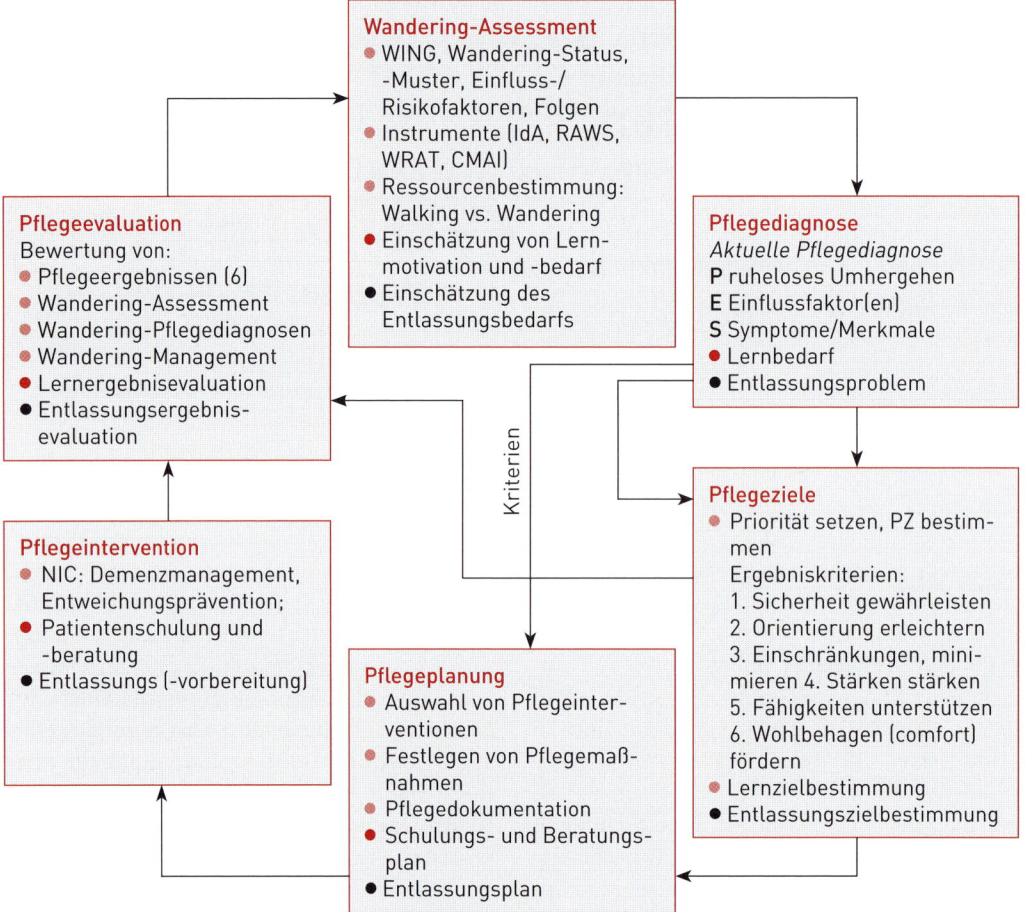

Pflegeprozess (●), Beratungsprozess (●) und Entlassungsprozess (●)
Abkürzungen: WING, IdA = Innovatives demenzorientiertes Assessmentsystem, RAWS = Revised Algase Wandering Scale, CMAI = Cohen Mansfield Agitation Inventory

Abbildung 11-7: Pflegeprozess bei Menschen mit unruhigem Umhergehen (wandering) und erhöhtem Bewegungsdrang bei Demenz. Georg (2011). Abkürzungen: WING, IdA = Innovatives demenzorientiertes Assessmentsystem, RAWS = Revised Algase Wandering Scale, CMAI = Cohen Mansfield Agitation Inventory.

- I (influencing factors) – Erkennen von Einflussfaktoren
- N (negative outcomes) – Screening bezüglich möglicher Risikofaktoren oder aufgetretener Folgen des erhöhten Bewegungsdrangs
- G (goals) – Vereinbaren von gemeinsamen Pflegezielen und erwünschten Behandlungsergebnissen.

Zur Bestimmung und Einschätzung des «Wanderstatus» und Bewegungsverhaltens schlägt Algase (2007: 80 ff.) diverse Fragen zur Einschätzung vor, die im Folgenden gekürzt wiedergeben werden:
- Bewegungsumfang
  - Wie viel bewegt sich die Person mit einer Demenz täglich? (Aktiometer)
  - Wie viel bewegt sich die Person mit einer Demenz im Vergleich zur Altersgruppe?
- Bewegungszeit
  - Zu welcher Tageszeit bewegt sich die Person mit einer Demenz am meisten? … am wenigsten?
- Bewegungsqualität
  - Welche Besonderheiten des Bewegungsverhaltens der Person mit einer Demenz sind zu beobachten
    - folgt Pflegenden/Angehörigen auf Schritt und Tritt
    - scheint von ihrem/seinem Weg abzukommen
    - geht kontinuierlich die gleiche Strecke immer wieder
    - geht hin und her (pacing)
    - weicht nie von festgelegten Strecken ab
    - hat sein Bewegungsmuster/-verhalten verändert
- Fahrstatus
  - Fährt die Person ein Auto? (Wie? Häufigkeit? in Begleitung?)
- Nutzung öffentlicher Verkehrsmittel
  - Nutzt die Person mit einer Demenz öffentliche Verkehrsmittel? (Wie? Häufigkeit? Begleitung?)
- Gründe für das Bewegungsverhalten, das Fahren oder die Nutzung öffentlicher Verkehrsmittel?

- Warum nutzt die Person ein Auto, öffentliche Verkehrsmittel oder warum bewegt sie sich in der Öffentlichkeit? (Freizeit, Verabredungen, Arbeit, Besuche)
- Bewegungsrichtungen, -destinationen
  - Wohin könnte die Person mit einer Demenz gehen oder fahren? (Einkaufzentrum, Kirche, Haus von Familie/Freunden, Nachbarschaft, entfernter Ort)
- «Verloren gehen»
  - Wann ist die Person mit einer Demenz zuletzt verloren gegangen nach dem weggehen, -fahren?
  - Wie oft ist die Person mit einer Demenz zuletzt verloren gegangen nach dem weggehen, -fahren?
- Räumliche Orientierung
  - Welche Symptome traten bei der Person mit einer Demenz auf, die darauf hinweisen, dass er/sie Schwierigkeiten hat zu erkennen wo er/sie sich befindet?
  - Wurde bei der Person mit einer Demenz beobachtet, dass er/sie Schwierigkeiten hatte
    - den Weg zu/von einem bekannten Ort zu finden?
    - den Weg in der Nachbarschaft zu finden?
    - den Weg um das Haus herum zu finden?

Die Gründe für ruheloses Umhergehen (Wandering) nähren sich vor allem aus drei Bereichen, die pathophysiologischer und psychosozialer Natur sind sowie durch Interaktionen zwischen Person und Umgebung bedingt sind. Um sie zu erkennen haben Ebersole et al. (2004: 404) und Algase (2007: 88 ff.) folgende einschätzende Fragen formuliert:
- Wie würden Sie die Persönlichkeit der Person mit Demenz beschreiben (z. B. extrovertiert, ängstlich, …)?
- Kann sich die Person selbstständig bewegen? Gibt es ein bestimmtes Bewegungsmuster, eine regelmäßige Route oder einen bestimmten Punkt, an dem die Bewegung endet?
- Ist die Person fähig, sich direkt und indirekt selbst zu versorgen (ADL/IADL)?

- Wie ist der Gesundheitszustand der Person, unabhängig von der Demenz?
- Leidet die Person unter Schmerzen? Nimmt die Person Schmerzmittel ein?
- Wie ist die Sehfähigkeit der Person? Wann war der letzte Sehtest?
- Welche Medikamente nimmt die Person ein? (Antidementiva, Neuroleptika, Sedativa, Hypnotika, Antidepressiva, Digitalis-Präparate)
- An welcher Form der Demenz leidet die Person? In welchem Stadium der Demenz ist die Person?
- Wie gut sind die neuropsychologischen Fähigkeiten der Person? (Gedächtnis, Aufmerksamkeit, exekutive Funktionen, Sprache)
- Welche physischen/physikalischen Umgebungsfaktoren beeinflussen das Bewegungsverhalten der Person?
- Unter welchen physischen/physikalischen Umweltbedingungen verändert sich das Bewegungsverhalten der Person?
  - Hitze oder hohe Luftfeuchtigkeit
  - Dunkelheit
  - Lärm
  - Menschenansammlungen, Enge
  - gesteigerte Bewegungsaktivität, hohes Bewegungsniveau
  - ruhige/behagliche Umgebung; sehr anregende Umgebung
- Welche sozialen Umgebungsfaktoren beeinflussen das Bewegungsverhalten der Person?
- Unter welchen sozialen Umgebungsbedingungen verändert sich das Bewegungsverhalten der Person?
  - wenn Anweisungen gegeben werden
  - wenn Personen schroff oder brüsk in ihrem Verhalten sind
  - wenn Personen herablassend sind
  - wenn Personen in Eile sind
- Welches psychologische Bedürfnis oder welcher innere Antrieb führt zu einem veränderten Bewegungsverhalten der Person?
- Verändert sich das Bewegungsverhalten der Person
  - wenn sie gelangweilt ist
  - wenn sie überwältigt/überreizt ist

- wenn sie ängstlich, ärgerlich, traurig ist
- wenn sie glücklich, zufrieden ist?
- Auf welche körperlichen Bedürfnisse weist ein verändertes Bewegungsverhalten der Person hin?
- Verändert sich das Bewegungsverhalten der Person
  - wenn es Zeit ist ins Bad zu gehen
  - wenn es Essenszeit ist
  - wenn die Person müde ist
  - wenn die Person Schmerzen hat?
- Welche sozialen oder umgebungsbezogenen Faktoren verstärken oder verringern das Bewegungsverhalten der Person?
- Was, welche sozialen oder umgebungsbezogenen Faktoren, befriedigen den Bewegungsdrang der Person?
- Wonach sucht die betroffene Person?
- Was ist das Ziel des (scheinbar) ziellosen Verhaltens, was versucht die umhergehende Person damit mitzuteilen?
- Was bedeutet für eine «nach Hause» wollende Person «zu Hause»? Was lässt sie sich sicher und geborgen fühlen? Meint ihr «zu Hause» einen physischen oder einen emotionalen Ort?
- Ist die gegenwärtige Umgebung zu restriktiv, einengend?
- Für wen ist das «herausfordernde Verhalten» ein Problem (Klienten? Angehörige? Pflegende?)
- Was würde getan werden, wenn die Person 20 und nicht 80 Jahre alt wäre?

Um mögliche Risikofaktoren oder bereits aufgetretene Folgen des erhöhten Bewegungsdrangs zu erkennen, schlägt Algase (2007: 94 ff.) vor, folgende Verhaltensweisen und Ereignisse zu beobachten bzw. zu fragen, ob diese durch das unruhige Umhergehen gefährdet oder beeinflusst werden:

- Energielevel, Grad der Erschöpfung
- Schlafgewohnheiten (Schlafdauer, -qualität)
- Nahrungsaufnahme (Zeit zum Essen, Abschließen von Mahlzeiten, Appetitmangel, -zunahme)
- Ernährungsstatus (Gewichtsveränderungen, -verlust)

- Stürze, Unfälle, Verletzungen
- Entweichungsversuche
- unbegleitete Ausgänge
- Ereignisse: verloren gehen, vermisst werden
- Umzug, Verlegung (Relokation) wegen Bewegungsverhalten (Wandering)?

Weitere Instrumente zum Screening- und Risiko-Assessment des Wandering-Verhaltens, wie Dewing's (2005) «Wandering Risk Assessment Tool» sowie das «Innovative demenzorientierte Assessmentsystem» (IdA), führt Halek (2010) in ihrer ausführlichen Übersichtsarbeit an. – Auf Grundlage der eingangs beschriebenen, umfassenden Einschätzung des Bewegungs- und «Wandering»-Verhaltens und den damit gewonnen Informationen, können Pflegende das Verhalten der Person analysieren, deuten und mit Hilfe von pflegediagnostischen Begriffen benennen. Dazu können sich Pflegende des diagnostischen Systems der Nordamerikanischen Pflegediagnosenvereinigung International (NANDA-I) nutzen. Außerdem finden sie vertiefende Grundlagen, Instrumente (IdA) und eine Beschreibung der «verstehenden Diagnostik bei Demenz» in den deutschsprachigen Arbeiten von Halek und Bartholomeyczik (2009 a/b).

Fernab aller funktionellen Betrachtungen und Einschätzungen des «Wandering-Verhaltens», dürfen Pflegende bei aller Assessment-Geschäftigkeit auch einmal innehalten und in einem tiefer gehenden Sinne fragen:
- Was heißt «aufrechter Gang» bei ruhelos umhergehenden Menschen mit einer Demenz?
- Was ist «im Gang», wenn Menschen ruhelos umhergehen?
- Warum ist es so schwer, aufrecht zu gehen?
- Wann wird aufrechter Gang zum Zwang – sich gerade zu halten, gerade für einen ruhelos umhergehenden Menschen mit einer Demenz?

- Was geht noch, wo nichts mehr geht, wenn Menschen ruhelos umhergehen?
- Dürfen ruhelos umhergehende Menschen mit einer Demenz sich gehen lassen? (vgl. Vidal, 1997–2002)

11.6 Pflegediagnose «ruheloses Umhergehen»

Die Pflegediagnose «ruheloses Umhergehen (engl. «Wandering») wurde von der NANDA International im Jahr 2000 in die Liste der rund 200 Pflegediagnosen aufgenommen. Die NANDA-I ordnet diese Pflegediagnose klassifikatorisch dem Bereich bzw. der Domäne «Wahrnehmung und Kognition» zu. Diese beschreibt «das menschliche Informationsverarbeitungssystem einschließlich Aufmerksamkeit, Orientierung, Empfinden, Wahrnehmung, Kognition und Kommunikation». «Ruheloses Umhergehen» wird neben der Pflegediagnose «Orientierungsstörung» der Klasse «Orientierung» im Sinne von «Bewusstsein von Zeit, Ort und Person» untergeordnet.

Im Assessmentmodell der funktionellen Gesundheitsverhaltensmuster von Gordon (2011a/b), wird ruheloses Umhergehen den Gesundheitsverhaltensmustern «Kognition und Perzeption» zugeordnet. Im Rahmen der Aktivitäten, Beziehungen und Existenziellen Erfahrungen des Lebens (ABEDL) nach Krohwinkel (2008), lässt sich ruheloses Umhergehen je nach Sichtweise den Aktivitäten «Sich bewegen» oder «für eine sichere/fördernde Umgebung sorgen» zuordnen (s. Abb. 11-8).

Differentialdiagnostisch sollten Pflegende nach Wilkinson/Ahern, 2009: 762) ruheloses Umhergehen von den Pflegediagnosen «akute/chronische Verwirrtheit», «Orientierungsstörung», «Verletzungsgefahr» und «gestörte Denkprozesse» unterscheiden. Falls Kennzeichen eines «ruhelosen Umhergehens» vorliegen, sollte diese spezifische Diagnose den allgemeineren Diagnosen «Verwirrtheit» und «ge-störte Denkprozesse» vorgezogen werden. Carpenito-Moyett (2008: 731) rät ebenfalls, ruheloses Umhergegen der ausschließlich sicherheitsorientierten Pflegediagnose «Verletzungsgefahr» vorzuziehen, wenn es neben dem Schutz der Person vor allem darum geht, die Gründe für das «Wandering»-Verhalten zu verstehen.

Die Kennzeichen und Merkmale der Pflegediagnose «ruheloses Umhergehen» (NANDA-I, 2005, 2010) sowie deren beeinflussende Faktoren werden im folgenden Kasten zusammengefasst:

Lebensspanne / Lebensprozesse

Empfängnis	Geburt		Pubertät		Menopause	Tod
Pränatalstadium	Säuglingsalter	Kindheit	Adoleszenz	Erwachsenenalter	Alter	hohes Alter

Abhängigkeits-/ Unabhängigkeits-kontinuum	Aktivitäten, Beziehungen und Existenzielle Erfahrungen d. Lebens (ABEDL) (Krohwinkel, 2008)	Einflussfaktoren/ Risikofaktoren	Funktionelle Gesundheitsverhaltensmuster (Gordon, 2011)	Funktions-/ dysfunktionskontinuum
←→ ←→ ←→ ←→ ←→ ←→ ←→ ←→ ←→ ←→ ←→ ←→	1. Kommunizieren 2. Sich bewegen ■ PD: ruheloses Umhergehen 3. Vitale Funktionen des Lebens aufrechterhalten 4. Sich pflegen 5. Essen und trinken 6. Ausscheiden 7. Sich kleiden 8. Ruhen, Schlafen und Entspannen 9. Sich beschäftigen, lernen, sich entwickeln 10. Eigene Sexualität leben 11. Für eine sichere/ fördernde Umgebung sorgen 12. Soziale Bereiche des Lebens sichern/gestalten 13. Mit existenziellen Erfahrungen des Lebens umgehen	● (patho) physiologische ● behandlungsbezogene ● entwicklungsbezogene ● psychische ● politisch-ökonomische ● sozio-kulturelle ● spirituelle ● umgebungsbezogene	1. Wahrnehmung und Umgang mit der eigenen Gesundheit 2. Ernährung und Stoffwechsel 3. Ausscheidung 4. Aktivität und Bewegung 5. Schlaf und Ruhe 6. Kognition und Perzeption ■ PD: ruheloses Umhergehen 7. Selbstwahrnehmung und Selbstkonzept 8. Rollen und Beziehungen 9. Sexualität und Reproduktion 10. Bewältigungsverhalten und Stresstoleranz 11. Werte und Überzeugungen	←→ ←→ ←→ ←→ ←→ ←→ ←→ ←→

Abbildung 11-8: Zuordnung der Pflegediagnose «ruheloses Umhergehen» (Wandering) in das Modell der funktionellen Gesundheitsverhaltensmuster von Gordon (2011a/b) und den ABEDLs von Krohwinkel (2008).

Kennzeichen und Merkmale der Pflegediagnose «ruheloses Umhergehen» (Wandering)

- (häufiges oder kontinuierliches) fortdauerndes Sich-Bewegen von einem Ort zum anderen, oft erneutes Wiederaufsuchen derselben Zielorte
- hartnäckiges Umherwandern auf der Suche nach «verschwundenen» oder unerreichbaren Personen oder Orten [z.B. Elternhaus, Arbeitsplatz (Silverstein et al., 2002: 33)]
- planloses Fortbewegen, Umhergehen
- lange Phasen der Fortbewegung ohne erkennbares Ziel
- unbefugtes Betreten von (privaten) Räumen
- Fortbewegung, die zu unbeabsichtigtem Verlassen von Räumlichkeiten führt
- beständiges Sich-Fortbewegen in angespanntem Zustand
- Auf- und Abschreiten (oder Hin-und-Her-Gehen, engl. «pacing»)
- Unfähigkeit, markante Orientierungspunkte in einer vertrauten Umgebung zu lokalisieren
- Fortbewegung, von der die/der Betreffende nicht leicht abzubringen oder ab-, umzulenken ist
- einer Betreuungsperson hinterhergehen, Pflegenden auf Schritt und Tritt folgen, sie «beschatten» (engl. «shadowing»)
- Hyperaktivität
- Dinge immer wieder überprüfen, suchen oder durchsuchen
- Phasen der Fortbewegung, unterbrochen durch Phasen des Stillstands (z.B. sitzen, stehen, schlafen)
- sich verlaufen [verirren, verfahren].

Einflussfaktoren der Pflegediagnose «ruheloses Umhergehen» (Wandering)

- kognitive Beeinträchtigung, z.B. des Gedächtnisses und Erinnerungsvermögens, Desorientierung, schlechtes räumliches Sehen, Sprachstörungen, vor allem Störungen des Ausdrucks [beeinträchtigte Fähigkeit, einen Weg von einem Ort zum anderen zu finden (räumliche Orientierung, engl. «cognitive mapping» (Silverstein, 2002: 33)]
- [kognitive Ziellosigkeit, mit Erkennungs- und Orientierungsstörungen, die den Betroffenen scheinbar ständig auf der Suche nach etwas sein, die altbekannte Umgebung immer wieder «neu» erkunden, Räume «neu» ablaufen, Möbel «neu» erproben, altbekannte Gegenstände «zum ersten Mal» betasten oder gar in den Mund nehmen lassen (Held/Ermini-Fünfschilling, 2006: 111)]
- kortikale Atrophie [mit einem Verlust der Bewusstheit über das Körperselbst und einer Abnahme zielgerichteten Verhaltens (Damasio, 2000)]
- prämorbides Verhalten (z.B. extrovertierte, kontaktfreudige Persönlichkeit; prämorbide Demenz)
- Trennung von vertrauten Orten [und Menschen, (Carpenito-Moyett, 2008: 731)]
- [Bedürfnis nach Bewegung] (Brown et al. 1999, in: Carpenito-Moyett, 2008)
- [Ersatzhandlung für soziale Interaktion, Suche nach Gemeinschaft (Silverstein, 2002: 33)]
- Sedierung
- [Akathisie, ein unstillbarer und quälender Bewegungsdrang der unteren und oberen Extremitäten in Verbindung mit der Parkinsonerkrankungen oder als Nebenwirkung von Neuroleptika, wie Melperon (Melperon®), Pipamperon (Dipiperon®) oder Protipendyl (Dominal®), (Ebersole, 2004: 403; Perrar, 2010: 21)]
- emotionaler Zustand, vor allem Frustration, Angst, [Furcht], Langeweile oder Depression (Agitiertheit)
- überstimulierndes soziales oder physisches Umfeld [Lärm, Hitze, Menschenmenge]
- unterstimulierndes soziales oder physisches Umfeld, [auf das Betroffene nach Ebersole (2004) mit sich selbst anregenden, wieder-

holten stereotypen Verhaltensweisen wie z. B. Stühle rücken reagieren]
- physiologischer Zustand oder physiologisches Bedürfnis (z. B. Hunger/Durst, Schmerz, Harndrang, Obstipation, [Energieverlust])

- Tageszeit [Schlafstörung: Tag-Nacht-Umkehr, circadiane Rhythmusstörung, Desynchronisation (Georg, 2005)]

*Quelle: NANDA-I (2005, 2010),
ergänzende Angaben anderer Autorin in [...]*

11.7
Pflegeziele

Algase (2011: 899) formulieren als pflegerisch beeinflussbare Klientenziele für ruhelos umhergehende Personen, dass diese weniger oder nicht stürzen, seltener aus dem Heim der häuslichen Umgebung entweichen und ein angemessenes Körpergewicht aufrechterhalten werden. Für Angehörige in der Spitexpflege beschreiben sie als Ziel, dass Angehörige Interventionen zur Sicherung der häuslichen Umgebung erklären können. – Darüber hinaus gilt es, Menschen mit einer Demenz Bewegung und Ruhe als angenehm, gesundheitsförderlich und -erhaltend erleben zu lassen.

Algase (2007: 97 ff.) formuliert im Rahmen ihres WING-Ansatzes sechs Ziele für Menschen mit erhöhtem Bewegungsdrang, die im Ergebnis auf eine verbesserte oder erhaltene Funktionsfähigkeit und eine verbesserte Lebensqualität zielen:

1. *Sicherheit gewährleisten,* d.h. negative Folgen des ruhelosen Umhergehens wie Entweichung, Stürze, Gewichtsverluste verhindern
2. *Orientierung erleichtern,* d.h. räumliche Orientierung und sich zurechtfinden erleichtern, Ablenkungen und Überstimulationen vermeiden, schaffen einer übersichtliche Umgebung
3. *Einschränkungen, Restriktionen, Freiheitsbeschränkungen minimieren,* d.h. Bewegungsfreiheit ermöglichen, unnötige Sedierung vermeiden, Wahlmöglichkeiten bieten
4. *Erhaltene Fähigkeiten nutzen,* d.h. Stärken stärken
5. *Möglichkeiten/Fähigkeiten unterstützen,* d.h. der Person ermöglichen, soviel wie möglich

für sich selbst zu tun, z.B. durch Erkundungen beim Umhergehen die bestehende Vertrautheit mit der und das Wohlbehagen (comfort) in der Umgebung zu erhalten
6. *Wohlbefinden, -behagen (comfort) fördern,* d.h. die Äußerung von Bedürfnissen zu fördern.

Die Stellung dieser Ziele im Pflegeprozess von Menschen mit gesteigertem Bewegungsdrang verdeutlicht Abbildung 11-7 (s. S. 198). Diese Pflegeziele bilden die Basis für die Evaluation der Pflegeergebnisse.

11.8
Pflegeinterventionen

Ebenso vielschichtig wie das Phänomen des ruhelosen Umhergehens sind auch die möglichen Interventionen, wobei bislang kaum Studien mit hoher Evidenz vorliegen. Die Stellung von Pflegeplan und -interventionen zum Wandering-Management im Pflegeprozess illustriert Abbildung 11-7. Für die Auswahl von Pflegezielen und -ergebnissen nach Diagnostik eines «ruhelosen Umhergehens» (Wandering) kann auf einzelne Pflegeinterventionen und -ergebnisse der Pflegeinterventions- (McCloskey-Dochterman/Bulechek, 2011) und Pflegeergebnisklassifikation (Johnson/Maas, 2008) zurückgegriffen werden (s. **Abb. 11-9**).

Doenges et al. (2003: 785 ff.) sowie Algase (2011) beschreiben als eine der Pflegeprioritäten einschätzende Pflegetätigkeiten, die den Grad der Beeinträchtigung näher bestimmen und mögliche Einflussfaktoren erkennen lassen, wie:

- Einschätzen und Dokumentieren der Häufigkeit und Dauer des ruhelosen Fortbewegungsverhaltens, um eine Basiseinschätzung über das Bewegungsverhalten zu erlangen.
- Einschätzen und Dokumentieren wie lange und wann im Verlauf des Tages Wandering-Verhalten und Nicht-Wandering-Verhalten auftritt und welches Muster des unruhigen Fortbewegungsverhaltens der Betroffen zeigt. Zu den möglichen Mustern gehören zufälliges sowie hin-und-her-gehendes [pacing] sowie Runden drehendes [lapping] Fortbewegungsverhalten (Algase, 2011: 900).
- Einschätzen und beeinflussen möglicher Ursachen für unruhiges Umhergehen, die *pathophysiologischer* (Hunger/Durst, Harndrang, Infektion, Pruritus, Schmerz, Übelkeit), medikamentöscr (Neuroleptika-NW), *psychosozialer* (Angst/Furcht, Bedürfnis nach sinnvoller Betätigung, Gefühl des Verlorenseins, Langeweile), *interaktioneller* (Wunsch nach Hause zu gehen) *pragmatischen* (Suche nach verlorenen Gegenständen) Natur sein können (s. Assessment, S. 198 f.), (Doenges et al., 2003: 785 ff.).
- Einschätzen und Überwachen des Bedarfs an Hilfsmitteln durch die Person mit gesteigertem Bewegungsverhalten, wie etwa einer Brille, einem Hörgerät oder Gehhilfen (Doenges et al., 2003: 785 ff.)
- Einschätzen und Dokumentieren problematischer Fortbewegungsmuster, wie persistierendes, ununterbrochenes Wandering-Verhalten, räumliche Orientierungsstörungen, Entweichungs- oder Weglaufgefahr sowie das Risiko, dass eine Person verloren geht.
- Erheben einer Vorgeschichte: Welche Persönlichkeitsmerkmale liegen vor und wie reagiert die Person auf Stress , bzw. was löst diesen aus, um mögliche auslösende Faktoren

Pflegewissens- und -entscheidungsfindungsmodell

Pflegediagnose «ruhloses Umhergehen» und mögliche Pflegeinterventionen

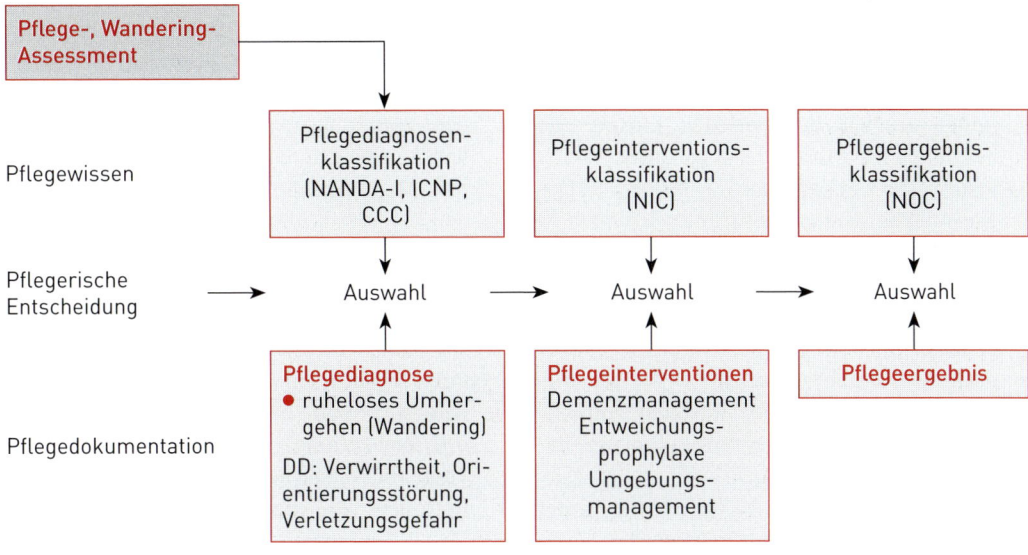

Abkürzungen: NANDA-I = Nordamerikanische Pflegediagnosenvereinigung International; ICNP = Internationale Klassifikation der Pflegepraxis; CCC = Pflegepraxisklassifikation; NIC = Pflegeinterventionsklassifikation, NOC = Pflegeergebnisklassifikation; DD = Differentialdiagnosen

Abbildung 11-9: Pflegewissens- und Entscheidungsfindungsmodell (McCloskey-Dochterman/Bulechek, 2011)

unruhigen Umhergehens zu reduzieren oder auszuschalten (Algase, 2011: 900).

- Einschätzen gesundheitlicher Risiken des Bewegungsverhaltens. Prävention möglicher Risiken auf der Ebene Sicherheit (Sturz- und Verletzungsgefahr) und des Energiehaushaltes (Erschöpfung/Fatigue).
- Einschätzen ernährungsbezogener Risiken des Bewegungsverhaltens und Vorbeugen von Gewichtsverlust, Hunger, Mangelernährung, Obstipation, Muskelschwund bzw. Sarkopenie durch regelmäßige Gewichtskontrollen und Nahrungsangebote in sozialer Umgebung inkl. Finger Food.
- Einschätzen, welche Ereignisse dem gesteigerten Bewegungsdrang vorangehen oder nachfolgen, um mögliche Auslöser oder Trigger zu beeinflussen, die das Verhalten verstärken oder dekonditionieren (Algase, 2011: 900).
- Einschätzen und Beeinflussen möglicher *pathophysiologischer* Gründe wie Angst, Agitation, Durst, Harndrang, Infektion, Pruritus, Schmerz, Übelkeit für ein «Pacing»-Bewegungsmuster, das durch hin-und-her-bewegen und auf-und-ab-gehen gekennzeichnet ist. Neben der Beseitigung der Ursachen, sprechen Menschen mit diesem Bewegungsmuster gut auf Stress reduzierende Interventionen an, wie den gezielten Einsatz von beruhigender Musik, Massage oder basaler vestibulärer Stimulation (Wiegen). (Doenges, 2003: 785 ff.; Algase, 2011: 901).
- Einschätzen, ob ein ernstes körperliches Problem, wie eine Pneumonie oder eine Obstipation, bei Personen vorliegen, bei denen ein gesteigertes Bewegungsverhalten erst kurz nach der Aufnahme auftritt, weil diese körperlichen Probleme ein Auftreten von unruhigem Umhergehen wahrscheinlicher machen (Algase, 2011: 902).
- Einschätzen, an welchen Orten oder unter welchen Umgebungsbedingungen der Bewegungsdrang gesteigert oder verringert wird. Algase (2011: 900) verweist darauf, dass die Wahrscheinlichkeit unruhigen Umherlaufens geringer ist, wenn die Möglichkeit zu sozialer Interaktion größer ist, wie z.B. im Tages-/ Aktivierungsraum oder im Stationszimmer. Außerdem scheinen ruhige und vertraute Umgebungen, wie ein eigenes Zimmer, den Bewegungsdrang zu lindern. Gleiches gilt für Orte, deren Zweck eindeutig ist, wie Tages-/ Aktivierungsräume, Stationszimmer oder das Zimmer des Bewohners.

- Einschätzen von physikalischen Umgebungsfaktoren, die den Bewegungsdrang beeinflussen, wie Licht und Lärm, wobei Algase (2011: 900) zeigen konnte, dass gedämpftes Licht und eine gleichbleibende, ruhige Geräuschkulisse beruhigend wirken.
- Einschätzen und Fördern gesundheitlicher Vorteile des Bewegungsverhaltens (s. Tab. 11-1, s. S. 192).
- Einschätzen neurokognitiver Stärken, Fähigkeiten und Einschränkungen bezüglich Sprachvermögen, Mitteilungsfähigkeit, Seh- und räumlicher Orientierungsfähigkeit und Aufmerksamkeitsspanne, um Ablenkungen in der Umgebung zu reduzieren und orientierungsfördernde, richtungsweisende sowie realitätsorientierende Anpassungen der Umgebung vorzunehmen (Algase, 2011: 900).
- Einschätzen sozialer Stärken, Fähigkeiten und Einschränkungen bezüglich Sozialverhalten, da Studien belegen, dass Menschen mit gesteigertem Bewegungsdrang rascher soziale Fähigkeiten verlieren, als vergleichbare Menschen ohne Bewegungsdrang.

Algase (2011) schlägt eine Reihe von verhaltensbezogenen Interventionen vor, die Verhaltensweisen, welche nicht mit einem gesteigerten Bewegungsmuster einhergehen, verstärken. Dazu gehören folgende Interventionen:

- Belohnen von Nicht-Wandering-Verhalten mit Zuwendung, Nahrungsangeboten, u.a. Verhaltensverstärkern, weil dadurch die Episoden von ruhelosem Umhergehen um 50–80 % reduziert werden können (Heard/ Watson, 1999).
- Gleiches gilt für das Verhalten während Mahlzeiten, bei dem Nicht-Wandering-Verhalten nach Möglichkeit verbal und nonverbal verstärkt und belohnt werden sollte, um

so die am Essenstisch verbrachte Zeit und die aufgenommene Nahrungsmenge zu erhöhen (Beattle/Algase/Song, 2004).

Der gesteigerte Bewegungsdrang von Menschen mit einer Demenz wirkt sich auf zahlreiche Aktivitäten des Lebens im Rahmen der ABEDL beziehungsweise funktionelle Gesundheitsverhaltensmuster (FVM) aus und birgt die Gefahr funktioneller Beeinträchtigungen. Die amerikanischen Pflegewissenschaftlerinnen Beattie und und Beel-Bates (2007) geben einige pragmatische Tipps, wie Pflegende Menschen mit einem gesteigerten Bewegungsverhalten bei Aktivitäten des Lebens und funktionellen Verhaltensmustern unterstützen und fördern können:

ABEDL: sich bewegen, FVM: Aktivität und Bewegung

- Begrenzen Sie zur Förderung einer sicheren Mobilität die Bewegungsfreiraum von Menschen mit einem gesteigerten Bewegungsverhalten auf Bereiche und Situationen, die große körperliche und psychische Risiken und Schäden vermeiden helfen.
- Sorgen Sie für sicheres, gut sitzendes Schuhwerk, das die Person während der Fortbewegung trägt. Sichere, das Sturzrisiko mindernde Schuhe sind charakterisiert durch Schnürsenkel, die den Fuß beim Gehen im Schuh halten, eine dünne, feste Mittelsohle, die den Bodenkontakt verbessert, ein griffige Sohle und einen abgeflachten Fersenabsatz, der ein Ausrutschen verhindert, einen breiten, flachen Absatz, der den Bodenkontakt erhöht, einen festen Schaft, der die Stabilität erhöht und ein weiches, sich gut anschmiegendes Obermaterial, das auch bei langen Wegstrecken hohen Tragekomfort bietet (Georg/Weller, 2009a).
- Ermuntern Sie zu Ruheperioden in Zeiten geringerer körperlicher Aktivität und sorgen Sie für eine ausreichende Menge attraktiver Ruhezonen, die zum Verweilen einladen.
- Stellen Sie sicher, dass Seh-, Hör- und Gehhilfen korrekt angewendet werden und in einem guten Wartungszustand sind.

- Sorgen Sie dafür, dass Hinweisschilder und Orientierungshilfen in der Umgebung gut erkennbar und lesbar sind. Eine ausgezeichnete Anleitung dazu liefert das Handbuch zur visuellen Gestaltung des Umfeldes für Senioren mit Demenz von Breuer (2009).
- Achten Sie auf eine ordentliche Umgebung, in der Gegenstände, die die Laufwege eines Menschen mit erhöhtem Bewegungsdrang behindern könnten, aus dem Weg geräumt sind.
- Unterstützen Sie die Person mit erhöhtem Bewegungsdrang dabei, sich frei bewegen zu können, ohne Lasten mit sich tragen zu müssen
- Beobachten und Überwachen Sie regelmäßig die Orte und Räumlichkeiten, in denen sich die Person mit einer Demenz aufhält und bewegt (vgl. Beattie/Beel-Bates, 2007: 108).

ABEDL: sich pflegen, Selbstversorgung/ Körperpflege/Pflege der äußeren Erscheinung

- Achten Sie darauf, dass Menschen mit einem gesteigerten Bewegungsverhalten sich bei der Körperpflege in vertrauter Umgebung mit vertrauten Personen bewegen können.
- Unterstützen Sie die Person bei der Körperpflege möglichst zu zweit oder mit einer Hilfsperson in der Nähe.
- Unterstützen und verstärken Sie verbliebene Fähigkeiten mit Lob.
- Planen Sie Körperpflegeaktivitäten möglichst in Zeiträumen mit verringertem Bewegungsdrang.
- Planen Sie Handlungen zur Pflege der äußeren Erscheinung zwischen angenehme Aktivitäten oder machen Sie diese Aktivitäten selbst zu «Wohlfühlaktionen».
- Seien Sie flexibel, was die Zeiten und die Häufigkeit der Körperpflege bei Menschen mit einem gesteigerten Bewegungsverhalten anbelangt.
- Seien Sie flexibel darin, wie viele einzelne Handlungen Sie in Aktivitäten der Körperpflege packen.
- Vermeiden Sie, dass Routine-Körperpflegesituationen zum Kampf werden und bestehen Sie nur auf der Körperpflege, wenn die Per-

son eingenässt oder eingekotet hat oder anderweitig sehr schmutzig ist. Lesen Sie in dem praktischen Handbuch von Barrick et al. (2011) nach, wie Sie Körperpflegesituationen mit Menschen mit einer Demenz konfliktfrei gestalten können.

- Wahren Sie bei der Körperpflege die Intimsphäre und schließen Sie das Badezimmer für Dritte.
- Konzentrieren Sie sich auf die Person und die jeweils anstehende Handlung (vgl. Beattie/Beel-Bates, 2007: 109).

ABEDL: Ausscheiden, FVM: Ausscheidung

- Kleiden Sie Menschen mit einem gesteigerten Bewegungsdrang so, dass sie ihre Kleidung leicht an- und ausziehen können.
- Schätzen Sie die Ausscheidungsgewohnheiten im Hinblick auf ihre Vereinbarkeit mit dem erhöhten Bewegungsdrang ein.
- Schätzen Sie ein, ob die Person Hinweiszeichen auf Toiletten wahrnehmen und deuten kann.
- Schätzen Sie ein, ob die Person Ausscheidungsbedürfnisse äußern kann.
- Sorgen Sie dafür, dass mehrere Toiletten verfügbar und klar erkennbar sind.
- Entfernen Sie Gegenstände, die einen Menschen mit einer Demenz an eine Toilette erinnern könnten und die dieser verwechseln könnte, aus öffentlich zugänglichen Räumen.
- Achten Sie auf Verhaltensweisen, die auf ein Ausscheidungsbedürfnis hinweisen.
- Denken Sie frühzeitig und vorausschauend an die Ausscheidungsbedürfnisse ihres Klienten und seien Sie sich bewusst, wo sich dieser gerade aufhält.
- Passen Sie einen Ausscheidungsplan dem Bewegungsverhalten des Klienten an und Arrangieren Sie die Ausscheidungszeiten entsprechend über den Tag, z.B. nach den Mahlzeiten, vor den Ruheperioden und vor Bewegungsspitzen.
- Integrieren Sie den Toilettengang, wenn sie den Klienten bei der Fortbewegung begleiten.
- Belohnen Sie erfolgreiche Toilettengänge (vgl. Beattie/Beel-Bates, 2007: 111).

ABEDL: Kommunizieren

- Schätzen Sie die Kommunikationsfähigkeit und das gewöhnliche Kommunikationsverhalten des Klienten ein.
- Sprechen Sie mit dem Klienten, möglichst im Sitzen mit Blickkontakt.
- Wählen Sie für Gespräche einen vertrauten Raum, den die umhergehende Person oft aufsucht.
- Berühren Sie die Person mit einer Demenz während des Gesprächs sanft oder halten Sie (falls angemessen) seine Hand, um sie zu ermuntern, während des Gesprächs sitzen zu bleiben.
- Sprechen Sie jeweils nur einen Gedanken an.
- Wählen Sie klar nonverbale Signale, um ihr Interesse zu bekunden.
- Reagieren Sie positiv auf alle Versuche der Person, mit ihnen zu kommunizieren (vgl. Beattie/Beel-Bates, 2007: 113).

ABEDL: Essen und Trinken, FVM: Ernährung und Stoffwechsel

- Schätzen Sie die Ernährungs-, Trinkgewohnheiten und Lieblingsspeisen des Klienten ein.
- Schätzen Sie die Ernährungsgewohnheiten und die Fähigkeit, an einem Tisch zu sitzen, im Hinblick auf ihre Vereinbarkeit mit dem erhöhten Bewegungsdrang ein.
- Schätzen Sie ein, ob die Person aufmerksam auf Speisen und Getränke reagiert.
- Schätzen Sie die Fähigkeit ein, Besteck zum Essen zu gebrauchen.
- Schätzen Sie ein, wie oft eine Person isst und ob sie dazu in der Lage ist, Nahrung aufzunehmen.
- Planen Sie Essenszeiten und kleine Zwischenmahlzeiten möglichst in Zeiträume mit verringertem Bewegungsdrang.
- Stellen Sie angemessene Hilfsmittel zum Essen und Trinken bereit.
- Nutzen Sie den Aufforderungscharakter, der dem Essen innewohnt, um die Aufmerksamkeit der Person zu binden (vgl. Beattie/Beel-Bates, 2007: 111).

ABEDL: Ruhen, Schlafen und Entspannen, FVM: Schlaf und Ruhe

- Sorgen Sie dafür, dass sich die Person mit einem gesteigerten Bewegungsdrang während des Tages in ausreichend beleuchteten Räumen aufhält.
- Reduzieren Sie die Möglichkeit, sich tagsüber in ein Bett, außer dem eigenen, zu legen.
- Planen Sie zeitlich begrenzte Ruhezeiten von 25 Minuten in Zeiten geringen Bewegungsdrangs .
- Ermuntern Sie dazu, dass sich der Klient mit dem Personal und einem Buch oder einer Zeitung für definierte Ruhezeiten hinsetzt.
- Falls eine Person nicht dazu ermuntert werden kann, sich hinzulegen, kann sie vielleicht dazu angeregt werden, sich in einen Schaukelstuhl oder in eine Gartenecke zu setzen, um zu ruhen.
- Nutzen Sie begleitete Spaziergänge, um die Fortbewegungsrate zu verlangsamen (vgl. Beattie/Beel-Bates, 2007: 111).

Zahlreiche Interventionen versuchen den gesteigerten Bewegungsdrang von Menschen mit einer Demenz mit Maßnahmen zu beeinflussen, die die Umgebung der Personen anpassen, modifizieren oder überwachen, oder gezielt technische Hilfsmittel einsetzen wie:

- «Tarnen» von Ausgängen mit Vorhängen, Bildern, Streifenmustern und Dekoration, um zu verhindern, dass Menschen mit einer Demenz diese passieren (Cohen-Mansfield, 1998). – Über das Anbieten von Scheinwelten (z. B. Bushaltestellen, Wandbildern), um Menschen mit gesteigertem Bewegungsdrang zum Verweilen einzuladen, liegen bislang nur anekdotische Berichte und lokale Erprobungen vor (Lind, 2011). Diese Angebote werden auch von Betroffenen kontrovers diskutiert, da sie Menschen mit einer Demenz täuschen und belügen (Georg/Taylor, 2009b).
- Anbieten von Orientierungspunkten für Menschen, die ein eher zufälliges Fortbewegungsmuster zeigen, damit sich diese besser orientieren können und Anbieten von kurzen

(20 Min.) Ruheperioden für Menschen, deren zufällige Fortbewegungsmuster sich zum Nachmittag hin weiter häufen, was auf zunehmende Erschöpfung hinweist (Algase, 2011: 901).
- Anbieten von Wegmarken und Orientierungspunkten für Menschen, die ein Runden-drehendes (lapping) Bewegungsmuster zeigen, weil dieses Fortbewegungsmuster durch äußere orientierende Faktoren stabilisiert wird. Gleichzeitig beobachten, ob sich dieses Bewegungsmuster im Sinne eines persistierenden Verhaltens verfestigt, das der Betroffene nicht mehr willentlich beenden kann. Verfestigte, starre Bewegungsmuster sollten von Pflegenden unterbrochen werden, um Erschöpfungszustände zu verhindern (Algase, 2011: 902).
- Positionieren von Menschen mit verstärktem Bewegungsdrang in Ruhephasen mit Blick auf erwünschte Orte (z. B. Bad, Speisesaal) und außerhalb der Sichtweite unerwünschter Orte wie Ausgängen oder Treppen, um eine förderliche Fortbewegung zu unterstützen (Algase, 2011: 901).
- Sorgen für einen sicheren Ort, an dem der Patient ohne Gefahr für seine Sicherheit (z. B. heißes Wasser, Ofen, offene Treppen) und ohne laute Mitpatienten umhergehen kann. Anordnen von Möbeln und anderen Gegenständen entsprechend dem Fortbewegungsmuster (Doenges et al., 2003: 785 ff.).
- Sturzprävention, Unterstützen der räumlichen Orientierung, Wohnraumanpassung und Entweichungsprophylaxe, um eine sichere, barrierefreie und sturzfreie Fortbewegung zu ermöglichen und um gefährdete Bewohner am unbeaufsichtigten Verlassen der Station/Institution zu hindern.
- Einsetzen von technischen Orientierungshilfen, Bewegungs- und Ortungssystemen, soweit angemessen, zur Vermeidung von Entweichungen, zum Orten verloren gegangener oder vermisster Personen und zur Beruhigung von Angehörigen.
- Verwenden von druckempfindlichen Alarmvorrichtungen am Bett/Stuhl, um die Betreu-

ungspersonen auf Bewegungen aufmerksam zu machen (Doenges et al., 2003: 785 ff.).

- Fördern einer strukturierten Tagesroutine und von sozialen Zeitgebern (Sozialkontakte) sowie regelmäßiger, rhythmischer Einsatz physikalischer Zeitgeber (Licht, Bewegung, Essen; z. B. in Form von Spaziergängen in Gruppen mit Lunchpaketen).
- Sicherstellen, dass Türen mit Alarmvorrichtungen versehen sind und dass diese aktiviert sind. Sorgen für Schlösser an Fenstern und Türen, die sich nicht leicht öffnen lassen, um einen unsicheren Weggang zu verhindern (Doenges et al., 2003: 785 ff.).

Darüber hinaus setzen weitere Interventionen auf zwischenmenschlicher Ebene an, und versuchen die Betroffenen und pflegenden Angehöriger im Umgang mit Situationen zu unterstützen. Dazu gehören:

- Anbieten eines abwechslungsreichen Aktivierungsprogramms, das unterschiedliche Bedürfnisse befriedigt und sozial integriertes Bewegen fördert, um Menschen mit einem gesteigerten Bewegungsdrang soziale Kontakte zu ermöglichen, die sie aufgrund ihres oft extrovertierten Charakters zwar schätzen, aber wegen beeinträchtigten verbalen Fähigkeiten nicht mehr selbst initiieren können (Algase, 2011: 901).
- Einrichten einer «Wanderers Lounge»: nachmittägliches, 90-minütiges, wechselndes Bewegungs- und Aktivierungsprogramm mit Angeboten wie Musik, Tanz, Bewegung, Erinnerungsarbeit, Lesungen, Kosmetik/Wellness, Fingerfood, Getränken in weiträumiger, barrierefreier Räumlichkeit (Ebersole, 2004: 404).
- Anbieten von Entspannungsmöglichkeiten (Bäder, Wickel, Hand-/Fuß-Massagen) vor einsetzenden Zeiten unruhigen Umhergehens, um Menschen mit erhöhtem Bewegungsdrang einzuladen, sich auszuruhen oder zu entspannen (Algase, 2011: 902).
- Anbieten attraktiven Ruhemöglichkeiten, z. B. bequeme Ruhesessel oder Plätze mit einer schöner Aussicht oder Blick auf interessante Umgebungen wie Aquarien oder Vogel-

häuschen, um Menschen mit erhöhtem Bewegungsdrang zum Verweilen einzuladen und deren Stimmung zu verbessern (Algase, 2011: 901; Chalfont, 2010).

- Vermeiden freiheitsbeschränkender Maßnahmen (physischen/chemischen) zur Kontrolle des ruhelosen Fortbewegungsverhaltens, weil diese Unruhe, Sinnesbeeinträchtigungen (sensorische Deprivation) und Sturzereignisse noch vermehren können (Doenges et al., 2003: 785 ff.).
- Schaffen eines Patensystems mit Personen (Angehörige, Freiwillige, Mitbewohner), die die unruhig umherlaufende Person begleiten (engl. «Wanderers Sitting»). Evtl. auch Einsatz von speziellen Therapiehunden.
- Sorgen für eine personelle Kontinuität (Primäre Pflege).
- Nutzen einer hohen Affinität von Menschen zu Tieren und Pflanzen, um diese im Rahmen einer naturgestützten Therapie (Chalfont, 2010) oder einer pflanzengestützten Pflege (Vef-Georg, 2010) oder Gartentherapeutischer Sitzungen (Schneiter, 2010) sinnvoll zu beschäftigen.

Für die Begleitung von Menschen mit gesteigertem Bewegungsdrang in der häuslichen Umgebung und Gemeinde ergeben sich noch zusätzlich Interventionen, die Doenges et al. (2003: 785 ff.) und Algase (2011) wie folgt beschreiben:

- Informieren der Nachbarn über den Zustand der Person mit der Bitte, die Familie des Patienten oder die örtliche Polizei zu kontaktieren, wenn sie den Patienten allein draußen umhergehen sehen. Dabei kann die Kenntnis der Nachbarn verhindern, dass sich der Patient verletzt oder verirrt oder eine entsprechende Gefahr verringern.
- Nutzen kommunaler Ressourcen zur Unterstützung beim Identifizieren, Lokalisieren und sicheren Zurückbringen der Person.
- Unterstützen des Patienten/der Bezugsperson beim Entwickeln eines Versorgungsplans, wenn das Problem zunimmt.
- Überweisen an kommunale Ressourcen, wie Tagesstätten, Selbsthilfegruppen und Nut-

zen des Informationsangebotes und sozialen Netzwerkes von Selbsthilfegruppen wie der Schweizerischen Alzheimervereinigung (www.alz.ch) und der Deutschen Alzheimergesellschaft (www.deutsche-alzheimer.de). Diese bieten weitere Beschreibungen von hilfreichen Interventionen zum Umgang mit ruhelos umhergehenden Menschen.

11.9
Ruheloses Umhergehen aus chronopflegerischer Sicht

Im Rahmen der Einflussfaktoren der Pflegediagnose «ruheloses Umhergehen» (Wandering) wurde bereits darauf hingewiesen, dass tageszeitliche Faktoren das Auftreten eines gesteigerten Bewegungsdrangs begünstigen können. Hintergrund ist dabei, dass der Mensch neben seiner anatomisch-physiologischen Struktur und Funktion auch eine rhythmische Struktur besitzt, die, wie im Fall von nächtlich auftretendem unruhigem Umhergehen (Wandering), aus dem Takt geraten kann.

Die rhythmische Organisation des Menschen zeigt sich unter anderem daran, dass der Mensch Zeit seines Lebens zwischen Wachen und Schlafen wechselt. Dabei wird er gesteuert und getaktet von inneren Uhren, die ihm frei laufend einen 25-Stunden-Tag bescheren würden. Darum muss er seine innere zeitliche Struktur täglich mit der auf 24 Stunden getakteten Außenwelt koordinieren. Dabei helfen ihm Zeitgeber, von denen Bewegung, Licht und Sozialkontakte die wichtigsten sind. Gerät diese Synchronisation aus dem Takt, dann drohen zirkadiane Rhythmusschlafstörungen. Im Folgenden wird näher erläutert wie man diese Störungen bei alternden Menschen verstehen, erkennen und behandeln kann und welche Zusammenhänge zwischen zirkadiane Rhythmusschlafstörungen und Wandering bestehen.

Wie eingangs schon geschildert unterliegt auch die Lebensaktivität des Ruhens und Schlafens rhythmischen Prozessen, wobei der Mensch

ein Drittel seiner Lebenszeit schlafend verbringt. Wie viele andere biologischen Prozesse des Menschen unterliegt auch der Schlaf zeitlichen Rhythmen unterschiedlicher Länge. Diese teilen den Tag im Verhältnis 2:1 in einen etwa 24-stündigen zirkadianen Rhythmus von Wachen und Schlafen ein, der beim Erwachsenen ein monophasisches Schlafmuster ergibt. Im Schlaf selbst wirken kürzer währende «ultradiane» Rhythmen, die den Schlaf in 90-minütige Zyklen, bestehend aus Phasen von Non-REM- und REM-Schlaf, unterteilen und eine auf den Gesamtschlaf gesehene Schlafarchitektur ergeben. Diese Architektur kommt ins Wanken, und der rhythmisch organisierte Mensch gerät aus dem Takt, wenn die zeitgebenden äußeren Faktoren z.B. durch Schicht- und Nachtdienst verändert werden, die Abstimmung zwischen Außen- und Innenwelt beeinträchtigt ist (z.B. bei Blindheit), oder die inneren Uhren geschädigt oder in ihrer Funktion und Koordination eingeschränkt sind, wie bei neurogenerativen Erkrankungen (z.B. Demenz).

11.9.1
Zirkadiane Rhythmusschlafstörungen bei alten Menschen

Driften der innere Schlaf-Wach-Rhythmus einer Person und der äußere Hell-Dunkel-Wechsel auseinander, dann kann es zu einer Entkopplung oder Desynchronisation der zirkadianen Rhythmen kommen, die im fein orchestrierten Zusammenspiel der Elemente des zirkadianen Systems (Georg, 2008a/b, s. **Abb. 11-10**) zu zirkadianen Rhythmusschlafstörungen führen kann.

Für die Alten- und Langzeitpflege relevante zirkadiane Rhythmusschlafstörungen sind eine vorverlagerte oder verzögerte Schlafphasenstörung und ein unregelmäßiges Schlaf-Wach-Muster (s. **Abb. 11-11a/b**).

Bei einer *vorverlagerten Schlafphasenstörung* (Abb. 11-11a) tritt bei alten Menschen bereits drei bis vier Stunden vor der «normalen» Bettgehzeit Müdigkeit und der Wunsch, zu Bett zu gehen, auf. In der zweiten Nachthälfte ver-

Das zirkadiane System des Menschen

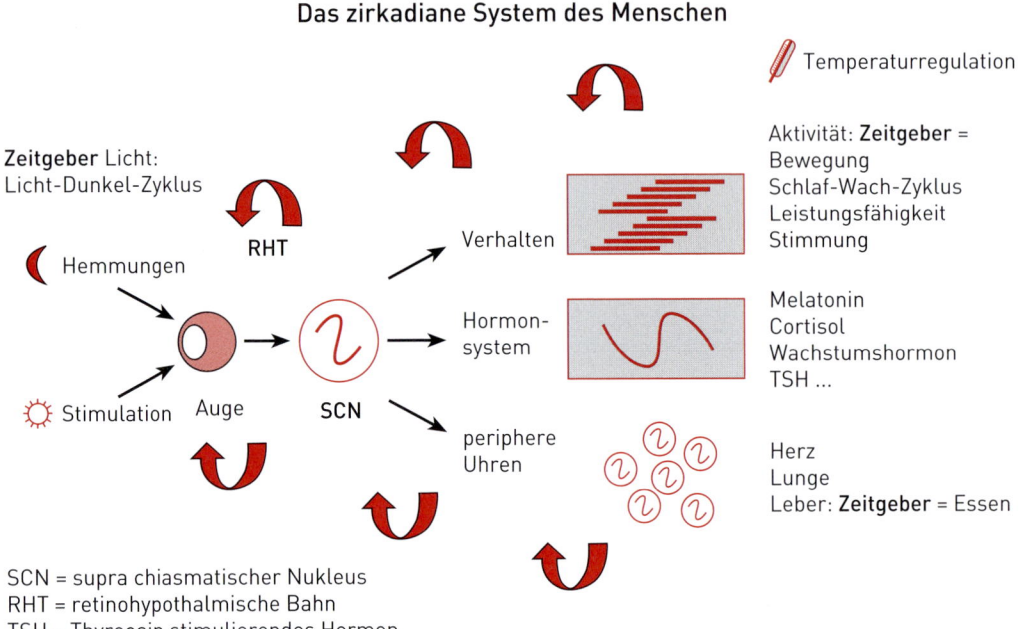

SCN = supra chiasmatischer Nukleus
RHT = retinohypothalmische Bahn
TSH = Thyreosin stimulierendes Hormon

Abb. 11-10: Das zirkadiane System des Menschen. (Quelle: Jürgen Georg, übersetzt und modifiziert nach Foster (2004: 78).

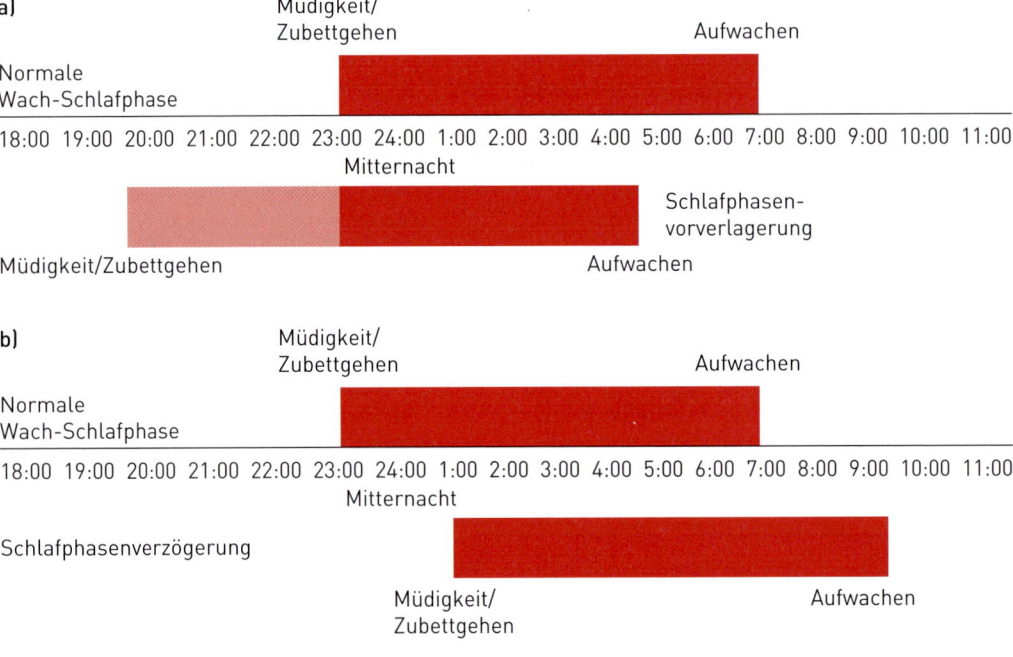

Abbildung 11-11a/b: Schlafphasenvorverlagerung und -verzögerung. Aus: Ancoli-Israel, S. (1997): Schlaf und Schlafstörungen. Wiesbaden: Ullstein Medical, S. 61, 63.

Elemente und Funktionen des zirkadianen Systems

Das zirkadiane System des Menschen, wie in Abbildung 11-10 dargestellt, besteht nach Wirtz-Justice/Roenneberg (2004) aus einem endogenen Schrittmacher, dem suprachiasmatischen Nukleus (SNC), einem oberhalb der Sehnervkreuzung im Hypothalamus gelegenen Zellverband von etwa 50 000 Nervenzellen. Der SNC ist über die Nervenbahnen des retinohypothalmischen Trakts (RHT) mit Nervenzellen der Netzhaut (Retina) im Auge verbunden, die ein lichtempfindliches Pigment, das Melanopsin enthalten. Die Melanopsin-Zellen registrieren das einfallende Licht auf der Netzhaut und können so der Inneren Uhr melden, ob es hell oder dunkel in der Aussenwelt ist. Der SCN gleicht seinen inneren Rhythmus mit Hilfe dieser Photorezeptoren im Auge mit dem äusseren Hell-Dunkel-Wechsel der Umgebung ab, d.h. der Licht-Dunkel-Zyklus synchronisiert die zentrale innere Uhr. Dieser Vorgang wird fachsprachlich auch als Entrainment bezeichnet. Licht ist dabei der stärkste Zeitgeber des zirkadianen Systems.

Die zentrale innere Uhr im (SCN) sendet rhythmische Signale aus, die die peripheren Uhren in Herz, Lunge und Leber aufeinander abstimmen, rhythmisieren und synchronisieren. Verhaltensbezogene (Aktivität, Schlafen-Wachen, Leistung) und physiologische Signale (Temperaturregulation, Hormonsystem, Stoffwechsel, Herz-Kreislauf) wirken ihrerseits auf den SCN und sorgen für eine feine Abstimmung des rhythmischen Systems und seiner Leistungen. Zirkadiane Systeme zu verstehen, ist Voraussetzung für eine professionelle ChronoPflege.

schlechtert sich die Schlafqualität und die Betroffenen wachen mitten in der Nacht zwischen 4:00 und 5:00 Uhr auf. Als Ursache werden unzureichende Zeitgeber in Form von fehlender Beleuchtungsstärke (< 300 Lux) und körperliche Aktivierung diskutiert. Hilfreich zur Resynchronisation ist ein 45-minütiges Ausdauertraining oder, wenn dies aus Mobilitätsgründen nicht möglich ist, eine 2-stündige Lichttherapie mit 2500 Lux um 10:00 und 14:00 Uhr. Alte Menschen mit einer vorverlagerten Schlafphasenstörung, die nachts früh zwischen 4:00 und 5:00 h erwachen und aufstehen, könnten als «unruhig Umhergehende» (engl. wandering wanderers) fehlinterpretiert werden, wenn man nicht um die chronobiologischen Zusammenhänge weiß.

Bei einer *verzögerten Schlafphasenstörung* (Abb. 11-11b) kann bei alten Menschen mit einer Demenz erst zwei Stunden nach der «normalen» Bettgehzeit Müdigkeit und der Wunsch, zu Bett zu gehen, auftreten. Rein äußerlich und oberflächlich betrachtet könnte auch dieser Personenkreis bei spätabendlicher Wachheit und Aktivität den Eindruck eines gesteigerten Bewegungsverhaltens im Sinne von Wandering machen.

Ein *unregelmässiges Schlaf-Wach-Muster* kann sich bei Menschen mit degenerativen Demenzen (Alzheimer, Lewy-Körperchen-Demenz) entwickeln. Sie kann durch fehlende Tagesstrukturierung, mangelnde körperliche und soziale Aktivitäten und zu geringe Beleuchtungsstärken in Heimen verstärkt werden. Mit zunehmender Degeneration von anatomischen Strukturen des zirkadianen Systems kann es zu einer Desynchronisationen bis hin zu einer Umkehr des Schlaf-Wach-Rhythmus kommen. Die degenerativen Veränderungen betreffen vor allem die Neuronen des Nukleus basalis Meynert (NBW) sowie Strukturen und endokrine Funktionen des suprachiasmatischen Nukleus (SCN).

Etwa 34–43 % der Menschen mit einer Alzheimer-Demenz leiden unter Schlafstörungen, ihr Schlaf ist durch Schlafstadienwechsel und Aufwachvorgänge fragmentiert und weniger tief. Ihre Gesamtschlafzeit ist verringert und die anfänglich stabilen REM-Phasen nehmen mit fortschreitender Demenz ab. Neben diesen Veränderungen der Schlafarchitektur kann es bei etwa 10–25 % der Heimbewohner und bis zu 60 % der zu Hause versorgten Menschen mit einer Demenz zu einem so genannten «Sundown-Phänomen» (Georg, 2005) kommen (Abb. 11-12). Dabei kommt es in der Dämmerung oder frühen Nacht zu Verwirrtheitszuständen, bei denen die Betroffenen unruhig, erregt, desorientiert werden, sich selbst gefährden können, mitunter unkontrollierbar schreien und schwer zu beruhigen sind (vgl. Staedt/Riemann, 2007: 65 ff.).

Schlafregulatorisch und pathophysiologisch wird dieses Verhalten als zentralnervöse Aktivierungsreaktion (Arousal) der Hirnrinde, bei «abgeschalteter» – auf Leicht- oder Tiefschlaf eingestellter – Großhirnrinde verstanden, wobei gleichzeitig die Aktivität des inneren Zeitgebers im suprachiasmatischen Nukleus (SCN) herabgesetzt ist und der SCN durch fehlenden Lichteinfall (Dämmerung) nicht angeregt wird. Dadurch kann der zur Unruhe und Erregung führende Stimulus nicht bearbeitet und gemildert werden und die Agitation bleibt bestehen oder nimmt gar noch zu.

Pflegediagnostisch hat Gordon (2003) dieses unregelmäßige Schlaf-Wach-Muster als «Schlaf-Wach-Rhythmus-Umkehr» beschrieben. Diese Pflegediagnose wird im folgenden Kasten mit ergänzenden Kennzeichen und Einflussfaktoren dargestellt. Sie kann im Rahmen des chronopflegerischen Modells eingeordnet, systematisch eingeschätzt, erkannt, benannt und gezielt mit chronotherapeutischen Maßnahmen und verhaltenstherapeutischen Techniken der Schlafhygiene, Stimuluskontrolle und Schlafrestriktion) behandelt werden. Bei der Beschreibung der Pflegediagnose «Schlaf-Wach-Rhythmus-Umkehr» wird deutlich, dass unter dessen Kennzeichen «nächtliches wach (und mitunter auch aktiv) sein» sowie «Unruhe mit nächtlichem ruhelosen Umhergehen (Wandering)» aufgeführt werden. Das heißt, Wandering ist pflegediagnostisch ein Symptom einer «Schlaf-Wach-Rhythmus-Umkehr», umgekehrt kann aber auch die «Schlaf-Wach-Rhythmus-Umkehr», bzw. die ihr zugrunde liegende Desynchronisation circadianer Rhythmen, zu einem nächtlich ruhelosen Umhergehen (Wandering) führen.

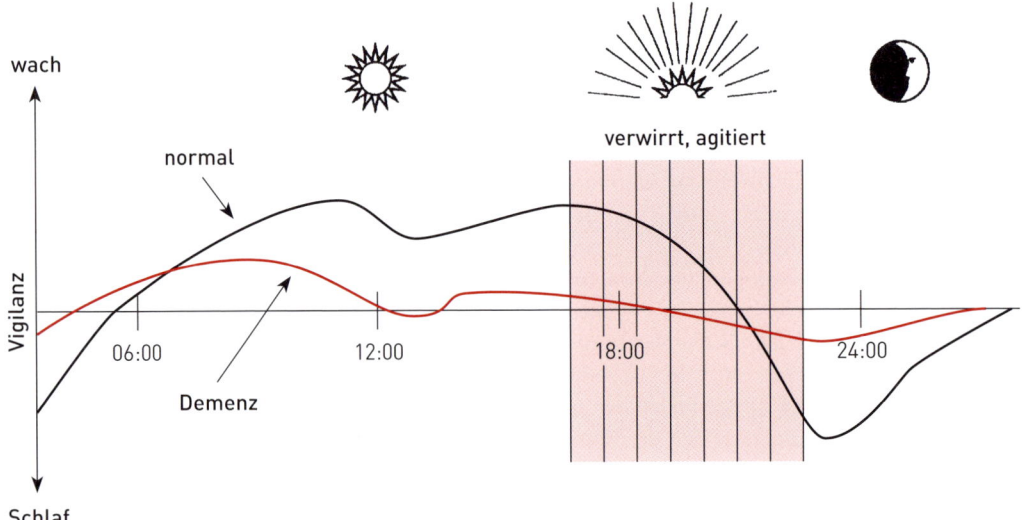

Abb. 11-12: Das Sundown-Phänomen Quelle: Hafner/Meier (2005: 121)

PDx: Schlaf-Wach-Rhythmus-Umkehr

Definition: Veränderung des Schlaf-Wach-Zyklus, mit überwiegendem Tagesschlaf.

Kennzeichen
Hauptkennzeichen
- Napping – häufige Schlafphasen und Nickerchen während des Tages, verbunden mit der Unfähigkeit, nachts zu schlafen
- nächtliches wach (und mitunter auch aktiv) sein
- Unruhe mit nächtlichem ruhelosen Umhergehen (Wandering)

Nebenkennzeichen
- Stimmungsschwankungen/ -veränderungen
- nächtliche Erregung und/oder Reizbarkeit
- Abflachen des zirkadianen Rhythmus
- Schlaffraktionierung, häufige Aufwachreaktionen (Arousal)
- Tagesschläfrigkeit
- Sundowning (Zunahme von Symptomen der Unruhe und Erregtheit in der Dämmerung und der frühen Nacht)
- → örtliche und zeitliche Desorientierung
- ● ängstliches Überwachen der Umgebung

Beeinflussende Faktoren
- geringe körperliche Aktivität und Bewegung während des Tages, Aktivitätsintoleranz, Ortsfixierung
- * schwach ausgebildete soziale (Sozialkontakte, soziale Aktivitäten, gemeinsame, feste Hauptmahlzeiten) und physikalische Zeitgeber (Licht, Temperatur, Geräuschpegel, Wechsel von Ruhe und Bewegung)
- Beschäftigungsdefizit
- Furcht
- Posttraumatische Stressreaktion

- → irreguläres Essverhalten
- * Aktivierung der Hirnrinde (Arousal) bei gleichzeitig herabgesetzter Aktivität des inneren Zeitgebers im suprachiasmatischen Nukleus (SCN)
- * ungewohnte Umgebung, Relokation
- * Medikamente, die die zirkadiane Rhythmik durch Hemmung der Melatoninsekretion beeinflussen (Benzodiazepine mit langer Halbwertszeit, Alpha-Agonisten [Clonidin, Methyldopa]), Neuroleptika (Haloperidol)

Risikogruppen
- Menschen, die leiden an
  - … einer Alzheimer-, Lewy-Körperchen-Demenz
  - … einer oneirischen Demenz (mit Hypersomnie, REM-Schlafverhaltensstörung, oneirisches Verhalten, totalem Tiefschlafverlust)
  - … einem Morbus Parkinson
  - … einer progressiven supranukleären Blickparese
  - … einer retinalen Blindheit

Literatur:
- Gordon, M. (2003): Handbuch Pflegediagnosen. München: U&F.
- → Sturm, A.; Clarenbach, P. (1997): Checkliste Schlafstörungen. Stuttgart: Thieme.
- * Staedt, J.; Riemann, D. (2007): Diagnostik und Therapie von Schlafstörungen. Stuttgart: Kohlhammer.
- ● Steinberg, R.; Weeß, H. G., Landwehr, R. (2000): Schlafmedizin – Grundlagen und Praxis. Bremen: Uni-Med.
- – Zegelin, A.: «Festgenagelt sein» – Der Prozess des Bettlägerigwerdens. Bern: Huber.

11.9.2
Chrono-Pflegemodell und Chronopflege

Die Chronopflege beschreibt den Zweig der professionellen Pflege, der sich mit Auswirkungen chronowissenschaftlicher Erkenntnisse sowie chronobiologischer Einflussfaktoren, wie Zeitgeber, Rhythmen und Systeme, auf Lebensfunktionen und -spanne des Menschen beschäftigt (s. **Abb. 11-13**). Im Rahmen des Chrono-Pflegeprozesses schätzen Pflegefachfrauen/-männer aktuelle und potenzielle Störungen biologischer

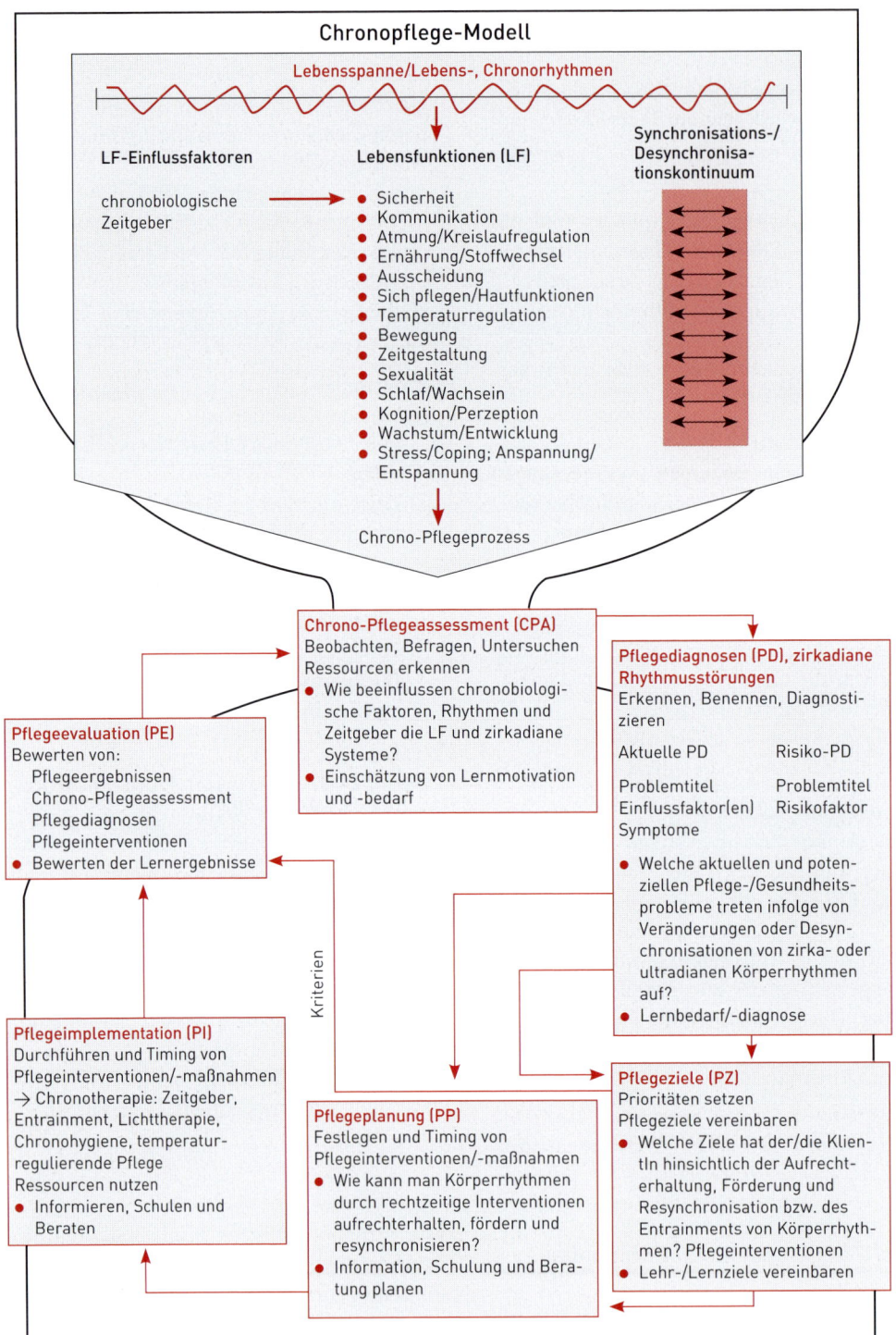

Abbildung 11-13.: Chrono-Pflegemodell und Chrono-Pflegeprozess (Jürgen Georg, 2001/2008a/2009c).

Rhythmen und Systeme oder Entwicklungspotenziale zur Synchronisation biologischer Rhythmen und Beeinträchtigungen des Synchronisations- und Desynchronisationskontinuums in einem Chronoassessment ein, und sie erkennen und benennen Chrono-Pflegediagnosen und zirkadiane Rhythmusschlafstörungen. Diese bilden den Ausgangspunkt, um Pflegeinterventionen und Zeitgeber auszuwählen und mit dem rechten Timing zum richtigen Zeitpunkt auszuführen, sowie die biologischen Rhythmen und Systeme gezielt zu erhalten, zu fördern oder wiederherzustellen (Resynchronisation/Entrainment). Die Ergebnisse der eingeleiteten Pflegeinterventionen werden von Pflegefachfrauen und -männern bewertet und verantwortet (Georg, 2001/2008a).

11.9.3
Chronotherapie

Die *Chronotherapie* fördert zeitlich koordinierte und (re)synchronisierte zirkadiane Systeme und Rhythmen, mittels bewusst und gezielt eingesetzter *Zeitgeber*. Pflegenden kommt im Rahmen der Chronotherapie die Aufgabe zu, chronopflegerische Prozesse zu steuern und Zeitgeber bewusst und gezielt an Bewohner zu vermitteln. Ziel ist, zirkadiane Systeme und Rhythmen des Menschen zu stabilisieren oder zu resynchronisieren. Dieser Prozess der Synchronisierung und zeitlichen Koordinierung zirkadianer und ultradianer Systeme mit der Tag-Nacht-Rhythmik der Außenwelt wird als *Entrainment* bezeichnet. Dazu werden im 24-Stunden-Rhythmus wiederkehrende Reize gesetzt und rückgekoppelt, die den inneren zirkadianen Schrittmacher im suprachiasmatischen Nukleus (SCN) an die Tag-Nacht-Rhythmik der Aussenwelt anpassen.

Die Funktion von Zeitgebern innerhalb des zirkadianen Systems (vgl. Georg 2008a/b) ist, zirkadiane und ultradiane Rhythmen mit der Tag-Nacht-Rhythmik der Außenwelt in Einklang zu bringen, zeitlich zu synchronisieren und durch Rückkopplung mit dem inneren, zentralen zirkadianen Schrittmacher im supra-

chiasmatischen Nukleus (SCN) zu koordinieren. Die eingesetzten Zeitgeber können physikalischer, enterozeptorischer und sozialer Natur sein. Zeitgeber sind nach Peter et al. (2007: 1309) Stimuli oder Reize, die in zirkadianen 24-Stunden-Rhythmen und ultradianen unter 24-Stunden-Rhythmen wiederkehren. Die physikalischen, enterozeptorischen und sozialen Zeitgeber unterscheiden sich wie folgt: *Physikalische Zeitgeber* sind Licht, Temperatur und Geräuschpegel, *enterozeptorische* Zeitgeber sind Ernährung, bzw. regelmäßige, gemeinsame Hauptmahlzeiten sowie der Wechsel von Ruhe und Aktivität. *Soziale Zeitgeber* sind alltägliche soziale Interaktionen in Familie, Heim und Arbeitswelt. Konkret lassen sich daraus folgende chronopflegerische Interventionen ableiten:

- **Chrono- und Zeitgeberassessment**
  Im Rahmen des chronopflegerischen Prozesses können Pflegende im ersten Schritt des Chrono- und Zeitgeberassessments gezielt fragen, beobachten, untersuchen und dokumentieren, welche *Zeitgeber*, wann, wie und in welcher Regelmäßigkeit und Stärke und in Form welchen Verhaltens im Laufe eines 24-Stunden-Tages auf einen Bewohner einwirken. Zu den einzuschätzenden Zeitgebern gehören:
- **Physikalische Zeitgeber**
  - *Licht:* Beleuchtungsstärke, Lichteinfall, saisonaler Wechsel der Lichtintensität im Heim, regelmäßige Exposition gegenüber (Tages)Licht (Spaziergänge, Lichttherapie)
  - *Temperatur:* Raumtemperatur im Heim, Außentemperatur, Körperkerntemperatur des Bewohners, Fähigkeit zur peripheren Wärmeabgabe am Abend
  - *Geräuschpegel:* Veränderung des Geräuschniveaus im Lauf des Tages, Lärm als Störfaktor in der Nacht, Bedeutung von Musik für einen Bewohner.
- **Enterozeptorische Zeitgeber**
  - *Ernährung:* regelmäßige Hauptmahlzeiten; Essen/Trinken in der Nacht
  - *Aktivität/Ruhe:* Wechsel von körperlicher/mentaler Aktivierung und Ruhe/

Entspannung, Spaziergänge (Minuten pro Tag/Woche), Bewegung, Bewegungsbeeinträchtigungen wie Aktivitätsintoleranz, Ortsfixierung, Bettlägerigkeit, Immobilität.

- **Soziale Zeitgeber**
  - *Soziale Interaktion* mit Angestellten, Mitbewohnern, An-/Zugehörigen, Besuche, Teilnahme an sozialen Aktivitäten; sozialer Rückzug, soziale Isolation, Vereinsamung.

Pflegende können chronobiologische Rhythmen des Menschen beeinflussen, indem Sie bewusst und regelmäßig Zeitgeber als Reize einsetzen, um das zirkadiane System des Menschen zu stabilisieren und zu (re)synchronisieren. Daraus ergeben sich für die einzelnen Zeitgeber folgende Aktivitäten (vgl. Georg, 2009c):

Physikalischer Zeitgeber – Licht:
- Prüfen und Sicherstellen einer Beleuchtungsstärke in Innenräumen von mindestens 300–500 Lux durch natürlichen Lichteinfall oder künstliche Beleuchtungssysteme.
- Bewohner täglich mindestens 1–2 h dem Tageslicht aussetzen, z.B. durch Pflegeinterventionen («Lichtdusche statt Körperdusche») und Aktivitäten (Spaziergänge, Outdoor-Gardening) an lichtexponierten Orten.
- In Zeiten saisonal geringeren natürlichen Lichteinfalls (Herbst/Winter), die o.g. Aktivitäten verstärken, auch um einer saisonal affektiven Depressionen (SAD) vorzubeugen.
- Einsetzen einer Lichttherapielampe mit 2500–10 000 Lux, 30–60 min, in 1 m Abstand, 3 h vor regulärer Schlafenszeit. Früheres Einsetzen der Lichttherapie bei Bewohnern mit Schlafphasenverzögerung, um eine weitere Verzögerung der Einschlafphase zu verhindern. Die Lichttherapie kann neben den Klienten mit zirkadianen Rhythmusschlafstörungen auch bei Klienten mit saisonal affektiven Depressionen (SAD) eingesetzt werden. Die Lichttherapie kann durch eine Melatoningabe nach der Lichttherapie, 3 h vor Zubettgehzeit (20:00 h) ergänzt werden.

Diese führt zu einer Erhöhung des endogenen Melatoninspiegels ab 23:00 h.
- Einsetzen von Bettlampen bei Bedarf, die einen Sonnenauf- und Untergang simulieren, da sie sich positiv auf die Einschlaflatenz, nächtliche Unruhezustände und die Schlafdauer bei älteren Menschen mit einer fortgeschrittenen Demenz auswirken können.

Physikalischer Zeitgeber – Temperatur:
- Schaffen einer wohltemperierten Schlafumgebung (14–18 °C/Spitex oder häusliche Pflege, 19–21 °C bei kälteempfindlichen alten Menschen). Erkennen und Beseitigen von potentiellen Störfaktoren, die eine periphere Wärmeableitung und Feuchtigkeitsabgabe (perspiratio insensibilis) in der Nacht verhindern.
- Unterstützen der einschlaffördernden peripheren Wärmeabgabe am Abend durch Wärme ableitende (Wadenwickel, Fußbad, Teilwaschung), die Durchblutung fördernde (Fußeinreibung, Teil-Bad, warme Bauchwickel, heiße Getränke, Socken, Wärmflasche) Anwendungen und eine Ernährung, die kohlenhydratreich und leicht verdaulich ist.
- Fördern einer sanften Aufwachreaktion und eines allmählichen zirkadianen Anstiegs der Körpertemperatur durch Wärmeerhaltung oder -bildung (Zudecken) am frühen Morgen; Fördern der Wachheit durch kühle Anwendungen (Gesichts-, Armguss) am Morgen.

Physikalische Zeitgeber – Geräuschpegel:
- Schaffen einer ruhigen Wohnumgebung von 40–45 dB am Abend und 35 dB in der Nacht. Erkennen und Beseitigen von potenziell Lärm verursachenden Störfaktoren (z.B. Schnarchen, Straßenlärm, laute(s) Gespräche, Schuhwerk), die zu einer nächtlichen Aufwachreaktion (Arousal) führen könnten.
- Menschen mit einer Alzheimer-Demenz und Sundown-Phänomen anbieten, an einer Musiktherapie teilzunehmen, da diese den Melatoninspiegel erhöht und beruhigend wirkt (Staedt/Riemann, 2007: 70).

- Allgemein im Laufe des Tages für angenehme und anregende akustische Reize sorgen. Dabei sollten belastende, Stress erzeugende akustische Reize (Lärm) möglichst reduziert oder vermieden werden.

Enterozeptorische Zeitgeber – Ernährung:

- Sorgen für einen gleichmäßigen, stabilen Tagesrhythmus mit regelmäßigen Essenszeiten, die im Schweizerdeutschen als Z'nüni, Z'mittag, Z'vieri, Z'nacht (9:00 h, 12:00 h, 16:00, 20:00 h) bezeichnet werden.
- Angemessene Aufnahme von Stimulantien, um Wachheit während des Tages (2–4 Tassen koffeinhaltiges Getränk) und Schlaf in der Nacht zu fördern durch Einschränken des Koffeingenusses 4–6 h vor der Bettzeit.
- Maßvoller Genuss von Alkohol ($\leq$ 2 dl Wein/Bier) vor dem zu Bett gehen bei schlafgesunden und Alkoholabstinenz bei schlafgestörten Personen.
- Arzneimittelcheck mit einem chronopharmakologisch versierten Arzt bezüglich den Schlaf störenden (z. B. Antidementiva, Diuretika, Hormone u. a.) und zirkadiane Rhythmen beeinträchtigen Medikamenten (z. B. Haloperidol), (Staedt/Riemann, 2007: 137).
- Gabe von Melatonin durch einen chronopharmakologisch versierten Arzt bei Bewohnern mit zirkadianen Rhythmus(schlaf)störungen (Peter/Penzel, 2007: 727f.).
- Berücksichtigen chronopharmakologische Kenntnisse bzgl. Arzneimittelwirkungen und Tagesrhythmen durch den richtigen Zeitpunkt (Timing) der Arzneimitteleinnahme z. B. bezüglich Schmerzmittel, Antiasthmatika, Antihypertensiva u. a. (Lemmer, 2004).
- Sorgen für regelmäßige Toilettengänge bewegungsbeeinträchtigter Bewohner, die deren tagesrhythmischen Ausscheidungsgewohnheiten entsprechen.

Enterozeptorische Zeitgeber – Aktivität/Ruhe:

- Sorgen für regelmäßige Aktivierungs-, Bewegungs-, Besuchs-, Beschäftigungs- und Ruheangeboten und -taten.

- Erarbeiten, Vereinbaren, Durchsetzen und Dokumentieren (Schlaftagebuch) eines individuellen Schlafhygienekonzeptes einschließlich regelmäßiger Aufsteh- und Schlafenszeiten, mit geringen Abweichungen von max. ± 30 min. – Gleichzeitige Schaffung von Aktivierungsangeboten, die es für Bewohner sinnvoll erscheinen lassen, wach zu bleiben.
- Ermöglichen und Reduzieren des Tagesschlafs bei Bedarf auf max. 30 min/d bis maximal 14:00 h.

Soziale Zeitgeber – soziale Interaktion

- Sorgen für einen gleichmäßigen, stabilen, sozial integrierenden und stressreduzierten Tagesrhythmus mit regelmäßigen Sozialkontakten, Kommunikationsangeboten und ausreichender sensorischer Stimulation. Gleichzeitig Möglichkeiten zum vorübergehenden sozialen Rückzug sowie zum Alleinsein ohne Vereinsamungsgefahr bieten.
- Bewohnern mit einer kortikalen Blindheit raten, tagsüber keine dunklen Sonnenbrillen zu tragen und rege an sozialen Interaktionen teilzunehmen, um ausreichend Reize durch physikalische und soziale Zeitgeber zu erhalten.
- Ermöglichen von Spaziergängen von $\geq$ 30 min/d Dauer, falls Mobilitätsgrad dies zulässt. «Therapeutische Spaziergänge» vereinen dabei die Zeitgeber Licht, Bewegung und Sozialkontakte in einer Intervention.

11.9.4
Ausblick

Der Artikel zeigt, welchen Beitrag Pflegende dazu leisten können, um ruhelos umhergehende und schlafgestörte Menschen systematisch einschätzen, verstehen und unterstützen zu können. Darüber hinaus wird skizziert, welchen Beitrag dazu das noch junge Teilgebiet der Pflege, die Chronopflege leisten kann. Hier gilt es anzusetzen und die vorhandenen Konzepte, Instrumente und Interventionen weiter zu entwickeln, zu validieren und zum Wohle der Klienten zu verbessern.

Literatur

Ackley, B. J.; Ladwig, G. B. (2006): *Nursing Diagnosis Handbook*. St. Louis: Elsevier/ Mosby.

Ackley, B. J.; Ladwig, G. B. (2011): *Nursing Diagnosis Handbook*. St. Louis: Elsevier/ Mosby.

Ägyptisches Museum Berlin (2011): http://www.aegyptisches-museum-berlin-verein.de/c51.php#o_kniefigur_2314_01.jpg (Zugriff: 22.2.2011).

Algase, D. L. (2007): Assessment of Wandering Behaviors. In: Ackley, B. J.; Ladwig, G. B. (2011): *Nursing Diagnosis Handbook*. 9e, St. Louis: Elsevier/ Mosby.

Algase, D. L. (2007): Wandering. In: Assessment of Wandering Behaviors. In: Nelson, A. L.; Algase, D. L. (ed.) (2007): *Evidence-Based Protocols for Managing Wandering Behaviors*. New York; Springer Publ.

Ancoli-Israel, S. (1997): *Schlaf und Schlafstörungen*. Ullstein Medical, Wiesbaden 1997.

Barrick, A. L.; Rader, J.; Hoeffer, B.; Sloane, P. D.; Biddle S. (2011): *Körperpflege ohne Kampf*. Bern: Huber.

Bartholomeyzcik, S. (2006): Rahmenempfehlungen zum Umgang mit herausforderndem Verhalten bei Menschen mit Demenz. *Pflegen: Demenz* 1: 1–4.

Beattie, E. R. A.; Algase, D. L., Song, J. (2004): Keeping wandering nursing home clients at the table: improving food intake using a behavior communication, intervention. *Ageing Mental Health* 8, 2: 109.

Beattie, E. R. A.; Beel-Bates, C. A. (2007): Impact of wandering on functional status. In: Nelson, A. L.; Algase, D. L. (ed.) (2007): *Evidence-Based Protocols for Managing Wandering Behaviors*. New York; Springer Publ.

Bloch, E. (1977): Ernst Bloch im Gespräch mit José Marchand 1974. In: Arno Münster (1977), (Hrsg.): *Tagträume vom aufrechten Gang*, Suhrkamp: Frankfurt/ Main.

Bowlby Sifton, C. (2007): *Das Demenz-Buch*. Bern: Huber.

Breuer, P. (2009): *Visuelle Kommunikation für Menschen mit Demenz – Grundlagen zur visuellen Gestaltung des Umfeldes für Senioren mit (Alzheimer-) Demenz*. Bern: Huber.

Brown, J. B.; Bedford, N. K.; White, J. S. (1999): *Gerontological protocols for nurse practitioners*. Philadelphia: Lippincott, LWW.

Carpenito-Moyett, L. J. (2006): *Nursing Diagnosis – Application to Clinical Practice*. Lippincott, Philadelphia.

Carpenito-Moyett, L. J. (2008): *Nursing Diagnosis – Application to Clinical Practice*. Lippincott, Philadelphia.

Chalfont, G. (2010): *Naturgestützte Therapie – Tier- und pflanzengestützte Therapie für Menschen mit einer Demenz planen, gestalten und ausführen*. Bern: Huber.

Chinn, P. L.; Kramer, M. K. (2011): *Integrated Theory and Knowledge Development in Nursing*. 8.A., St. Louis: Mosby/Elsevier.

Cohen-Mansfield, J. (1998): The effects of an enhanced environment on nursing home residents who pace. *Gerontologist*, 38, 2: 199–208.

Damasio, A. R. (2000): *Ich fühle, also bin ich*. München: List.

Dewing, J. (2005) Screening for wandering among older people with dementia. *Nursing older people* 17 (3): 20–22.

Doenges, M. E.; Moorhouse, M. F.; Geissler-Murr A. C. (2003): *Pflegediagnosen und Maßnahmen*. Bern: Huber.

Ebersole, P.; Hess, P.; Schmidt-Luggen, A. (2004): «Wanderers» In: *Toward healthy aging*. St. Louis: Mosby.

Foster, R. (2004): *Rhythms of life: the biological clock that control the daily lives of every living thing*. Yale: Yale University Press

Gaffney, J. (1986): Towards a less restrictive environment. *Geriatric Nursing*, 7, 94–96.

Georg, J. (2000): Chronobiologie und Pflege. *NOVA* 31, 12: 28–30

Georg, J. (2001): Rhythmus ist Leben. Chronobiologische Aspekte der Lebensaktivität „atmen". *NOVA* 32, 5: 26–28

Georg, J. (2005): Lichttherapie – Winterblues und Sundown-Phänomen. *NOVA* 36, 5: 24–27

Georg, J. (2005): Tagesschlaf und Wohlbefinden. *NOVA* 36, 11: 20–22

Georg, J. (2007): Zum Weglaufen? Ruheloses Umhergehen bei alten Menschen. *NOVA* 38, 11: 12–14.

Georg, J. (2008a): Chronopflege und zirkadiane Systeme. *Schwester/Pfleger* 47, 7/8: 639–641

Georg, J. (2008b): Teams im Kopf und Körper – Zirkadiane Systeme des Menschen. *NOVAcura* 39, 6: 34–36

Georg, J.; Weller, R. (2009a): Zeigt her Eure Schuh. *NOVA* 40, 3: 25

Georg, J., Taylor, R. (2009b): «Ich spüre, wenn man mich anlügt» – Interview mit Richard Taylor. *Pflegen: Demenz*, 11: 15–18.

Georg, J. (2009c): Aus dem Takt. *NOVA* 40 (2009) 1: 18–21.

Georg, J. (2010): Walking not Wandering. In: Georg, J. (Hrsg.) *Pflege 2011 – Huber Pflegekalender*. Huber, Bern 2010.

Georg, J. (2010a): Wissensformen in der Pflege. *NOVA* 41, 1: 11–13

Georg, J. (2010b): Poesie des Tuns. *NOVA* 41, 7/8: 21–23

Georg, J. (2010c): Fraility – Gebrechlichkeit alternder Menschen. *NOVA* 41 (2010c) 4: 10–12

Georg, J. (2011): Ein Alterungsproblem – Muskelschwund und Gebrechlichkeit. *NOVA* 42, 2: 54–55.

Giacometti, A. (2011): http://de.wikipedia.org/wiki/Alberto_Giacometti

Gordon, M. (2003): *Handbuch Pflegediagnosen*. München: U&F

Gordon, M. (2011a): *Handbuch Pflegediagnosen*. Bern: Huber

Gordon, M. (2011b): *Assessment notes*. Bern: Huber

Hafner, M.; Meier, A. (2005): *Geriatrische Krankheitslehre I – Psychiatrische und neurologische Syndrome*. Bern: Huber.

Halek, M.; Bartholomeyczik, S. (2009a): Assessmentinstrumente für die verstehende Diagnostik bei Demenz: Innovatives demenzorientiertes Assessmentsystem (IdA). In: Halek, M.; Bartholomeyczik, S.; Halek, M. (Hrsg.): *Assessmentinstrumente in der Pflege*. Hannover: Schlütersche.

Halek, M.; Bartholomeyczik, S. (2009a): «Herausforderndes Verhalten verstehen!» Ein strukturierter Leitfaden (IdA) für verstehende Diagnostik Diagnostik bei Menschen mit Demenz. Pflegen: *Demenz* Heft 10, 45–49.

Halek, M. (2010): Der Drang, sich zu bewegen. *Pflegen: Demenz* Heft 16, 3: 8–14.

Heard, K.; Watson, T. S. (1999): Reducing wandering by persons with dementia using differential reinforcement. *Journal of Applied Behavior Analyses* 32 (9): 381.

Held, C.; Ermini-Fünfschilling, D. (2006): *Das demenzgerechte Heim*. Basel: Karger.

International Council of Nurses ICN (Hrsg.) (2002): ICNP®. *Internationale Klassifikation für die Pflegepraxis*. Bern: Huber.

Johnson, M.; Maas, M. L.; Moorhead, S. (Hrsg.): *Pflegeergebnisklassifikation (NOC)*. Bern: Huber.

Klemm, C. (2001): Alberto Giacometti 1901–1966. In: Christian Klemm, C.; Lanchner, C. et al. (2001): *Alberto Giacometti*, Zürich/New York/Berlin.

Kleiner, J. (2009): Herausfordernde Verhaltensweisen in Züricher Altersheimen. *NOVA* 40 (2009) 10: 29

Krohwinkel, M. (2008): *Rehabilitierende Prozesspflege am Beispiel von Apoplexiekranken. Fördernde Prozesspflege als System*. Bern: Huber.

Lemmer, B. (2004): *Chronopharmakologie*. Stuttgart: WVG.

Lind, S. (2011): *Fortbildungsprogramm Demenzpflege – Ein erfahrungsbezogener*. Bern: Huber

Marshall, M.; Allan, K. (2006): *Dementia: Walking not Wandering*. London: Hawker Publ.

Masson, R.; Mattiussi, V. (2004): *Rodin*. Paris: Edition Flammarion.

McCloskey-Dochterman, J.; Bulechek, G. M. (2011): *Pflegeergebnisklassifikation (NIC)*. Bern: Huber

NANDA-I (2005): *NANDA-Pflegediagnosen. Definitionen und Klassifikation 2005–2006*, Bern: Huber.

NANDA-I (2010): *NANDA-Pflegediagnosen. Definitionen und Klassifikation 2009–2010*, Kassel: Recom.

Nelson, A. L.; Algase, D. L. (ed.) (2007): *Evidence-Based Protocols for Managing Wandering Behaviors*. New York; Springer Publ.

Peter, H.; Penzel, T.; Peter, J. H. (Hrsg.) (2007): *Enzyklopädie der Schlafmedizin*. Berlin: Springer.

Perrar, K. M. (2010): Pflegen: *Demenz* Heft 16, 3: 19–21.

Saba V. K. (2010): *Pflegepraxisklassifikation (CCC®)* Bern: Huber

Schneiter, R. et al. (2009): *Lehrbuch Gartentherapie*. Huber, Bern 2009:78–95

Silverstein, N. M.; Flaherty, G.: Salmons Tobin, T. (2002): *Dementia and wandering behaviour*. New York: Springer.

Spork, P. (2008): *Das Schlafbuch*. Reinbek, Rowohlt.

Staedt, J.; Riemann, D. (2007): *Diagnostik und Therapie von Schlafstörungen*. Stuttgart: Kohlhammer.

Sturm, A.; Clarenbach, P. (1997): *Checkliste Schlafstörungen*. Stuttgart: Thieme.

Steinberg, R.; Weeß, H. G., Landwehr, R. (2000): *Schlafmedizin – Grundlagen und Praxis*. Bremen: Uni-Med.

Taylor, R.; Lakotta, B. (2010): *Ein Leben wie im Fegefeuer*. DER SPIEGEL 9: 112 (Interview)

Vef-Georg, G.: Pflanzengestützte Gesundheits- und Krankenpflege in der Langzeit- und Spitexpflege Betagter. In: Schneiter, R. et al. (2009): *Lehrbuch Gartentherapie*. Huber, Bern 2009:78–95

Vidal, F. (1997–2002): Themensatelit aufrechter Gang. Ernst Bloch Zentrum. http://bloch.de/Moderiertes_Zukunftsforum/intros/AUFRECHT.html (Zugriff: 22.2.2011)

Volicer, L. (2007): Epidemiology of Wandering. In: Nelson, A. L.; Algase, D. L. (2007): *Evidence-Based Protocols for Managing Wandering Behaviors*. New York; Springer Publ.

Wilkinson, J. M.; Ahern, N. R. (2009): *Nursing Diagnosis Handook*. Upper Saddle River: Pearson/Prentice Hall.

Wojnar, J. (2007): *Die Welt der Demenzkranken. Leben im Augenblick*. Hannover: Vincentz

Wölfel, K. (2009): *Spaziergänge*. Zürich: Vontobel Stiftung.

Zegelin, A. (2005): «Festgenagelt sein» – Der Prozess des Bettlägerigwerdens. Bern: Huber.

Anmerkung

Dieser Beitrag basiert auf den aktualisierten, überarbeiteten und erweiterten Beiträgen von Georg, J. (2007): «Zum Weglaufen – Ruheloses Umhergehen bei alten Menschen». NOVA 38, 11: 12–14 sowie Georg, J. (2009): Aus dem Takt. NOVA 40, 1: 18–21.

Anhang

AutorInnenverzeichnis

Kate Allan ist ausgebildete klinische Psychologin, hat mit psychisch kranken Erwachsenen und alten Menschen gearbeitet und ging 1998 zum Dementia Services Development Centre der Universität von Sterling (DSDC), wo sie über die Kommunikation mit Menschen mit Demenz forschte. Ihr Interesse am Gehen wurde durch eine Doktorarbeit geweckt, die sich mit diesem Thema befasste. So kam es schließlich, dass sie 1994 im ersten Buch des DSDC, das dem Gehen gewidmet war, eine Aufsatzsammlung veröffentlicht hat.

Paul Batson ist Psychodramatherapeut und arbeitet für den Avon & Wiltshire Mental Health Care Partnership NHS Trust in der Gerontopsychiatrischen Abteilung des Victoria Hospital von Swindon, Großbritannien.

Kirsty Bennett, Architektin in Victoria (Australien), hat sich seit 15 Jahren auf das Bauen und die Wohnraumanpassung für alte Menschen und Menschen mit Demenz spezialisiert. In dieser Funktion war sie für die Überprüfung, Bauplanung, Dokumentation und Bauleitung vieler verschiedener Pflegeeinrichtungen und Wohnprojekte in mehreren Landesteilen verantwortlich. Derzeit arbeitet sie als Architektin für die Uniting Church von Australien.

Christine Calder ist Sozialarbeiterin der Social Work Resources des South Lanarkshire Council in Großbritannien, das Teil des Older People's Services Management Teams ist. Ihr Aufgabengebiet umfasst u.a. die Entwicklung kommunaler Dienstleistungsangebote für ältere Menschen und die Leitung der Abteilung Technische Hilfsmittel, wo sie für deren Entwicklung und Anwendung zuständig ist.

Denise Chaston arbeitet seit 1984 als Psychiatriepflegefachkraft. Sie ist klinische Pflegespezialistin für Menschen mit früh einsetzender Demenz und deren Angehörige und Partner/Partnerinnen. Aufgrund persönlicher Erfahrungen engagiert sie sich besonders dafür, dass Betroffene in die Entwicklung von Dienstleistungsangeboten und andere Aspekte ihrer Betreuung einbezogen werden.

Claire Craig hat als Ergotherapeutin mehrere Jahre mit demenzbetroffenen Menschen gearbeitet. Sie interessiert speziell die Frage, inwieweit Kreativangebote die Person unterstützen und person-zentrierte Kommunikation fördern können. Sie geht sehr gerne zu Fuß.

Helen Crawley ist seit 20 Jahren auf dem Gebiet der Ernährung tätig – als Mitarbeiterin im Gesundheitsministerium, in Lehre und Forschung. Sie hat den 1998 erschienenen VOICES-Report *Eating well for older people with dementia* recherchiert und veröffentlicht und hält Vorträge über die Wichtigkeit einer guten Ernährung für Menschen mit Demenz.

Mary Dixon ist Sozialarbeiterin für Menschen mit Demenz und verfügt über 25 Jahre Erfahrung auf diesem Gebiet. Sie hat an mehreren Publikationen mitgewirkt und engagiert sich schwerpunktmäßig für die Entwicklung und Weiterentwicklung neuer Dienstleistungsangebote.

Brenda Dunn ist leitende Physiotherapeutin und hat über fünf Jahre im Care Homes Training Team von Glasgow, Schottland, gearbeitet. Dieses multidisziplinäre Team vermittelt Pflegekenntnisse, bietet professionelles Assessment an und hilft bei der Problemlösung. Das Team ist für die staatlichen Pflegeeinrichtungen und Altenheime in Glasgow und Umgebung zuständig.

Ann Ferguson hat über 23 Jahre für Age Concern Scotland gearbeitet und in dieser Zeit in allen Fragen, die alte Menschen betreffen, Erfahrungen sammeln und Spezialkenntnisse erwerben können. Seit einigen Jahren befasst sie sich intensiv mit dem Thema Missbrauch in der Altenpflege und leitet nun das nationale Projekt zur Verhinderung von Missbrauch von Age Concern Scotland.

Fiona Fowler ist am Dementia Services Development Centre (DSDC) der Stirling Universität von Schottland als Lehrkraft und in der Praxisausbildung tätig. Sie war 12 Jahre lang für die Gesundheitsbehörden verschiedener Regierungsbezirke tätig und unterrichtete im Studiengang Gesundheitswesen und Soziale Arbeit am Peterborough College. Ihr früherer Schwerpunkt war das Management der sozialen Betreuung alter Menschen in stationären Einrichtungen und Tagespflegestätten.

Jürgen Georg ist Pflegefachmann, -lehrer und -wissenschaftler (MScN). Hauptberuflich arbeitet er beim Verlag Hans Huber als Lektor und ist für die Programmplanung im Bereich Pflege verantwortlich. Er doziert zum Thema «Pflegediagnosen» an verschiedenen Hochschulen und Weiterbildungsstätten in der Schweiz und Deutschland, u. a. auch zu den Diagnosen «ruheloses Umhergehen (wandering)» und kognitionsbezogenen Pflegediagnosen. Jürgen Georg ist Pflegeexperte für die Themen «Schlaf – Schlafstörungen und Schlafförderung» und «Chronopflege».

Faith Gibson ist emeritierte Professorin für Sozialarbeit an der Universität von Ulster. Sie interessiert sich seit langer Zeit für die Frage, wie die Vergangenheit das derzeitige Verhalten von Menschen mit Demenz beeinflusst und wie Erinnerungsarbeit und Lebensrückblicke durchgeführt werden. Sie hat u. a. folgende Werke publiziert: *Reminiscence and recall, The past and the present: Using reminiscence in health and social care.*

Heather Hill ist seit 20 Jahren Tanztherapeutin und hat sich inzwischen auf die Arbeit mit Menschen mit Demenz spezialisiert. Im Jahr 2005 schrieb sie ihre Doktorarbeit zum Thema «Barriers to person-centred care in dementia».

Rosalie Hudson ist examinierte Krankenschwester und Lehrassistentin an der School of Nursing der Universität von Melbourne, Australien. Sie hat in Pflegezeitschriften und theologischen Fachzeitschriften Artikel zu folgenden Themen veröffentlicht: Spiritualität, Palliativpflege, Demenz, Seelsorge und Ethik am Ende des Lebens. Sie hat an zwei Werken über Tod und Sterben mitgearbeitet und das Buch *Dementia nursing: a guide to practice* verfasst.

Ian James arbeitet als klinischer Psychologe für das Centre for Health of the Elderly am Newcastle General Hospital, Großbritannien. Er betreut ferner die Forschungsarbeit von Studierenden der Doktoratskurse in klinischer Psychologie der Universität von Newcastle. Bevor er sich auf Demenzerkrankungen spezialisierte, war er am Newcastle Cognitive Behaviour Centre tätig. Seine Arbeit ist stark von den Erfahrungen dieser Jahre geprägt.

John Killick widmet sich seit elf Jahren ganz der Kommunikationsarbeit mit demenzkranken Menschen. Er hat mehrere Bücher zu diesem Thema verfasst oder mitverfasst, u. a. *You are words: Dementia poems, Openings: Dementia poems and photographs* sowie eine CD mit von ihm vorgetragenen Gedichten, die alle bei Hawkers Publications erschienen sind. Er ist in Teilzeit beim DSDC der Universität von Stirling als Berater angestellt, wo er sich mit dem Thema Kreatives Gestalten im Bereich Demenz befasst.

Rhonda Knight ist leitende Dozentin an der Faculty of Health and Social Care der Universität von Westengland, Bristol, Großbritannien. Schwerpunkt ihrer Lehrtätigkeit ist die pflegerische Betreuung alter, insbesondere demenzkranker Menschen. Als examinierte Krankenschwester hat sie zuvor in einem auf die Versorgung von Menschen mit Demenz spezialisierten Akutkrankenhaus gearbeitet. Berufsbegleitend studiert sie an der Universität von Westengland und forscht für ihre Doktorarbeit über das Essen und Trinken aus der Perspektive eines Menschen mit Demenz.

Trisha Kotai-Ewers gibt seit Jahren Menschen mit Demenz Kurse für Kreatives Schreiben. Sie ist in Australien eine der Pionierinnen auf diesem Gebiet, hat auf Konferenzen gesprochen und Artikel und Aufsätze über ihre Arbeit verfasst.

Donald Lyons ist Direktor der Mental Welfare Commission for Scotland. Er war als Gerontopsychiater im staatlichen Gesundheitswesen von Glasgow tätig und verfügt über umfangreiche klinische Erfahrung und Managementerfahrung in der Betreuung alter Menschen mit psychischen Problemen.

Lorna Mackenzie ist Fachpflegekraft für Menschen mit herausfordernden Verhaltensweisen beim Newcastle Challenging Behaviour Service, Centre for the Health of the Elderly, Newcastle General Hospital, Großbritannien.

Mary Marshall (emeritierte Professorin der Universität von Stirling) ist kürzlich nach über 30-jähriger Tätigkeit mit und für alte Menschen in den Ruhestand gegangen. Sie war Sozialarbeiterin, Forscherin und Dozentin und organisierte den Einsatz von Ehrenamtlichen. Im Jahr 1982 hat sie in Australien den sozialen Ansatz der Betreuung Demenzkranker kennen gelernt und diesen fortan zum Schwerpunkt ihrer Tätigkeit gemacht. Sie hat mehrere Bücher über Demenz verfasst und herausgegeben, u. a. *Food, glorious food*, Hawker Publications.

Winnie Manning ist Gerontopsychiaterin und arbeitet derzeit in Lanarkshire, Schottland.

Gillian McColgan ist Soziologin und Forschungsstipendiatin an der Universität von Stirling. Für ihre Doktorarbeit hat sie in einem privaten Pflegeheim eine ethnographische Studie durchgeführt; ihre Informantinnen und Informanten waren Menschen mit Demenz. Ihre Schwerpunkte sind nach wie vor ethische Fragen in den Bereichen Forschung, Beziehungen und soziale Unterstützung, wobei sie sich besonders für Begleittiere als soziale Unterstützung und den Einsatz von Tieren im Alltag interessiert.

James McKillop lebt seit 1999 mit der Diagnose Demenz, doch seine Schwierigkeiten fingen bereits Jahre zuvor an und verschlimmerten sich. Nach einer Zeit des Rückzugs, um sich mit der Diagnose abzufinden, nimmt er nun dank der person-zentrierten Hilfe von Alzheimer Scotland und Turning Point Scotland wieder aktiv am Leben teil. Er vertritt die Belange von Menschen mit Demenz und dankt allen Leuten, die ihm geholfen und ihn auf seiner Krankheits-Reise unterstützt haben.

Marion Munro war für die Publikationen des Dementia Services Development Centre der Universität von Stirling zuständig. Sie hat während dieser Zeit berufsbegleitend studiert und das Diplom für English Studies erworben. Sie hat für dieses Buch einen großen Teil der Vorbereitungsarbeiten geleistet und ist inzwischen Informationsbeauftragte von Waterwatch Scotland.

Rosemary Oddy ist Physiotherapeutin. Nachdem sie in Großbritannien und im Ausland Erfahrungen gesammelt hatte, arbeitete sie 27 Jahre lang im Gesundheitsdienst von Leicestershire in der Betreuung psychisch kranker Menschen. Dort hat sie ein besonderes Interesse für Menschen mit Demenz entwickelt und nach neuen Wegen gesucht, ihre Mobilität zu erhalten. Inzwischen hat sie diese Stelle zugunsten einer Lehrtätigkeit aufgegeben. Sie verbreitet nun ihr Wissen im In- und Ausland und gibt ihre Erfahrungen an Berufskollegen und -kolleginnen und Pflegende weiter. Sie ist Autorin zahlreicher Artikel zum Thema Mobilität in der Demenzpflege; Age Concern England veröffentlichte 1998 ihr Buch *Promoting mobility for people with dementia: A problem-solving approach*.

Janet Price ist stets zu Fuß unterwegs – in den Bergen, in Nebenstraßen und auf den Spazierwegen jeder Stadt, in der sie eine Zeitlang wohnt. Ein Auto hat sie nie besessen. Nachdem sie ein Leben lang im Bereich der Erziehung tätig war, ist sie nun im Ruhestand, hat sämtliche 284 schottischen «Munros»* bestiegen und erforscht nun die abgelegeneren Gegenden Schottlands, dabei auch alte Fernwegeverbindungen.

Melanie Reid fing 1980 als Volontärin bei *The Scotsman* an und wurde 1984 Herausgeberin. Zwischen 1987 und 2000 war sie Mitherausgeberin der *Sunday Mail*, dann Kolumnistin bei der Zeitung *Express* und schließlich ab 2001 stellvertretende Herausgeberin und Kolumnistin bei *The Herald*.

Tricia Roe ist Geschäftsführerin des Newcastle Challenging Behaviour Service, Centre for the Health of the Elderly, Newcastle General Hospital, Großbritannien.

Silke Scholze ist Altenpflegerin und studiert an der Evangelischen Fachhochschule in Darmstadt Pflege- und Gesundheitswissenschaften.

Malcolm Stephenson ist Pflegeexperte und arbeitet beim Newcastle Challenging Behaviour Service, Centre for the Health of the Elderly, Newcastle General Hospital, Großbritannien.

Graham Stokes ist klinischer Psychologe im Konziliardienst beim South Staffordshire Healthcare NHS Trust, Leiter der Psychiatrie von BUPA Care, ehrenamtliches Mitglied des Lehrkörpers des Department of Health Studies der Universität von Coventry, ehrenamtlicher Dozent am Department of Social Policy and Social Work und ehrenamtlicher Dozent am Department of Psychology an der Universität von Birmingham. Seine Schwerpunkte sind Neuropathologie, Neuropsychologie sowie das Verständnis von und der Umgang mit herausfordernden Verhaltensweisen von Menschen mit Demenz. Er hat große Verdienste an der Entwicklung eines person-zentrierten Pflegeansatzes.

Fiona Taylor war Stationsleiterin des Pflegeheims, in dem die von ihr geschilderte Fallkonferenz stattgefunden hat. Weil es den Scotland's Adult with Incapacity Act 2000 noch nicht gab, hielt sie sich bei der Erstellung eines Protokolls für den ethischen Gebrauch von Fixiervorrichtungen an die Richtlinien der Mental Welfare Commission.

Rosemary Taylor betreut ihren Vater, der an einer vaskulären Demenz leidet und unterstützt ihre Mutter in ihrer Rolle als Pflegende. Sie ist Pflegedienstleiterin, zu deren Aufgaben die Versorgung alter Menschen sowie das Management eines Demenznachrichtenprojekts gehören.

Alison Thomson ist beamtete Pflegefachkraft der Mental Welfare Commission for Scotland. Zuvor hat sie in Lei-

---

* Über 3000 Fuß hohe schottische Erhebungen, die erstmals von Hugh Munro im Jahr 1891 als eigenständiges Gebirge definiert wurden und bis dahin als untergeordnetes Nebengebirge galten.

tungsfunktionen des NHS gearbeitet. Sie hat viel Erfahrung mit der Betreuung demenzkranker Menschen.

Stephen Wey ist leitender Ergotherapeut des Leeds Community Mental Health Teaching Hospitals NHS Trust, Großbritannien. Er arbeitet auf einer Assessment- und Behandlungsstation für Menschen, die an einer Demenz leiden. Der Beitrag in diesem Buch bezieht sich auf seine Erfahrungen als Mitglied des Leeds Community Treatment Teams – ein Expertenteam zur intensiven häuslichen Betreuung/Unterstützung Demenzbetroffener in Leeds. Er schloss seine Ergotherapieausbildung 1993 ab und war zuvor lange Zeit in verschiedenen Settings der gerontopsychiatrischen Pflege tätig, auch als Pflegehelfer auf Stationen für Menschen mit Demenz und Lernbehinderungen. Er hat Verhaltenspsychologie studiert und ein Diplom erworben.

Pam Wilson ist Fachkrankenschwester für Psychiatrie und in der Gemeindepflege tätig. Sie arbeitete in der Tagespflegestätte von West Port und ist jetzt im Mental Health for the Elderly Team am Borders General Hospital, Melrose, Schottland, tätig.

Literatur

Literaturverzeichnis (engl.)

Algase, D. L. (1992). Cognitive discriminants of wandering among nursing home residents. *Nursing Research, 41*, 78–81.

Algase, D. L. (1999). Wandering in dementia. *Annual review of nursing research, 17*, 185–217.

Algase, D. L., Beattie, E. R., & Therrien, B. (2001). Impact of cognitive impairment on wandering behavior. *West J Nurs Res, 23*(3), 283–295.

Algase, D. L., Beck, C. K., Kolanowski, A. M., Whall, A. L., Berent, S., Richards, K. C., et al. (1996). Need-driven dementia-compromised behavior: An alternative view of disruptive behavior. *American Journal of Alzheimer´s Disease, 11*(6), 10–19.

Bachman, D., & Rabins, P. (2006). «Sundowning» And other temporally associated agitation states in dementia patients. *Annual Reviews in Medicine, 57*, 499–511.

Beattie, E. R., Song, J., & LaGore, S. (2005). A comparison of wandering behavior in nursing homes and assisted living facilities. *Res Theory Nurs Pract, 19*(2), 181–196.

Cohen- Mansfield, J., & Deutsch, L. H. (1996). Agitation: Subtypes and their mechanisms. *Seminars in clinical neuropsychiatry, 1*(4), 325–339.

Cohen-Mansfield, J., & Libin, A. (2005). Verbal and physical non-aggressive agitated behaviors in elderly persons with dementia: Robustness of syndromes. *J Psychiatr Res, 39*(3), 325–332.

Cohen-Mansfield, J., & Werner, P. (1998). The effects of an enhanced environment on nursing home residents who pace. *Gerontologist, 38*(2), 199–208.

Cohen-Mansfield, J., & Werner, P. (1999). Longitudinal predictors of non-aggressive agitated behaviors in the elderly. *Int J Geriatr Psychiatry, 14*(10), 831–844.

Cohen–Mansfield, J., Werner, P., Marx, M. S., & Freedman, L. (1991). Two studies of pacing in the nursing home. *J Gerontol, 46*(3), M77–83.

Colombo, M., Vitali, S., Cairati, M., Perelli-Cippo, R., Bessi, O., Gioia, P., et al. (2001). Wanderers: Features, findings, issues. *Archives of Gerontology and Geriatrics, Suppl. 7*, 99–106.

Cornbleth, T. (1977). Effects of a protected hospital ward area on wandering and nonwandering geriatric patients. *Journal of Gerontology, 32*(5), 573–577.

Dawson, P., & Reid, D. W. (1987). Behavioral dimensions of patients at risk of wandering. *Gerontologist, 27*(1), 104–107.

de Leon, M., Potegal, M., & Gurland, B. (1984). Wandering and parietal signs in senile dementia of alzheimer´s type. *Neuropsychobiology, 11*(3), 155–157.

Dickinson, J. I., & McLain-Kark, J. (1998). Wandering behavior and attempted exits among residents diagnosed with dementia-related illnesses: A qualitative approach. *J Women Aging, 10*(2), 23–34.

Heard, K., & Watson, T. S. (1999). Reducing wandering by persons with dementia using differential reinforcement. *J Appl Behav Anal, 32*(3), 381–384.

Hope, R. A., & Fairburn, C. G. (1990). The nature of wandering in dementia – a community based study. *International Journal of Geriatric Psychiatry 5*, 239–245.

Hope, T., Keene, J., McShane, R. H., Fairburn, C. G., Gelding, K., & Jacoby, R. (2001). Wandering in dementia: A longitudinal study. *International Psychogeriatrics, 13*, 137–147.

International Psychogeriatric Association , I. (2002). Behavioural and psychological symptoms of dementia (bpsd) educational pack. Retrieved 08.12.2006, 2005, from http://www.alzheimer.med.br/ipa.pdf

Kiely, D. K., Morris, J. M., & Algase, D. L. (2000). Resident characteristics associated with wandering in nursing homes. *International Journal of Geriatric Psychiatry, 15*, 1013–1020.

Klein, D. A., Steinberg, M., Galik, E., Steele, C., Sheppard, J. M., Warren, A., et al. (1999). Wandering behaviour in community-residing persons with dementia. *Int J Geriatr Psychiatry, 14*(4), 272–279.

Kolanowski, A. M., & Whall, A. L. (1996). Life-span perspective of personality in dementia. *Journal of Nursing Scholarship, 28*(4), 315–320.

Lai, C. K. Y., & Arthur, D. G. (2003). Wandering behaviour in people with dementia. *J Adv Nurs, 44*(2), 173–182 (174 ref).

Lucero, M., Hutchinson, S., Leger-Krall, S., & Wilson, H. S. (1993). Wandering in Alzheimer's dementia patients. *Clin Nurs Res, 2*(2), 160–175.

Matteson, M. A., & Linton, A. (1996). Wandering behaviors in institutionalized persons with dementia. *J Gerontol Nurs, 22*(9), 39–46.

Monsour, N., & Robb, S. S. (1982). Wandering behavior in old age: A psychosocial study. *Social Work, 27*(5), 411–416.

Nelson, A. L. Algase, D. L. Evidence-Based Protocols for Managing Wandering Behaviors. Springer Publishing Company, 2007

Nolan, B. A., Mathews, R. M., & Harrison, M. (2001). Using external memory aids to increase room finding by older adults with dementia. *The American Journal of Alzheimer´s disease and other dementia, 16*(4), 251–254.

Thomas, D. W. (1997). Understanding the wandering patient. A continuity of personality perspective. *Journal of Gerontological Nursing, 23*(1), 16–24.

Thomas, D. W. (1999). Evaluating the relationship between premorbid leisure preferences and wandering among patients with dementia. *Activities, Adaption, and Aging, 23*(4), 33–48.

Yao, L., & Algase, D. L. (2006). Environmental ambiance as a new window on wandering. *Western Journal of Nursing Research, 28*(1), 89–104.

Allgemeine Literatur zum Thema «Wandering»

Acello, B. (1997). Coping with wandering behavior. *Lippincott Health Promot Lett, 2*(10), 1, 10–11.

Albert, S. M. (1992). The nature of wandering in dementia: A Guttman scaling analysis of an empirical classification scheme. *International Journal of Geriatric Psychiatry, 7*, 783–787.

Algase, D., Sana, J., Beattie, E., & Beel-Bates, C. (2002). Wandering studies: Different purposes, different perspectives. *J Gerontol Nurs, 28*(10), 4.

Algase, D., Son, G.-R., Beel-Bates, C., Song, J., Yao, L., Beattie, E., et al. (2007a). Initial psychometric evaluation of the wayfinding effectiveness scale. *West J Nurs Res*, 0193945907303076.

Algase, D. L. (1992). Cognitive discriminants of wandering among nursing home residents. *Nursing Research, 41*, 78–81.

Algase, D. L. (1999). Wandering. Dementia-compromised behavior. *J Gerontol Nurs, 9*, 10–16.

Algase, D. L. (2006). What´s new about wandering behaviour? An assessment of recent studies. *International Journal of Older People Nursing, 1*(4), 226–234.

Algase, D. L., Beattie, E., Song, J. A., Milke, D., Duffield, C., & Cowan, B. (2004a). Validation of the Algase wandering scale (version 2) in a cross cultural sample. *Aging and Mental Health, 8*(2), 133–142.

Algase, D. L., Beattie, E. R., Bogue, E.-L., & Yao, L. (2001a). The Algase wandering scale: Initial psychometrics of a new caregiver reporting tool. *American Journal of Alzheimer's Disease and other Dementias, 16*(3), 141–152.

Algase, D. L., Beattie, E. R., Leitsch, S. A., & Beel-Bates, C. A. (2003). Biomechanical activity devices to index wandering behavior in dementia. *Am J Alzheimers Dis Other Demen, 18*(2), 85–92.

Algase, D. L., Beattie, E. R., & Therrien, B. (2001b). Impact of cognitive impairment on wandering behavior. *West J Nurs Res, 23*(3), 283–295.

Algase, D. L., Kupferschmid, B., Beel-Bates, C., & Beattie, E. (1997). Estimates of stability of daily wandering behavior among cognitively impaired long-term care residents. *Nursing Research, 46*(3), 172–178.

Algase, D. L., Moore, H. D., Vandeweerd, C., & Gavin-Dreschnack, D. J. (2007b). Mapping the maze of terms and definitions in dementia-related wandering. *Aging & Mental Health, 11*(6), 686–698.

Algase, D. L., Son, G. R., Beattie, E., Song, J. A., Leitsch, S., & Yao, L. (2004b). The interrelatedness of wandering and wayfinding in a community sample of persons with dementia. *Dement Geriatr Cogn Disord, 17*(3), 231–239.

Allan, K. (1994). Dementia in acute units: Wandering. *Nursing Standard, 9*(8), 32–34.

Arno, S., & Frank, D. I. (1994). A group for wandering insitutionalized clients with primary degenerative dementia. *Perspect Psychiatr Care, 30*(3), 13–16.

Aud, M. A. (2004). Dangerous wandering: Elopements of older adults with dementia from long-term care facilities. *Am J Alzheimers Dis Other Demen, 19*(6), 361–368.

Ballard, C. G., Mohan, R. N. C., Bannister, C., Handy, S., & Patel, A. (1991). Wandering in dementia sufferers. *International Journal of Geriatric Psychiatry, 6*, 611–614.

Beattie, E. R., Song, J., & LaGore, S. (2005). A comparison of wandering behavior in nursing homes and assisted living facilities. *Res Theory Nurs Pract, 19*(2), 181–196.

Beattie, E. R. A., Algase, D. L., & Song, J. (2004). Keeping wandering nursing home residents at the table: Improving food intake using a behavioral communication intervention. *Aging and Mental Health, 8*(2), 109–116.

Bell, J., & Smith, J. (2000). The happy wanderer. *Nurs Times, 96*(30), 29–31.

Bonifazi, W. L. (2000). Out for a walk. Can wandering be redirected into positive activity? Here's how to quell the wanderlust. *Contemp Longterm Care, 23*(9), 40–42, 44–46.

Burgio, L. D., Jones, L. T., Butler, F., & Engel, B. T. (1988). Behavior problems in an urban nursing home. *Journal of Gerontological Nursing, 14*(1), 31–34.

Chafetz, P. K. (1990). Two-dimensional grid is ineffective against demented patients' exiting through glass doors. *Psychol Aging, 5*(1), 146–147.

Chiu, Y. C., Algase, D., Liang, J., Liu, H. C., & Lin, K. N. (2005). Conceptualization and measurement of getting lost behavior in persons with early dementia. *Int J Geriatr Psychiatry, 20*(8), 760–768.

Cohen-Mansfield, J., & Werner, P. (1998). The effects of an enhanced environment on nursing home residents who pace. *Gerontologist, 38*(2), 199–208.

Cohen-Mansfield, J., & Werner, P. (1999). Outdoor wandering parks for persons with dementia: A survey of characteristics and use. *Alzheimer Disease and Associated Disorders, 13*(2), 109–117.

Cohen-Mansfield, J., Werner, P., Culpepper, W. J., 2nd, & Barkley, D. (1997a). Evaluation of an inservice training program on dementia and wandering. *J Gerontol Nurs, 23*(10), 40–47.

Cohen-Mansfield, J., Werner, P., Culpepper, W. J., Wolfson, M., & Bickel, E. (1997b). Assessment of ambulatory behavior in nursing home residents who pace or wander: A comparison of four commercially available devices. *Dement Geriatr Cogn Disord, 8*(6), 359–365.

Cohen-Mansfield, J., Werner, P., Marx, M. S., & Freedman, L. (1991). Two studies of pacing in the nursing home. *J Gerontol, 46*(3), M77–83.

Colombo, M., Vitali, S., Cairati, M., Perelli-Cippo, R., Bessi, O., Gioia, P., et al. (2001). Wanderers: Features, findings, issues. *Archives of Gerontology and Geriatrics, Suppl. 7*, 99–106.

Coltharp, W., Jr., Richie, M. F., & Kaas, M. J. (1996). Wandering. *J Gerontol Nurs, 22*(11), 5–10.

Cornbleth, T. (1977). Effects of a protected hospital ward area on wandering and nonwandering geriatric patients. *Journal of Gerontology, 32*(5), 573–577.

Darby, S. (1990). Containing the wanderer. *Nurs Times, 86*(15), 42–43.

Davidhizar, R., & Cosgray, R. (1990). Helping the wanderer. *Geriatr Nurs, 11*(6), 280–281.

Dawson, P., & Reid, D. W. (1987). Behavioral dimensions of patients at risk of wandering. *Gerontologist, 27*(1), 104–107.

de Leon, M., Potegal, M., & Gurland, B. (1984). Wandering and parietal signs in senile dementia of alzheimer's type. *Neuropsychobiology, 11*(3), 155–157.

Dewing, J. (2005). Screening for wandering among older people with dementia. *Nursing Older People, 17*(3), 20–22.

Dewing, J. (2006). Wandering into the future: Reconceptualizing wandering a natural and good thing. *International Journal of Older People Nursing, 1*(4), 239–249.

Dickinson, J., & McLain-Kark. (1995). The effects of visual barriers on exiting behavior in an dementia care unit.

Dickinson, J. I., & McLain-Kark, J. (1998). Wandering behavior and attempted exits among residents diagnosed with dementia-related illnesses: A qualitative approach. *Journal of Women and Aging, 10*(2), 23–34.

Edgerly, E. S., & Donovick, P. J. (1998). Neuropsychological correlates of wandering in persons with alzheimer's disease. *American Journal of Alzheimer's Disease, 13*, 317–329.

Evans, L. K. (1987). Sundown syndrome in institutionalized elderly. *J Am Geriatr Soc, 35*(2), 101–108.

Forbes, D. A. (2007). Review: Sparse evidence supports non-pharmacological interventions for preventing wandering in people with dementia. *Evid Based Nurs, 10*(1), 15.

Frolik, L. A. (2000). Nursing home liability because of resident wandering and elopement. *Health Care Law Mon*, 15–18.

Futrell, M., & Devereaux, K. (2002). Evidence-based protocol. Wandering. *Journal of Gerontological Nursing, 10*, 14–22.

Goldsmith, S. M., Hoeffer, B., & Rader, J. (1995). Problematic wandering behavior in the cognitively impaired elderly. A single-subject case study. *Journal of Psychosocial Nursing and Mental Health Services, 33*(2), 6–12.

Heim, K. M. (1986). Wandering behavior. *Journal of Gerontological Nursing, 12*(11), 4–7.

Hermans, D., Htay, U. H., & McShane, R. (2007). Non-pharmacological interventions for wandering of people with dementia in the domestic setting. *Cochrane Database Syst Rev*(1), CD005994.

Hewawasam, L. (1996). Floor patterns limit wandering of people with alzheimer's. *Nurs Times, 92*(22), 41–44.

Hirst, S. T., & Metcalf, B. J. (1989). Whys and whats of wandering. *Geriatr Nurs, 10*(5), 237–238.

Holmberg, S. K. (1997a). Evaluation of a clinical intervention for wanderers on a geriatric nursing unit. *Arch Psychiatr Nurs, 11*(1), 21–28.

Holmberg, S. K. (1997b). A walking program for wanderers: Volunteer training and development of an evening walker's group. *Geriatr Nurs, 18*(4), 160–165.

Hope, R. A., & Fairburn, C. G. (1990). The nature of wandering in dementia – a community based study. *International Journal of Geriatric Psychiatry, 5*, 239–245.

Hope, R. A., Tilling, K. M., Gedling, K., Keene, J. M., Cooper, S. D., & Fairburn, C. G. (1994). The structure of wandering in dementia. *International Journal of Geriatric Psychiatry, 9*, 149–155.

Hope, T., Keene, J., McShane, R. H., Fairburn, C. G., Gelding, K., & Jacoby, R. (2001). Wandering in dementia: A longitudinal study. *International Psychogeriatrics, 13*, 137–147.

Hussian, R. A. (1982). Stimulus control in the modification of problematic behavior in elderly institutionalized patients. *International Journal of Behavioral Geriatrics, 1*(1), 33–42.

Hussian, R. A. (1987). Wandering and disorientation. In L. L. Carstensen & E. B.A. (Eds.), *Handbook of clinical gerontology* (pp. 177–189). New York: Pergamon Press.

Hussian, R. A., & Brown, D. C. (1987). Use of two-dimensional grid patterns to limit hazardous ambulation in demented patients. *Journal of Gerontology, 42*(5), 558–560.

Keller, H. H., Gibbs, A. J., Boudreau, L. D., Goy, R. E., Pattillo, M. S., & Brown, H. M. (2003). Prevention of weight loss in dementia with comprehensive nutritional treatment. *J Am Geriatr Soc, 51*(7), 945–952.

Kiely, D. K., Morris, J. M., & Algase, D. L. (2000). Resident characteristics associated with wandering in nursing homes. *International Journal of Geriatric Psychiatry, 15*, 1013–1020.

Kincaid, C., & Peacock, J. R. (2003). The effect of a wall mural on decreasing four types of door-testing behaviors. *Journal of Applied Gerontology, 22*(1), 76–88.

Klein, D. A., Steinberg, M., Galik, E., Steele, C., Sheppard, J. M., Warren, A., et al. (1999). Wandering behaviour in community-residing persons with dementia. *Int J Geriatr Psychiatry, 14*(4), 272–279.

Lai, C. K. Y., & Arthur, D. G. (2003). Wandering behaviour in people with dementia. *J Adv Nurs, 44*(2), 173–182 (174 ref).

Linton, A. D., Matteson, M. A., & Byers, V. (1997). The relationship between premorbid life-style and wandering behaviors in institutionalized people with dementia. *Aging (Milano), 9*(6), 415–418.

Logsdon, R. G., Teri, L., McCurry, S. M., Gibbons, L. E., Kukull, W. A., & Larson, E. B. (1998). Wandering: A significant problem among community-residing individuals with alzheimer's disease. *J Gerontol B Psychol Sci Soc Sci, 53*(5), P294–299.

Lucero, M. (2002). Intervention strategies for exit-seeking wandering behavior in dementia residents. *American Journal of Alzheimer's Disease and other Dementias, 17*(5), 277–280.

Lucero, M., Hutchinson, S., Leger-Krall, S., & Wilson, H. S. (1993). Wandering in alzheimer's dementia patients. *Clin Nurs Res, 2*(2), 160–175.

Maher, L. A. (2001). Wandering. Repaving the way you think. *Contemp Longterm Care, 24*(12), 8–10.

Marcus, J. F., Cellar, J. S., Ansari, F. P., & Bliwise, D. L. (2006). Utility of the algase wandering scale in an outpatient alzheimer's disease sample. *Int J Geriatr Psychiatry*.

Martino-Saltzman, D., Blasch, B. B., Morris, R. D., & McNeal, L. W. (1991). Travel behavior of nursing home residents perceived as wanderers and nonwanderers. *Gerontologist, 31*(5), 666–672.

McShane, R. H., Gelding, K., Keene, J., Fairburn, C. G., Jacoby, R., & Hope, T. (1998). Getting lost in dementia: A longitudinal study of a behavioral symptom. *International Psychogeriatrics, 10*(253–260).

Meguro, K., Yamaguchi, S., Yamazaki, H., Itoh, M., Yamaguchi, T., Matsui, H., et al. (1996). Cortical glucose metabolism in psychiatric wandering patients with vascular dementia. *Psychiatry Res, 67*(1), 71–80.

Meiner, S. E. (2000). Wandering problems need ongoing nursing planning. A case study. *Geriatr Nurs, 21*(2), 101, 106.

Milke, D. (1988). Wandering in dementia: Behavioral observations. *Gerontologist, 28*(Special issue), 47.

Miskelly, F. (2004). A novel system of electronic tagging in patients with dementia and wandering. *Age Ageing, 33*(3), 304–306.

Miskelly, F. (2005). Electronic tracking of patients with dementia and wandering using mobile phone technology. *Age Ageing, 34*(5), 497–499.

Nagels, G., Engelborghs, S., Vloeberghs, E., Van Dam, D., Pickut, B. A., & De Deyn, P. P. (2006). Actigraphic measurement of agitated behaviour in dementia. *International Journal of Geriatric Psychiatry, 21*(4), 388–393.

Namazi, K. H., Rosner, T. T., & Calkins, M. P. (1989). Visual barriers to prevent ambulatory alzheimer's patients from exiting through an emergency door. *Gerontologist, 29*(5), 699–702.

Neistein, S., & Siegal, A. P. (1996). Agitation, wandering, pacing, restlessness, and repetitive mannerisms. *International Psychogeriatrics, 8 Suppl 3*, 399–402.

Nelson, A. L. Algase, D. L. Evidence-Based Protocols for Managing Wandering Behaviors. Springer Publishing Company, 2007

Nolan, B. A., Mathews, R. M., & Harrison, M. (2001). Using external memory aids to increase room finding by older adults with dementia. *The American Journal of Alzheimer´s disease and other dementia, 16*(4), 251–254.

Peatfield, J., Futurell, M., & Cox, C. (2002). Wandering. An integrative review. *Journal of Gerontological Nursing, 28*(4), 44–50.

Pietsch, T. (2006). Addressing the predicament of wandering in patients with dementia. *Rehabil Nurs, 31*(2), 47, 53.

Price, J. D., Hermans, D. G., & J., G. E. (2004). *Subjective barriers to prevent wandering of cognitively impaired people (cochrane review)* (Vol. Issue 2). Chichester, UK: John Wiley&Sons, Ltd.: The Cochrane Library.

Rabinowicz, A. L., Starkstein, S. E., Leiguarda, R. C., & Coleman, A. E. (2000). Transient epileptic amnesia in dementia: A treatable unrecognized cause of episodic amnestic wandering. *Alzheimer Dis Assoc Disord, 14*(4), 231–233.

Rader, J., Doan, J., & Schwab, M. (1985). How to decrease wandering, a form of agenda behavior. *Geriatric Nursing, 6*(4), 196–199.

Rheaume, Y., Riley, M. E., & Volicer, L. (1987). Meeting nutritional needs of alzheimer patients who pace constantly. *J Nutr Elder, 7*(1), 43–52.

Roberts, C. (1996). The management of wandering in older people with dementia. *J Psychiatr Ment Health Nurs, 3*(2), 138–139.

Roberts, C. (1999). The management of wandering in older people with dementia. *J Clin Nurs, 8*(3), 322–323.

Robinson, L., Hutchings, D., Corner, L., Beyer, F., Dickinson, H., Vanoli, A., et al. (2006). A systematic literature review of the effectiveness of non-pharmacological interventions to prevent wandering in dementia and evaluation of the ethical implications and acceptability of their use. *Health Technol Assess, 10*(26), iii, ix–108.

Rolland, Y., Payoux, P., Lauwers-Cances, V., Voisin, T., Esquerre, J. P., & Vellas, B. (2005). A spect study of wandering behavior in alzheimer's disease. *Int J Geriatr Psychiatry, 20*(9), 816–820.

Rosswurm, M. A., Zimmerman, S. L., Schwartz-Fulton, J., & Norman, G. A. (1986). Can we manage wandering behavior? *J Long Term Care Adm, 14*(3), 5–8.

Shneider, M. A. (1998). What to do for wandering. *Caring, 17*(7), 40–41.

Siders, C., Nelson, A., Brown, L. M., Joseph, I., Algase, D. L., Beattie, E. R., et al. (2004). Evidence for implementing nonpharmacological interventions for wandering. *Rehabilitation Nursing, 29*(6), 195–206.

Silverstein, N. M., & Flaherty, G. (2003 nicht bestellbar). Dementia and wandering behaviour in long-term care facilities. *Geriatrics and Aging, 6*(1), 47–48.

Son, G. R., Song, J., & Lim, Y. (2006). Translation and validation of the revised-algase wandering scale (com-munity version) among korean elders with dementia. *Aging Ment Health, 10*(2), 143–150.

Song, J.-A., Algase, D. L., Beattie, E. R., Milke, D. L., Duffield, C., & Cowan, B. (2003). Comparison of u.S., canadian, and australian participants' performance on the algase wandering scale-version 2 (aws-v2). *Res Theory Nurs Pract, 17*(3), 241–256.

Stokes, G. (1987). Managing the wanderer: First find out why. *Geriatr Med, 17*, 36–41.

Tetewsky, S. J., & Duffy, C. J. (1999). Visual loss and getting lost in alzheimer's disease. *Neurology, 52*(5), 958–965.

Thomas, D. W. (1995). Wandering: A proposed definition. *Journal of Gerontological Nursing, 21*(9), 35–41.

Thomas, D. W. (1997). Understanding the wandering patient. A continuity of personality perspective. *Journal of Gerontological Nursing, 23*(1), 16–24.

Thomas, D. W. (1999). Evaluating the relationship between premorbid leisure preferences and wandering among patients with dementia. *Activities, Adaption, and Aging, 23*(4), 33–48.

University of Iowa Gerontological Nursing Interventions Research Center, & Core, R. D. (2002). *Evidence-based protocol. Wandering.* Unpublished manuscript, Iowa City.

Wick, J. Y., & Zanni, G. R. (2006). Aimless excursions: Wandering in the elderly. *The Consultant Pharmacist, 21*(8), 608–612, 615–608.

Yang, C. H., Hwang, J. P., Tsai, S. J., & Liu, C. M. (1999). Wandering and associated factors in psychiatric inpatients with dementia of alzheimer's type in taiwan: Clinical implications for management. *J Nerv Ment Dis, 187*(11), 695–697.

Yao, L., & Algase, D. L. (2006). Environmental ambiance as a new window on wandering. *Western Journal of Nursing Research, 28*(1), 89–104.

Young, S. H., Muir-Nash, J., & Ninos, M. (1988). Managing nocturnal wandering behavior. *J Gerontol Nurs, 14*(5), 6–12.

Literaturverzeichnis (dt.)

Auf Grundlage der Empfehlungen der Deutschen Alzheimer Gesellschaft e. V., ergänzt von Jürgen Georg, Elke Steudter, Gaby Burgermeister und Swantje Kubillus November 2010

Informationen über das Krankheitsbild und den Umgang mit Demenzkranken

Alzheimer Europe (Hrsg.) (2005): Handbuch der Betreuung und Pflege von Alzheimer-Patienten. 2., aktualisierte und erweiterte Auflage. Stuttgart: Thieme.

Bell, V.; Troxel, D. (2007): Richtig helfen bei Demenz, Ein Ratgeber für Angehörige und Pflegende. 2. Aufl. München: Reinhardt Verlag.

Bowlby Sifton, C. (2011): Das Demenz-Buch. Ein «Wegbegleiter» für Angehörige und Pflegende. 2. überarb. Auflage. Bern: Huber.

Beyreuther, K.; Einhäupl, K.M.; Förstl, H.; Kurz, A. (2002): Demenzen. Grundlagen und Klinik. Stuttgart: Thieme.

Böhme G. (2008): Förderung der kommunikativen Fähigkeiten bei Demenz. Bern: Huber.

Bredenkamp R.; Albota, M.; Beyreuther, K.; Bruder, J.; Kurz, A.; Langehennig, M.; Prümel-Philippsen, U.; Tillmann, C.; von der Damerau-Dambrowski, V.; Weller, M.; Weyerer, S. (2008): Die Krankheit frühzeitig auffangen. Bern: Huber. *aus der Reihe: Gemeinsam für ein besseres Leben mit Demenz.*

Bruhns, A., Lakotta, B., Pieper, D. (Hrgs.) (2010): Demenz: Was wir darüber wissen, wie wir damit leben. München: Deutsche Verlags-Anstalt

Bundesministerium für Gesundheit: Wenn das Gedächtnis nachlässt. Ratgeber für die häusliche Betreuung demenzkranker älterer Menschen. *Zu bestellen beim BMG, per:* E-Mail: publikationen@ bundesregierung.de, Telefon: 01805/77 80 90 (kostenpflichtig. 14 Ct/Min. aus dem dt. Festnetz, abweichende Preise aus den Mobilfunknetzen möglich), Fax: 01805/77 80 94 (kostenpflichtig. 14 Ct/Min. aus dem dt. Festnetz, abweichende Preise aus den Mobilfunknetzen möglich). Schriftlich: Publikationsversand der Bundesregierung, Postfach 48 10 09, 18132 Rostock *oder als PDF zum Herunterladen auf* http:// www.bmg.bund.de.

Bundesministerium für Gesundheit (Hrsg.) (2007): Rahmenempfehlungen zum Umgang mit herausforderndem Verhalten bei Menschen mit Demenz. Berlin: Bundesministerium für Gesundheit.

Buijssen, H. (2003): Demenz und Alzheimer verstehen – mit Betroffenen leben. Weinheim: Beltz.

Chapman, A.; Jackson, G. A.; McDonald, C. (2004): Wenn Verhalten uns herausfordert. Stuttgart: Demenz Support.

de Klerk-Rubin, V. (2009): Mit dementen Menschen richtig umgehen, Validation für Angehörige. 2. Aufl. München: Rheinhardt.

Fischer-Börold, C.; Zettl, S. (2006): Demenz. NDR Visite – Die Gesundheitsbibliothek. Hannover: Schlütersche.

Förstl. H. (Hrsg.) (2002): Lehrbuch der Gerontopsychiatrie und -psychotherapie. Stuttgart: Thieme.

Förstl, H.; Kleinschmidt, C. (2009): Das Anti-Alzheimer-Buch. Ängste, Fakten, Präventionsmöglichkeiten. München: Kösel-Verlag.

Forstmeier, S.; Maercker, A. (2008): Probleme des Alterns. Göttingen: Hogrefe.

Furtmayr-Schuh, A. (2000): Die Alzheimer Krankheit – das große Vergessen. Stuttgart: Kreuz.

Gutzmann, H., Zank, S. (2004): Demenzielle Erkrankungen, medizinische und psychosoziale Interventionen. Stuttgart: Kohlhammer Urban.

Hallauer, J. F.; Kurz, A. (Hrsg.) (2002): Weißbuch Demenz. Stuttgart: Thieme.

Hauser, U. (2009): Wenn die Vergesslichkeit noch nicht vergessen ist – zur Situation Demenzkranker im frühen Stadium. 2. Aufl. Köln: KDA

Höhn, M. (2004): Häusliche Pflege: … und sich selbst nicht vergessen. Was pflegende Angehörige wissen sollten. Köln: PapyRossa.

Kastner, U.; Löbach, R. (2007): Handbuch Demenz. München: Elsevier.

Klessmann, E.; Wollschläger, P. (2006): Wenn Eltern Kinder werden und doch die Eltern bleiben. 6. Auflage. Bern: Huber.

Kompetenznetzwerk Demenzen e. V. (Hrsg.) (2009): Alzheimer und Demenzen verstehen. Der Ratgeber des Kompetenznetzes Demenzen. Diagnose, Behandlung, Alltag, Betreuung. Stuttgart: MVS Medizinverlage.

Krämer, G. (2000): Alzheimer Krankheit. Antworten auf die häufigsten Fragen. Stuttgart: Trias.

Landesinitiative Demenz-Service NRW (Hrsg.) (2005): «Wie geht es Ihnen?» – Konzepte und Materialien zur Einschätzung des Wohlbefindens von Menschen mit Demenz. Köln: KDA.

Leuthe, F. (2009): Richtig sprechen mit dementen Menschen. München: Reinhardt

Mace, N. L., Rabins, P. V. (2001): Der 36-Stunden-Tag. Die Pflege des verwirrten älteren Menschen, speziell des Alzheimer-Kranken. 5. Auflage. Bern: Huber.

Martin M.; Schelling H. R. (Hrsg.) (2005): Demenz in Schlüsselbegriffen. Bern: Huber.

Moniz-Cook E.; Manthorpe J. (2010): Frühe Diagnose Demenz. Bern: Huber.

Niemann-Mirmehdi, Mahlberg, R. (2003): Alzheimer – was tun, wenn die Krankheit beginnt? Stuttgart: Trias.

Piechotta, G. (2008): Das Vergessen erleben. Lebensgeschichten von Menschen mit einer demenziellen Erkrankung. 1. Aufl. Frankfurt: Mabuse-Verlag.

Powell, Jennie (2002): Hilfen zur Kommunikation bei Demenz. Köln: Kuratorium Deutsche Altershilfe. Tel. 0221 931 847 0

Powell, J.: Hilfen zur Kommunikation bei Demenz. 4. Aufl. Köln: KDA

Richter, B.; Richter R. W. (2004): Alzheimer in der Praxis. Bern: Huber. *Ärztlicher Ratgeber.*

Schäfer, U. (2004): Demenz – Gemeinsam den Alltag bewältigen, Ein Ratgeber für Angehörige und Pflegende. 1.Aufl. Göttingen: Hogrefe.

Schwarz, G. (2009): Basiswissen: Umgang mit demenzkranken Menschen. 1. Aufl. Bonn: Psychiatrie-Verlag

Stechl, E., Steinhagen-Thiessen, E., Knüvener, C. (2008): Demenz – mit dem Vergessen leben. Ein Ratgeber für Betroffene. 1. Aufl. Frankfurt: Mabuse-Verlag

Steffen, N. (2008): Lernstationen: Demenzielle Erkrankungen. Lernzirkel in der Pflegeausbildung. München: Elsevier.

Stiftung Warentest; Verbraucherzentrale Nordrhein-Westfalen (Hrsg.) (2009): Demenz – Hilfe für Angehörige und Betroffene. 2.Auflage. Berlin: Stiftung Warentest.

Tackenberg, P.; Abt-Zegelin, A. (Hrsg.) (2000): Demenz und Pflege: Eine interdisziplinäre Betrachtung. Frankfurt a.M.: Mabuse Verlag.

Tönnies, I. (2007): Abschied zu Lebzeiten. Wie Angehörige mit Demenzkranken leben. Bonn: Balance Buch- und Medien-Verlag.

Wächtler, C. (Hrsg.) (2003): Demenzen – Frühzeitig erkennen, aktiv behandeln, Betroffene und Angehörige effektiv unterstützen. 2. Auflage. Stuttgart: Thieme.

Weidenfelder, M. (2004): Mit dem Vergessen leben: Demenz, Verwirrte alte Menschen verstehen und einfühlsam begleiten. Stuttgart: Kreuz.

Wojnar, J. (2007): Die Welt der Demenzkranken. Leben im Augenblick. 1. Aufl. Hannover: Vincentz-Verlag

Whitehouse P. J.; George D. (2009): Mythos Alzheimer. Bern: Huber.

Pflege, Pflegekonzepte

Archibald, C. (2007): Menschen im Krankenhaus. Ein Lern- und Arbeitsbuch für Pflegekräfte. Köln: Kuratorium Deutsche Altershilfe.

Barrick, A. L. et al. (2011): Körperpflege ohne Kampf – Personenorientierte Pflege von Menschen mit Demenz. Bern: Huber.

Böhm, E. (2009): Verwirrt nicht die Verwirrten. Neue Ansätze geriatrischer Krankenpflege. 14. Aufl. Bonn: Psychiatrie Verlag.

Bölicke, C.; Mösle, R.; Romero, B.; Sauerbrey, G.; Schlichting, R.; Weritz-Hanf, P.; Zieschang, Tania T. (2007): Ressourcen erhalten. Bern: Huber. *Aus der Reihe: Gemeinsam für ein besseres Leben mit Demenz.*

Breuer, P. (2009): Visuelle Kommunikation für Menschen mit Demenz. Bern: Huber.

Brooker, D. (2008): Person-zentriert pflegen – Das VIPS-Modell zur Pflege und Betreuung von Menschen mit Demenz. Bern: Huber.

Buchholz, T.; Schürenberg, A. (2008): Basale Stimulation in der Pflege alter Menschen. 3., überarb. und erw. Auflage. Bern: Huber.

Chalfont, G. (2010): Naturgestützte Therapie. Tier- und pflanzengestützte Therapie für Menschen mit einer Demenz planen, gestalten und ausführen. Bern: Huber.

Chapman, Alan; Jackson, F. A.; McDonald, C. (2004): Wenn Verhalten uns herausfordert …: Ein Leitfaden für Pflegekräfte zum Umgang mit Menschen mit Demenz. Stuttgart: Demenz Support Stuttgart.

Falk, J. (2004): Basiswissen Demenz. Lern- und Arbeitsbuch für berufliche Kompetenz und Versorgungsqualität. Weinheim: Juventa.

Feil, N. (2007): Validation. 5. Aufl. München: Reinhardt-Verlag.

Fischer, T. (2011): Schmerzeinschätzung bei Menschen mit schwerer Demenz. Bern: Huber.

Gatterer, G.; Croy, A. (2005): Leben mit Demenz. Heidelberg/Berlin: Springer.

Gauer, J. (2009): Du hältst deine Hand über mir. Gottesdienste mit Demenzkranken. Düsseldorf: Patmos.

Grond, E. (2009): Pflege Demenzkranker. 4. Aufl.. Hannover: Schlütersche.

Gutensohn, S. (2000): Endstation Alzheimer? Ein überzeugendes Konzept zur stationären Betreuung. Frankfurt: Mabuse.

Hammerla, M. (2009): Der Alltag mit demenzerkrankten Menschen. Pflege in den verschiedenen Phasen der Erkrankung. München/Jena: Elsevier, Urban und Fischer.

Hegedusch, E. und L. (2007): Tiergestützte Therapie bei Demenz. Hannover: Schlütersche.

Höwler, E. (2008): Herausforderndes Verhalten bei Demenz. Stuttgart: Kohlhammer.

Innes, A. (Hrsg.) (2004): Die Dementia Care Mapping Methode (DCM). Bern: Huber.

Jenkins, D. (2006): Der beste Anzug. Hautpflege bei Menschen mit Demenz. Köln: KDA.

Kasten, E.; Utecht, C. ; Waselewski, M. (2004): Den Alltag demenzerkrankter Menschen neu gestalten. Hannover: Schlütersche.

Kitwood, T. (2008): Demenz. Der person-zentrierte Ansatz im Umgang mit verwirrten Menschen. 5. Aufl. Bern: Huber.

König, J.; Zemlin, C. (2008): 100 Fehler im Umgang mit Menschen mit Demenz und was Sie dagegen tun können. Hannover: Schlütersche.

Kolb, C. (2003): Nahrungsverweigerung bei Demenzkranken. PEG-Sonde – ja oder nein? Frankfurt: Mabuse Verlag.

Kostrzewa, S. (2010): Palliative Pflege von Menschen mit Demenz. 2. Auflage. Bern: Huber.

Kuhlmann, A. (2005): Case Management für demenzkranke Menschen. Eine Betrachtung der gegenwärtigen praktischen Umsetzung. Münster: LIT-Verlag.

Kuratorium Deutsche Altershilfe (2001): Qualitätshandbuch Leben mit Demenz. Köln: KDA.

Kuratorium Deutsche Altershilfe (2008): DazugeHÖREN. Türen öffnen zu hörgeschädigten Menschen mit Demenz. Köln: KDA.

Lind, S. (2007): Demenzkranke Menschen pflegen. 2. Auflage. Bern: Huber.

Lind, S. (2011): Fortbildungsprogramm Demenzpflege. 2. Auflage. Bern: Huber.

Marshall, M.; Allan, K. (2010): «Ich muss nach Hause» – Ruhelos umhergehende Menschen mit einer Demenz verstehen. Bern: Huber.

Morton, I. (2002): Die Würde wahren – Personzentrierte Ansätze in der Betreuung von Menschen mit Demenz. Stuttgart: Klett-Cotta.

Münch, M.; Schwermann, M. (2007): Professionelles Schmerzassessment bei Menschen mit Demenz. Stuttgart: Kohlhammer.

Plemper, B.; Beck, G.; Freter, H.-J.; Gregor, B.; Gronemeyer, R.; Hafner, I.; Klie, T.; Pawletko; K.-W.; Rudolph, J.; Schnabel, E.; Steiner, I.; Trilling, A.; Wagner, J. (2007): Gemeinsam betreuen. Bern: Huber. *Aus der Reihe: Gemeinsam für ein besseres Leben mit Demenz.*

Richter, B.; Richter R. W. (2004): Alzheimer in der Praxis. Bern: Huber. *Ärztlicher Ratgeber.*

Robert Bosch Stiftung (Hrsg.) (2007): Gemeinsam für ein besseres Leben mit Demenz – Gesamtausgabe. Bern: Huber.

Sachweh, S. (2008): Spurenlesen im Sprachdschungel. Kommunikation und Verständigung mit demenzkranken Menschen. Bern: Huber.

Schindler, U. (Hrsg.) (2003): Die Pflege demenziell Erkrankter neu erleben. Mäeutik im Praxisalltag. Hannover: Vincentz.

Staack, S. (2004): Milieutherapie, Ein Konzept zur Betreuung demenziell Erkrankter. Hannover: Vincentz.

Tackenberg, P.; Abt-Zegelin, A. (2004): Demenz und Pflege. Eine interdisziplinäre Betrachtung. Frankfurt: Mabuse.

van der Kooij, C. (2007): «Ein Lächeln im Vorübergehen». Erlebensorientierte Altenpflege mit Hilfe der Mäeutik. Bern: Huber.

van der Kooij, C. (2010): Das mäeutische Pflege- und Betreuungsmodell. Bern: Huber.

Verbraucher-Zentrale Nordrhein-Westfalen e. V. (2003): Pflegende Angehörige – Balance zwischen Fürsorge und Entlastung. Düsseldorf: Verbraucher-Zentrale NRW.

Weissenberger-Leduc, M. (2009): Palliativpflege bei Demenz. Ein Handbuch für die Praxis. Wien: Springer.

Wissmann, P. et al. (2007): Demenzkranken begegnen. Bern: Huber. *Aus der Reihe: Gemeinsam für ein besseres Leben mit Demenz.*

Demenz und Zivilgesellschaft

Demenz Support Stuttgart (Hrsg.) (2010): «Ich spreche für mich selbst» – Menschen mit Demenz melden sich zu Wort. Frankfurt: Mabuse.

Wissmann, P; Gronemeyer, R. (2008): Demenz und Zivilgesellschaft – Eine Streitschrift. Frankfurt: Mabuse.

Beschäftigung, Training, Erinnern

Bayerisches Staatsministerium für Arbeit und Sozialplanung, Familie und Frauen (2006): Musizieren mit dementen Menschen. Ratgeber für Angehörige und Pflegende. München: Reinhardt.

Becker, J. (1999/2001): «Die Wegwerfwindel auf der Wäscheleine» und «Gell, heut geht's wieder auf die Rennbahn» – Die Handlungslogik dementer Menschen wahrnehmen und verstehen. afw-Arbeitshilfe Demenz I und II. Darmstadt: Arbeitszentrum für Fort- und Weiterbildung im Elisabethenstift. (Pädagogische Akademie Elisabethenstift gGmbH, Stiftstr. 14, 64287 Darmstadt, Tel. 06151 4095-100, E-Mail: pae@elisabethenstift.de, Internet: http://elisabethenstift.de).

Bell, V.; Troxel, D.; Tonya, C.; Hamon, R. (2007): So bleiben Menschen mit Demenz aktiv. 17 Anregungen nach dem Best-Friends-Modell. München: Reinhardt.

Bendlage, R.; Nix, A.; Schützendorf, E.; Wölfel, A. (2009): Gärten für Menschen mit Demenz und Alzheimer. Stuttgart: Ulmer.

Friese, A. (2007): Sommerfrische. 28 Kurzaktivierungen im Sommer für Menschen mit Demenz. Hannover: Vincentz.

Friese, A. (2008): Herbstvergnügen. 28 Kurzaktivierungen im Herbst für Menschen mit Demenz. Hannover: Vincentz.

Friese, A. (2009): Frühlingsgefühle. 28 Kurzaktivierungen im Frühling für Menschen mit Demenz. Hannover: Vincentz.

Gatz, S.; Schäfer, L. (2002): Themenorientierte Gruppenarbeit mit Demenzkranken. 24 aktivierende Stundenprogramme. Weinheim: Beltz.

Joppig, W. (2004): Gedächtnistraining mit dementen Menschen. Troisdorf: Bildungsverlag Eins.

Kiefer, B.; Rudert, B. (2007): Der therapeutische Tischbesuch, TTB – die wertschätzende Kurzzeitaktivierung. Hannover: Vincentz.

Lambrecht, J. (2004): Jule. Geschichten, wie die heute alten Menschen ihre Kindheit erlebten Hannover: Vincentz.

Meier, E.; Teschauer, W. (2009): Reise ins unbekannte Land. Bildgestaltung mit demenzkranken Menschen. Norderstedt: Books on Demand.

Midi-Music-Studio: Da klingt dein Herz. Senioren singen mit. CD und Textbuch. Zu beziehen über Midi-Music-Studio, Tel: 054 05-33 21, www.mm-studio.eu

Möllenhoff, H.; Weiß, M.; Heseker, H. (2005): Muskeltraining für Senioren. Ein Trainingsprogramm zum Erhalt und zur Verbesserung der Mobilität mit CD Hamburg: Behr's Verlag.

Oswald, W. D.; Ackermann, A. (2009): Biographieorientierte Aktivierung mit SimA-P: Selbständig im Alter. Wien: Springer.

Oswald, W. D.; Ackermann, A. (2009): Kognitive Aktivierung mit SimA-P: Selbständig im Alter. Wien: Springer.

Radenbach, J. (2009): Aktiv trotz Demenz. Handbuch für die Aktivierung und Betreuung von Demenzerkrankten. Hannover: Schlütersche.

Schmidt-Hackenberg, U. (1996): Wahrnehmen und Motivieren. Die 10-Minuten-Aktivierung für die Begleitung Hochbetagter. Hannover: Vincentz.

Schmidt-Hackenberg, U. (2003): Zuhören und Verstehen. Warum man im Januar Brezel aß und im Juli nicht zur Ruhe kam …. Hannover: Vincentz.

Schmidt-Hackenberg, U. (2004): Anschauen und Erzählen, Gedankenspaziergänge mit demenziell Erkrankten. Hannover: Vincentz.

Schweitzer P.; Bruce E. (2010): Das Reminiszenz-Buch – Praxishandbuch zur Biografie- und Erinnerungsarbeit mit alten Menschen. Bern: Huber.

Strätling, U.: Geschichten zum Vorlesen für demenzkranke Menschen zu beziehen über: www.geschichtenfuerdemenzkranke.de.

Sulser, R. (2010): Ausdrucksmalen für Menschen mit Demenz. 3. Auflage. Bern: Huber.

Tageszentrum Wetzlar: Lieder-CDs und dazugehörige Liederbücher (Volkslieder, Schlager, Weihnachts- und Kirchenlieder etc. – instrumental und/oder mit Gesang. Zu beziehen über das Tageszentrum am Geiersberg, Geiersberg 15, 35578 Wetzlar, Tel. 06441 4 37 42; www.tageszentrum-am-geiersberg.de.

Trilling, A.; Bruce, E.; Hodgson, S.; Schweitzer, P. (2001): Erinnerungen pflegen. Unterstützung und Entlastung für pflegende und Menschen mit Demenz. Hannover: Vincentz.

Wissmann, P. (Hrsg.) (2004): Werkstatt Demenz. Hannover: Vincentz.

Spiele

Damals. Memoryspiel zum Sich-Erinnern. Bad Rodach: Wehrfritz. Wehrfritz GmbH, August-Grosch-Str. 28–38, 96476 Bad Rodach. Tel.: 09564 929-0; E-Mail: service@wehrfritz.de; Internet: http://www.wehrfritz.de, Wehrfritz GmbH, Businesscenter 271, AT–4000 Linz. Tel.: 0800 8809402, Fax: 0800 8809401; E-Mail: service@wehrfritz.at; www.wehrfritz.at

Fiedler, P. (2004): Sonnenuhr. Hannover: Vincentz.

Fiedler, P. (2005): Waldspaziergang. Hannover: Vincentz.

Fiedler, P.; Hohlmann, U. (2006): «Vertellekes». Brettspiel. Hannover: Vincentz.

Fotokiste zur Biografiearbeit mit dementen Menschen. Box mit Begleitbuch «Leitfaden zur Biografiearbeit». Hannover: Vincentz 2003.

Gutensohn, S. (2003): Sprichwörter. 400 farbige Karten. Hannover: Vincentz.

Paillon, M. (2008): Mit Sprache erinnern. Kommunikative Spiele mit dementen Menschen. München: Reinhardt.

Schmidt-Hackenberg, U. (2004): Anschauen und Erzählen – Gedankenspaziergang. Kartensatz und Begleitheft. Hannover: Vincentz.

Yalniz Degilsiniz! – Du bist nicht allein! Erinnerungskarten mit türkischen Weisheiten für die Beschäftigung mit demenziell erkrankten türkischen Menschen. (Projekt Demenz & Migration). Bezug: Arbeiterwohlfahrt Bezirk Westliches Westfalen e. V., Kronenstr. 63–69, 44139 Dortmund, Tel.: 0231/5483-0, E-Mail: info@awo-ww.de, Internet: http://www.awo-ww.de.

Ernährung

Bayerisches Staatsministerium für Arbeit und Sozialordnung, Familie und Frauen (2007): Ratgeber für die richtige Ernährung bei Demenz. 2. Auflage. München: Reinhardt.

Borker, S. (2002): Nahrungsverweigerung in der Pflege. Bern: Huber.

Crawley, H. (2008): Essen und Trinken bei Demenz. Köln: Kuratorium Deutsche Altershilfe (Tel. 0221 931 847 0).

Deutsche Expertengruppe Dementenbetreuung e. V. (DED): Die Ernährung Demenzkranker in stationären Einrichtungen, 1. Auflage 2005. Deutsche Expertengruppe Dementenbetreuung e. V., c/o Alzheimer Gesellschaft Bochum, Universitätsstr. 77, 44789 Bochum; Tel.: 03221 105 6979, E-Mail: info@demenz-ded.de; Internet: http://www.demenz-ded.de

Kolb, Ch. (2003): Nahrungsverweigerung bei Demenzkranken. PEG-Sonde – ja oder nein? 3. Aufl. Frankfurt: Mabuse Verlag.

Rückert, W. et al. (2007): Ernährung bei Demenz. Bern: Huber. *Aus der Reihe: Gemeinsam für ein besseres Leben mit Demenz.*

Wohnen und Pflegeheim

Alzheimer-Gesellschaft Brandenburg e.V.: Leben wie ich bin. Menschen mit Demenz in Wohngemeinschaften – selbst organisiert und begleitet. Ein Leitfaden und mehr, Potsdam 2009. Bestellung über Alzheimer-Gesellschaft Brandenburg, Tel: 0331 / 704 3747, E-Mail:denkert@alzheimer-brandenburg.de, www.alzheimer-brandenburg.de

Bär, M. (2008): Demenzkranke Menschen im Pflegeheim besser begleiten. Arbeitshilfe für die Entwicklung und Umsetzung von Pflege- und Betreuungskonzepten. Herausgegeben vom Diakonischen Werk Württemberg. 2., aktualisierte Auflage. Hannover: Schlütersche.

Dettbarn-Reggentin, J.; Reggentin, H.; Risse, T. (2009): Alternative Wohnformen für Menschen mit demenziellen, geistigen und körperlichen Einschränkungen. Konzepte, Finanzierung, Betreuung, Praxisbeispiele. Merching: Forum Gesundheitsmedien.

Dürrmann, P. (Hrsg.) (2001): Besondere stationäre Dementenbetreuung I. Hannover: Vincentz.

Dürrmann, P. (Hrsg.) (2005): Besondere stationäre Dementenbetreuung II. Konzepte, Kosten, Konsequenzen. Hannover: Vincentz.

Gutensohn, S. (2000): Endstation Alzheimer? Ein überzeugendes Konzept zur stationären Betreuung. Frankfurt: Mabuse-Verlag.

Heeg, S.; Bäuerle, K. (2004): Freiräume – Gärten für Menschen mit Demenz. Stuttgart: Demenz-Suppport Stuttgart.

Heeg, S.; Bäuerle, K. (2008): Heimat für Menschen mit Demenz. Aktuelle Entwicklungen im Pflegeheimbau – Beispiele und Nutzungserfahrungen. Frankfurt: Mabuse-Verlag.

Held, C., Ermini-Fünfschilling, D. (2004): Das demenzgerechte Heim. Lebensraumgestaltung, Betreuung und Pflege für Menschen mit Alzheimerkrankheit. Basel: Karger.

Klie, T. (Hrsg.) (2002): Wohngruppen für Menschen mit Demenz. Hannover: Vincentz.

Kuhn, C.; Radzey, B. (2005): Demenzwohngruppen einführen. Ein Praxisleitfaden für die Konzeption, Planung und Umsetzung. Stuttgart: Demenz Support Stuttgart, Zentrum für Informationstransfer.

Planer, K. (2010): Haus- und Wohngemeinschaften – Neue Pflegekonzepte für innovative Versorgungsformen. Bern: Huber.

Staack, S. (2004): Milieutherapie. Ein Konzept zur Betreuung demenziell Erkrankter. Hannover: Vincentz.

Weyerer, S; Schäufele, M. (2006): Demenzkranke Menschen in Pflegeeinrichtungen. Stuttgart: Kohlhammer.

Winter, P.; Genrich, R.; Haß, P. (2002): KDA-Hausgemeinschaften. Die 4. Generation des Altenpflegeheimbaus. Eine Dokumentation von 34 Projekten. = BMG Modellprojekte Bd. 9, 2001/2002. Köln: Kuratorium Deutsche Altershilfe.

Technische Unterstützung

Heeg, S.; Heusel, C.; Kühnle, E.; Külz, S.; von Lützau-Hohlbein, H.; Mollenkopf, H.; Oswald, F.; Pieper, R.; Rienhoff, O.; Schweizer, R. (2007): Technische Unterstützung. Bern: Huber. *Aus der Reihe: Gemeinsam für ein besseres Leben mit Demenz.*

Beratung und Unterstützung für Angehörige (wissenschaftliche Beiträge)

Engel, S. (2006): Alzheimer und Demenzen – Unterstützung für Angehörige. Die Beziehung erhalten mit dem neuen Konzept der einfühlsamen Kommunikation. Stuttgart: MVS Medizinverlage.

Hedtke-Becker, A.; Steiner-Hummel, I.; Wilkening, K.; Arnold, K. (2000): Angehörige pflegebedürftiger alter Menschen – Experten im System häuslicher Pflege. Eine Arbeitsmappe. Frankfurt am Main: Deutscher Verein für Öffentliche und Private Fürsorge.

Franke, L. (2006): Demenz in der Ehe. Über die verwirrende Gleichzeitigkeit von Ehe- und Pflegebeziehung. Frankfurt a. Main: Mabuse-Verlag.

George, W.; George, U. (2003): Angehörigenintegration in der Pflege. München: Reinhardt.

Lipinska, D. (2010): Menschen mit Demenz personzentriert beraten. Bern: Huber.

Wadenpohl, S. (2008): Demenz und Partnerschaft. Freiburg i. Br.: Lambertus.

Wilz, G.; Adler, C.; Gunzelmann, T. (2001): Gruppenarbeit mit Angehörigen von Demenzkranken. Leitfaden. Göttingen: Hogrefe.

Woods, B.; Keady, J.; Seddon, D. (2009): Angehörigenintegration. Beziehungszentrierte Pflege und Betreuung von Menschen mit Demenz. Bern: Huber.

Zeisel, J. (2011): «Ich bin noch hier!» Bern: Huber.

Erfahrungsberichte, Tagebücher und Prosa

Alzheimer-Gesellschaft Berlin, Christa Matter, Noel Matoff (Hg.). (2009). „ich habe Fulsheimer" Angehörige und ihre Demenzkranken. *1. Aufl. Hamburg/München:* Dölling und Galitz Verlag.

Andersson, B. (2007): Am Ende des Gedächtnisses gibt es eine andere Art zu leben. München: Brunnen.

Anonymus (2007): Wohin mit Vater? Ein Sohn verzweifelt am Pflegesystem. Frankfurt a. Main: Fischer.

Basting, A. D. (2011): Das Vergessen vergessen. Bern: Huber.

Bayley, J. (2002): Elegie für Iris. Taschenbuch zum Film. München: dtv.

Bernlef, J. (2007): Bis es wieder hell ist. München: Nagel & Kimche.

Blasius, C. (2002): Gestern war kein Tag. Bielefeld: Verlag Neues Literaturkontor.

Braam, S. (2008): „Ich habe Alzheimer". Wie die Krankheit sich anfühlt. Weinheim: Beltz-Verlag.

Bryden, C. (2011): Mein Tanz mit der Demenz – Trotzdem positiv Leben. Bern: Huber.

Degnaes, B. (2006): Ein Jahr wie tausend Tage. Ein Leben mit Alzheimer. Düsseldorf: Walter.

Forster, M. (2006): Ich glaube, ich fahre in die Highlands. 10. Aufl. Frankfurt a. Main: Fischer.

Ganß, M. (2009): Demenz-Kunst und Kunsttherapie. Künstlerisches Gestalten zwischen Genius und Defizit. Frankfurt: Mabuse.

Genova, L. (2009): Mein Leben ohne gestern. Bergisch Gladbach: Bastei Luebbe.

Held, W. (2000): Uns hat Gott vergessen. Tagebuch eines langen Abschieds. Bucha bei Jena: Quartus-Verlag.

Hummel, K. (2009): Gute Nacht, Liebster. 3. Aufl. Bergisch Gladbach: Bastei Lübbe.

Jens, T. (2009): Demenz. Abschied von meinem Vater. 3. Auflage. Gütersloh: Gütersloher Verlagshaus.

Klessmann, E. (2006): Wenn Eltern Kinder werden und doch die Eltern bleiben. 6., durch ein neues Vorwort ergänzte Auflage. Bern: Huber.

Lambert, M. (2000): Mutter …. Aufarbeitung einer Beziehung. Toppenstedt: Schmitz.

Maurer, K., Maurer U. (2009): Alzheimer und Kunst. Carolus Horn – Wie aus Wolken Spiegeleier werden. Frankfurt a. Main: Frankfurt University Press.

Offermans, C. (2007): Warum ich meine demente Mutter belüge. München: Kunstmann.

Obermüller, K. (Hrsg.) (2006): Es schneit in meinem Kopf. Erzählungen über Alzheimer und Demenz. München: Nagel & Kimche Verlag.

Rohra, H. (2011): Aus dem Schatten treten. Warum ich mich für unsere Rechte als Demenzbetroffene einsetze. Frankfurt: Mabuse.

Schänzle-Geiger, H.; Dammann, G. (2009): Alois und Auguste. Alzheimer und Demenz – Geschichten über das Vergessen. Frauenfeld: Huber.

Snyder, L. (2011) Wie sich Alzheimer anfühlt. Bern: Huber.

Suter, M. (1999): Small World. Zürich: Diogenes. *Kriminalroman.*

Taylor, R. (2010): Alzheimer und Ich. – Leben mit Dr. Alzheimer im Kopf. 2. Aufl. Bern: Huber.

Taylor, R. (2011): Im Dunkeln würfeln. (Bild-Text-Band). Bern: Huber.

Taylor, R. (2011): Der moralische Imperativ des Pflegends. Bern: Huber.

Veld, E. (2000): Klein, still & weiß. Frankfurt: Fischer.

Vilsen, L. (2000): Die versunkene Welt der Lucie B. – Das Leben mit meiner alzheimerkranken Frau. Stuttgart: Urachhaus Verlag.

Von Rotenhan, E. (2009): Paradies im Niemandsland: Alzheimer. Eine literarische Annäherung. Stuttgart: Radius-Verlag.

Zander-Schneider, G. (2006): Sind Sie meine Tochter? Leben mit meiner alzheimerkranken Mutter. Reinbek: Rowohlt.

Zimmermann, C.; Wissmann, P. (2011): Auf dem Weg mit Alzheimer. Wie sich mit einer Demenz leben lässt. Frankfurt: Mabuse.

Bücher für Kinder und Jugendliche

Abeele, van den, V.; Dubois, C. K. (2007): Meine Oma hat Alzheimer. Gießen: Brunnen-Verlag. *Ab 5 Jahre.*

Alzheimer Europe (Hrsg.) (2007): Liebe Oma. Luxembourg: Alzheimer Europe. 3. Aufl. *7–12 Jahre; Deutsche Alzheimer Gesellschaft e. V.*

Hula, S. (2006): Oma kann sich nicht erinnern (ab 8 Jahre). Wien: Dachs-Verlag.

Körner-Armbruster ,A.M. (2009): Oma Lenes langer Abschied. Mötzingen: Sommer-wind-verlag. *Ab 5 Jahre.*

Kuijer, G. (2007): Ein himmlischer Platz. Hamburg: Verlag Friedrich Oetinger. *Ab 10 Jahre.*

Langston, L.; Gardiner, L. (2004): Omas Apelkuchen. Kiel: Friedrich Wittig Verlag. *3–5 Jahre.*

Messina, L. (2005): Opa ist … Opa! Frankfurt: Kinderbuchverlag Wolff. *Ab 3 Jahre.*

Mueller, D. (2006): Herbst im Kopf. Meine Omi Anni hat Alzheimer. Wien: Annette Betz Verlag. *Ab 4 Jahre.*

Nilsson, U.; Erriksson, E. (2008): Als Oma seltsam wurde. Bilderbuch. Frankfurt a. M.: Moritz-Verlag.

Park, B. (2003): Skelly und Jake. Gütersloh: C. Bertelsmann Verlag. *10–16 Jahre.*

van Kooij, R. (2007): Nora aus dem Baumhaus. Wien: Jungbrunnen.

Vendel van de, E. (2004): Was ich vergessen habe. Hamburg: Carlsen Verlag. *6–12 Jahre.*

Vendel van de, E.; Godon, I. (2006): Anna Maria Sofia und der kleine Wim. Hamburg: Carlsen Verlag. *Ab 4 Jahre.*

Medizinische Fachliteratur

Beyreuther, K. et al. (2002): Demenzen. Grundlagen und Klinik. Stuttgart: Thieme.

Förstl. H. (Hrsg.) (2002): Lehrbuch der Gerontopsychiatrie und -psychotherapie. 2. Aufl. Stuttgart: Thieme.

Gutzmann, H., Zank, S. (2004): Demenzielle Erkrankungen, medizinische und psychosoziale Interventionen. Stuttgart: Kohlhammer.

Kastner, U., Löbach,I. (2007): Handbuch Demenz. München: Urban & Fischer.

Martin M.; Schelling H. R. (Hrsg.) (2005): Demenz in Schlüsselbegriffen. Bern: Huber.

Richter, B.; Richter R. W. (2004): Alzheimer in der Praxis. Bern: Huber.

Recht und Pflegeversicherung

Bundesministerium für Justiz (Hrsg.) (2007): Betreuungsrecht mit ausführlichen Infos zur Vorsorgevollmacht, Broschürenversand der Bundesregierung. Tel.: 01805 / 77 80 90, E-Mail:http://www.bmj.bund.de/enid/3c5811631834568b269fb6331baf7aa9,aab74d305f7472636964092d0933303137/Publikationen/Betreuungsrecht_kh.html

Coeppicus, R. (2009): Patientenverfügung, Sterbehilfe und Vorsorgevollmacht (Rechtssicherheit bei Ausstellung und Umsetzung – Mustertexte und Lexikon). Essen: Klartext.

Klie, T. (2005). Pflegeversicherung. Einführung, Lexikon, Gesetzestexte, Nebengesetze, Materialien. 7. Auflage. Hannover: Vincentz.

Petzold, Ch. et al. (2007): Ethik und Recht. Bern: Huber. *Aus der Reihe: Gemeinsam für ein besseres Leben mit Demenz.*

Schriftenreihe der Bundesarbeitsgemeinschaft Selbsthilfe e.V.: Die Rechte behinderter Menschen und ihrer Angehörigen, 35. akt. Auflage 2007. Bezugadresse: BAG Selbsthilfe e.V., Broschürenversand, Dieter Gast, Kirchfeldstr. 149, 40215 Düsseldorf, mailto: dieter.gast@bag-selbsthilfe.de, Tel. 0211/310060; Literaturverzeichnis im Internet: http://www.bag-selbsthilfe.de/68/literaturverzeichnis/

Ferner stellt das Bundesministerium für Gesundheit kostenlos verschiedene Broschüren zur Verfügung:
1. Pflegen zu Hause. Ratgeber für die häusliche Pflege (2007)
2. Pflegeversicherung. Schutz für die ganze Familie (2006).
3. Ratgeber Pflege – Alles was Sie zur Pflege wissen müssen (2008)
4. Gut zu wissen – das Wichtigste zur Pflegereform 2008 (2008)

Zu bestellen beim BMG, per: E-Mail: publikationen@bundesregierung.de, Telefon: 018 05 77 80 90 (kostenpflichtig: 14 Ct/Min. aus dem dt. Festnetz, abweichende Preise aus den Mobilfunknetzen möglich), Fax: 018 05 77 80 9490 (kostenpflichtig: 14 Ct/Min. aus dem dt. Festnetz, abweichende Preise aus den Mobilfunknetzen möglich), Schriftlich: Publikationsversand der Bundesregierung, Postfach 48 10 09, 18132 Rostock *oder als PDF zum Herunterladen auf* http://www.bmg.bund.de.

Videos und DVDs

Apfelsinen in Omas Kleiderschrank. DVD inklusive Arbeitsblätter und Begleitheft mit methodisch-didaktischen Empfehlungen für die Umsetzung im Unterricht. Drei Filme, insgesamt 70 Minuten. Regie: Wilma Dirksen und Ralf Schnabel.

Demenzielles Verhalten verstehen, Abschied von den Spielregeln unserer Kultur (DVD) (2007). Hannover: Vincentz (Fortbildung, Schulung).

Der Tag, der in der Handtasche verschwand. Zu bestellen bei Marion Kainz, die den Film gedreht hat, Tel: 0179 502 40 88.

Der schleichende Verfall des Gehirns, Die Alzheimersche Krankheit (DVD) (2006). Hannover: Vincentz (Fortbildung, Schulung).

Erinnerungspflege mit demenziell Erkrankten. Hannover: Vincentz, 2002. DVD, 30 Minuten.

Eyre, R. (2003): Iris. Spielfilm. 87 min. Aus dem Englischen.

Kuratorium Deutsche Altenhilfe (2010): DVD-Box „Demenz – Filmratgeber für Angehörige"; beinhaltet den Spielfilm „Eines Tages…", zwei weitere DVDs mit 12 Themenfilmen sowie eine CD-Rom mit Begleitmaterialien. *Zu beziehen über:* KDA, Versand, An der Pauluskirche 3, 50677 Köln, Fax.: 0221/9318476, mailto: versand@kda.de, http://kda.de/catalog/ (Spielfilm + Schulung)

Integrative Validation nach Nicole Richard. Hannover: Vincentz, 1999. DVD, 30 Minuten.

Mein Vater – Coming Home. Spielfilm (Regie: Andreas Kleinert; Darsteller: Klaus J. Behrendt; Götz George; Ulrike Krumbiegel). Euro Video 2006. *Emmy-Gewinner 2003.*

Österreichisches Institut für Validation: Zurück zu einem unbekannten Anfang – Leben mit Alzheimerkranken. Dokumentarfilme und Fortbildungseinheiten (DVD). Bestellung über Filmcasino&polyfilm BetriebsGmbH, Margaretenstrasse 78, A-1050 Wien, Informationen: http://www.leben-mit-alzheimerkranken.at (Dokumentationen und Fortbildung)

Polley, S. (2006): An ihrer Seite. Spielfilm. 110 min. Aus dem Englischen.

Ulmer, E.-M. (2005): Interaktionen mit dementen Menschen. Hannover: Schlütersche. (DVD) *Fortbildung, Schulung.*

Weck, R. (Hrsg.) (2007): Einfach Alltag. Personenzentrierte Pflege in der Praxis. Stuttgart: Demenz Support Stuttgart. (DVD) *Dokumentarfilm*

10-Minuten-Aktivierung bei Verwirrten. Aufbruch in die Vergangenheit. Hannover: Vincentz. Zwei VHS-Kassetten, 92 Minuten.

Veröffentlichungen der Deutschen Alzheimer Gesellschaft e.V. Selbsthilfe Demenz

Schriftenreihe

Band 1: Leitfaden zur Pflegeversicherung. Antragstellung, Begutachtung, Widerspruchsverfahren, Leistungen. 11. aktualisierte Auflage 2009

Band 2: Ratgeber in rechtlichen und finanziellen Fragen für Angehörige von Demenzkranken, ehrenamtliche und professionelle Helfer. 5. aktualisierte Auflage 2008

Band 3: Stationäre Versorgung von Demenzkranken. Leitfaden für den Umgang mit demenzkranken Menschen. 6. aktualisierte Auflage 2008, Band 5: Ratgeber Häusliche Versorgung Demenzkranker. 3. überarbeitete Auflage 2010

Tagungsreihe der Deutschen Alzheimer Gesellschaft

Band 3: Demenz und Pflegebedürftigkeit. 1. Auflage 2001

Band 4: Gemeinsam handeln, Referate auf dem 3. Kongress der Deutschen Alzheimer Gesellschaft, Friedrichshafen, 1. Auflage 2003

Band 6: «Demenz - eine Herausforderung für das 21. Jahrhundert. 100 Jahre Alzheimer-Krankheit», Referate auf dem 22. Internationalen Kongress von Alzheimer›s Disease International (12. - 14.10.2006, Berlin), als CD-Rom

Band 7: «Aktiv für Demenzkranke», Referate auf dem 5. Kongress der Deutschen Alzheimer Gesellschaft (9. – 11.10.2008, Erfurt), inkl. CD-Rom

Praxisreihe der Deutschen Alzheimer Gesellschaft

Band 1: Betreuungsgruppen für Demenzkranke. Informationen und Tipps zum Aufbau. 4. aktualisierte Auflage 2009

Band 2: Alzheimer- Was kann ich tun? Erste Hilfe für Betroffene. 11. Auflage 2010

Band 3: Mit Musik Demenzkranke begleiten. Informationen und Tipps. 3. Auflage 2009

Band 4: Helferinnen in der häuslichen Betreuung von Demenzkranken. Aufbau und Arbeit von Helferinnenkreisen. 4. Auflage 2009

Band 5: Leben mit Demenzkranken. Hilfen für schwierige Verhaltensweisen und Situationen im Alltag. 4. Auflage 2007

Band 6: Ernährung in der häuslichen Pflege Demenzkranker. 7. Auflage 2008

Band 7: Gruppen für Angehörige von Demenzkranken. 1. Auflage 2005

Band 8: Inkontinenz in der häuslichen Versorgung Demenzkranker. Informationen und Tipps bei Blasen- und Darmschwäche. 2. Auflage 2006

Band 9: Prävention, Therapie und Rehabilitation für Demenzkranke. 1. Auflage 2009

Band 10: Frontotemporale Demenz. Krankheitsbild, Rechtsfragen, Hilfen für Angehörige, 1. Auflage 2009

Band 11: Wenn die Großmutter demenzkrank ist. Hilfen für Eltern und Kinder. 1. Auflage 2010

CD-Rom's und DVDs

Allein leben mit Demenz. Herausforderung für Kommunen – Handbuch zum Projekt. Schulungsmaterialien, Interviews und kurze Filme. DVD, 1. Auflage 2010, Literaturliste Deutsche Alzheimer Gesellschaft e.V. Selbsthilfe Demenz

«Hilfe beim Helfen» – Vorträge, Folien und Organisationshilfen der Schulungsreihe für Angehörige von Alzheimer-Kranken. CD-ROM, 3. aktualisierte Auflage 2008. Demenz interaktiv. Informationen und Übungen für Angehörige und Betroffene. CD-ROM, 2. Auflage 2009

Sonstige Veröffentlichungen

Das Wichtigste über die Alzheimer-Krankheit und andere Demenzformen. Ein kompakter Ratgeber. 17. aktualisierte Auflage 2010

Das Buch der Erinnerungen. Buch mit Beiträgen verschiedener Prominenter zur Unterstützung der Arbeit der DAlzG

Fotoband «Blaue und graue Tage», Portraits von Demenzkranken und ihren Angehörigen, 1. Auflage 2006

Kalender 2011 «Reise ins unbekannte Land», Monatskalender, DIN A4 *(verfügbar ab September 2010)*

Liebe Oma. Kinderbuch. 3. Auflage 2007

Pflege und Betreuung von Menschen mit Demenz am Lebensende. Hrsg.: Alzheimer Europe, Deutsche Alzheimer Gesellschaft, Schweizerische Alzheimervereinigung, 1. Auflage, November 2009

Vergesst die Demenzkranken nicht! Forderungen der Deutschen Alzheimer Gesellschaft e.V., 3. Auflage 2010

Zeitschrift Alzheimer Info - Vierteljährlich erscheinende Mitgliederzeitschrift. *Zu bestellen bei: Deutsche Alzheimer Gesellschaft e.V. Selbsthilfe Demenz, Friedrichstraße 236, 10969 Berlin, Tel. 030 – 259 37 95-0, Fax 030 – 259 37 95-29, http://www.deutsche-alzheimer.de*

Links

Im Internet gibt es inzwischen eine Vielzahl von interessanten Websites mit Informationen über Demenz bzw. die Alzheimer-Erkrankung. Im Folgenden wird lediglich eine Auswahl der verschiedenen Seiten vorgestellt und näher beschrieben. Der Verlag übernimmt keine Verantwortung für die Aktualität der Inhalte bzw. mögliche Links der Internetseiten. Stand der Informationen Oktober 2009.

http://www.aktion-demenz.de
Seite des Vereins Aktion Demenz e. V. Der Verein möchte das bürgerschaftliche Engagement wecken und fördern und wendet sich nicht nur an Fachpublikum.

http://www.alois.de
firmengebundenes Informationsportal zur Alzheimer Krankheit des Alzheimer Online Informationsservice.

http://www.alz.ch
Die Seite der schweizerischen Alzheimervereinigung informiert über aktuelle Themen rund um die Krankheit. Der Schwerpunkt der Vereinigung liegt auf der Beratung von Betroffenen und ihren Angehörigen. Die Vereinigung unterhält ein sogenanntes Alzheimer-Telefon.

http://www.alzheimerforum.de
Seite der Angehörigen Initiative e. V. mit wichtigen Informationen zur Krankheit mit Schwerpunkt auf der Unterstützung der Angehörigen. Aktuelles auch zu den Themen Recht, Pflegeversicherung, Behandlungsansätze und Hilfsmittel. Möglichkeit der telefonischen Beratung. Bietet umfassende Adressenliste auch über Angehörigengruppen in Österreich.

http://www.alzheimerforum.ch
Alzheimer Forum Schweiz.

http://www.alzheimer-forschung.de
Alzheimer Forschung Initiative e. V.

http://www.alzheimer-gesellschaft.at
Seite der österreichischen Alzheimer Gesellschaft mit Schwerpunkt auf Wissenschaft und Forschung.

http://www.alzheimer-net.ch
eine firmengebundene Schweizer Info-Plattform (deutsch/französisch)

http://www.alzheimer-selbsthilfe.at
Seite des Alzheimer Angehörigen Austria Vereins mit nützlichen Informationen zu vielen Themen der Krankheit für Betroffene und Angehörige.

http://www.dcm-deutschland.de
Offizielle deutsche Seite des DCM-Verfahrens unter der Trägerschaft der Privaten Universität Witten/Herdecke mit Informationen über Aus- und Fortbildung für Pflegende und andere Angehörige des Gesundheitswesens.

http://www.demenz-support.de
Zentrum für Informationstransfer zum Thema Demenz. Herausgeber der Zeitschrift «Demenz», ein Gesellschaftsjournal, in dem das Thema Demenz aus einer zivilgesellschaftlichen, übergreifenden Perspektive beleuchtet wird. Sie richtet sich an pflegende Angehörige, an Alzheimer-Betroffene, an bürgerschaftlich engagierte Menschen, an Vertreter der Kommunen, der Kirche, der Kultur und vieler anderer gesellschaftlicher Bereiche.

http://www.deutsche-alzheimer.de
Seite der deutschen Alzheimer Gesellschaft mit Hilfen für Betroffene und ihre Angehörigen. Sie bietet den Service der Online-Beratung, die Möglichkeit, Informationsblätter, Materialien und Broschüren herunterzuladen bzw. zu bestellen. Darüber hinaus bietet sie eine umfassende Adressenliste von allen regionalen Alzheimer Gesellschaften, Beratungsstellen und Angehörigengruppen in Deutschland.

http://www.dgn.org
Deutsche Gesellschaft für Neurologie.

http://www.dgpalliativmedizin.de
Die Deutsche Gesellschaft für Palliativmedizin befasst sich unter anderem auch mit der Palliativbetreuung fortgeschritten demenziell Erkrankter (s. «DPG Arbeitsgruppen, Palliativmedizin Nichttumorpatienten»).

http://www.evidence.de/Leitlinien/leitlinien-intern/index.html
Evidenzbasierte medizinische Leitlinie (Experten, Fachleute im Gesundheitswesen).

http://www.kda.de
Seite des Kuratoriums Deutsche Altershilfe mit vielen nützlichen Informationen zur Pflege und Betreuung von alten Menschen und hilfreichen Informationen zu aktuellen Veröffentlichungen zum Thema Demenz.

http://www.kosch.ch
Website zur Koordination und Förderung von Selbsthilfegruppen in der Schweiz.

http://www.hospiz.net
Die Seite des Deutschen Hospiz- und Palliativverbandes (DHPV) beschäftigt sich unter anderem auch mit der hospizlichen Begleitung von Menschen mit Demenz in fortgeschrittenen Stadien bzw. in der Sterbephase.

http://www.oegn.at
Österreichische Gesellschaft für Neurologie.

http://www.patientenleitlinien.de
Internetseite mit gut verständlichen medizinischen Informationen für Patienten.

http://www.pflegen-demenz.de
Erste deutschsprachige Fachzeitschrift für die professionelle Pflege von Personen mit Demenz mit Beiträgen, deren Schwerpunkte auf der praktischen Umsetzung und Verbesserung im Alltag von Menschen mit Demenz und ihren Pflege- und Betreuungspersonen liegen.

http://www.wg-qualitaet.de
vom Bundesministerium für Familie, Senioren, Frauen und Jugend gefördertes Modellprojekt zur Qualitätssicherung in ambulant betreuten Wohngemeinschaften für Menschen mit Demenz.

http://www.zfg.uzh.ch
Zentrum für Gerontologie; interdisziplinäres und interfakultäres Kompetenzzentrum der Universität Zürich; auch psychologische Beratung zum Altern.

Adressenverzeichnis

Deutschland

Alzheimer-Ethik e. V.
Besucher-Adresse Mo, Mi, Fr 9–11.30 Uhr
und nach Vereinbarung:
Werlerstr. 207, Gartenhaus
59063 Hamm
Tel.: 02381 972 28 84
E-Mail: alzeth@aol.com
Internet: http://www.alzheimer-ethik.de
http://www.alzheimer-alternativ-therapie.de

Alzheimer Forschung Initiative e. V.
Grabenstr. 5
40213 Düsseldorf
Postadresse: Postfach 20 01 29, 40099 Düsseldorf
Tel.: 0211 862 066-0; Service-Tel.: 0800 200 400 1
(gebührenfrei)
Fax: 0211 862 066-11
E-Mail: info@alzheimer-forschung.de
Internet: http://www.alzheimer-forschung.de

**BAGA Bundesarbeitsgemeinschaft für Alten-
und Angehörigenberatung e. V.**
Lisa Berk
Berliner Platz 8
97080 Würzburg
Tel.: 0931 28 43 57
E-Mail: info@baga.de
http://www.baga.de

BAG SELBSTHILFE e. V.
Bundesarbeitsgemeinschaft SELBSTHILFE
von Menschen mit Behinderung und chronischer
Erkrankung und ihren Angehörigen e. V.
Kirchfeldstr. 149
40215 Düsseldorf
Tel.: 0211 310 06-0
Fax: 0211 310 06-48
E-Mail: info@bag-selbsthilfe.de
Internet: http://www.bag-selbsthilfe.de

**Bundesarbeitsgemeinschaft
der Freien Wohlfahrtspflege (BAGFW) e. V.**
Oranienburger Straße 13–14
10178 Berlin
Tel.: 030 240 89-0
Fax: 030 240 89-134
E-Mail: info@bag-wohlfahrt.de
Internet: http://www.bagfw.de

**Bundesministerium für Familie, Senioren,
Frauen und Jugend**
11018 Berlin
Tel.: 0 01 80 190 705 0
(Montag bis Donnerstag: von 9.00–18.00 Uhr)
(Anrufe aus dem Festnetz: 9–18 Uhr
3,9 Cent pro angefangene Minute)
Tel: 030 185 55-0 (Zentrale)
Fax: 030 185 554 400
E-Mail: Kontaktformular
http://www.bmfsfj.de (dann weiter zu → Ältere
Menschen → Demenz)

Deta-Med
Karl-Marx-Str. 188 (Ärztehaus)
12043 Berlin
Tel.: 030 689 89 970
Fax: 030 89 979689457
E-Mail: info@deta-med.com

**Demenz Support Stuttgart –
Zentrum für Informationstransfer**
Hölderlinstr. 4
70174 Stuttgart
Tel.: 0711 997 87 10
Fax: 0711 997 87 29
E-Mial: info@demenz-support.de
Internet: http://www.demenz-support.de

Deutsche Alzheimer Gesellschaft e. V.
Friedrichstr. 236
10969 Berlin
Tel.: 030 259 37 95 0
Fax: 030 259 37 95 29
E-Mail: info@deutsche-alzheimer.de
Internet: http://www.deutsche-alzheimer.de/
Mit ausführlichen Informationen zu allen regionalen
Beratungsstellen in Deutschland.

**Deutsche Arbeitsgemeinschaft
Selbsthilfegruppen e. V.**
Kontaktstelle für Selbsthilfegruppen Gießen
Friedrichstr. 28
35392 Gießen
Tel.: 0641 994 56 12
Fax: 0641 994 56 19
E-Mail: dagshg@gmx.de
Internet: www.dag-shg.de

Deutsche Expertengruppe Dementenbetreuung e. V.
c/o Alzheimer Gesellschaft Bochum
Frau Christel Schulz
Universitätsstr. 77
44789 Bochum
Tel.: 03221 105 69 79
Fax: 040 2787 1381
E-Mail: info@demenz-ded.de
http://www.demenz-ded.de

Deutsche Gesellschaft für Neurologie e. V. (DGN)
Geschäftsstelle
Reinhardtstr. 14
10117 Berlin
Tel.: 030 531 437 93-0
Fax: 030 531 437 93-9
E-Mail: info@dgn.org
Internet: http://www.dgn.org

**Deutsche Gesellschaft für Gerontopsychiatrie
und -psychotherapie e. V. (DGGPP)**
Geschäftsstelle
Postfach 1366
51675 Wiehl
Tel.: 02262 797 683
Fax: 02262 999 99 16
E-Mail: GS@dggpp.de
Internet: http://www.dggpp.de/

**Deutsche Gesellschaft für Psychiatrie, Psychotherapie
und Nervenheilkunde (DGPPN)**
Hauptgeschäftsstelle:
Reinhardtstr. 14
10117 Berlin
Tel.: 030 240 477 20
Fax: 030 240 477 229
E-Mail: sekretariat@dgppn.de
Internet: http://www.dgppn.de

Deutsche Seniorenliga e. V.
Heilsbachstr. 32
53123 Bonn
Tel.: 0228 367 93 0
Fax: 0228 367 93 90
E-Mail: info@deutsche-seniorenliga.de
Internet: http://www.deutsche-seniorenliga.de

Deutsches Grünes Kreuz e. V.
Im Kilian
Schuhmarkt 4
35037 Marburg
Tel.: 064 21 29 30
Fax: 064 21 229-10
E-Mail: dgk@kilian.de
Internet: http://www.dgk.de

Deutsches Zentrum für Altersfragen (DZA)
Manfred-von-Richthofenstr. 2
12101 Berlin-Tempelhof
Tel.: 030 260740 0
Fax: 030 7854350
E-Mail: Kontaktformular auf der Homepage
(«Kontakt»)
Internet: http://www.dza.de

Forum gemeinschaftliches Wohnen e. V.
Bundesvereinigung
Haus der Region, Hildesheimer Str. 20
30169 Hannover
Tel.: 0511 475 3253
Fax: 0511 475 3530
E-Mail: info@fgwa.de
Internet: http://www.fgwa.de

Hirnliga e. V.
Geschäftsstelle
Postfach 1366
51657 Wiehl
Tel.: 02262 999 99 17
(montags bis freitags von 8.30 bis 12.30 Uhr)
E-Mail: buero@hirnliga.de
Internet: http://www.hirnliga.de

IdeM
Informationszentrum für dementiell und psychisch
erkrankte sowie geistig behinderte MigrantInnen und
ihre Angehörigen
Frau Derya Wrobel
Rubensstr. 84
12157 Berlin
Tel.: 030 856 296 57
Fax: 030 856 296 58
E-Mail: derya.wrobel@vdk.de
Internet: http://www.idem-berlin.de
Allgemeine Sprechzeiten: dienstags 9.00–12.00 Uhr
donnerstags 13.00–15.00 Uhr
Muttersprachliche Sprechzeiten: Jeweils in der ersten
Woche des Monats
Türkisch: montags von 9.00–12.00 Uhr
Arabisch: montags von 15.00–18.00 Uhr
Polnisch: dienstags von 15.00–18.00 Uhr
Serbisch-Kroatisch: mittwochs von 15.00–18.00 Uhr

Kompetenznetz Demenzen e. V.
Sprecher Prof. Dr. med. Wolfgan Maier
Zentralinstitut für Seelische Gesundheit
J5
68159 Mannheim
Beratung und Hilfe s. Deutsche Alzheimer Gesellschaft
Internet: http://www.kompetenznetz-demenzen.de

Kuratorium Deutsche Altershilfe (KDA)
Wilhelmine-Lübke-Stiftung e. V.
An der Pauluskirche 3
50677 Köln
Tel.: 0221 931 847 0
Internet: http://www.kda.de

**Selbsthilfewegweiser für Bremen
und Nordniedersachsen**
Angehörigengruppe für Alzheimererkrankte
Faulenstr. 31
28195 Bremen
Tel.: 0421 4988634 und 0421 704581
Fax: 0421 707472
E-Mail: info@netzwerk-selbsthilfe.com
Internet: http://www.netzwerk-selbsthilfe.de

Österreich

Alzheimer-Selbsthilfe.at
Obere Augartenstr. 26–28
1020 Wien
Tel./Fax: 01 332 51 66
Internet: http://www.alzheimer-selbsthilfe.at

Schweiz

Alzheimer – Schweizerische Alzheimervereinigung
Rue des Pêcheurs 8 E
1400 Yverdon-les-Bains
Tel.: 024 426 20 00
Alzheimer-Telefon: 024 426 06 06,
bedient von Montag bis Freitag,
jeweils von 8–12 und von 14–17 Uhr.
E-Mail: info@alz.ch
Internet: http://www.alz.ch

Alzheimer Forum Schweiz
Postfach 7832
3001 Bern
E-Mail: info@alzheimerforum.ch
Internet: http://www.alzheimerforum.ch

Schrittweise …
Palliative Betreuung in Ihrer Nähe
Mühlegasse 33
8001 Zürich
Tel.: 044 463 13 10
Fax: 044 463 18 86
E-Mail: kontakt@schrittweise.ch

«Ein Nobelpreis für den Gehwagen»*

Im Juli 2008 ist mit 84 Jahren meine Tante gestorben, friedlich in ihrem Korbstuhl sitzend, nachdem sie wie an allen Tagen stundenlang mit ihrem Gehwägelchen in der Stadt unterwegs gewesen war. Trotz Gehbehinderung hat sie sich bis zuletzt einen beachtlichen Aktionsradius und ihre Unabhängigkeit bewahrt. Das Herumspazieren in den Straßen und Gassen war ihr Lebenselixier; es hielt sie geistig und körperlich beweglich und bei guter Laune. Oft ließ sie sich in der Fußgängerzone auf dem Sitzbänkchen nieder, gönnte sich ein kleines Eis und trieb «Gassenphilosophie», wie sie es nannte. Dem Erfinder des Gehwagens hätte sie am liebsten den Nobelpreis verliehen!

Elisabeth Brock

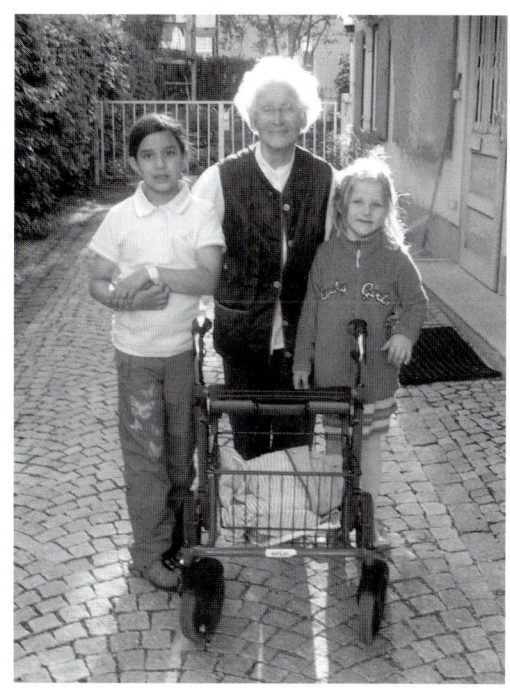

* Die Übersetzerin dieses Buches hat mich gebeten, den obigen Text zum Gedenken an ihre im Juli 2008 verstorbene Tante abzudrucken. Wir kommen dieser Bitte gerne nach und danken Frau Brock für ihre hervorragende Übersetzungsarbeit.

Jürgen Georg (Lektor)

Sachwortverzeichnis

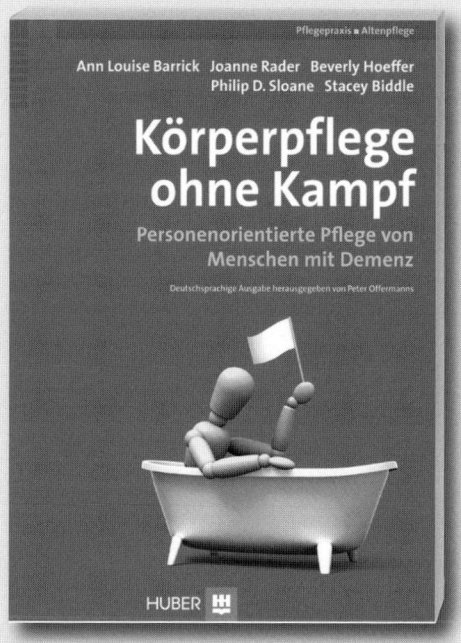

2011. 376 S., 31 Abb., 43 Tab., Kt
€ 29.95 / CHF 44.80
ISBN 978-3-456-84789-4

Damit die Basis- und Körperpflege nicht zum Kampf wird, bieten die Autoren einen individuellen, problemlösenden Ansatz, um alte, gebrechliche Menschen mit einer Demenz wohltuend zu pflegen.

Die forschungsbasierten und erfahrungsgestützten Strategien und Techniken sind in der häuslichen und stationären Pflege umsetzbar. Spezifische Situationen des Schmerzmanagements, Transfers, des Umgangs mit Traumatisierungen und der Hautpflege sowie der Umgebungsgestaltung werden vertiefend dargestellt. Wichtige Aspekte werden zusammengefasst, grafisch illustriert, exemplarisch veranschaulicht und mit Checklisten umsetzbar gemacht.

Erhältlich im Buchhandel oder über
www.verlag-hanshuber.com

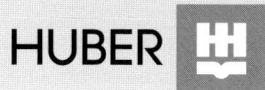

HUBER